中国轻工业"十三五"规划立项教材

食品毒理学

张双庆　主　编

中国轻工业出版社

图书在版编目（CIP）数据

食品毒理学/张双庆主编 .—北京：中国轻工业出版社，
2019. 12

ISBN 978-7-5184-2274-6

Ⅰ.①食…　Ⅱ.①张…　Ⅲ.①食品毒理学　Ⅳ.①R994. 4

中国版本图书馆 CIP 数据核字（2019）第 247818 号

责任编辑：张　靓　　　　责任终审：孟寿萱　　整体设计：锋尚设计
策划编辑：李亦兵　张　靓　责任监印：张　可

出版发行：中国轻工业出版社（北京东长安街 6 号，邮编：100740）

印　　刷：河北鑫兆源印刷有限公司

经　　销：各地新华书店

版　　次：2019 年 12 月第 1 版第 1 次印刷

开　　本：787×1092　1/16　印张：29.5

字　　数：650 千字

书　　号：ISBN 978-7-5184-2274-6　　定价：68.00 元

邮购电话：010-65241695

发行电话：010-85119835　传真：85113293

网　　址：http://www.chlip.com.cn

Email：club@ chlip.com.cn

如发现图书残缺请与我社邮购联系调换

181206J1X101ZBW

本书编写人员

主　　编　张双庆　中国疾病预防控制中心营养与健康所

副 主 编　赵　文　河北农业大学

　　　　　魏雪涛　北京大学

　　　　　严　红　华中科技大学

参　　编　（按姓氏笔画排序）

　　　　　左惠心　山东农业大学

　　　　　刘　珊　国家食品安全风险评估中心

　　　　　孙　进　青岛大学

　　　　　李艳博　首都医科大学

　　　　　陈锦瑶　四川大学

　　　　　范玉明　中国食品药品检定研究院

　　　　　卓　勤　中国疾病预防控制中心营养与健康所

　　　　　贺晓云　中国农业大学

　　　　　高丽芳　首都医科大学

　　　　　彭晓丽　西北农林科技大学

　　　　　靳洪涛　中国医学科学院药物研究所

　　　　　樊柏林　湖北省疾病预防控制中心

编写秘书　沈　菰　中国疾病预防控制中心营养与健康所

前 言 | Preface

　　"民以食为天，食以安为先"。食品安全关系到人体健康、生命安全和社会稳定。食品毒理学是应用毒理学的基本原理和方法，研究食品中可能含有的有毒有害物质的性质、来源及对人体损害的作用与机制，评价其安全性并确定安全限量，以及提出预防管理措施的一门学科。食品毒理学是食品安全的基础，只有经过全面、充分和可靠的食品毒理学研究、安全性评价和风险分析，才能制定科学合理的措施以控制食品中有毒有害物质的限量，预防其可能对人体产生的危害，保障食品安全。

　　本教材编写以系统性、科学性、先进性和实用性为原则，广泛参考了国内外有关文献、专著和教材，编写内容较为全面具体，参考价值较高，不仅可作为高等院校食品科学与工程、食品质量与安全专业本科教材，也对其他营养与食品安全相关专业的本科生、研究生及相关专业人员有较大的参考价值。

　　在本教材编写过程中，承蒙中国轻工业出版社的指导和帮助。全国 14 家单位长期从事食品毒理学、食品营养学、分子毒理学等教学和科研一线的人员花费了大量宝贵时间和精力进行编写，在此谨向他们表示衷心的感谢！

　　由于编者的水平和能力有限，本教材难免存在错误和不当之处，恳请广大师生和同行专家批评指正，以便后续改进完善。

编者

目录 | Contents |

第一章
绪论

第一节　食品毒理学概述

一、基本概念

传统意义上，毒理学（toxicology）是研究外源化学物（xenobiotics）对机体的损害作用的学科。现代意义上，毒理学是研究所有外源性因素（化学、物理及生物因素）对生物系统的损害作用、生物学机制、安全性评价和风险分析的科学。

随着毒理学和相关学科的不断发展，毒理学按照不同的划分标准可以细化为不同的分支学科。按功能可分为描述毒理学、机制毒理学和管理毒理学；按研究对象可分为食品毒理学、药物毒理学、动物毒理学、临床毒理学、金属毒理学、农药毒理学等；按研究手段可分为分子毒理学、细胞毒理学、分析毒理学、行为毒理学等；按毒性作用器官可分为肝脏毒理学、肾脏毒理学、神经毒理学、心血管毒理学等。

食品毒理学（food toxicology）为应用毒理学的基本原理和方法，研究食品中可能含有的有毒有害物质的性质、来源及对人体损害的作用与机制，评价其安全性并确定安全限量，以及提出预防管理措施的一门学科。食品毒理学是毒理学的重要分支学科之一，也是食品安全和食品卫生学的重要构成部分。安全与营养是食品应具有的两个基本条件，食品安全没有保障，其营养也就无从谈起，因此安全是食品的首要前提。食品毒理学是食品安全的基础，只有经过全面、充分和可靠的食品毒理学研究、安全性评价和风险分析，才能制定科学合理的措施以控制食品中有毒有害物质的限量，预防其可能对人体产生的危害，保障食品安全。

二、研究目的

食品毒理学目的为研究食品中外源化学物的分布、形态及其进入人体的途径与代谢规律，阐明影响中毒发生和发展的各种条件；研究化学物在食物中的安全限量，评定食品的安全性，制定相关卫生标准；研究食品中化学物的急性和慢性毒性，特别应阐明致突变、致畸、致癌和致敏等特殊毒性，提出早期诊断的方法及健康监护措施。

三、 研究内容

（一）毒物的来源与性质

1. 外来化学物

外来化学物为通过各种途径进入食品中的各种污染物，包括各种工业污染物（如铅、汞、砷、镉）、农药残留、兽药残留等。

2. 生物性污染物

生物性污染物包括细菌、真菌及其毒素、病毒、昆虫、寄生虫及虫卵等。

3. 天然有毒有害物质

天然有毒有害物质为动植物天然含有的毒素，如河豚体内的河豚毒素、马铃薯发芽后产生的龙葵素等。

4. 食品生产加工过程中形成的污染物

食品生产加工过程中形成的污染物为不当或不良生产加工方式导致污染或产生的有毒有害成分。如亚硝基化合物、烧烤及烟熏产生苯并芘类物质、食品在高温和油炸烹调过程中形成的杂环胺、多环芳烃、丙烯酰胺等。

5. 食品包装材料和食品添加剂

食品包装材料和食品添加剂为食品包装材料与食品接触时，其成分或降解产物有可能迁移到食品中；超量或不当使用食品添加剂有可能造成食品污染。

6. 物理性污染物

物理性污染物为放射性污染物和杂物。放射性污染物分为天然放射性污染物和人工放射性污染物。杂物是指食品生产、贮藏、运输、销售过程中的杂物污染物（如粉尘、毛发、草籽、碎屑、昆虫、粪便、废纸、烟头）以及食品中的掺杂、掺假污染物。

（二）毒性作用与机制

外源化学物阈剂量的确定；剂量-反应（效应）关系及毒效应的可逆性的研究；外源化学物在体内的生物转运和生物转化；外源化学物的毒代动力学；外源化学物对机体的各种毒性作用，包括急性毒性、亚慢性毒性、慢性毒性、遗传毒性、生殖毒性、发育毒性、致癌性、免疫毒性、神经毒性等；毒性作用的机理及毒性作用特征。

（三）毒理学安全性评价

对新食品原料、保健食品、转基因食品、食品添加剂、食品包装材料等开展毒理学安全性评价，制定人群安全摄入量。

（四）风险分析

对食品中存在毒物的潜在风险进行评估；在损害事件发生前和发生后，对该事件所造成影响的可能性进行量化评估。

四、 研究方法

食品毒理学的主要研究方法包括动物体内试验、体外试验、人体观察、人群流行病学研究、化学分析、化学物构效关系研究、风险分析与安全限量制定。食品毒理学研究的最终目的是研究外源化学物对人体的损害作用及其机制，保障食品安全，但不可能在人体上直接进行研究，因此食品毒理学研究主要借助于动物体内试验，将研究化学物给予实验动物，观察在动物上的毒性反应、毒性作用靶器官和毒性作用机制，将动物研究结果再外推到人体。体外试验多采用动物离体器官、组织、细胞、微生物进行试验，多用于对受试物损害作用的初步筛选，是体内试验的一种有效补充。人体观察可通过偶然人体中毒事故获得关于人体的毒理学资料，如中毒剂量及毒性特征表观等。对于一些毒性很低的食品，如保健食品或新食品原料，可进行一些符合伦理学需求、不损害人体健康的可控试验，但仅限于低浓度、短时间的接触，并且毒性作用应有可逆性。人群流行病学研究主要采用流行病学方法，对食品或食品中的化学物摄入与人群不良健康效应的关系进行调查分析，了解可能的剂量-反应关系，为制定有关限量标准和其他防控措施提供可靠依据，为危害因素确定提供线索，为人群危险性评价提供科学资料。食品毒理学的研究对象主要是食品中的一些化学物，需要采用化学分析方法确定食品中的化学物的成分和含量水平，如重金属、农药残留、兽药残留、食品添加剂等，通过检测和分析了解污染水平并结合人群摄入水平，确定人群摄入暴露水平，这是进行人群风险评估的必要步骤。化学物构效关系研究可预测化学物毒性，从而节省试验成本、加快试验进度。食品中外源化学物的毒性经体内体外试验后，可对其及相关食品的毒理学安全性做出评价，然后将体内体外试验结果外推到人，综合人群流行病学研究结果，并结合人群对食品中外源化学物的暴露水平，对研究的外源化学物进行风险评估，制定人体安全摄入限量和食品安全限量标准。

近年来，基因重组技术、基因组学、蛋白组学、转录组学、代谢组学、转基因动物等新技术、新方法广泛用于食品毒理学研究。

第二节 食品毒理学发展史

毒理学是一门古老的学科，其英文一词就由希腊文 τοεκου（毒物）和 λογος（描述）两个词组合演变而来，古中国、古埃及、古印度、古希腊等国的古代医药文献都有对毒物和中毒的文献记载。公元前 2735 年，我国《神农本草经》中收录了 365 种药物，其中列出 125 种毒性较大药物（如乌头、大黄、巴豆），同时记载了一些毒物的相应解毒剂。公元前 2650 年，我国《黄帝内经》也记载了很多毒物及解毒剂。公元前 1553—公元前 1500 年间，古埃及人著作中记载了 700 多种毒物和药物。公元前数世纪，古印度人 Susruta 所著的医学著作《妙闻集》介绍了毒理学有关内容和解毒剂。古希腊人 Pathagoras（公元前 580—公元前 498 年）研究了金属对机体的毒性效应，提出了中毒的因果关系，对早期毒理学的建立和发展做出了重要贡献。古希腊人 Hippocrates（公元前 460—公元前 370 年）的著作详细阐述了毒物的专业知识，并提出古代毒理学的概念。古希腊人 Theophrastus（公元前 370—公元前 286 年）编著了医用植物学和毒理学教材《理论植物学》和《植物学史》，他被认为是食品毒理学的奠基人。古希腊人 Mithridates 六世（公元前 120—公元前 63 年）是系统研究毒物对人体作用的第一人，被认为是临床毒理学的创始人。古希腊人 Dioscorides（40—90 年）首先发现汞毒性，并对毒物进行了分类。瑞士人 Paracelsus（1493—1541 年）提出：所有物质都是有毒的，是否为毒物取决于剂量的高低，并确定了剂量—反应关系、靶器官毒性等毒理学基本概念，是毒理学发展史上的重要里程碑。意大利医生 Ramazzini（1633—1714 年）首先研究了岩石工矽肺病、陶器工坐骨神经痛、镀金工铅中毒，被视为职业中毒病的创始人。英国医生 Pott（1714—1788 年）首次发现烟囱清扫工患有阴囊癌与其接触多环芳烃和煤焦油之间的因果关系，提出了毒物作用于靶器官的概念，被认为是现代毒理学研究的开端。Magendie（1783—1855 年）、Orfila（1787—1853 年）、Bernard（1813—1878 年）等人开始实验毒理学的创新性研究工作，Orfila 更被视为现代毒理学的奠基人。Blake（1815—1893 年）、Schmiedeberg（1838—1921 年）、Lewin（1850—1929 年）、Kobert（1854—1918 年）等人的研究为现代毒理学和药理学进一步发展奠定了科学基础。

通常认为现代毒理学的发展始于 20 世纪初。1906 年美国通过了第一部《美国食品与药品法》，1914 年美国成立工业卫生部，1918 年毒理学期刊 *Journal of Industrial Hygiene* 创刊，1930 年美国成立国立卫生研究院，1930 年毒理学期刊 *Archives of Toxicology* 创刊。1955 年，美国管理毒理学家 Lehman（1900—1979 年）等出版了《食品、药品和化妆品中化学物的安全性评价》，首次通过 FDA 为毒理学研究提供科学指南。1961 年美国毒理学会成立，1964 年欧洲毒理学会成立，1965 年国际毒理学会成立，这些毒理学学术团体促进了毒理学交流合作。1963 年国际食品法典委员会（CAC）成立，专门负责协调政府间的食品标准，建立一套完整的食品国际标准体系。1975 年问世的 *Casarett & Doull's Toxicology* 至今已出版九版，1982 年 A. Wallace Hayes 主编的 *Hayes' Principles and Methods of Toxicology* 出版，1997 年出版的毒理学丛书 *Comprehensive Toxicology* 已从当时的 13 卷扩展到 2018 年第三版的 15 卷，这些都成为了毒理学经典著作。

我国现代食品毒理学研究起步较晚。20 世纪 50、60 年代，我国才开展木薯毒性、农药残留毒性、白酒中甲醛毒性等食品毒理学研究。1975 年我国卫生部组织首届食品毒理学培训班，在培训讲义修订的基础上于 1978 年出版首部《食品毒理学》专著，1981 年《中国医学百科全书·毒理学》出版。1983 年卫生部颁布的《食品安全性毒理学评价程序和方法》在全国试行。1984 年我国开设食品毒理学课程，并陆续设立了食品毒理学硕士与博士学位点。1989 年中华预防医学会成立了卫生毒理及生化毒理学组；1993 年中国毒理学会成立，随后成立包括食品毒理学专业委员会在内的 18 个专业委员会，现有 27 个专业委员会，1994 年中华医学会食品卫生分会成立食品毒理学组。1994 年 GB 15193.1—1994《食品安全性毒理学评价程序》和 GB 15193.2—1994《食品毒理学实验室操作规范》正式实施；2015 年正式实施 GB 15193.1—2014《食品安全国家标准 食品安全性毒理学评价程序》和 GB 15193.2—2014《食品安全国家标准 食品毒理学实验室操作规范》。目前，我国食品毒理学的标准、政策和法规逐渐完善，但与发达国家仍有不小差距。

第三节 食品毒理学与食品安全

"民以食为天，食以安为先"，食品安全关系到人体健康、生命安全和社会稳定。食品安全最早可追溯到人类的起源，人类的祖先为了获得丰富的食物而去尝试多种物质的时候，通过观察哪一种物质既能果腹又不至于造成人体健康损害甚至死亡，从而发展了使人类得以生存繁衍的饮食习惯。不同地区的民族都以长期的生活经验为基础，在不同程度上形成了一些有关饮食卫生和安全的禁忌。两千多年前的孔子曾讲授"五不食"原则："鱼馁而肉败，不食。色恶，不食。臭恶，不食。失饪，不食。不时，不食"。这是有关饮食安全的最早记载。我国早在周朝时期就设立"凌人"一职，专司藏冰，防止食物腐败。唐朝制定的《唐律》规定了处理腐败食品的法则。东汉的《金匮要略》、唐代的《千金食治》、元代的《饮膳正要》等著作都有关于食品安全方面的论述。公元前 400 年古希腊人 Hippocrates 的《饮食论》、中世纪罗马设置专管食品卫生的"市吏"、1202 年英国颁布首部食品法——《面包法》、16 世纪俄国文学著作《治家训》等都是有关食品安全卫生的认识和管理。随着现代工业蓬勃发展，极大丰富了食品种类和数量，同时也产生了更多的食品质量与安全问题。

食品毒理学是食品安全性评价的方法学和理论基础，食品安全性评价是根据食品毒理学试验结果按照一定的判断标准给出评价结论，提出安全限量标准或管理措施，是最终目的，两者密不可分。食品毒理学的作用就是从毒理学的角度，研究食品中可能含有的外源化学物所产生的特定化学或生物学毒性作用机理，检验和评价食品的安全性或安全范围，为食品安全性评估和监控提供详细和确凿的理论依据，从而确保人体健康。

食品本身不应含有有毒有害物质，一旦受污染就要危害人体健康。食品污染的主要途径：①化学性污染，主要是指工业三废污染、农药残留、兽药残留、食品包装材料污染、滥用食品添加剂、食品生产加工污染等；②生物性污染，主要是指细菌、真菌及其毒素、病毒、昆虫、寄生虫及虫卵等引起的食品污染，其中细菌、真菌及病毒引起的污染最为常见，生物性污染具有不确定性和控制难度大特点；③物理性污染，主要是指放射性污染（天然放射性污染和人工放射性污染）和杂物污染。天然放射性高本底地区，种植和生产的食品中通常会检测到较高含量的天然放射性物质。人工放射性污染来自人类医药卫生、工农业生产、国防和能源等方面的辐射引起的特定地区在特定时段的放射性污染物超标。食品杂物污染偶然性较大，包括食品生产、贮藏、运输、销售过程中的杂物污染物（如粉尘、毛发、草籽、碎屑、昆虫、粪便、废纸、烟头），以及向食品中人为故意掺入杂物（如肉中注入的水、火锅底料中加入的罂粟壳）。

食源性疾病是指由食物中的化学性、生物性和物理性等致病因子所造成的感染性或中毒性疾病，包括食物中毒、食源性肠道传染病、食源性寄生虫病、人畜共患传染病、食物过敏以及食物中有毒有害物质所引起的慢性中毒性疾病。食品安全突发事件是指食品污染、食源性疾病等源于食品，对人体健康有危害或者可能有危害的突发事件，以及食品安全舆情事件。

风险分析（risk analysis）是对引起不良后果的事件进行风险评估（risk assessment）、风险管理（risk management）和风险交流（risk communication）的过程。风险评估是风险分析的核心环节，包括危害识别、危害表征、暴露评估和风险特征四个方面。食品安全风险分析是世界贸易组织和国际食品法典委员会处理食品安全问题的重要技术原则。食品安全风险评估是对正常摄入食品中可能存在的有毒有害物质在一定量（即膳食暴露量）的条件下对健康危害进行的全面评价，为制定食品安全标准、政策和法规提供科学依据，也是实施危险管理措施的主要依据，目前国际上对食品安全性评价均采用风险评估原则。食品毒理学是研究食品中可能存在的有毒有害物质对人体健康的危害及其作用机制，因此食品毒理学是食品安全风险评估的第一步，是对食品安全实施风险评估和安全性评价的基础。《中华人民共和国食品安全法》（2018修正）规定：“食品安全风险评估结果是制定、修订食品安全标准和实施食品安全监督管理的科学依据”，“食品安全标准是强制执行的标准”。目前，我国食品风险评估主要集中在保健食品的安全性评价和功能性评价、转基因食品风险评估和安全评价、食品添加剂毒性效应、新食品原料安全性、农产品的农药残留和真菌毒素污染、饮用水中的重金属污染等。

组织制定食品安全有关标准的机构：联合国粮农组织（FAO）、经济合作和发展组织（OECD）、世界卫生组织（WHO）的食品安全部、国际食品法典委员会（CAC）、欧洲食品安全局（EFSA）、食品添加剂立法委员会（CCFA）、FAO/WHO食品添加剂联合专家委员会（JECFA）、FAO/WHO微生物风险评估联合专家委员会（JEMRA）、FAO/WHO农药残留联合会议（JMPR）、FAO/WHO农药残留专家委员会（JECPR）、农药残留法典委员会（CCPR）、食品卫生法典委员会（CCFH）、进出口食品检验及认可系统法典委员会（CCFICS）、国际食品微生物委员会（ICMS）、肉类卫生法典委员会（CCMH）、食品中兽药残留立法委员会（CCRVDF）、国际乳品业联合会（IDF）、泛美技术标准委员会（CO-PANT）、国际标准化组织（ISO）、美国食品与药物管理局（FDA）、美国食品安全风险分析信息交流中心（IRAC）、中国的国家食品安全风险评估中心（CFSA）等。

化学物毒理学网络信息资源有：在线毒理学文献库（TOXLINE），有害物数据库（HSDB）、化学物鉴定数据库（ChemIDplus）、综合风险信息系统（IRIS）、国际毒性危险度预测（ITER）、遗传毒理学数据库（GENE-TOX）、化学致癌信息系统（CCRIS）、致癌效力数据库（CPDB）、发育和生殖毒理学信息数据库（DART）、药物和哺乳期数据库（LactMed）、毒物排放清单（TRI）、家用日化产品数据库（HPD）等。

第四节 食品毒理学展望

随着生命科学在新理论和新技术上的迅猛发展，食品毒理学迈入分子毒理学时代，并呈现由高剂量测试向低剂量测试发展、由单一性实验动物模型向特征性实验动物模型发展、由低通量测试向高通量测试发展、由单一用途向多用途和多领域发展的趋势。

以基因组学、转录组学、蛋白质组学、代谢组学为基础的系统生物学用于食品毒理学研究，分析外源有害因素在不同暴露条件下的基因表达谱、蛋白质表达谱和毒物代谢表达谱的改变，研究外源因素与生物系统的交互作用，定量描述生物功能和毒性表型，阐明毒性作用通路和生物学机制，揭示联合暴露效应，发现新的生物标志物，进行安全性评价和健康风险评估，实现毒物毒性的快速检测和预测预警。

生物标志（biomarker）可以表示系统、器官、组织、细胞及亚细胞结构功能的改变或可能发生的改变的指征。利用生物标志物开展食品污染物人群流行病调查获得人群剂量反应关系，将大大降低食品安全风险评估中的不确定性，因此在人群流行病学研究中，以生物标志物为手段的检测研究成为食品毒理学研究的一个热点。

计算毒理学（computational toxicology）整合化学、生物学、生物信息学、系统生物学等，运用高通量、高灵敏测试方法，借助各种计算数学模型，如定量构效关系、基准剂量模型、生理毒代动力学、毒代学–毒效学结合模型、浓度加和模型、独立作用模型、交互作用模型、两步预测模型等，通过毒理学研究和数据挖掘建模，高效快速筛选和预测外源化学物的毒性和有害健康效应，确定并定量表征有害因素暴露的风险。

由于动物保护和"减少、替代、优化"的3R原则不断强化，利用微生物、植物、昆虫、蠕虫进行一些毒性试验，以及使用动物和人的细胞或组织替代整体动物进行食品毒理学研究，将成为未来食品毒理学发展的必然趋势。如固定剂量法、急性毒性分级法和上下法等用于急性毒性试验；酿酒酵母基因突变试验和酿酒酵母有丝分裂重组试验等作为遗传毒性试验替代法；SHE、C3H10T1/2 和 BALB/c3T3 细胞体外转化试验等作为非遗传毒性致癌物研究；胚胎干细胞体外试验等用于化学物的发育毒性试验；报告基因试验用于测试化学物的雌、雄、甲状腺激素活性等。

（张双庆）

本章小结

本章主要介绍了食品毒理学概念、研究目的、研究内容、研究方法、食品毒理学发展史、食品毒理学与食品安全的关系，以及食品毒理学展望。

食品毒理学是应用毒理学的基本原理和方法，研究食品中可能含有的有毒有害物质的性质、来源及对人体损害的作用与机制，评价其安全性并确定安全限量，以及提出预防管理措施的一门学科。食品毒理学的主要研究内容包括毒物的来源与性质、毒性作用与机制、毒理学安全性评价和风险分析。食品毒理学的主要研究方法包括动物体内试验、体外试验、人体观察、人群流行病学研究、化学分析、化学物构效关系研究、风险分析与安全限量制定。

🔍 思考题

1. 简述食品毒理学的概念。
2. 简述食品毒理学的研究内容及方法。

参考文献

［1］Klaassen CD. Casarett & Doull's toxicology：the basic science of poisons. Ninth edition. New York：McGraw-Hill Education，2018.

［2］张双庆，黄振武．营养组学．北京：中国协和医科大学出版社，2015.

第二章
食品毒理学基础

第一节 毒物、毒性与毒效应谱

一、毒 物

（一）外源化学物

外源化学物（xenobiotics）指存在于人类生活环境中、可能与机体接触并能够进入机体，在体内呈现一定生物学效应的化学物质。外源化学物用于描述所有与生物体相互作用的、且在机体正常代谢途径中不能产生的化学物。与外源化学物相对是内源化学物（endobiotics），内源化学物是指机体内原已存在的和代谢过程中所形成的产物或中间产物。但需要注意的是有些生物体的内源化学物对其他的生物可能是外源化学物，比如天然化学物士的宁是马钱子植物产生的，但对动物和人是外源化学物，士的宁作为外源化学物具有较强的毒性。此外，内源化学物（如组胺及其他血管活性物质、自由基、同型半胱氨酸、硒）在体内的生物学过程作用过强或摄入过多，可对机体产生损伤作用。近年来，毒理学研究中已加强了对内源化学物的研究，但外源化学物研究仍然是毒理学研究的主要内容之一。

（二）毒物

毒物（toxic substance，poison，toxicant）是指在一定的条件下，较小剂量下即可对机体产生损害作用或使机体出现异常反应的外源化学物。毒物与非毒物两者的分类是相对的，无法制订统一的判定性阈值或者标准。任何外源化学物均有可能是毒物，只要能够进入机体并达到相应的剂量，比如我们每天都摄入的食盐，如果一次性服用达到 200~250g，就可能出现机体严重的毒性反应，甚至会导致机体死亡；人体对硒的安全摄入量为 50~200μg/d，当摄入量低于 50μg/d 则可能引发心肌炎、克山病等疾病，反之，当每日摄入量超过 200μg/d 时，则可能导致中毒，而如果当每日摄入量达到 1mg/d，则会导致机体死亡；同样，临床上的药物当使用的剂量超过安全范围也可以导致机体产生毒性效应，甚至危及生命；如推荐剂量的阿司匹林（乙酰水杨酸）相对安全，全球数百万人在服用，但是如果长期服用阿司匹林可损害胃黏膜，0.2~0.5g/kg 的剂量可导致机体死亡。毒物的定义也涉及生物学定性层面，对一种或同一种属生物体有毒的化学物，对其他生物可能相对无害。如四氯化碳对许多生物有很强的肝毒性，但对鸡却相对无害。

（三）毒物的分类

毒物包括生物性毒物和人类活动产生的化学物。根据物理形态可以分气态毒物、液态毒物和固体毒物，根据使用情况可以分溶剂、农药等，根据作用靶器官可以分肝脏毒物、心血管毒物、神经毒物、生殖毒物等，根据作用机制可以分胆碱酯酶抑制剂、细胞色素 P450 诱导物等，根据毒作用类型可以分致癌物、致畸物等，根据毒性作用强度可以分剧毒、高毒、中毒、低毒、实际无毒等。当毒物暴露于机体后，可以与机体的生物分子等发生反应，干扰或破坏机体的正常生理功能，引发可逆性或者是永久性的结构功能改变，反应严重的将会导致生命终止。

外源化学物的种类繁多，分类方法也不少。按外源化学物的用途及分布范围，可将毒物分为：①工业毒物，包括生产过程中使用的原料、辅助剂以及生产中产生的中间体、杂质、成品、副产品、废弃物等；②环境污染物，包括生产过程中排放的废气、废水和废渣中各种外源化学物，这些污染物可通过空气、水、土壤或食物而危及人类健康；③食品中有毒成分，包括天然毒素或食品变质后产生的毒素，食品中不合格的添加剂以及非法添加剂；④农用化学物，包括农药、化肥、除草剂、植物生长调节剂、动物饲料添加剂、瓜果蔬菜保鲜剂、生长激素等，常因误用、滥用以及农药在食品中的残留而造成危害；⑤嗜好品（如卷烟）、化妆品、其他日用品中的有害成分；⑥生物性毒物，它是由生物体如微生物、动物或植物产生的毒性物质；⑦医用化学品，包括医用药物和兽医用药。如各种化疗药物、血管造影剂、医用消毒剂等；⑧军事毒物，如沙林、芥子气、塔崩、维埃克斯（VX）等；⑨放射性核素，如 I^{131} 等。

二、毒　性

（一）毒性

毒性（toxicity）是指在特定条件下，化学物导致机体有害作用的一种固有的能力。毒性是物质的一种内在性质，取决于物质的化学结构，这种特性是物质与生俱来的、不变的特性，是通过测量该物质在特定的条件下对机体产生的毒作用大小来确定的，如通过规范的急性毒性试验来评价毒物的急性毒性等。显然，有必要系统研究化学物的化学结构及其理化特性与该物质毒性之间的相互关系。毒性反映毒物的剂量与机体反应之间的关系，引起机体某种有害反应的剂量是衡量毒物毒性的指标，一种外源化学物对机体的损害作用越大，其毒性就越高。除此之外，影响外源化学物的毒性还有接触条件，比如接触途径、接触期限、接触速率以及接触频率等。根据毒物暴露剂量与暴露时间不同，可以将毒性分为急性毒性、亚急性毒性、亚慢性毒性和慢性毒性，或者分为短期毒性和长期毒性。中毒（poisoning）指生物体受到毒物作用而引起功能性或器质性疾病状态，按发生快慢，中毒可分为急性中毒和慢性中毒。在慢性中毒过程中有时可出现急性发作。

（二）选择性毒性

选择性毒性（selective toxicity）通常是指化学物在不同物种间的毒效应的差异。目前认为，选择性毒性是毒作用的普遍特点，化学物的这种毒性差异即选择性毒性既可发生在不同物种之间，也可发生在同种属群体中不同个体之间（易感人群为高危人群），亦可能发生在同一个体内不同器官或系统间（易感器官为靶器官）。外源化学物对机体存在选择性毒性的原因主要包括：①物种和细胞学差异；②不同生物或者组织器官对外源化学物及其代谢物的蓄积能力不同；③不同生物或者组织器官对外源化学物的生物转化过程不同；④不同生物或者组织器官对外源化学物导致的损害修复能力不同。物种之间毒作用的差异使毒理学动物试验结果外推到人存在不确定性，导致部分毒物的毒效应无法外推到人群。也正是因为毒物的毒效应存在物种之间的选择性差异，才发明了各种特异性药物如抗生素、杀虫剂、灭鼠剂等，用于临床医学、畜牧业和农业等领域，并从中取得一定的效益。

（三）蓄积作用

蓄积作用（accumulation effect）是指外源化学物长期地、连续地、反复地进入机体，并且吸收速度（或总量）超过代谢转化排出的速度（或总量）时，外源化学物或其代谢物在机体内逐渐增加和贮存。蓄积作用是外源化学物发生亚慢性、慢性毒作用的基础。

蓄积作用分为物质蓄积和功能蓄积，物质蓄积（material accumulation）是指机体反复多次接触外源化学物后，采用化学分析方法能测得机体内或某些器官组织内存在该化合物的原型或其代谢物。功能蓄积（functional accumulation）是指采用外源化学物反复多次染毒实验动物后，机体内虽然不能检出化学毒物或代谢物，然而机体可以出现慢性中毒现象，也称为损伤蓄积。功能蓄积是损害效应累计的结果，也可能是由于存留的化学毒物或代谢物数量极微，目前技术方法尚不能检出的一种物质蓄积。物质蓄积与功能蓄积可以同时存在。

外源化学物或其代谢物在机体的蓄积部位称为储存库（depot）。机体常见的储存库有血浆蛋白、脂肪组织、肝脏、肾脏、骨骼等。如骨骼为铅的储存库。蓄积形式主要有原型、代谢物和结合形式。

三、毒效应谱

（一）毒效应谱

毒效应谱（spectrum of toxic effect）是指当机体暴露于外源化学物后，随着其剂量的增加而出现一系列改变，可以表现为：①外源化学物的机体负荷增加；②意义不明的生理和生化改变；③亚临床改变；④临床中毒；⑤死亡。机体负荷是指在体内化学物和/或其代谢物的量及分布。亚临床改变、临床中毒、死亡属于损害作用（毒效应）。毒效应谱还可包括致癌、致突变和致畸胎作用。

适应（adaptation）是指机体对外源化学物引起的有害作用显示不易感性或易感性降低。抗性（resistance）和耐受（tolerance）相关，但是意义不同。抗性用于一个群体对于应激原化学物反应的遗传机构改变。耐受对个体是指获得对某种化学物毒作用的抗性，通常是早先暴露的结果。引起耐受的主要机制可能是由于到达毒作用靶部位的毒物量降低或某组织对该化学物的反应性降低。

（二）毒作用的分类

1. 速发性或迟发性毒作用

速发性毒作用（immediate toxic effect）是指某些外源化学物在一次暴露后短时间内所引起的即刻毒性作用，如氰化钾和硫化氢引起的急性中毒。一般情况是暴露毒物后迅速中毒，说明该毒物吸收速度快、分布范围广，毒性作用直接；反之则说明吸收速度缓慢或在发生毒性作用前需经代谢活化。中毒后迅速恢复，说明该毒物能很快被排出或被解毒，反之则说明解毒或排泄效率低，或已产生病理或生化方面的损害以致难以恢复。迟发性毒作用（delayed toxic effect）是指在一次或多次接触某种外源化学物后，经一定时间间隔才出现的毒性作用。例如，某些有机磷类化合物具有迟发性神经毒效应。又如外源化学物的致癌作用，人类一般要在初次接触后 10~20 年或更长时间才能出现肿瘤。

2. 局部或全身毒作用

局部毒作用（local toxic effect）指某些外源化学物在机体接触部位直接造成的损害效应。如接触具有腐蚀性的酸碱所造成的皮肤损伤，吸入刺激性气体引起的呼吸道损伤等。全身毒作用（systemic toxic effect）指外源化学物被机体吸收并分布至靶器官或全身后所产生的损害作用，例如一氧化碳引起机体缺氧。除一些活性很高的物质外，大多数化学物产生全身毒作用，有些物质两种作用兼而有之。例如四乙基铅可作用于皮肤的吸收部位，然后分布至全身，对中枢神经系统（CNS）和其他器官产生毒作用。

3. 可逆或不可逆效应

外源化学物的可逆效应（reversible effect）指停止接触后可逐渐消失的毒效应。一般情况下，机体接触外源化学物的浓度愈低，时间愈短，造成的损伤愈轻，则脱离暴露后其毒效应消失得就愈快，如某些有机磷农药对胆碱酯酶活性的早期抑制作用。外源化学物的不可逆效应（irreversible effect）指在停止接触外源化学物后其毒作用继续存在，甚至对机体造成的损害作用可进一步发展。例如，外源化学物引起的肝硬化、肿瘤等是不可逆的。如游离二氧化硅引起的肺部致纤维化作用、外源化学物引起的肿瘤等是不可逆的。化学物的毒效应是否可逆，在很大程度上还取决于所受损伤组织的修复和再生能力。例如肝有较高的再生能力，因此大多数肝损伤是可逆的。反之，中枢神经系统的损伤绝大多数是不可逆的。

4. 急性或慢性毒作用

急性毒作用（acute toxic effect）是指外源化学物一次性、较大剂量暴露对机体产生的损害作用，如短时间吸入高浓度苯蒸气所致的急性苯中毒等。慢性毒作用（chronic toxic effect）是指某些外源化学物多次、长期、反复多次暴露对机体产生的损害作用，如慢性镉中毒所致的肾小管重吸收功能障碍等。

5. 一般或特殊毒作用

一般毒作用（general toxic effect）指外源化学物暴露对机体产生的、经常性的、传统概念意义上的损害作用。如多数毒物引发的各类靶器官毒效应等。特殊毒作用（special toxic effect）是指某些外源化学物暴露引起机体出现的突变、肿瘤、畸胎等特殊的损害作用。如砷化物致肺癌等。

6. 超敏反应

超敏反应（hypersensitivity）指机体对外源化学物产生的一种病理性免疫反应。引起这种过敏性反应的外源化学物称为过敏原，过敏原可以是完全抗原或者是半抗原。许多外源化学物作为一种半抗原，进入机体后，首先与内源性蛋白质结合形成抗原，然后再进一步激发抗体产生。当再次与该外源化学物接触后，即可引发抗原抗体反应，产生典型的超敏反应。超敏反应可分为Ⅰ~Ⅳ型。其中，Ⅰ型超敏反应也称为变态反应（allergic reaction）。如青霉素引起的过敏性休克等。变态反应是一种有害反应，没有典型的 S 型剂量-反应关系，但对特定的个体来说，变态反应与剂量有关。例如一个对花粉过敏的人，其过敏反应强度与空气中花粉浓度有关。

7. 特异体质反应

特异体质反应（idiosyncratic reaction）指机体对外源化学物的一种遗传性异常反应（过强或者过弱的反应），其原因主要是由于基因多态性导致。例如，病人接受一个标准治疗剂量的肌肉松弛剂琥珀酰胆碱，一般情况下引起的肌肉松弛时间较短，因为它能迅速被血清胆碱酯酶分解。但有些患者缺乏这种酶，可出现较长时间肌肉松弛，以致呼吸暂停。又如，体内缺乏 NADH 高铁血红蛋白还原酶的人，对亚硝酸盐及其他能引起高铁血红蛋白症的外源化学物异常敏感。

一种外源化学物的毒效应可能涉及上述几种分类。例如，强酸可引起皮肤局部毒效应，并且是即刻效应，但早期可逆。长期低水平氯乙烯暴露可引起肝血管肉瘤，但一次高剂量暴露可产生麻醉和肝毒效应。青霉素对某些个体引起的变态反应是间接效应，有时是立即的全身毒效应，而该效应可能是可逆的。

（三）靶器官

靶器官（target organ）是指外源化学物进入机体后直接或主要损害的器官。如甲基汞的靶器官是脑，镉的靶器官是肾，锰的靶器官是基底节。毒作用强弱，主要取决于该物质在靶器官中的浓度，但浓度最高的器官不一定是靶器官，例如铅蓄积在骨中，但铅中毒主要表现为造血系统、神经系统等毒效应。DDT 在脂肪的浓度最高，但对脂肪组织没有毒效应，其常见靶器官有神经系统、血液和造血系统以及肝、肾、肺等。

许多化学物质有特定的靶器官，另有一些化学物质则作用于几个靶器官，这在化学结构与理化性质近似的同系物或同类物中更为多见。另外，在同一靶器官产生相同毒效应的化学物质，其作用机制可能不同。某特定器官成为毒物靶器官的可能原因有：①器官的血液供应；②特定的酶或生化途径；③器官功能和解剖位置；④对特异性损伤的易感性；⑤对损伤的修复能力；⑥有特殊的摄入系统；⑦代谢毒物的能力和活化/解毒系统平衡；⑧毒物与特殊生物大分子结合等。

（四）生物标志

生物标志（biomarker）又称生物标志物或生物学标记，是指能反映已被机体吸收的外源化学物或其生物学后果的各类测定指标，可分为暴露生物标志、效应生物标志和易感性生物标志。通过动物体内试验和体外试验研究生物标志并推广到人体和人群研究，已经成为外源化学物对人体健康影响研究的重要内容。在剂量–反应（效应）关系研究中，暴露剂量指标和反应（效应）指标的选择尤为关键，在这个过程中生物标志的研究与应用具重要价值。

1. 暴露生物标志（biomarker of exposure）

暴露生物标志指测定的组织、体液或排泄物中吸收的外源化学物、其代谢物或与内源性物质的反应产物的含量，且其可作为吸收剂量或靶剂量，可提供关于暴露于外源化学物信息的指标。

暴露生物标志分为体内剂量标志和生物效应剂量标志。前者反映机体特定化学物质及其代谢物含量（内剂量或靶剂量），如检测人体某些生物材料如血液、尿液、头发中的铅、汞、镉等重金属含量可以准确判断机体暴露水平。后者反映化学物及其代谢物与某些组织细胞或靶分子相互作用形成的反应产物含量，如苯并（a）芘与 DNA 结合形成加合物。加合物的形成往往预示着毒效应起始，而加合物的数量则决定了毒效应强度，生物效应剂量标志的使用有助于准确建立剂量–反应关系。

2. 效应生物标志（biomarker of effect）

效应生物标志指可测出的机体生化、生理、行为等异常或病理组织学方面的改变的指标，可反映关联不同靶剂量的有害效应信息，包含反映早期生物效应标志、结构和/或功能改变效应生物标志及疾病效应生物标志。早期生物效应标志反映外源化学物与组织细胞作用产生的分子水平改变，如 DNA 损伤等。结构和/或功能改变效应生物标志反映外源化学物引起的组织器官功能紊乱或形态学改变，如铅致卟啉代谢紊乱是铅中毒重要和早期的变化之一，表现为血液和尿中 δ–氨基–γ–酮戊酸（ALA）以及血液中游离原卟啉（FEP）、锌原卟啉（ZPP）增多。疾病效应生物标志反映外源化学物使机体出现亚临床或临床表现，可用于疾病筛选与诊断，如血清甲胎蛋白可能与肝癌有关。效应生物标志可提供人体暴露与疾病的联系，有助于确定剂量–反应关系。

3. 易感性生物标志（biomarker of susceptibility）

易感性生物标志指反映机体对外源化学物毒效应敏感性的指标，即反映机体先天具有或后天获得的对接触外源性物质产生反应能力的指标。由于易感性的不同，性质与剂量相同的化学物在不同个体中引起的毒效应通常有很大差异，这是多种因素综合作用的结果，其中遗传因素十分重要。毒物代谢酶的多态性直接影响化学物在体内的结局和与生物大分子相互作用的活性，与某些疾病的高发有关。易感性标志可鉴定易感个体和易感人群，应在风险评估和管理中予以充分的考虑。

四、 毒作用模式和有害结局通路

随着现代分析技术的发展和生物信息学应用的推广，特别是基因组学、蛋白组学、代谢组学和细胞组学为代表的系统生物学的建立和快速发展，需要对现有毒理学评价方法的有效性进行重新评估。传统的毒性测试方法费力、费时、成本高、外推不确定性大，面临着严峻挑战，因此亟须更新毒理学理念和方法，建立新的毒理学危险度评价体系。目前毒理学研究与安全性评价面临巨大的挑战和发展机遇，欧美等发达国家已开展新的毒理学安全评价策略研究，美国 EPA 委托国家研究委员会（National Research Council，NRC）于 2007 年提出了"21 世纪毒性测试远景与策略"的报告，该报告提出应用毒理基因组学、生物信息学、系统生物学和计算机毒理学等先进技术，将毒性测试方法的重心从整体动物的系统测试转向用细胞、细胞系或细胞成分（人源性细胞）来评估生物过程变化的体外测试，简称为"21 世纪毒性测试策略"（toxicity testing in the 21st century，TT21C），其目的是形成以人体生物学为基础的、涵盖广泛剂量范围、高通量低成本的体外测试方法，重点开展基于毒性通路和靶向测试以及剂量-反应关系与外推模型为核心的毒性测试，以达到以下三个目的：①增加可测试化学品数量；②降低评价费用；③提高人类暴露环境化学物危险性评价能力，最终实现毒物毒效应的预测。

（一）毒性通路

毒性通路（toxicity pathway）是指基于化学物在体内组织暴露达到一定浓度，干扰生物信号通路，当这种扰动达到一定程度时，产生不良效应甚至死亡，这种被干扰的生物信号通路被称为毒性通路。毒性通路强调的是在细胞水平化学物暴露到基因表达的一系列精确的分子事件，基于毒性通路的危险度评价强调在体外细胞水平进行低剂量试验，在广泛的剂量范围内进行多条信号通路检测。NRC 在 2000 年就列举了细胞内和细胞间 17 条与发育相关的信号通路，用于评价生殖和发育毒性。此外，还有许多重要的信号通路涉及炎症、氧化应激和癌症等，目前，DNA 损伤修复的信号通路已得到充分研究。

分子始发事件（molecular initiating event，MIE）是指在体内外源化学物-生物分子相互作用启动通路扰动的初始点，并通过该通路引起一系列的关键事件，并与有害结局相关联。MIE 对识别导致最终有害结局相关的级联是重要的。MIE 以化学物或其代谢物共价结合到蛋白质和/或 DNA，与受体结合或酶结合通常是基于非共价相互作用，更具有选择性。对 MIE 的理解可确定化学物导致的扰动的性质。一种化学物在不同靶部位的靶分子可能不同。

（二）毒作用模式和有害结局通路

新的毒性测试方案核心是人源性细胞的毒性通路体外测试。应用人源性细胞可避免种属外推的不确定性，干细胞技术的发展已可提供各种组织类型的人源性细胞。基因组技术带来的生物技术革命促进了毒理学技术的发展，推动了高通量筛选工具的开发，使开展化学物作用的靶分子与靶细胞的大规模研究成为可能。

TT21C 策略强调需要建立发展最大限度地应用已有知识的评价方法、有效靶向寻找关键的新知识，减少依赖于高资源强度的测试手段。为了实现新的危险度评定模式，要求构建一个新的工作框架，在此框架下整合从生物不同结构层次所获得的数据与知识，以有利于风险评估人员开展危险度评定。基于此，发展了毒作用模式（mode of action，MOA）和有害结局通路（adverse outcome pathway，AOP）的概念。

MOA 指以化学物与生物分子交互作用开始的，证据权重支持的可能导致毒性有关终点的一组事件。可测定的作用模式不同于作用机制，后者意味着对毒作用分子基础的更详细的了解。AOP 指的是一个概念框架，用以描述已有的关于一个直接的分子始发事件（如外源化合物与特定生物大分子的相互作用）与在生物不同组织结构层次（如细胞、器官、机体、群体）所出现的与危险度评定相关的"有害结局"之间的联系。

第二节　剂量和剂量-反应关系

一、剂量和暴露特征

（一）剂量

剂量（dose）为决定外源化学物对机体损害作用的重要因素。其概念较为广泛，主要指外源化学物与机体接触、被机体吸收或直接导致机体损害的量。剂量的指标主要包括以下几种。

1. 暴露剂量

暴露剂量（exposure dose）是指与机体实际接触的量或环境中机体接触毒物的总量，也称为接触剂量或外剂量（external dose）。

给予剂量（administered dose）是指机体摄入、吸入或应用于皮肤的外源化学物的量，又称潜在剂量（potential dose）。如饮用水中或灌胃液中毒物浓度、染毒柜空气中毒物浓度或涂抹皮肤的毒物浓度等。

应用剂量（applied dose）是指直接与机体的吸收部位接触、可供吸收的量。如肺泡气中毒物浓度、胃内毒物浓度或皮肤上毒物的量等。

2. 吸收剂量

吸收剂量（absorbed dose）是指已被机体吸收进入血液到达体内的量，又称内剂量（internal dose）。如血液、尿中毒物或其活性代谢物的浓度或量就是常用的吸收剂量指标。

3. 生物有效剂量

生物有效剂量（biologically effective dose）是指被吸收且到达毒作用器官组织产生毒作用的剂量，又称靶剂量（target dose）。

（二）暴露特征

外源化学物或其代谢物到达生物体内的作用部位，浓度和持续时间达到一定程度时可以产生毒效应。暴露特征是决定外源化学物对机体损害作用的重要因素。暴露特征包括暴露途径、暴露期限和暴露频率。

在毒理学中，机体最常见的暴露途径有经消化道、呼吸道、皮肤，以及其他途径，如静脉注射、肌肉注射、腹腔注射、皮下注射、皮内注射等各种注射途径。毒物产生最快速最大效应的暴露途径是直接进入血液（静脉注射），但食品毒理学中主要的暴露途径是经口。

暴露期限同样影响外源化学物对机体毒作用的性质及程度。在毒理学中按照与外源化学物接触时间的长短，把暴露（染毒）期限分成四类：急性、亚急性、亚慢性和慢性毒性。急性毒性试验指24h内一次或多次染毒；亚急性试验指不超过一个月的重复染毒；亚慢性毒性试验一般指 1~3 个月的重复染毒；慢性毒性试验指 3 个月以上的重复染毒。短期重复剂量试验、亚慢性毒性试验和慢性毒性试验统称为重复染毒试验。

另一个与时间有关的因素是暴露频率，内剂量与接触频率有关。对慢性毒性来说，有些毒物如化学致癌物一次接触也可引起肿瘤，但多数致癌物是多次小剂量接触更容易致癌，如亚硝胺类致癌物。多次接触产生相对较大的总剂量，也可能使损害作用连续，出现累积效应。食品通常是长期甚至终生接触，所以对食品中化学物的安全性评价应着重考虑多次、长期甚至终生接触。

二、 剂量-反应关系和量反应、 质反应

在毒理学研究中，根据所测定的有害作用的生物学和统计学的特点，将终点分为效应和反应两类。

（一） 量反应

量反应（gradual response）表示暴露一定剂量外源化学物后所引起的一个生物个体、器官或组织的生物学改变，也称为效应（effect）。此种变化的程度用计量单位来表示。如某种有机磷化合物可使血液中胆碱酯酶的活力降低，四氯化碳能引起血清中谷丙转氨酶的活力增高，苯可使血液中白细胞计数减少等。

在游离器官/组织和完整动物均可观察到效应。但在游离器官/组织中效应的分析和描述远比在完整动物中简单，这是因为游离器官/组织不存在多种整体调节系统和机制，如在整体动物的神经和内分泌调节及转运机制等。所以，在毒理学研究中，研究在人、动物或其他整体生物中毒物暴露实际上发生的效应尤其重要，很多类型的效应只能在整体条件下被观察到，如生长速率（体重）、器官重量改变、血压和葡萄糖水平上升或下降等。

不同的化学物有不同的毒效应，即便是同一外源化学物，在不同动物机体条件下，其所致效应不同，效应类型也不同。如药物反应停是强烈的人类致畸物，但在大、小鼠中则不然。

（二） 质反应

质反应（quantal response）指在暴露某一化学物的群体中，出现某种效应的个体在群体中所占比率，也称为反应（response），一般以百分率或比值表示，如患病率、死亡率、肿瘤发生率等。其观察结果只能以"有"或"无""异常"或"正常"等计数资料来表示。

（三） 剂量-反应（效应）关系

剂量-反应（效应）关系（dose-response/effect relationship）是毒理学研究中十分重要的概念，即随着外源化学物的剂量增加，对机体的毒效应的程度增加，或出现某种效应的个体在群体中所占比例增加。若以剂量为横坐标，以引起的生物作用发生率或作用强度为纵坐标，则可获得相应的剂量-反应关系或剂量-效应关系曲线。

三、 剂量-效应曲线和剂量-反应曲线

剂量-效应关系和剂量-反应关系都可以用曲线来表示。以剂量为横坐标，以表示效应强度的计量单位或者以表示反应的百分率或比值为纵坐标，绘制散点图，可得到剂量-效应/反应曲线。剂量-反应曲线反映了机体对外源化学物毒作用易感性的分布。不同的外源化学物在不同的条件下，引起的效应类型不同，这主要是剂量与量反应或质反应的相关关系不一致，因此，在用曲线进行描述时可呈现不同类型的曲线。剂量-反应/效应曲线可以有直线型、抛物线型或 S 型曲线等。

(一) 直线型

直线型即外源化学物剂量的变化与反应/效应的强度或反应率的改变成正比，即随着剂量的增加，反应的强度也随着增加。此种曲线关系较少，仅在某些体外试验中，在一定剂量范围内可能见到。

(二) 抛物线型

抛物线型常见于剂量-效应关系，即随着剂量的增加，反应的强度也增高，且最初增高急速，随后变得缓慢，以致曲线先陡峭后平缓，而呈抛物线型。将剂量换算为对数，抛物线即可转变为一条直线。

(三) S 型曲线

S 型即剂量-反应关系曲线的基本类型是 S 型曲线，该曲线可以反映出实验动物或人的个体差异，少数个体特别敏感或不敏感，整个群体的易感性呈正态分布。S 型曲线特点是在低剂量范围内，随剂量增加反应缓慢增加，然后剂量增加时，反应也随之急速增加，但当剂量继续增加时，反应强度增加又趋于缓慢。曲线开始平缓，继之陡峭，然后又趋于平缓，呈 S 型。实际上，更常见的剂量-反应关系曲线是非对称型 S 型曲线，该曲线两端不对称，一端较长，另一端较短，非对称型 S 型曲线反映出个体对外源化学物毒效应易感性呈偏态分布。

四、 时间-反应关系

时间-反应关系（time-response relationship）反映某一固定暴露剂量条件下，毒效应发生的时间过程。在毒理学中，时间-反应关系涉及很多方面。

(一) 潜伏期

潜伏期是指单次剂量或短期暴露致癌物质后出现第一个临床表现（如肿瘤）需要的时间。暴露至效应出现的时间间隔（潜伏期）长短取决于暴露剂量。有时潜伏期可达几十年。

(二) 效应持续时间

效应持续时间仅用于停止暴露后可逆的效应。如果靶器官中化学物或其活性代谢物的浓度超过最小有效浓度（Ceff）即可发生效应，低于 Ceff 后效应即消失。

（三）延迟效应

一些外源化学物的效应只有在长期暴露后才出现，这不是因为物质需要在生物体中蓄积，而是由于在毒效应出现前必须有效应蓄积。

（四）暴露时间和浓度

外源化学物引起某种毒效应所需的暴露时间和暴露浓度有一定的关系。其对呼吸毒理学的研究具有重要意义，如在吸入染毒时，如果暴露浓度（c）固定，吸收的量将与暴露浓度和暴露时间（t）成比例，累积的剂量与 $c \cdot t$ 成比例。符合 Haber 提出的 $c \cdot t = k$ 关系式，影响效应出现的因素包括吸收速度、酶的代谢活化等。

五、低剂量兴奋效应

自 20 世纪 90 年代以来，毒物低剂量兴奋效应，即毒物兴奋效应（hormesis）问题引起毒理学界的再次关注，认为剂量–反应关系既非阈值模型，也非线性模型，通常毒物兴奋性剂量–反应关系曲线被称为"U 型"或"J 型"曲线，即在低剂量条件下表现为适当的刺激（兴奋）反应，而在较高或高剂量条件下表现为抑制作用。由于所检测的效应终点不同，毒物兴奋性的剂量–反应关系可以是"U 型"或"J 型"或"倒 U 型"或"倒 J 型"。如观察的效应终点为生长情况（如多种有毒金属、除草剂和射线在低剂量条件下对植物生长状况的影响）或存活情况（如 γ 射线在低剂量条件下对啮齿动物寿命的影响）时，可见到倒"U 型"；而效应终点为发病率（如突变、畸变、癌症）的研究中，可见到"J 型"。有些环境内分泌干扰物（如壬基酚、镉等）在低剂量时表现为拟激素样作用，而随着剂量的增大则主要表现为各种不同程度的中毒（抑制）效应，可见到"倒 J 型"。

目前，有关毒物兴奋效应的作用机制尚不清楚，已有几种假设：①为抵抗外来刺激，机体产生的应激调节机制，当机体在维持动态平衡时应激过度就会出现兴奋效应；②酶或受体结合位点的饱和，使得不同剂量的同一物质表现出完全不同的效应；③必需微量元素以及氟和砷等物质本身就有多种作用方式，其具体效应取决于剂量。大多数学者认为第一种假设较为合理，可以揭示毒物兴奋效应的普遍性和非特异性，但仍不能从生理学和病理生理学上阐明这种反应机制。

第三节　毒性参数与安全限值

一、毒性参数

为了定量地描述或比较外源化学物的毒性及其剂量–反应（效应）关系，规定或提出了毒性参数的各种概念及其毒理学试验方法。实际上，毒性参数的测定是毒理学试验剂量-反应关系研究的重要内容之一，目前毒性参数主要通过整体动物试验和细胞（或器官、组织）毒性试验获得，包括毒性上限参数、毒性下限参数和毒性特征参数。

（一）毒性上限参数

毒性上限参数是在急性毒性试验中以死亡为观察效应终点的各项毒性参数。常见的是各种致死剂量。致死剂量或浓度（lethal dose or concentration，LD 或 LC）是指在急性毒性试验中外源化学物引起受试实验动物死亡的剂量或浓度，是评价各种外源化学物毒性和危险性的一类重要参数。

1. 绝对致死剂量或浓度（absolute lethal dose or concentration，LD_{100} 或 LC_{100}）

绝对致死剂量或浓度指引起一组受试实验动物全部死亡的最低剂量或浓度。但由于一个群体中，不同个体之间对外源化学物的耐受性存在差异，个别个体耐受性过高，可因此造成 100% 死亡的剂量显著增加。因此，该参数变异性较大，不适用于不同化学物的毒性比较。所以，对不同外源化学物的毒性进行比较时，通常不用 LD_{100} 而采用半数致死剂量（LD_{50}）。LD_{50} 受个体耐受程度差异的影响较小，较为稳定。

2. 半数致死剂量或浓度（median lethal dose or concentration，LD_{50} 或 LC_{50}）

半数致死剂量或浓度指引起一组受试实验动物半数死亡的剂量或浓度。它是一个经过统计处理计算得到的数值，常用以表示和比较急性毒性的大小。LD_{50} 数值越小，表示外源化学物的毒性越强，反之 LD_{50} 数值越大，则毒性越低。环境毒理学中，与 LD_{50} 概念相似的毒性参数还有半数耐受限量（median tolerance limit，TLm），常用于表示一种外源化学物对某种水生生物的急性毒性，即一群水生生物（例如鱼类）中 50% 个体在一定时间（通常为 48h）内可以耐受（不死亡）的某种外源化学物在水中的浓度（mg/L），一般用 TLm_{48} 表示。

LD_{50} 为生物学参数，受多种因素影响。对于同一种外源化学物，不同种属动物的敏感性不同，如异氰酸甲酯对大鼠 LD_{50} 为 69mg/kg，对小鼠则为 120mg/kg。接触途径不同也影响 LD_{50}，如内吸磷对大鼠经口染毒 LD_{50} 为 2.5mg/kg，经皮染毒 LD_{50} 为 8.2mg/kg。因此，在表示 LD_{50} 时，必须注明动物种属和接触途径。对于某些外源化学物，同种不同性别动物的敏感性不同。如有机磷农药马拉硫磷和甲基对硫磷对雄性动物毒性大，而对硫磷和苯硫磷对雌性动物毒性大。对于这样的外源化学物，还应标明不同性别动物的 LD_{50}。此外，实验室环境、喂饲条件、染毒时间、受试物浓度、溶剂性质、实验者操作技术的熟练程度等均可对 LD_{50} 产生影响。在计算 LD_{50} 时，还应注明 95% 可信区间，以 lg^{-1}（$lgLD_{50} \pm 1.96 \times S_{lgLD_{50}}$）来表示其可信区间，$S_{lgLD_{50}}$ 为标准差。

经呼吸道接触外源化学物的剂量问题具有一定的特殊性。机体经呼吸道接触的外源化学物，真正能进入体内的数量受很多因素的影响，例如吸入物质的浓度、理化性质、接触时间长短和接触时机体呼吸的频率以及通气量等。这些因素使真正经呼吸道进入机体内环境的外源化学物剂量不易精确掌握。所以通常采用呼吸环境中外源化学物浓度（c）和机体在此种环境中呼吸持续时间（t）的乘积（ct）来表示。在实际工作中，可将时间固定不变，而只改变外源化学物的浓度。这样就可用 LC_{50} 来表示外源化学物经呼吸道暴露的毒作用，即能使一群动物在接触外源化学物一定时间（一般固定为 2~4 h）后，在一定观察期限内（一般为 14d）死亡 50% 所需的浓度。

目前，LD_{50}的使用最为常见和普遍。近年来，由于LD_{50}值仅给出急性中毒死亡信息，且受诸多因素如实验动物种属、实验条件等的影响，对LD_{50}的使用有许多异议。寻求新的、更好的参数或寻找更合适的检测试验方法已是面临的新问题。

3. 最小致死剂量或浓度（maximum lethal dose or concentration，MLD，LD_{01}，LD_{min}或MLC，LC_{01}，LC_{min}）

最小致死剂量或浓度指一组受试实验动物中，仅引起个别动物死亡的最小剂量或浓度。低于此剂量即不能使动物出现死亡，该值易受受试动物中个别动物敏感性大小的影响。

4. 最大非致死剂量或浓度（maximum tolerance dose or concentration，MTD，LD_0或MTC，LC_0）

最大非致死剂量或浓度又称最大耐受剂量或浓度，指一组受试实验动物中，不引起动物死亡的最大剂量或浓度。接触此剂量的个体可以出现严重的毒作用，但不发生死亡。

（二）毒性下限参数

毒性下限参数是指在毒性试验中以"最轻微毒作用"为观察效应终点的各项毒性参数，在毒理学研究工作中，研究机体接触外源化学物后所产生的各种变化，如生理生化改变、神经系统和免疫系统的变化等，都是在非致死条件下进行的。因此，一般常以观察到有害作用的最低水平、未观察到有害作用的水平等作为毒作用的评价参数，这些参数可以从急性、亚慢性和慢性毒性试验中得到。

1. 观察到有害作用的最低水平（lowest observed adverse effect level，LOAEL）

观察到有害作用的最低水平有时也称最小有作用水平（minimal effect level，MEL），指在一定时间内，一种外源化学物按一定方式与机体接触，使某项灵敏的观察指标开始出现异常变化或使机体开始出现损害作用所需的最低剂量或浓度。此种有害的生物学改变应具有统计学意义和生物学意义。

2. 未观察到有害作用的水平（no observed adverse effect level，NOAEL）

未观察到有害作用的水平有时也称最大无作用水平（maximal no-effect level，MNEL），指在一定的暴露条件下，用现代的检测方法和最灵敏的观察指标不能发现外源化学物对机体任何损害作用的最高剂量。

3. 阈剂量（threshold dose）

阈剂量亦称为阈值，指外源化学物引起极个别的实验动物出现最轻微的损害作用所需的最小剂量或浓度。该值可以从急性、亚慢性、慢性毒理学试验获得，分别称为急性阈剂量、亚慢性阈剂量、慢性阈剂量。

理论上阈剂量的概念具有重要价值，但是在实际毒性试验工作中，受限于动物剂量分组、动物数量、较大的组间距以及有限的检测技术等问题，几乎不可能得到阈剂量，实际得到的可能是LOAEL。因此，阈值的应用受到了制约。

4. 基准剂量（benchmark dose，BMD）

基准剂量指外源化学物导致少量个体（如5%）出现特定损害作用的剂量的95%可信区间下限值。实际上，通过毒理学试验得到的LOAEL或/和NOAEL存在的不足之处日益引人关注，即LOAEL受试验分组、剂量选择、组距大小等影响很大。BMD参数通过整体实验设计（梯度剂量分组）经统计学处理求得，参数概括了剂量-反应关系的较多信息（如实验组数、实验动物数、组间距大小、观察值的离散度等），所以具有较好的稳定性、准确性和科学性。

（三）毒性特征描述参数

1. 毒作用带

毒作用带（toxic effect zone）是表示化学物质毒作用特点的参数，通常是指阈剂量作用下限与致死毒作用上限之间的距离，是一种根据毒性和毒性作用特点综合评价外来化学物危险性的常用指标，又分为急性毒作用带与慢性毒作用带。

急性毒作用带（acute toxic effect zone，Z_{ac}）为半数致死剂量与急性阈剂量的比值，如式（2-1）所示。

$$Z_{ac} = LD_{50}/Lim_{ac} \tag{2-1}$$

Z_{ac} 值小，说明化学物质从产生轻微损害到导致急性死亡的剂量范围窄，引起死亡的危险性大；反之，则说明引起急性中毒死亡的危险性小。

慢性毒作用带（chronic toxic effect zone，Z_{ch}）为急性阈剂量与慢性阈剂量的比值，如式（2-2）所示。

$$Z_{ch} = Lim_{ac}/Lim_{ch} \tag{2-2}$$

Z_{ch} 值大，说明 Lim_{ac} 与 Lim_{ch} 之间的剂量范围大，由轻微的慢性毒效应到较为明显的急性中毒之间剂量范围宽，易被忽视，故发生慢性中毒的危险性大；反之，则说明发生慢性中毒的危险性小。

2. 蓄积系数

蓄积系数（accumulation coefficient）是指机体出现相同的生物学效应时，多次接触外源化学物所需的累积剂量与一次性接触所需剂量的比值，如式（2-3）所示。

$$K = ED(n)/ED(1) \tag{2-3}$$

经常以动物死亡一半为效应指标，如式（2-4）所示。

$$K = LD_{50}(n)/LD_{50}(1) \tag{2-4}$$

根据蓄积系数大小，可将蓄积毒性分为明显蓄积（1~3）、中等蓄积（3~5）和轻度蓄积（5~）。采用蓄积系数评价化学物的蓄积毒性也存在应用局限性，如对于具有免疫毒性的物质不适用；不能判断化学毒物的蓄积是物质蓄积还是功能蓄积；如果以死亡为指标，用 LD_{50} 表示生物效应，则可能漏检某些指标。

3. 暴露指数与安全指数

对于药物之外的化学品的风险评估已引入安全指数和暴露指数的概念。暴露指数和安全指数的概念以人群"暴露量"估计值为中心，定性地反映人群化学物暴露的风险。

暴露指数（margin of exposure，MOE）也称暴露范围，是指动物实验中获得的未观察到有毒作用剂量（NOAEL）与人群"暴露量"估计值的比值，可表示为 MOE = NOAEL/人群暴露量。MOE 大，发生有害作用危险性小。

安全指数（margin of safety，MOS）也称安全范围，是人群"暴露量"估计值与安全限值的比值，可表示为 MOS = 人群暴露量/安全限值。安全限值可以是参考剂量等。MOS 大，发生有害作用危险性大。

安全指数和暴露指数的概念以人群"暴露量"估计值为中心，定性地反映人群暴露的危险性。安全指数、暴露指数和毒作用范围相结合，可以比较全面反映化学物毒作用特点和与人群暴露的关系。

二、 安全限值

安全限值指为保护人群健康，对生活和生产环境和各种介质（空气、土壤、水、食品等）中与人群身体健康有关的各种因素所规定的浓度和暴露时间的限制性量值，在低于此种浓度和暴露时间内，根据现有知识，不会观察到任何直接和/或间接的有害作用。它是国家颁布的卫生法规的重要组成部分，是政府管理部门对人类生活和生产环境实施卫生监督和管理的依据，是提出防治要求、评价改进措施和效果的准则，对于保护人民健康和保障环境质量具有重要的意义。

（一）安全性

安全性（safety）是指在规定条件下化学物暴露对人体和人群不引起健康有害作用的实际确定性。也可认为，安全性即是在一定接触水平下，伴随的危险度很低，或其危险度水平在社会所能接受的范围之内的相对安全概念。其目的是最大限度保护人类的健康。

（二）风险度

风险度（risk）又称为危险性或危险度，系指在具体的暴露条件下，某一种因素对机体、系统或（亚）人群产生有害作用的概率。相对于安全性，风险度是毒理学评价研究中提出的重要的新概念。安全性强调"不产生"健康危害的条件与规定，而风险度着力于研究特定条件下"产生"健康危害的可能性。

（三）每日允许摄入量

每日允许摄入量（acceptable daily intake，ADI）是指允许正常成人每日由外环境摄入体内的特定化学物的总量。在此剂量下，终生每日摄入该化学物不会对人体造成任何可测量出的健康危害，单位用 $mg/(kg \cdot d)$ 表示，适用于食品及与食品有关的化学物。

（四）参考剂量

参考剂量（reference dose，RfD）是由美国环境保护局（EPA）首先提出，用于非致癌物质的危险度评价。RfD 为环境介质（空气、水、土壤、食品等）中化学物的日平均接触剂量的估计值。人群（包括敏感亚群）在终生接触该剂量水平化学物的条件下，预期一生中发生非致癌或非致突变有害效应的危险度可低至不能检出的程度。对毒效应无可确定阈值的外源化学物，根据定义，在零以上的任何剂量，都存在某种程度的危险度。这样，就不能利用安全限值的概念，只能引入实际安全剂量（virtual safety dose，VSD）的概念。化学致癌物的 VSD 指低于该剂量能以99%可信限水平使超额癌症发生率低于 10^{-6}，即100万人中癌症超额发生低于一人。

（李艳博）

本章小结

在毒理学的学习中，毒理学基本概念及其内涵的准确把握显得十分重要，并且这些概念自始至终贯穿于毒理学研究的全过程。本章主要目的是介绍毒理学的一些基本概念，包括外源化学物、毒性、毒物、毒效应谱、毒性参数及安全限值等内容。这些基本概念的形成和提出经历了毒理学家长时间的探索和研究，不仅仅是在毒理学学科研究中具有重要的指导意义和应用价值（如生物标志、毒物低剂量兴奋效应等），而且可能（尤其是创新性概念）极大地推动学科的研究与发展，如安全性和风险度的概念等。

🔍 思考题

1. 毒物、毒性的含义是什么？
2. 毒效应谱的分类及含义是什么？
3. 剂量、剂量–反应（效应）关系的含义及意义是什么？
4. 常用的毒性参数及含义是什么？
5. 生物标志的含义、分类及意义是什么？
6. 毒性特征描述参数及意义是什么？

参考文献

［1］孙志伟. 毒理学基础：第七版. 北京：人民卫生出版社，2017.

［2］汪惠丽，姜岳明. 食品毒理学. 合肥：合肥工业大学出版社，2017.

［3］周宗灿. 毒理学教程：第三版. 北京：北京大学医学出版社，2006.

［4］刘宁，沈明浩. 食品毒理学. 北京：中国轻工业出版社，2005.

第三章
生物转运与生物转化

外源化学物对机体的毒性作用，一般取决于两个因素：外源化学物的固有毒性和接触量；外源化学物或其活性代谢物在靶器官内的浓度和持续时间。外源化学物和机体之间的相互作用从机体接触外源化学物开始，经过吸收（absorption）、分布（distribution）、生物转化即代谢（metabolism）、排泄（excretion）过程，这一过程称为 ADME 过程。在毒代动力学中，外源化学物的吸收、分布和排泄的过程称为生物转运（biotransportation），即为外源化学物在体内含量改变的过程。外源化学物经酶催化后化学结构发生改变的代谢过程也称为生物转化（biotransformation），是外源化学物转化为新的衍生物的过程。由于外源化学物转化为代谢物与其排泄到体外的结果都是使原物质在体内的数量减少，故代谢过程和排泄过程又合称为消除（elimination）。这一概念在毒代动力学研究中使用的更为普遍。ADME 各过程之间存在密切的联系，彼此相互影响，通常可以同时发生。研究毒物的ADME 过程是毒理学的重要内容，有助于阐明其单独作用或联合作用所致毒效应的机制以及物种差异存在的原因，以便采取有针对的干预措施和手段，防治中毒的发生。

第一节 生物膜与生物转运

外源化学物的吸收、分布和排泄过程都是通过由生物膜构成的屏障的过程。生物膜（biomembrane）是包围着每个细胞的细胞膜（cell membrane，也称质膜）和细胞器膜的总称。

1、生物膜的结构和功能

生物膜主要由脂质和蛋白质组成，生物膜表面也含有少量的糖。生物膜的基本结构是连续的脂质双分子层排列，流动镶嵌模式就是对生物膜结构的一般概括。膜蛋白可以是结构蛋白、受体、酶、载体和离子通道等。生物膜主要有三个功能：一是隔离功能，包绕和分隔内环境；二是进行很多重要生化反应的场所；三是内外环境物质交换的屏障。当然，生物膜也可能是外源化学物毒作用的靶，如二氧化硅颗粒可以改变细胞膜蛋白的空间构象和脂质的流动性等。在膜上分布有很多直径为 0.3~0.6nm 的膜孔，它们是某些水溶性小分子化合物的转运通道。

2、通过生物膜转运的方式

外源化学物通过生物膜的转运方式主要有被动转运（passive transport）、主动转运（active transport）和膜动转运（cytosis）三大类。被动转运包括简单扩散（simple diffusion）、滤过（filtration）和易化扩散（facilitated diffusion），膜动转运包括吞噬作用（phagocytosis）和胞饮作用（pinocytosis）。

（一）被动转运

被动转运为外源化学物顺浓度差通过生物膜的过程。

1. 简单扩散

简单扩散又称脂溶扩散，是大多数化学毒物通过生物膜的方式。

扩散速率可用 Fick 定律表示：

$$R = K \times A \times \frac{(c_1 - c_2)}{d} \tag{3-1}$$

式中　R——扩散速率；

　　　K——特定外源化学物的扩散常数；

　　　A——生物膜的面积；

　$c_1 - c_2$——生物膜两侧的浓度梯度；

　　　d——生物膜的厚度。

外源化学物在体内的简单扩散是依其浓度梯度差决定物质的扩散方向，即由生物膜的分子浓度较高的一侧向浓度较低的一侧扩散，当两侧达到动态平衡时，扩散即中止。简单扩散过程不需要消耗能量，外源化学物与膜不发生化学反应，生物膜不具有主动性，只相当于物理过程，故称为简单扩散。简单扩散是外源化学物在体内生物转运的主要机理。在一般情况下，大部分外源化学物通过简单扩散进行生物转运。除生物膜两侧浓度梯度差可以影响简单扩散外，还有其他因素亦可对简单扩散过程发生影响。

经简单扩散转运的化学毒物必须具备一定的脂溶性。脂溶性的高低可用脂-水分配系数（lipid/water partition coefficient）表示，即当一种物质在脂相和水相之间的分配达到平衡时，其在脂相和水相中溶解度的比值。一般情况，化学毒物的脂-水分配系数越大，越易溶解于脂肪，经简单扩散转运的速率也就越快。但由于扩散时不仅需要通过生物膜的脂相，还要通过水相，故脂-水分配系数极高、仅能全部溶解于脂肪的物质也难以通过简单扩散跨膜转运。此外，简单扩散受外源化学物的电离（ionization）或离解（dissociation）状态的影响也很大。呈离子状态的外源化学物不易通过生物膜；反之，非离解状态的外源化学物则容易透过。外源化学物的离解程度决定于本身的离解常数（pK）和所处介质中的酸碱度（pH）。

Henderson-Hasselbach 公式表明：

$$有机酸：pK_a - pH = lg（非解离型 HA/解离型 A^-） \tag{3-2}$$

$$有机碱：pK_a - pH = lg（解离型 BH^+/非解离型 B） \tag{3-3}$$

2. 滤过

滤过是外源化学物通过生物膜上亲水性孔道的过程。借助于流体静压和（或）渗透压梯度，大量的水可以经膜孔流过，溶解于水的分子直径小于膜孔的物质随之被转运。肾小球的膜孔直径较大，可允许分子质量小于 50ku 的分子通过，其他细胞膜上的膜孔则只允许分子质量为数百道尔顿以下、不带电荷的极性分子和 O_2、CO_2 等气体分子通过。

3. 易化扩散

易化扩散是不易溶于脂质的化学物，利用载体由高浓度向低浓度处移动的过程。易化扩散不能逆浓度梯度由低浓度处向高浓度处移动，所以不消耗能量。由于利用载体，易化扩散也存在对底物的特异选择性、饱和性和竞争性抑制，但又不能逆浓度梯度，故又属于扩散性质，也可称为促进扩散。

（二）主动转运

主动转运指外源化学物在载体的参与下，伴随能量消耗，逆浓度梯度通过生物膜的转运过程。主动转运消耗能量，并可逆浓度梯度进行。转运过程需要载体参加，载体有一定的容量，当化合物浓度达到一定程度时，载体饱和，转运即达到极限。转运系统对外源化学物的结构具有特异选择性，如果两种化合物基本结构相似，在生物转运过程中又需要同一转运系统，则发生竞争性抑制。现已识别的主动转运系统包括：多药耐药（MDR）蛋白、乳腺癌耐药蛋白（BCRP）、有机阴离子转运多肽（OATP）、二价金属离子转运（DMT）蛋白等。

（三）膜动转运

吞噬作用和胞饮作用是通过细胞膜的流动将某些固体颗粒、液态微滴或大分子物质包绕并吞入细胞的过程。肺的巨噬细胞和肝、脾的单核-吞噬细胞中，膜动转运对移除肺泡和血液中的颗粒物具有重要意义。

第二节　吸　　收

外源化学物从接触部位通过生物膜屏障进入血液循环的过程称为吸收。主要的吸收部位是胃肠道、呼吸道和皮肤。在毒理学实验中还有静脉、腹腔、皮下和肌肉注射等注射方式。吸收部位的组织可能对外源化学物有不同的屏障作用，也可能是外源化学物直接作用的靶。

一、　经胃肠道吸收

（一）经胃肠道吸收的特点和影响因素

胃肠道是外源化学物最主要的吸收部位。许多外源化学物可随同食物或饮水进入消化道并在胃肠道中吸收。一般外源化学物在胃肠道中的吸收过程，主要是通过简单扩散，部分可通过专用的主动转运系统进入血液，少数外源化学物经滤过、吞噬和胞饮作用被吸收。外源化学物在胃肠道的吸收可在任何部位进行，但主要在小肠。外源化学物在胃内吸收主要通过简单扩散方式。由于胃液酸度极高（pH 0.9~1.5），弱有机酸类物质多以非解离形式存在，所以容易吸收；但弱有机碱类物质，在胃中离解度较高，一般不易吸收。

小肠内的吸收主要也是通过简单扩散。小肠内酸碱度相对趋向中性（pH 6.6~7.6），化合物离解情况与胃内不同。例如，弱有机碱类在小肠主要呈非离解状态，因此易被吸收。弱有机酸与此相反，例如苯甲酸在胃液条件下很少解离，故主要在胃内吸收；但在小肠中解离增大，呈电离型，不易被吸收。但事实上由于小肠具有极大的表面积，绒毛和微绒毛可使其表面积增加 600 倍左右，因此小肠也可吸收相当数量的苯甲酸。此外，小肠黏膜还可以通过滤过过程吸收分子质量为 200u 以下的小分子，胃肠道上皮细胞亦可通过胞饮或吞噬过程吸收一些颗粒状物质。

除了外源化学物本身的理化性质外，外源化学物经消化道的吸收主要受胃肠液的 pH（胃液和胆汁分泌）、胃肠蠕动（滞留时间）、胃肠道充盈程度和肠内菌丛的影响。

（二）首过效应

经胃肠道吸收的化学毒物可在胃肠道细胞内代谢，或通过门静脉系统到达肝脏进行生物转化再进入体循环，这种化学毒物进入体循环之前被消除的现象称为首过效应（first-pass effect）。首过效应可使经体循环到达靶器官的化学毒物原型数量减少，明显影响其所致毒效应的强度与性质，但增加了部分代谢物，另一部分代谢物不进入体循环而排入胆汁。如果肝脏是非靶器官，并且经首过效应的化学物活性下降，则首过效应具有积极的保护作用。其他接触部位（如肺、口腔和皮肤）的吸收，由于解剖学的原因就不经过肝的首过效应而进入体循环。肝脏的首过效应和肠道吸收处发生的外源化学物代谢现象都是进入体循环前的代谢和排泄。现在，将在吸收部位发生代谢后再进入体循环的现象都理解为首过效应。

（三）肠内菌丛的影响

肠内菌丛具有相当强的代谢酶活性。例如菌丛代谢酶可使芳香族硝基化学物转化成致癌性芳香胺，使苏铁苷（cycasin，甲基氧化偶氮甲醇的葡萄糖醛苷）分解转化成致癌物甲基氧化偶氮甲醇。而且，肠内微生物特别影响着外源化学物的再吸收。例如从胆汁排入小肠内的葡萄糖醛酸结合型外源化学物代谢物，由于脂-水分配系数低，在小肠上段基本不被吸收，但被微生物解离后就被再吸收入血液。

二、　经呼吸道吸收

肺是呼吸道中的主要吸收器官，肺泡上皮细胞层极薄，而且血管丰富，所以气体、挥发性液体的蒸气和细小的气溶胶在肺部吸收迅速完全。吸收最快的是气体、小颗粒气溶胶和脂-水分配系数较高的物质。经肺吸收的外源化学物与经胃肠道吸收者不同，前者不随同门静脉血流进入肝脏，未经肝脏中的生物转化过程，即直接进入体循环并分布全身。气体、易挥发液体和气溶胶在呼吸道中的吸收主要通过简单扩散，并受许多因素影响，主要是在肺泡气与血浆中的浓度差。一种气体在肺泡气中的浓度，可以用其在肺泡中的分压表示，一种气体的分压即为其在肺泡气总压力中所占的百分率。分压越高，机体接触的量越大，也越容易吸收。随着吸收过程的进行，血液中该气体的分压将逐渐增高，分压差则相应降低，分压差越大吸收的速率越快。呼吸膜两侧的分压达到动态平衡时，气态物质在血液中的浓度（mg/L）与在肺泡气中的浓度（mg/L）之比称为血-气分配系数（blood/gas partition coefficient）。血-气分配系数越大，即溶解度越高，表示该气体越易被吸收，每一种外源化学物的血-气分配系数是一常数。

气体在呼吸道内的吸收速度与其溶解度和分子质量也有关。在一般情况下，吸收速度与溶解度呈正比。非脂溶性的物质被吸收时通过亲水性孔道，其吸收速度主要受相对分子质量大小的影响；相对分子质量大的物质，相对吸收较慢，反之亦然。溶于生物膜脂质的物质，吸收速度与相对分子质量大小关系不大，而主要决定于其脂-水分配系数，脂-水分配系数大者吸收速度相对较高。

影响化学物质经呼吸道吸收的因素还有肺泡的通气量和血流量，每分钟肺泡通气量与每分钟肺血流量的比值称为通气-血流比值。正常成人安静状态为 0.84，无论比值增大还是减小，都妨碍了有效的气体交换，可导致血液缺 O_2 和 CO_2 滞留。

三、经皮肤吸收

外源化学物经皮肤吸收可通过表皮或占皮肤总面积不到1%的毛囊、汗腺、皮脂腺进入血液，其中，通过表皮吸收进入血液是皮肤吸收的主要方式。外源化学物经皮肤吸收，一般可分为两个阶段。第一阶段是外源化学物透过皮肤表皮，即角质层的过程，称为穿透阶段。第二阶段即由角质层进入乳头层和真皮，并被吸收入血液，称为吸收阶段。

经皮肤吸收主要机理是简单扩散，扩散速度与很多因素有关。在穿透阶段主要有关因素是外源化学物相对分子质量的大小、角质层厚度和外源化学物的脂溶性。脂溶性的非极性化合物通过表皮的速度与脂溶性高低，即脂-水分配系数的大小呈正比，脂溶性高者穿透速度快，但与相对分子质量呈反比。

在吸收阶段，外源化学物必须具有一定的水溶性才易被吸收，因为血浆水是一种水溶液。目前认为脂-水分配系数接近于1，即同时具有一定的脂溶性和水溶性的化合物易被吸收进入血液。此外，气温、湿度、皮肤损伤及不同种属间差异也可影响皮肤的吸收。

四、经其他途径吸收

注射是一种特殊的吸收途径，静脉、腹腔、皮下和肌肉注射是临床常用的给药方式。静脉注射使药物直接进入体循环。腹腔血液供应丰富、表面积大，故经腹腔注射的受试物吸收速度快，吸收后主要经门静脉进入肝脏，再进入体循环。皮下注射和肌内注射要经过局部的吸收过程。在自然环境中和注射方式类似的情况如毒蛇咬伤，毒蛇毒素经伤口吸收。

第三节 分　　布

分布是指外源化学物吸收后，随血液或淋巴液流动分散到全身组织细胞的过程。血液循环中的外源化学物按浓度梯度从血液向组织液分布。外源化学物在体内分布不均匀，分布情况受组织局部的血流量、游离型化学物的浓度梯度、从毛细血管向实质细胞的转运速度、外源化学物与组织的结合点和亲合程度的影响。外源化学物在血液中的浓度依赖于接触量、消除速度和表观分布容积（V_d，指假定体内达到动态平衡时外源化学物在血液中的浓度计算应占有的体液容积）等。表观分布容积越大，血浓度越低，组织分布越广泛。

一、　组织器官的贮存

外源化学物的吸收速率超过代谢与排泄的速度，以相对较高的浓度富集于某些组织器官的现象称为蓄积（accumulation）。凡是外源化学物蓄积的部位均可认为是贮存库（storage depot）。外源化学物在贮存库和血液的游离型之间存在着平衡，当体内的一部分被排除后，就会从贮存库再游离出来进入血液循环，使生物学半衰期延长。贮存库有脂肪组织、骨、肝脏和肾脏等。外源化学物在体内的贮存具有双重意义：对急性中毒具有保护作用，可减少在靶器官中的化学毒物的量；另一方面，也可能成为一种游离型化学毒物的来源，具有潜在的危害。

（一）脂肪组织

脂溶性高的外源化学物，如多氯联苯（PCB）、有机氯农药如滴滴涕（DDT）和林丹（HCH）等，由于不易被机体代谢，所以进入体内后容易储存在脂肪组织。由于普通人的脂肪约占体重的20%，胖人可高达50%，所以对脂溶性外源化学物是非常大的储存库。当机体大量接触这些化学物时会引起急性的中枢神经系统损伤，此时向脂肪组织的蓄积有一定的缓和作用。但是，PCB、DDT和HCH等在禁止使用多年以后，依然可在体内脂肪中检测出微量存在，说明它们一旦进入体内，再从体内消除就需要很长的时间。这些化学物从脂肪组织向血液中释放的再分布情况不容忽视。

（二）铅、氟、锶和镉等可在骨蓄积

氟蓄积量大时可能妨碍骨组织对钙等元素的摄取，造成骨的明显损害（氟骨症）。但是，铅在体内90%以上蓄积于骨，骨不是铅的靶器官。

（三）肝脏和肾脏

虽然肝脏和肾脏可消除外源化学物，但也有一定的蓄积作用。如肝脏存在配体蛋白类（ligandin）物质谷胱甘肽-S-转移酶、与有机化学物亲和性较高的Y蛋白（Y-Protein）还有可与重金属结合的金属硫蛋白（metallothionein）等。肾脏中也含有较高浓度的金属硫蛋白。镉重金属与金属硫蛋白结合，在肝脏或肾脏中的含量较高，体内的生物半衰期可达十几年以上。

（四）其他

具有特殊重要性的器官如大脑、内分泌器官和生殖器官在反复接触外源化学物后，有时也会发生化学物原型或代谢物在这些器官的蓄积现象。

二、　特殊屏障

不同器官内的毛细血管构造有所不同，其管壁内皮的排列可分为连续型、有孔型和不连续型三类。各种毛细血管构造上的差别使其通透性不同，血-器官屏障就是以特异化的毛细血管壁为主的一种限制化学物分布的结构，以保护体内重要器官。

（一）血脑屏障

形成血脑屏障（blood-brain barrier，BBB）的重要性在于保障血液和脑之间正常的物质交换和阻挡非脑营养物质进入脑组织。BBB 是由毛细血管内皮细胞和星状胶质细胞组成的。BBB 的内皮细胞与别处的不同，无孔，并且细胞接合非常牢固。内皮细胞胞质中的单胺氧化酶等代谢酶活性较高，也担负着酶屏障的机能。在 BBB 上存在的载体 P-糖蛋白能将一些外源化学物主动转运出大脑，也成为 BBB 的功能性组成部分。外源化学物经 BBB 的转运主要是以单纯扩散的方式，所以外源化学物的脂溶性和带电性以及相对分子质量是影响转运的主要因素。小分子物质容易通过 BBB。甲基汞以 CySMM 通过 BBB 的氨基酸转送载体进入脑内，是造成中枢神经系统中毒的重要原因。在新生儿阶段 BBB 还没有完全形成，所以新生儿的脑组织容易受到外源化学物的影响。

（二）胎盘屏障

胎盘屏障（placental barrier）调控妊娠母体和胎儿之间的物质交流，是保护胎儿免受外源化学物损害的重要关口。非离子型、脂溶性高和相对分子质量小的物质容易通过胎盘屏障。虽有"胎盘屏障"的概念，但至今还没有肯定胎盘在防止毒物从母体进入胚胎的特殊作用。进入母体的毒物可经胎盘转运引起胎儿危害，如药物反应停引起的海豹畸形胎儿事件和由环境甲基汞污染引起的胎儿性水俣病。另外，经胎盘屏障有些致癌物如多环芳烃类和雌激素等也可能引起胎儿远期危害，如出生后致癌等问题。

（三）其他屏障

血-睾丸屏障和血-眼屏障分别在雄性生殖毒理学和眼毒理学中有重要意义。

第四节　排　　泄

排泄是外源化学物及其代谢产物向机体外转运的过程。外源化学物的排泄途径主要有从肾脏排到尿和肝脏经胆汁排到粪便中的途径，其他还有肺脏（呼气）、皮肤（汗、皮脂）、乳汁、唾液和泪液等。机体的排泄能力是影响毒性表现的重要因素之一，因为排泄是决定体内外源化学物浓度变化速度的因素之一。值得一提的是肾脏、肝脏、肺、乳房、皮肤等都有各自的代谢和排泄特点，排泄器官也可能是外源化学物的靶器官。

一、　经肾脏排泄

外源化学物随同尿液经肾脏排泄的效率极高，肾脏也是最重要的排泄器官，其主要排泄机制有三：即肾小球滤过、肾小管分泌和肾小管重吸收。随血液循环到达肾脏的外源化学物在肾小球过滤，或者被近曲小管主动分泌到肾小管中，再运到远曲小管。如果在远曲小管没有被再吸收，就可经尿排泄。尿排泄是以上三种过程的总和，可用下式简单表示。

尿排泄 ＝肾小球过滤＋肾小管分泌－肾小管再吸收

（一）肾小球过滤

肾小球的毛细血管壁不同于一般细胞膜，具有 7~8nm 大小的微孔。血液成分中分子质量在 50000u 以下的物质都可以过滤。大分子物质如血浆白蛋白（分子质量约 60000u）基本上不能通过。从分子质量上推论一般外源化学物是可以过滤的，但与血浆蛋白结合以及生理体液酸碱度的荷电状态可影响滤过率。由于与血浆蛋白结合后很难过滤，所以外源化学物的血浆蛋白结合率变动会引起肾脏排泄的变动。带负电荷的外源化学物不易滤过，而带正电荷的物质容易过滤到原尿中。

（二）肾小管分泌

肾小管具有主动转运功能，包括有机阴离子和有机阳离子的两套系统，可以逆浓度梯度将外源化学物从近曲小管的毛细血管中主动转运到小管液中，称为肾小管分泌。经有机阴离子主动转运载体分泌的有对氨基马尿酸、青霉素和水杨酸等。经有机阳离子主动转运载体分泌的有四乙胺和 N-甲基烟酰胺。近曲小管的刷状缘膜上的 P-糖蛋白也被认为是外源化学物的主动分泌机制之一。如主动转运载体被抑制，会使相应化学物的血中浓度上升。

（三）肾小管重吸收

经肾小球过滤后的滤液中含有许多机体必需物质，肾小管重新吸收这些物质送回到血液中。例如，葡萄糖几乎完全重吸收，钠离子等也大部分重吸收。而原尿中外源化学物的浓度增加，脂溶性的外源化学物也会以被动扩散等方式重吸收。这种重吸收的机制和胃肠道的吸收机制相似，受外源化学物的脂溶性和尿的 pH 的影响。一般，外源化学物在生物转化后成为极性更大的高水溶性代谢物，重吸收比较困难。

影响外源化学物的肾脏排泄因素除了外源化学物及代谢物的脂溶性、解离常数外，还包括肾脏的血流量、血浆蛋白结合程度、尿量和尿的 pH 等。

二、　经粪便排泄

粪便排泄是外源化学物排出体外的另一个主要途径，其过程比较复杂，目前尚未研究清楚。下列来源的外源化学物可通过粪便排出。

（一）混入食物中的化学毒物

经胃肠道摄入、但未被吸收的外源化学物可与没有被消化吸收的食物混合，随粪便排泄。

（二）随胆汁排出的外源化学物

这是经粪便排泄的外源化学物的主要来源。经过肝脏生物转化形成的代谢物及某些外源化学物原形可以直接排入胆汁，最终随粪便排出体外。

外源化学物由胆汁进入小肠后，可能有两条去路：直接排出体外或进入肠肝循环。外源化学物经吸收并转运至肝脏后，非极性的外源化学物通常要在肝脏通过结合反应变成极性较大的代谢物。通过结合反应形成的代谢物经胆汁分泌进入肠道后，一部分由于肠液或肠道内微生物的酶的水解作用，重新成为极性较低的化合物通过简单扩散方式被肠道吸收，并通过门静脉循环重新回到肝脏。这种现象被称为肠肝循环（enterohepatic circulation）。肠肝循环的存在会使外源化学物在血液中持续的时间延长，同时也经历更多的代谢变化。如甲基汞的 GSH 结合体可在胆道被 γ-谷氨酰转肽酶分解成为 CySMM，在肠道再吸收。

肝脏除了作为外源化学物代谢的主要器官外，也是外源化学物排泄的器官之一。进入肝脏实质细胞的外源化学物以及代谢后的结合产物，会被主动地转运到胆汁中，随胆汁排入十二指肠。对外源化学物向胆汁中排泄的机制还不十分清楚。肝胆排泄是具有一定分子质量、水溶性强和一定程度的脂溶性外源化学物的主要途径。一般与葡萄糖醛酸、谷胱甘肽和甘氨酸结合的分子质量较大的外源化学物容易经肝胆排泄。大鼠肝胆排泄的化学物分子质量在 300u 以上，人类为 500u 以上。而分子质量较小的外源化学物主要由肾脏排泄。中等分子质量的物质在两种器官都有排泄。肠肝循环具有重要的生理学意义，可使一些机体需要的化学物被重新利用。如每天排出的各种胆汁酸约 95% 被小肠壁重吸收，并被再次利用。另一方面，由于某些外源化学物会被再次吸收，使排泄速度减慢、毒作用持续时间延长。

三、　经肺排泄

经呼吸道吸入的，在体内不能被代谢的气态外源化学物和经其他途径吸收的挥发性外源化学物（如四氯化碳）都会经肺排到肺泡腔内随呼气排泄。肺排泄的机制主要是单纯扩散方式，肺排泄的速度取决于肺泡壁两侧的气体分压差的大小，血-气分配系数小的外源化学物经肺排出速度快。血液中溶解度低的乙醚和氯乙烯经肺排泄较快，而溶解度高的氯仿排泄较慢。

黏附到气管、支气管和细支气管壁的气溶胶颗粒可随黏膜上的纤毛运动向上排出，此为呼吸系统的一种防御功能。但是，如黏液被吞咽，又会从消化道再吸收。

四、　其他排泄途径

（一）脑脊液

主动转运参与脑脊液排出化学毒物的过程，包括脂溶性毒物在内的各种物质都可随脑脊液穿越蛛网膜离开中枢神经系统。

（二）乳汁

由于乳汁富含脂肪并通常偏酸性（pH 6.5~7.0），所以脂溶性物质及弱碱性化学物容易在乳汁中浓集。已知有数十种外源化学物可随乳汁排泄。脂-水分配系数大的有机氯农药、PCB、二噁英等污染物可随脂肪从血液进入乳腺中，并主要经乳汁排泄。通过牛乳等乳制品也会使人接触污染在乳汁中的外源化学物。

（三）汗液和唾液

外源化学物向汗液和唾液的排泄量较少。随汗液分泌排泄时可能引起皮肤的炎症。随唾液排泄时，会被吞咽到消化道重吸收。虽然汗液、唾液和毛发不是主要的排泄途径，但是可以利用这些途径对外源化学物和代谢物进行检测，而且是无创性采样。例如，唾液中的外源化学物可以反映血浆中游离型外源化学物的浓度。

（四）毛发和指甲

毛发是不断向体外生长的皮肤附属器官之一。由于毛发的特殊组成使其能够和一些外源化学物（如重金属、砷等）结合。利用头发生长速度较恒定的特点，可以推测机体过去接触外源化学物的时间和剂量。头发是最常用于检测的生物材料之一。某些重金属诸如铅、汞、锰等在毛发和指甲中蓄积，当它们脱落时，其中的化学毒物也随之排出。

第五节 生物转化

生物转化也狭义地称为外源化学物代谢（xenobiotic metabolism），生物转化的产物称为代谢物（metabolites）。生物转化是指外源化学物的代谢变化过程，即外源化学物在代谢器官中由一系列酶介入，发生化学结构改变的过程。主要担负生物转化的器官是肝脏。其他器官如肾脏、小肠、肺脏和皮肤等的生物转化能力明显低于肝脏。生物转化的结果改变了毒物的化学结构和理化性质，从而影响了它们所致毒效应的强度或性质，以及在体内的分布过程和排泄速度。因此，生物转化是机体对外源化学物进行处置的重要环节，也是机体维持稳态的主要机制。

一、 生物转化概述

外源化学物代谢酶担负催化外源化学物生物转化的作用，这些酶位于细胞器如内质网膜上（微粒体）或胞液中。这些酶中许多是参与正常机体物质合成和代谢的，可能是随着生物的进化而逐渐分化为催化外源化学物代谢的酶。代谢酶的多态性是非常突出的特点，表现在同工酶的种类繁多。

亲脂性外源化学物如果不转化成水溶性代谢物，就不易从体内排出，在体内蓄积并可达到引起毒效应的浓度，如 PCB 类化学物就是典型的例子。总体上，生物转化的意义是使外源化学物的水溶性增加，不易通过生物膜进入细胞，容易排泄到尿和胆汁中。这也是将生物转化视为外源化学物消除过程之一的理由。

由于被机体吸收的大多数化学毒物均具有较好的脂溶性，如果没有生物转化过程，它们的排泄将会极其缓慢，可能在体内蓄积到引起中毒的水平，甚至造成机体死亡。外源化学物的毒性取决于它本身的化学结构，在经过了生物转化之后，外源化学物的化学结构发生了变化，它和靶生物大分子之间的反应活性改变，进而影响外源化学物的毒性。外源化学物经生物转化后成为低毒或无毒的代谢物，这一过程称为代谢解毒（metabolicdetoxication）。但是有的外源化学物会生成反应活性高于原型的代谢物，这样的代谢物与细胞内的 DNA、RNA、蛋白质和脂质反应，就会造成细胞毒性、致癌、致突变和致畸等影响。外源化学物经生物转化后其毒性增强，甚至可产生致畸、致癌效应的作用，这种现象称为代谢活化（metabolic activation，metabolic toxication）。生物转化反应的结局具有代谢灭活和代谢活化的正（有利）负（有害）两面性，掌握其正负两面性，特别是负面作用对了解中毒机制是十分重要的。

代谢解毒：

化学物(毒性) → 中间产物(低毒性或无毒性) → 产物(无毒性)

代谢活化：

化学物(无毒性) → 活性中间产物(毒性) → 产物(无毒性)

二、Ⅰ相反应

外源化学物生物转化的模式按反应的先后顺序分为Ⅰ相反应和Ⅱ相反应。

Ⅰ相反应（phase I biotransformation）指经过氧化、还原和水解等反应使外源化学物暴露或产生极性基团，如—OH、—NH_2、—SH、—COOH 等，水溶性增高并成为适合于Ⅱ相反应的底物。Ⅰ相反应是外源化学物代谢的第一步。反应部位以微粒体为主，但也可发生在微粒体外。微粒体（microsome）是组织细胞经匀浆和差速离心后，由内质网形成的囊泡和碎片，而非独立的细胞器。

（一）氧化反应

氧化是外源化学物生物转化的最重要反应，可分为由微粒体混合功能氧化酶催化和非微粒体混合功能氧化酶催化的两种氧化反应。前者主要包括脂肪族和芳香族碳的羟基化反应、双键的环氧化反应、杂原子（$S-$、$N-$、$I-$）的氧化和 $N-$羟基化反应、杂原子（$O-$、$S-$、$N-$）脱烷基反应、氧化基团的转运、酯的裂解和脱氢作用。后者主要由一些存在于肝组织胞液、血浆和线粒体中的专一性不太强的酶催化，例如醇脱氢酶、过氧化氢酶、黄嘌呤氧化酶等。醇类和醛类除可在微粒体混合功能氧化酶催化下，分别形成醛类和酸类等，还可被这些酶氧化，醇类形成醛类、醛类形成酸类，最终产生二氧化碳和水。

1. 微粒体混合功能氧化酶

微粒体混合功能氧化酶（microsomal mixed function oxidase，MFO），又称微粒体单加氧酶系或细胞色素 P450 酶系（cytochrome P450 enzyme system）。P450 是细胞色素 P450 的简称（也简称为 CYP450），是位于微粒体膜上的一组酶，又称为微粒体混合功能氧化酶

（microsomal mixed function oxidase，MFO）或单加氧酶（monooxygenase）。细胞色素 P450 酶系是一个蛋白质超家族，是一大类含血红素的蛋白质。其成员已发现 2000 多种，按同源性又分为家族和亚家族。

微粒体细胞色素 P450 由三种基本成分组成，分别为血红素蛋白类（细胞色素 P450 和细胞色素 b_5）、黄素蛋白（NADPH-细胞色素 P450 酶）和磷脂类。其中，血红素蛋白类均含有铁卟啉结构，具有传递电子的功能，细胞色素 P450 是催化反应的活性中心。黄素蛋白主要作用是传递电子。磷脂类可以使酶系的各种蛋白成分固定，促进底物的羟化反应或增强外源化学物与细胞色素 P450 的结合作用。

P450 催化的总反应：

$$RH+NADPH+H^++O_2 \rightarrow ROH+H_2O+NADP^+$$

底物 还原型辅酶Ⅱ 氧化产物

细胞色素 P450 的催化机制共分七步，详见图 3-1。

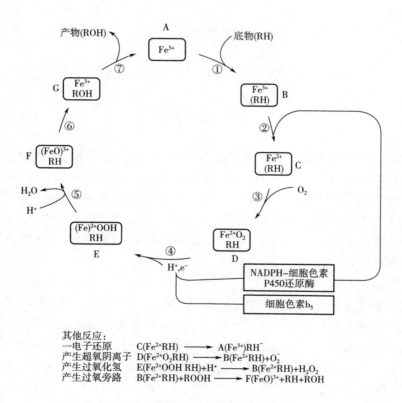

其他反应：
一电子还原　$C(Fe^{2+}RH) \longrightarrow A(Fe^{3+})RH^-$
产生超氧阴离子　$D(Fe^{2+}O_2RH) \longrightarrow B(Fe^{2+}RH)+O_2^-$
产生过氧化氢　$E(Fe^{2+}OOH RH)+H^+ \longrightarrow B(Fe^{2+}RH)+H_2O_2$
产生过氧旁路　$B(Fe^{2+}RH)+ROOH \longrightarrow F(FeO)^{3+}+RH+ROH$

图 3-1　细胞色素 P450 代谢循环示意图

（1）氧化型细胞色素 P450（Fe^{3+}）首先与 RH 结合形成一种复合物。

（2）再在 NADPH-细胞色素 P450 还原酶的作用下，由 NADPH 提供一个电子使其转变为还原型细胞色素 P450（Fe^{2+}）复合物。

（3）此复合物和一个分子氧结合形成含氧复合物。

（4）$Fe^{2+}O_2$ 复合物再加上一个质子（H^+）和由 NADPH-细胞色素 P450 还原酶或由细

胞色素 b_5 提供的第二个电子，转变成 $Fe^{2+}OOH$ 复合物。

（5）第二个质子的加入使 $Fe^{2+}OOH$ 复合物裂解，形成水和 $(FeO)^{3+}$ 复合物。

（6）$(FeO)^{3+}$ 复合物将氧原子转移到底物，生成 ROH，并提供一个电子，使其中的 O_2 活化，生成活化氧。

（7）释放 ROH 产物，此时 P450（Fe^{2+}）变为 P450（Fe^{3+}），可再次参与氧化过程。

2. 细胞色素 P450 催化的氧化反应

（1）脂肪族或芳香族碳的羟基化（hydroxylation of an aliphatic or aromatic carton）又可称为碳羟化反应。脂肪族在体内的羟化往往是末端的或倒数第二个碳原子被氧化成羟基。例如，有机磷农药八甲磷（schradane，OMPA）末位甲基羟化生成 N-羟基八甲磷，后者在体内毒性增高，抑制胆碱酯酶的能力较八甲磷强 10 倍（图 3-2）。大多数芳香族毒物被羟化为酚类，例如苯胺可氧化为对氨基酚、邻氨基酚或羟基苯胺。

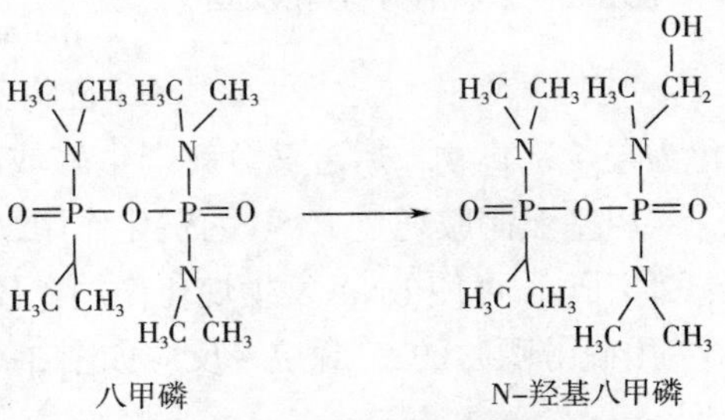

图 3-2 八甲磷的羟化反应

（2）双键的环氧化作用（epoxidation of double bond） 黄曲霉毒素 B_1（AFB_1）和氯乙烯等含双键的芳香族和烯烃类毒物氧化时，常常形成环氧化中间产物，环氧化物不稳定可重排而成酚类。如苯环上有卤素取代或是多环芳烃进行环氧化时，则能形成较稳定的环氧化物。很多环氧化物为亲电子剂，毒性高于母体毒物。环氧化的解毒过程包括：①非酶催化的水化；②非酶催化的与 GSH 反应；③环氧化物水化酶催化的水化反应；④谷胱甘肽 S-转移酶催化的结合反应（图 3-3）。

图 3-3 苯的环氧化反应

（3）杂原子（$S-$、$N-$、$I-$）氧化和 N-羟基化（heteroatom oxygenation and N-hydroxylation） 含有硫醚键（—C—S—C—）的有机磷毒物，可在 MFO 的催化下进行 S-氧化反应，转化成亚砜或砜，这些氧化产物毒性可增高 $5\sim10$ 倍。例如内吸磷在体内通过此反应而毒性增强。内吸磷的氧化反应见图 3-4。

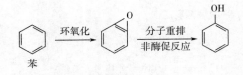

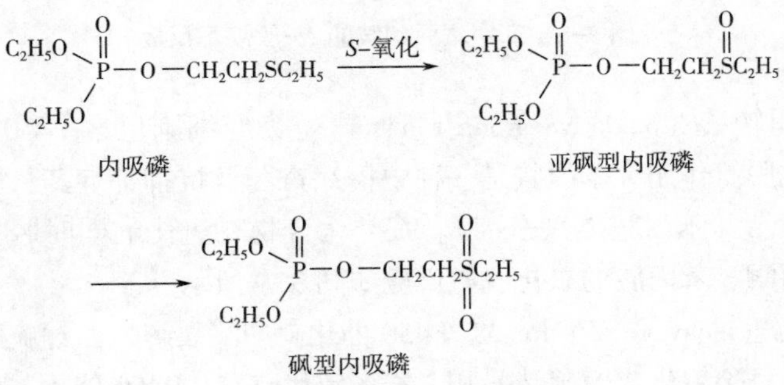

图 3-4 内吸磷的氧化反应

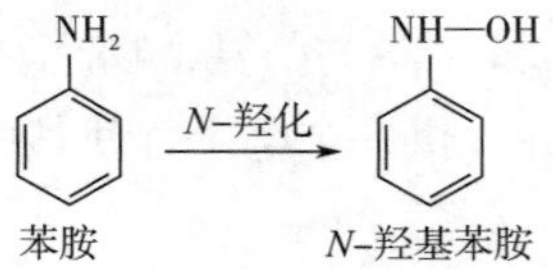

图 3-5　苯胺的 N-羟化反应

苯胺是染料工业中最重要的中间体之一，苯胺是生产农药的重要原料，由苯胺可衍生 N-烷基苯胺、烷基苯胺、邻硝基苯胺、环己胺等。苯胺的 N-羟化反应如图 3-5 所示。

（4）杂原子（$O-$、$S-$、$N-$）脱烷基作用（heteroatom dealkylation）　氮、氧和硫原子上带有烷基的毒物，可以发生脱烷基反应。这些反应过程先使烷基氧化为羟烷基毒物，后者又分解产生醛或酮。如氨基比林的 N-脱烷基过程，可以产生甲醛。二甲基亚硝胺通过 P450 的催化作用，进行 N-脱烷基反应，进一步产生亲电子剂 CH_3^+（碳宾离子），可使 DNA 发生烷化作用，致癌和致突变。甲基对硫磷的 O-脱烷基反应见图 3-6。甲硫醇嘌呤的 S-脱烷基反应如图 3-7 所示，二甲基亚硝胺的 N-脱烷基反应如图 3-8 所示。

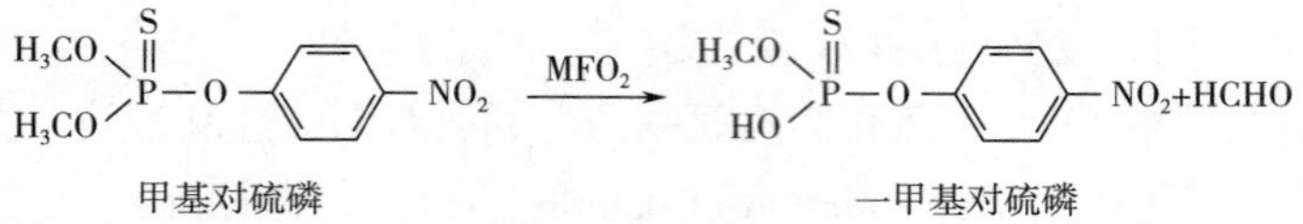

图 3-6　甲基对硫磷的 O-脱烷基反应

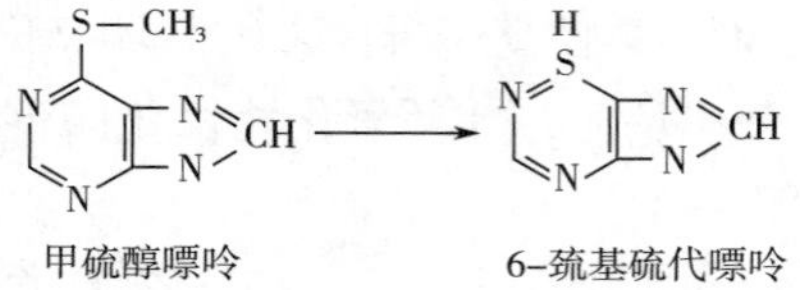

图 3-7　甲硫醇嘌呤的 S-脱烷基反应

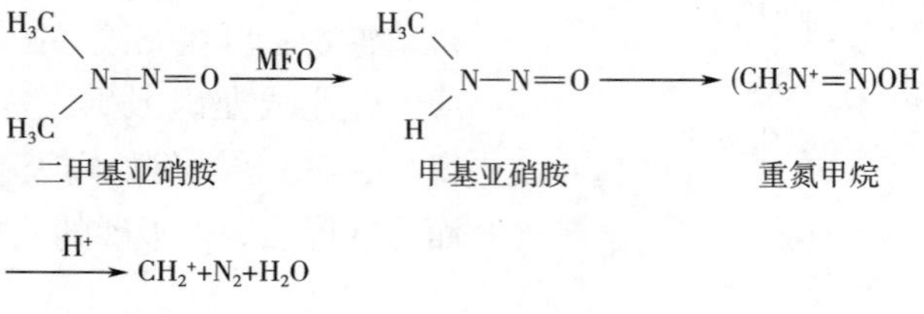

图 3-8　二甲基亚硝胺的 N-脱烷基反应

（5）氧化基团转移（oxidative group transfer）　为经细胞色素 P450 催化的氧化脱硫、氧化脱卤素、氧化脱氨作用。苯丙胺是一种中枢兴奋药及抗抑郁症药，因静脉注射具有成瘾性，而被列为毒品（苯丙胺类兴奋剂）。胺类化合物在氧化的同时脱去一个氨基，例如苯丙胺代谢为苯丙酮。苯丙胺的氧化脱氨反应如图 3-9 所示。

（6）酯的裂解（cleavage of esters）　P450 催化磷酸酯裂解，如对硫磷氧化生成中间产物，此中间产物也可裂解生成对硝基酚和二乙基硫代磷酸。P450 催化羧酸酯裂解可生成羧酸和醛，而酯酶水解生成羧酸和醇。

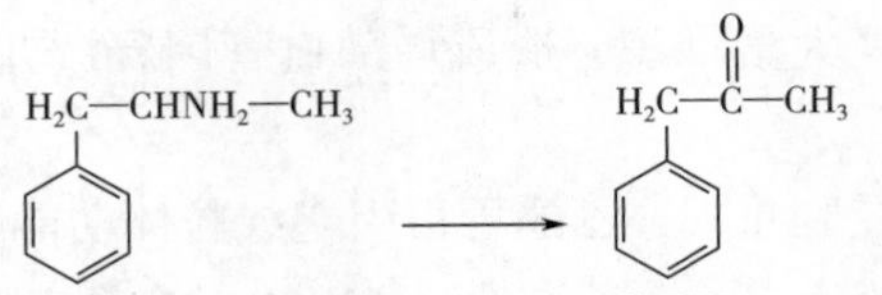

图 3-9 苯丙胺的氧化脱氨反应

$$R_1COOCH_2R_2 + [O] \rightarrow R_1COOH + R_2CHO$$

（7）脱氢（dehydrogenation） P450 也催化很多毒物的脱氢反应，如尼古丁、对乙酰氨基酚（扑热息痛）。对乙酰氨基酚可脱氢活化成肝毒物 N-乙酰苯醌亚胺。对乙酰氨基酚的脱氢反应如图 3-10 所示。

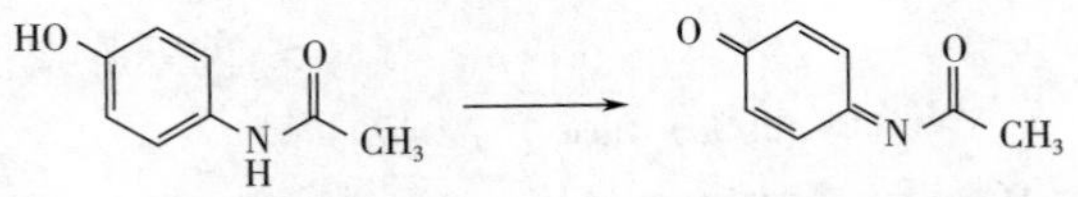

图 3-10 对乙酰氨基酚的脱氢反应

3. 微粒体黄素单加氧酶（FMO）催化的氧化反应

该类反应以黄素腺嘌呤二核苷酸（FAD）为辅酶，反应过程需要 NADPH 和 O_2。由 FMO 催化的很多反应也可被 P450 催化。有些物质是两种酶的共同底物，但作用机制上并不相同，如吡咯烷生物碱类、千里光碱等由 FMO 催化形成叔胺 N-氧化物而被解毒，而经细胞色素 P450 代谢后则形成吡咯并最终转化为有毒的亲电化合物。这些反应还存在物种差异。如吡咯烷生物碱对于大鼠是剧毒，但对豚鼠无毒，原因在于大鼠体内催化吡咯生成P450 活性较高，催化叔胺 N-氧化物生成的 FMO 活性却较低，而豚鼠的代谢情况与此恰恰相反。

4. 微粒体外的氧化反应

肝组织胞液、血浆和线粒体中，有一些专一性不太强的酶，可催化某些外源化学物的氧化，例如醇脱氢酶、醛脱氢酶、过氧化氢酶、黄嘌呤氧化酶等。

（1）醇脱氢酶（ADH） 为一种含锌酶，位于胞浆，肝脏中含量最高，肾脏、肺和胃黏膜中也有活性存在。依组成亚单位不同分为四型：Ⅰ型包括 ADH 1~3，催化乙醇和其他短链脂肪醇的氧化，分布于肝脏和肾上腺；Ⅱ型为 ADH 4，主要在肝脏表达，催化长链脂肪醇和芳香醇的氧化，对甲醇和乙醇的氧化几乎无作用；Ⅲ型为 ADH 5，普遍分布于全身组织，底物也为长链醇（戊醇及更长链的醇）和芳香醇（如肉桂醇），还在甲醛的解毒中起重要作用；Ⅳ型为 ADH 6，主要在胃肠道上部表达，参与乙醇和维生素 A 的代谢，并在致癌物硝基苯甲醛的解毒中发挥作用。长期饮酒者发生的胃肠道上部肿瘤可能与 ADH 6 将乙醇转化为乙醛有关。

（2）乙醛脱氢酶（ALDH） 存在遗传多态性，基因位于第 12 染色体，在人体有 12 种 ALDH 基因被鉴定。日本人、中国人、韩国人和越南人中，有 45%~53%因发生点突变

（谷氨酸 Glu487→Lys487）而缺乏 ALDH2 的活性。这些人饮酒摄入的乙醇转化为乙醛后，难以转变为乙酸，以致乙醛大量堆积，造成局部血管因释放儿茶酚胺（神经递质）而扩张，产生红晕综合征。

乙醛的损伤作用比较受到重视，乙醛可以引起线粒体功能障碍，乙醇-DNA 加合物也被认为是可以引起肿瘤的因素之一，乙醇通过 CYP2E1 途径产生乙醛的同时，还会产生包括过氧化物等自由基，这些自由基具有强大的氧化功能，可对肝脏细胞产生破坏作用。

（3）钼羟化酶　包括醛氧化酶和黄嘌呤氧化酶（XOR），主要作用为促进如 6-巯基嘌呤等嘌呤衍生物的排泄，限制这些抗癌药物的治疗作用。

（4）单胺氧化酶（MAO）和二胺氧化酶（DAO）　单胺氧化酶存在于脑、肝、肾、肠和神经等组织的线粒体的外膜上。二胺氧化酶存在于肝、肾、小肠和胎盘的细胞胞液中。它们催化伯胺、仲胺、叔胺的氧化脱氨反应。伯胺氧化脱氨生成氨和醛，仲胺氧化脱氨生成伯胺和醛。

5. 前列腺素生物合成过程中共氧化反应

在前列腺素生物合成过程中有一些外源化学物可同时被氧化，称为共氧化反应（图 3-11）。

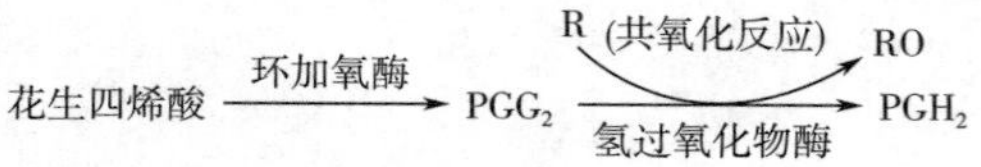

图 3-11　花生四烯酸的共氧化反应

（二）还原反应

毒物在体内可被还原酶催化还原，哺乳动物组织还原反应不活跃，但肠道菌群还原酶的活性较高，在外源化学物的还原中占有重要地位。机体内参与还原反应的酶主要是细胞色素 P450 和黄素蛋白酶。

1. 硝基和偶氮还原反应

硝基和偶氮还原：主要由肠道菌群催化。硝基化合物多见于食品防腐剂、工业试剂等。偶氮化合物常见于食品色素、化妆品、纺织与印刷工业等。有些可能是前致癌物（图3-12）。

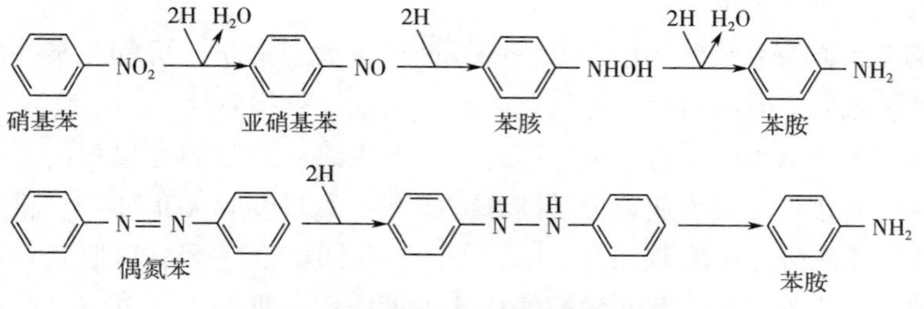

图 3-12　硝基苯和偶氮苯的还原反应

2. 羰基还原反应

羰基还原酶分布于血液、肝、肾、脑等组织的细胞液中，主要催化某些醛类还原为伯醇或酮类还原为仲醇。

3. 含硫基团还原反应

含硫基团还原反应在体内较少。二硫化物还原并裂解成巯基毒物，如戒酒硫由肝、肾细胞胞浆中硫氧化还原依赖性酶催化还原。在肝、肾细胞胞浆中硫氧还蛋白依赖性酶类可还原硫氧化物（如亚砜），硫氧化物又可通过 P450 或 FMO 形成，通过这些相反作用的酶系统的再循环可能延长某些外源化学物的生物半衰期。

4. 脱卤反应

有三种机制涉及脱卤素反应，即还原脱卤反应、氧化脱卤反应和脱氢脱卤反应。还原脱卤反应和氧化脱卤反应由 P450 催化，脱氢脱卤反应由 P450 和 GSHS-转移酶催化。这些反应在一些卤代烷烃的生物转化和代谢活化中起重要的作用。如肝脏毒物四氯化碳经还原脱卤反应代谢活化，单电子还原生成三氯甲烷自由基（$\cdot CCl_3$），后者启动脂质过氧化作用并产生各种其他代谢物。

5. 醌还原反应

醌由 NADPH-醌氧化还原酶催化还原为无毒的氢醌，又称为 DT-黄递酶。也可在 NADPH-细胞色素 P450 还原酶催化下经单电子还原成半醌自由基。

（三）水解反应

许多外源化学物，例如酯类、酰胺类和含有酯键的磷酸盐取代物极易水解。酯酶、酰胺酶、肽酶和环氧化物水化酶广泛存在于血浆、肝、肾、肠黏膜、肌肉和神经组织中。水解反应是许多有机磷杀虫剂在体内的主要代谢方式。

1. 酯酶和酰胺酶

酯酶和酰胺酶可水解具有羧酸酯、酰胺、硫酯、磷酸酯、酸酐等功能基团的化学毒物。

2. 肽酶

肽酶存在于血液和各种组织中，如氨基肽酶和羧基肽酶分别在肽链的 N-末端和 C-末端水解氨基酸。

3. 环氧化物水化酶

环氧水化酶催化由环氧化物与水的反式加成物，其水合产物是具有反式构型的邻位二醇，广泛存在于肝、肾、皮肤、肠、脑、心脏等组织中。

三、Ⅱ相反应

Ⅱ相反应（phase Ⅱ biotransformation）指具有一定极性的外源化学物与内源性辅因子（结合基团）进行化学结合的反应（conjugation）。结合反应是进入机体的外源化学物在代谢过程中与某些内源性化学物或基团发生的生物结合反应，特别是外源性有机化合物及其含有羟基、氨基、羧基以及环氧基等基团的代谢物最易发生。Ⅱ相反应速度通常比Ⅰ相反应快得多，一种外源化学物如果先后经历Ⅰ相和Ⅱ相反应进行代谢，其清除速率主要由Ⅰ相反应决定。结合反应主要在肝脏进行，其次为肾脏，也可在肺、肠、脾、脑等组织器官中发生。在结合反应中需要酶的参与并消耗能量。多数Ⅱ相反应产物的水溶性增强，易于从体内排出。同时，生物活性或毒性减弱或消失。但也有被代谢活化者，如 2-AAF 等。

（一）葡萄糖醛酸结合

葡萄糖醛酸结合（glucuronidation）是Ⅱ相反应中最普遍进行的一种，由 UDP-葡糖醛酸基转移酶（UDP-glucuronyl transferase，UDPGT）催化对毒物的代谢（解毒和活化）具有重要的作用。

葡糖醛酸结合反应中葡萄糖醛酸供体是来自胞液的尿苷二磷酸葡萄糖醛酸（uridine diphosophateglucuric acid，UDPGA）。外源性底物包括羟基、羧基、氨基和巯基毒物。UDPGT 催化的结合反应中，UDPGA 的葡糖醛酸部分 C1 碳原子被活化受到底物中 O、N、S 或 C 原子的亲核攻击，形成有 β 构型的糖苷酸结合物，并释出 UDP。葡糖苷酸结合物是高度水溶性，易于从尿和胆汁排泄。

UDPGT 是一组分子质量为 50~60ku 的同工酶，主要定位于肝内质网和核膜，是可诱导酶。基于序列分析，人肝内已鉴定了两个亚族共 9 种酶。第 1 亚族的 4 种同工酶催化酚和胆红素的葡糖苷酸结合，一般不催化类固醇和胆盐；第 2 亚族的 5 种同工酶催化类固醇、胆盐和某些毒物的葡糖苷酸结合。

（二）硫酸结合

哺乳动物中，羟基团的重要结合反应为硫酸酯结合（sulfate conjugation），即与硫酸结合成硫酸酯，硫酸来自含 S 氨基酸的代谢物。此反应由位于肝、肾和肠等组织的细胞质中的硫酸基转移酶所催化。其辅酶为 3′-磷酸腺苷-5′-磷酸酯（PAPS）。多数情况下，毒物与硫酸结合后毒性减弱或消失，但有些反而加强。

（三）谷胱甘肽结合

谷胱甘肽 S-转移酶（glutathione S-transferase，GST）几乎存在于全身所有组织中，肝脏含量最高。含亲电子性 C、N、S、O 原子的外源化学物，污染食品的一些多环芳烃、有机氯农药如六六六等，有时通过与谷胱甘肽结合，最后生成硫醚氨酸衍生物而解毒。谷胱甘肽结合（glutathione conjugation）被认为是亲电子剂解毒的一般机制。但亲电子剂在体内过量则导致谷胱甘肽的耗竭，可导致明显毒性反应，如乙酰氨基苯的共价结合能力同谷胱甘肽的耗竭关系。谷胱甘肽对乙酰胺基酚与肝蛋白共价结合的保护作用如图 3-13 所示。

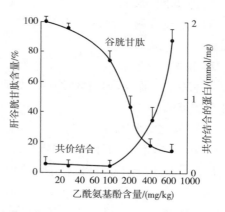

图 3-13　谷胱甘肽在对乙酰氨基酚与肝蛋白共价结合的保护作用

（四）乙酰化作用

乙酰化作用（acetylation）是芳香胺或肼基团的外源化学物的主要代谢途径，产物为芳香酰胺和酰肼。N-乙酰转移酶（NAT）存在于肝和多种组织细胞的细胞质中。化学毒物既可经乙酰化作用解毒，又可被代谢活化。芳香胺类的乙酰化为解毒反应，但芳香胺的 N-羟化产物也是 NAT 的底物，可形成 N，O-乙酯并最终生成氮宾离子，此为代谢活化。

（五）甲基化作用

甲基转移酶主要定位于微粒体和胞液。甲基多由甲硫氨酸供给，甲硫氨酸的甲基经 ATP 活化，成为 S-腺苷甲硫氨酸。底物包括苯酚、儿茶酚、脂肪胺、芳香胺、N-杂环。甲基化反应（methylation）产物水溶性通常不如母体，不利于从机体消除，但毒性普遍降低。儿茶酚的甲基化反应如图3-14所示。

（六）氨基酸结合

氨基酸结合（amino acid conjugation）是羧酸和芳香羟胺的主要代谢途径，该反应需ATP和乙酰辅酶A。芳香羟胺与丝氨酸和脯氨酸等含有的羧基结合成N-酯的过程，需要氨酰基-tRNA合成酶催化和ATP供能。这是活化反应，因为N-酯可进一步分解为亲电子的氮宾离子。

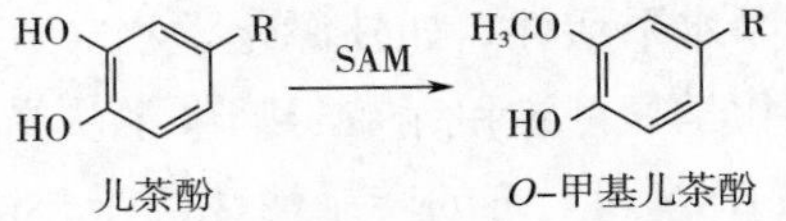

图3-14 儿茶酚的甲基化反应

四、 影响生物转化的因素

毒物的生物转化不是孤立的，也不是一成不变的，而是受到各种因素的影响，了解这些因素对建立适当的动物模型，将动物实验结果外推到人等方面都有很重要的意义。影响生物转化的因素包括遗传因素和环境因素。遗传因素涉及动物的物种、性别、年龄、生理和营养状态等，表现为毒物代谢酶的种类、分布、数量或活性的差别。代谢酶的遗传多态性是不同个体对毒物的敏感性存在差异的重要原因。各种环境因素通过干扰代谢酶的合成与催化过程影响生物转化，代谢酶的诱导和抑制是最主要的表现形式。多种化学物同时作用或先后作用，如果某种化学物能诱导或抑制代谢酶，则可改变其他化学毒物的代谢。

（一）代谢酶的遗传多态性

由于基因组内不同位点的DNA序列发生改变是非常普遍的现象，Ⅰ相酶和Ⅱ相酶中很多存在多态性，代谢酶的多态性在很大程度上决定了个体对于毒物所致毒效应的易感性，已成为毒理学研究的热点之一。国内外相关研究表明，由于Ⅰ、Ⅱ相代谢酶基因多态性导致的对前致癌物质的激活与解毒代谢作用的失衡与人体对肿瘤的易感性增加有关。

单核苷酸多态性（single nucleotide polymorphism，SNP）主要是指在基因组水平上由单个核苷酸的变异所引起的DNA序列多态性。它是人类可遗传的变异中最常见的一种。占所有已知多态性的90%以上。SNP在人类基因组中广泛存在，平均每500~1000个碱基对中就有1个，估计其总数可达300万个甚至更多。

（二）外源化学物代谢酶的诱导

诱导（induction）指有些外源化学物可使某些代谢过程催化酶系的酶蛋白的合成量增加，伴有活力增强。能引起酶诱导的物质称为诱导剂（inducer）。虽然酶诱导是机体应激反应的一个侧面，但其机制还不十分清楚。

P450系的诱导剂有5类，即：①巴比妥类，如苯巴比妥（phenobarbitl，PB）诱导2B1/2、2C、3A1/2；②多环芳烃类，如3-甲基胆蒽（3-methylcholarene，3MC）、TCDD、（2，3，7，8-四氯二苯二噁烷，二噁英）等，诱导1A1/2；③醇或酮类，如乙醇、异烟肼，诱导CYP2E1；④甾类，如孕烯醇酮16α-腈、地塞米松，诱导3A1/2；⑤氯贝特（安妥明）类过氧化物酶体诱导剂，诱导4A1/2。此外，PCB（如Arochlor 1254）兼有PB和3MC样诱导作用。

有关酶诱导机制目前尚未完全清楚，不同诱导剂的诱导机制不同。PB类化学物诱导的伴有内质网的增生和酶蛋白合成的增加，同时也可能刺激mRNA的合成并降低酶的分解速度。而 3MC 类则不能使内质网增生，也不能降低酶的分解速度。P450 诱导一般都是增加转录水平活性。如外源化学物（TCDD）和 3MC 在对 P450 CYPlAl/1A2 的诱导过程中，这些化学物首先和存在于脑浆中从受体结合形成复合体，复合体转运到细胞核内作用于 P450lAl 基因上游的转录活化因子，增强 CYPlAl/1A2 基因的转录。PB 诱导 CYP2B1/2B2 也是在转录水平上进行。除 P450 系外，其他一些生物转化酶也可被诱导，见表 3-1。

表 3-1　　　　　　　　　　　P450 系以外的其他生物转化酶的诱导剂

生物转化酶	诱导剂
葡糖醛酸基转移酶	PB，3MC，TCDD，PCB
NADPH-P450 还原酶	PB，PCB，异黄樟素
环氧化物水化酶	PB，3MC，PCB，异黄樟素
谷胱甘肽转移酶	PB，3MC，TCDD
细胞色素 b5	2-乙酰氨基芴，二丁基羟基甲苯（BHT）
肉碱乙酰转移酶	氯贝特
过氧化氢酶	氯贝特，邻苯二甲酸盐

诱导剂对外源化学物代谢和毒作用的影响可有以下几种：

（1）如果化学物仅经一个途径代谢，诱导可增加其代谢速率。如该化学物经此途径代谢解毒，诱导可降低毒性。例如，用苯巴比妥（PB）诱导肝 P450 系，可以促进甲苯的代谢解毒。相反，如该化学物经此途径代谢活化，酶诱导则可以促进和加强该化学物的毒作用。例如，3MC 诱导能促进 B（a）P 的致癌作用。

（2）如果化学物经几个途径代谢，而仅有一个途径被诱导，诱导可改变这些代谢途径间的平衡，增强或降低毒性。

（3）如被诱导的同工酶不涉及某化学物的代谢，则诱导不影响该化学物的代谢。

（4）诱导还可能改变酶促反应的立体化学特异性。

（三）外源化学物代谢酶的抑制

许多化学物对代谢酶产生抑制作用，抑制作用可以分为几种类型。

（1）两种不同的化学物在同一个酶的活性中心发生竞争性抑制　如 1，2-亚乙基二醇和甲醇中毒，此两种化学物经醇脱氢酶催化代谢而导致毒性，临床上给予乙醇治疗，因乙醇与此酶有更大的亲和力，故可降低 1，2-亚乙基二醇和甲醇的代谢和毒性。

（2）抑制物与酶的活性中心发生可逆或不可逆性结合　如 α，β-二乙基氨基苯丙基乙酯（SKF-525A）可与细胞色素 P450 结合而抑制其活性。对氧磷能抑制羧酸酯酶，以致马拉硫磷水解速度减慢，加强马拉硫磷的生物学作用，表现为对昆虫杀虫效果增强，对人畜毒性增高。一氧化碳可与 P450 结合，引起变构作用，阻碍其与氧结合。

（3）减少酶的合成　如氯化钴抑制涉及血红素合成的 δ-氨基酮戊酸合成酶，并增加血红素氧化酶活性，故可抑制 P450 系统活性。

（4）破坏酶　如四氯化碳、氯乙烯、肼等的代谢物可与 P450 共价结合，破坏其结构和功能。

（5）缺乏辅因子　马来酸二乙酯可耗尽 GSH，使 GST 因缺乏辅因子而无法催化亲电子剂的结合反应。

（左惠心）

本章小结

本章介绍了外源化学物在体内的生物转运与生物转化。机体对外源化学物的处置包括四个过程，在这四个过程中，吸收、分布和排泄具有共性，即都是外源化学物穿越生物膜的过程，且其本身的结构和性质不发生变化，故称为生物转运。外源化学物转化为新的衍生物的过程，形成的产物结构与性质发生了改变，故称之为生物转化。生物转化反应分为两种类型，即Ⅰ相反应和Ⅱ相反应。研究外源化学物的 ADME 过程是毒理学的重要内容，有助于阐明其单独作用或联合作用所致毒效应的机制以及物种差异存在的原因，以便于采取有针对性的干预措施，防止中毒的发生。通过本章的学习，了解生物膜的基本功能、外源化学物在体内通过生物膜的方式，理解影响外源化学物在体内生物转运和生物转化的因素及意义，熟悉和掌握生物转化的概念，Ⅰ相反应和Ⅱ相反应的概念、类型。

🔍 思考题

1. 外源化学物通过哪些转运方式进行吸收、分布、排泄？
2. 什么是生物转运？生物转运方式有哪些？
3. 什么是生物转化？生物转化有何意义？
4. 生物转化的Ⅰ相反应有关的酶主要有哪些？主要包括哪几个反应？举例说明。
5. 生物转化的Ⅱ相反应有关的酶主要有哪些？主要包括哪几个反应？举例说明。

参考文献

［1］ 李宁，马良. 食品毒理学：第二版. 北京：中国农业大学出版社，2016.

［2］ 沈明浩，宫志勇，王雅玲. 食品毒理学：第二版. 郑州：郑州大学出版社，2017.

［3］ 孙志伟. 毒理学基础：第七版. 北京：人民卫生出版社，2017.

［4］ 刘宁，沈明浩. 食品毒理学. 北京：中国轻工业出版社，2005.

［5］ Bagchi D，Swaroop A. Food toxicology. Boca Raton：CRC Press，2017.

第四章
毒代动力学

第一节　概　　述

一、定义

毒代动力学（toxicokinetics，TK）简称毒代学，又称毒物动力学或毒性动力学，是运用动力学原理和数学处理方法，并结合毒理学研究，定量研究毒性剂量下化学毒物在动物体内的吸收、分布、代谢和排泄过程和特点，进而探讨化学毒物毒性发生和发展的规律。其研究结果可用于解释毒性试验结果，探讨毒性发生机制和预测人体安全性。毒代动力学包括前瞻毒代动力学（prospective toxicokinetics）、伴随毒代动力学（concomitant toxicokinetics）和回顾毒代动力学（retrospective toxicokinetics）。前瞻毒代动力学是指毒理学研究开始前，选择试验动物种属、染毒剂量、途径、频率和周期等，从而确定试验方案。伴随毒代动力学是指在毒理学研究过程开展的毒代动力学研究，可在所有动物或有代表性的亚组或卫星组动物中进行，用于解释剂量-暴露和暴露-毒性反应关系。回顾毒代动力学是在毒理学研究结束后开展，用于评价毒代动力学数据不充足的化学毒物暴露问题。

毒代学研究目的是：①阐述毒性试验中化学毒物的全身暴露与剂量和时间的关系；②描述重复染毒的暴露延长对代谢过程的影响，包括对代谢酶的影响；③解释化学毒物在毒性试验中的毒理学发现或改变；④评价化学毒物在不同动物种属、性别、年龄、机体状态时的毒性反应，支持毒性研究的动物种属选择和染毒方案；⑤提升动物毒性研究结果对人体安全性评价的预测价值。采用暴露量来评价受试物蓄积引起的靶部位毒性（如肝脏毒性或肾脏毒性）与暴露的关系，有助于为后续安全性评价提供量化的安全性指标。

毒代学研究一般包括在毒性研究中进行单剂量、多剂量、遗传毒性、生殖毒性、致癌毒性的试验等。毒代学研究在不同毒性试验中的关注重点不同：①对单剂量和多剂量染毒的毒性试验而言，毒代学是为获知毒性反应的最大暴露，并确定暴露量和染毒剂量与时间的关系；②对遗传毒性研究而言，毒代学是为确定阴性试验结果时的体内暴露量；③对生殖毒性试验而言，毒代学是确定为母体动物对胎儿的毒性暴露（如透过胎盘屏障的化学毒物暴露量）；④对于致癌性试验研究而言，毒代学是为评估更长时间染毒引起的毒性反应与暴露量的关系，全身暴露的评价一般不超过 12 个月。

二、　速率过程

化学毒物通过不同染毒途径进入体内后，体内不同部位的化学毒物量或血浆毒物浓度随时间而发生。化学毒物在体内某一部位的转运速率 $\dfrac{\mathrm{d}X}{\mathrm{d}t}$ 与该部位化学毒物量 X 的关系符合式（4-1）：

$$\frac{\mathrm{d}X}{\mathrm{d}t} = -kX^n \tag{4-1}$$

上式这种速率过程称为 n 级速率过程，k 为 n 级速率常数，负号表示化学毒物的体内转运朝该部位毒物量减少的方向进行；$n=1$ 时，称为一级速率过程；$n=0$ 时，称为零级速率过程。

毒代学研究中，通常将化学毒物体内转运的速率过程分为如下三种类型。

（一）一级速率过程

一级速率过程（first order rate process）是指化学毒物在体内某部位某一瞬间的变化速率与该部位的瞬时含量的一次方成正比，也称为一级动力学过程或线性速率过程。大多数化学毒物的体内过程符合一级速率。由于经典的毒代学主要利用线性速率的原理，将化学毒物的体内过程用线性微积分方程描述，故经典毒代学也称为线性毒代学（lineartoxicokinetics）。

一级速率过程的特点：①半衰期与剂量无关；②单次染毒的血浆毒物浓度-时间曲线下面积与剂量成正比；③单次染毒情况下，尿排泄量与剂量成正比。

（二）零级速率过程

零级速率过程（zero order rate process）是指化学毒物在体内某部位某一瞬间的变化速率在任何时间都是恒定的，与染毒量或体内浓度无关。化学毒物的数量超过机体的转运和转化能力时发生。部分需要载体转运或限速酶代谢的化学毒物的体内过程符合零级速率。

零级速率过程的特点为：①化学毒物的半衰期随剂量的增加而延长；②化学毒物从体内消除速率取决于剂量的大小，而在一定范围内分布容积与剂量无关。

（三）非线性速率过程

化学毒物半衰期与剂量有关、血浆毒物浓度-时间曲线下面积与剂量不成正比时，其速率过程称为非线性速率过程（nonlinear rate process）。具有非线性速率过程的毒代学称为非线性毒代学（nonlinear toxicokinetics）、剂量依赖毒代学（dose-dependent toxicokinetics）、容量限制毒代学（capacity-limited toxicokinetics）、饱和毒代学（saturable toxicokinetics）。多数情况下，体内过程涉及容量限制过程的化学毒物均可表现为非线性速率过程的特性。化学毒物代谢以及转运过程（如主动转运、胆汁排泄、肾小管主动分泌、血浆蛋白结合等）中涉及的载体系统均呈现一定的容量限制性。有一些特殊非线性化学毒物的某些动力学参数随时间不同而改变，称为时间依赖毒代学（time-dependent toxicokinetics）特征。

非线性速率过程的特点：①化学毒物消除是非线性的，消除半衰期随剂量增加而延长；②血浆毒物浓度、血浆毒物浓度-时间曲线下面积与剂量不成正比；③其他化学毒物可能竞争酶或载体系统，其动力学过程可能受影响；④化学毒物代谢物的组成或比例可能受剂量变化的影响。

三、 毒代动力学模型

目前已经建立的毒代学模型包括隔室模型、基于统计矩原理的非隔室模型、非线性毒代动力学模型、生理毒代动力学模型、毒代学与毒效学结合模型等。

（一）隔室模型

隔室模型如图 4-1 至图 4-3 所示。

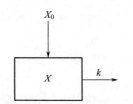

图 4-1　单室开放模型示意图

X_0—染毒剂量　X—体内毒物量

k——级消除速率常数

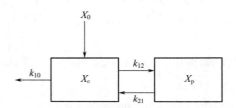

图 4-2　二室开放模型示意图

X_0—染毒剂量　X_c—中央室毒物量　X_p—周边室毒物量

k_{10}—化学毒物从中央室消除的一级消除速率常数

k_{12}—化学毒物从中央室向周边室转运的一级速率常数

k_{21}—化学毒物从周边室向中央室转运的一级速率常数

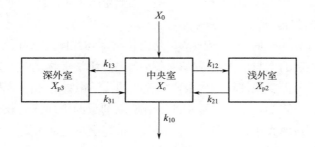

图 4-3　三室开放模型示意图

X_0—染毒剂量　X_c—中央室毒物量　X_{p2}—浅外室毒物量　X_{p3}—深外室毒物量　k_{10}—化学毒物从中央室消除的一级消除速率常数　k_{12}—化学毒物从中央室向浅外室转运的一级速率常数　k_{21}—化学毒物从浅外室向中央室转运的一级速率常数　k_{13}—化学毒物从中央室向深外室转运的一级速率常数　k_{31}—化学毒物从深外室向中央室转运的一级速率常数

将整个机体按照化学毒物转运速率差异分为若干个独立的隔室（compartment）或房

室，这些隔室彼此相连组成完整的机体系统，反映毒物在机体的动力学特征，称为隔室模型（compartment model）或房室模型。隔室是按照化学毒物转运速率划分的，并不具有解剖学意义。所以，同一隔室可由不同器官、组织组成，而同一器官的不同结构或组织可能分属不同隔室。不同化学毒物的隔室模型及组成可能不同；同一隔室内各组织器官间的浓度可以不同，只要处于动态平衡。

如果化学毒物入血后迅速、均匀地分布于全身，且呈现出一致的消除过程，此时机体可视为一个隔室，称为单室模型（single compartment model）或一室模型（one compartment model），如图 4-1 所示。单室模型并不意味着所有机体各组织在任何时刻的毒物浓度都一样，但机体各组织毒物水平随血浆毒物浓度的变化平行地发生变化，即毒物在机体各组织中的转运速率相同。

如果化学毒物入血后，在体内不同部位的转运速率不同，达到平衡前需要分布过程，称为多室模型（multi-compartment model）。多室模型由一个中央室（central compartment）和若干个周边室（peripheral compartment，又称外室，外周室）连接组成。中央室可由血液及供血丰富、血流畅通的组织（如心、肝、脾、肺、肾等）组成；周边室则为供血较少、血流缓慢或化学毒物不易进入的组织（如骨骼、脂肪、肌肉等）。化学毒物只能从中央室消除，毒物在中央室和周边室之间能可逆转运，周边室中的毒物与血液中的毒物需经过一段时间才能达到动态平衡。二室模型（two compartment model）也称双室模型，是由一个中央室和一个周边室组成，如图 4-2 所示。三室模型是二室模型的扩展，由一个中央室与两个周边室组成，从周边室划分出第三隔室，分布快的称为浅外室，分布慢的称为深外室，如图 4-3 所示。三室及以上模型的数学处理相当烦琐，而单室模型和二室模型的数学处理相对简单，故单室模型和二室模型应用广泛。

隔室模型又可分为开放模型和封闭模型。如果化学毒物仅在各室间转运，并不从各室消除或代谢转化的，称为封闭模型。反之，称为开放模型。绝大多数化学毒物符合开放模型。

隔室模型和机体的解剖结构、生理功能没有直接联系，只能通过血浆毒物浓度来推测靶器官的毒物浓度，而对组织有高亲和力的毒物或有特异靶组织、靶器官效应的毒物，隔室模型无法客观反映作用部位的毒物浓度，致使毒代学和毒效学之间难以关联分析。同一化学毒物用不同的隔室模型来解释，相应的动力学参数可能显著不同。

（二）统计矩分析

隔室模型已广泛用于毒代学分析，但其计算公式多，原理抽象，解析繁杂。隔室模型嵌合具有不确定性，实际数据和房室模型经典理论有时候吻合很不理想。统计矩（statistical moment）原理是基于化学毒物体内过程的随机变量总体效应考虑。当一定量的毒物进入机体后，具有相同化学结构的各个毒物分子的滞留时间属随机变量，毒物在体内的吸收、分布、代谢和排泄，可以看作为随机变量相应的总体效应。血浆毒物浓度-时间曲线可看成是某种概率的统计曲线，即毒物在体内滞留时间的概率分布曲线。统计矩方法分析毒物体内过程的主要计算依据是血浆毒物浓度-时间曲线，不受隔室限制，适用于任何隔室，仅假设毒物末端以单指数消除，因此是一种非隔室模型。

统计矩对数据进行解析，包括零阶矩、一阶矩和二阶矩，体现平均值、标准差等概念，反映了随机变量的数字特征。在毒代动力学中，零阶矩为血浆毒物浓度-时间曲线下面积，与染毒剂量成正比，是一个反映量的函数；一阶矩为平均滞留时间（mean residence time，MRT），反映毒物分子在体内的平均滞留时间，是一个反映速度的函数；二阶矩为平均滞留时间的方差（variance of mean residence time，VRT），反映毒物分子在体内的平均滞留时间的变化程度。

（三）非线性毒代动力学模型

化学毒物在体内吸收、分布、代谢和消除的动力学行为呈现非线性速率过程特征时，可以采用非线性毒代学模型描述。非线性动力学过程有两类：一种是符合米氏（Michaelis-Menten）动力学方程，称为米氏非线性动力学；另一种是不符合米氏动力学方程，称为非米氏非线性动力学。

容量限制过程中，化学毒物染毒量及所产生的体内浓度超过一定的限度时，酶催化能力和载体转运能力达到饱和，其动力学呈现明显的剂量（浓度）依赖性，符合米氏动力学方程，即米氏非线性动力学。容量限制系统外，体内的酶诱导和酶抑制作用、血浆蛋白结合等特殊过程也会使毒物呈现非线性动力学，不过该过程并不符合米氏动力学方程，即非米氏非线性动力学。

（四）生理毒代动力学模型

生理毒代学模型（physiologically based toxicokinetic model，PBTK model）也称血流模型或灌注模型，是以解剖结构和生理学数据为基础的整体毒代学模型。它将每个相应的器官组织单独作为一个隔室看待，隔室间的毒物转运借助于血液循环连接并形成一个整体。生理毒代学模型可以预测真实组织的毒物浓度，获得毒物浓度经时变化，得到毒物对靶器官作用信息，提供毒物体内生化转化数据，利于阐明毒物的作用机制。

（五）毒代学与毒效学结合模型

毒代学与毒效学结合模型（toxicokinetic-toxicodynamic model，TK-TD model）通过效应室将毒代学和毒效学所描述的时间、毒物浓度、毒物效应有机结合起来进行研究。TK-TD 模型通过测定不同时间的毒物浓度和毒物效应，将毒物浓度、时间、效应三者进行模型分析，拟合出毒物浓度及其效应的经时曲线，推导产生效应部位的毒物浓度，定量描述某一染毒剂量下的毒物"效应-时间"过程。

四、 毒代动力学基本参数

（一）速率常数

速率常数（rate constant）是描述速率过程变化快慢的重要动力学参数。一级速率常数用"时间"的倒数为单位，如 min^{-1} 或 h^{-1}。零级速率常数单位"浓度/时间"。

常见的速率常数：

k：一级总消除速率常数；

k_a：一级吸收速率常数；

k_e：肾排泄速率常数；

k_{12}：二室模型中，毒物从中央室向周边室转运的一级速率常数；

k_{21}：二室模型中，毒物从周边室向中央室转运的一级速率常数；

k_{10}：二室模型中，毒物从中央室消除的一级消除速率常数；

k_{b}：生物转化速率常数；

k_{bi}：胆汁排泄速率常数；

k_{lu}：肺消除速率常数。

此外，α，β 分别表示分布相和消除相的混杂参数，也是表示速率过程的重要参数。

毒物在体内的消除途径包括肾排泄、胆汁排泄、肺排泄、生物转化以及从体内消除的一切其他可能的途径。因此，毒物在体内的总消除速率常数 k 为各个消除速率常数之和：

$$k = k_{e} + k_{b} + k_{bi} + k_{lu} + \cdots \tag{4-2}$$

（二）生物半衰期

生物半衰期（biological half life）是化学毒物在体内的量或血浆毒物浓度下降一半所需要的时间，用 $t_{1/2}$ 表示。生物半衰期是衡量毒物从体内消除快慢的指标。由于这一过程发生在生物体内，且为了与放射性同位素的半衰期相区别，所以称之为生物半衰期。本教材统一简称为半衰期。

一般来说，代谢快、排泄快的毒物，其 $t_{1/2}$ 短；代谢慢、排泄慢的毒物，其 $t_{1/2}$ 长。对符合线性动力学特征的毒物而言，$t_{1/2}$ 是毒物的特征参数，不因毒物赋形或染毒方法（剂量、途径）而改变。

（三）表观分布容积

表观分布容积（apparent volume of distribution）是体内毒物量与血浆毒物浓度间的一个比例常数，用 V 表示。它可以设想为体内的毒物按血浆毒物浓度分布时，所需要体液的体积［式（4-3）］。

$$V = \frac{X}{c} \tag{4-3}$$

式中　V——表观分布容积；

　　　　X——体内毒物量；

　　　　c——血浆毒物浓度。

表观分布容积的单位通常以 L 或 L/kg 表示。

表观分布容积是毒物的特征参数，对于某一具体毒物来说，表观分布容积是确定值，其值大小能够表示出该毒物的分布特性。表观分布容积不具有直接的生理意义，在多数情况下不涉及真正的容积，因而是“表观”的。只有化学毒物均匀分布于全身组织时才与其真正占有的生理容积相等。一般水溶性或极性大的化学毒物，不易进入细胞内或脂肪组织中，血浆毒物浓度较高，表观分布容积较小；亲脂性化学毒物在血液中浓度较低，表观分布容积通常较大，往往超过体液总体积。

（四）清除率

清除率（clearance）是在单位时间体内能将相当于多少体积血液中的毒物完全清除，即单位时间从体内消除的毒物的表观分布容积。清除率常用 Cl 表示。整个机体的清除率称为体内总清除率（total body clearance，TBCL）。清除率的计算公式如下：

$$Cl = \frac{-\dfrac{dX}{dt}}{c} = \frac{kX}{c} = kV \tag{4-4}$$

上式中，$-\dfrac{dX}{dt}$ 表示机体或消除器官在单位时间内消除的毒物量，除以浓度 c 后，换算为体积数，单位用"体积/时间"。

清除率也具有加和性，体内总清除率等于毒物经各个途径的清除率总和。多数毒物以肝的生物转化和肾的排泄两种途径从体内消除，因此毒物的 TBCL 等于肝清除率 Cl_h 与肾清除率 Cl_r 之和。

（五）曲线下面积

曲线下面积（area under curve，AUC）是指化学毒物进入体内后，血浆毒物浓度随时间变化，以血浆毒物浓度为纵坐标，时间为横坐标绘制血浆毒物浓度–时间曲线，该曲线和横轴围成的面积。AUC 反映毒物在血液中的总量和毒物的吸收程度。

（六）生物利用度

生物利用度（bioavailability）是指化学毒物被吸收进入体循环的速度与程度。生物利用度分为绝对生物利用度和相对生物利用度。绝对生物利用度（absolute bioavailability）是指同一种化学毒物血管外染毒和静脉染毒（吸收率为 100%）比较获得的毒物吸收进入体循环的量。相对生物利用度（relative bioavailability）以血管外染毒的同一种化学毒物，不同赋形或不同染毒途径之间比较吸收速度和程度而得到的生物利用度。

$$绝对生物利用度 = \frac{AUC_{血管外染毒}/X_{血管外染毒}}{AUC_{静脉染毒}/X_{静脉染毒}} \times 100\% \tag{4-5}$$

$$相对生物利用度 = \frac{AUC_{血管外染毒途径1}/X_{血管外染毒途径1}}{AUC_{血管外染毒途径2}/X_{血管外染毒途径2}} \times 100\% \tag{4-6}$$

式中　X——染毒剂量。

（七）峰浓度

峰浓度（peak concentration）是指化学毒物染毒后达到的最高血浆毒物浓度，用 c_{max} 表示。

（八）达峰时间

达峰时间（peak time）是指化学毒物染毒后达到峰浓度的时间，用 t_{max} 表示。

第二节　线性毒代动力学模型

一、单室模型

化学毒物进入体内后迅速向全身部位分布，毒物在血液与各组织间达到动态平衡，即动力学上的"均一状态"。此时，整个机体可视为一个隔室。依此建立的毒代学模型称为单室模型，这类毒物称为单室模型毒物。在单室模型中，假定整个机体为一个隔室，但并不意味机体中各组织器官内的毒物浓度完全相等，而是把血液中毒物浓度的变化量作为器官组织内毒物浓度定量变化的依据。单室模型是所有隔室模型中最基本、最简单的一种模型，应用广泛。

毒代学研究的生物样本有血液和尿液。

（一）血管内染毒

血管内途径包括快速静脉注射和静脉滴注。

1. 血液

（1）静脉注射　单室模型化学毒物静脉注射后，在体内没有吸收过程，迅速完成分布，毒物只有消除过程，如图 4-4 所示。毒物在体内的消除为一级速率过程。毒物的消除速率与体内该时刻毒物量成正比：

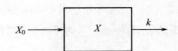

图 4-4　单室模型化学毒物单次
静脉注射的动力学示意图

X_0—静脉注射染毒剂量

X—体内毒物量　k——级消除速率常数

$$\frac{dX}{dt} = -kX \tag{4-7}$$

式中　$\dfrac{dX}{dt}$——体内毒物的消除速率；

　　　k——一级消除速率常数。

负号表示体内毒物量随时间 t 的推移不断减少。

①血浆毒物浓度与时间的关系：

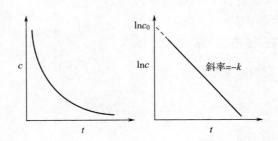

图 4-5　单室模型化学毒物单次静脉注射的血浆毒物浓度-时间曲线示意图

式（4-7）经拉普拉斯变换，得

$$X = X_0 e^{-kt} \tag{4-8}$$

式（4-8）两端除以表观分布容积 V，得

$$c = c_0 e^{-kt} \tag{4-9}$$

式（4-9）两端取自然对数，得

$$\ln c = -kt + \ln c_0 \tag{4-10}$$

式（4-8）、式（4-9）和式（4-10）为单室模型静脉注射染毒后，血浆毒物浓度经时变化的函数方程，c_0 为 $t=0$ 时的血浆毒物浓度。图4-5所示为单室模型化学毒物单次静脉注射后的血浆毒物浓度-时间曲线。

②半衰期：

将 $t=t_{1/2}$，$c=c_0/2$ 代入式（4-10），得

$$t_{1/2} = \frac{\ln 2}{k} \tag{4-11}$$

由式（4-11）可知，化学毒物的半衰期与消除速率常数成反比，与染毒剂量无关。半衰期可以表征毒物通过生物转化或排泄等方式从体内消除速率的快慢，也说明体内消除过程的效率。因此，生物半衰期除了与毒物本身特性有关，还与机体的机能条件有关。

③表观分布容积：

$$V = \frac{X_0}{c_0} \tag{4-12}$$

④血浆毒物浓度-时间曲线下面积：

$$\text{AUc}_{0\to\infty} = \frac{c_0}{k} = \frac{X_0}{kV} \tag{4-13}$$

⑤总清除率：

$$\text{Cl} = \frac{-\mathrm{d}X/\mathrm{d}t}{c} = \frac{kX}{c} = kV = \frac{X_0}{\text{AUc}_{0\to\infty}} \tag{4-14}$$

（2）静脉滴注　静脉滴注也称静脉输注，是以恒定速率向血管内持续染毒。单室模型毒物静脉滴注进入体内，在总滴注时间 T 以内，体内同时存在毒物量增加和消除的过程，如图4-6所示。恒速静脉滴注过程为零级速率过程，消除过程为一级速率过程。

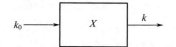

图4-6　单室模型化学毒物单次静脉滴注的动力学示意图
k_0—静脉滴注速率　X—体内毒物量
k——级消除速率常数

在 $0 \leqslant t \leqslant T$ 时间内，体内毒物量的变化速率 $\dfrac{\mathrm{d}X}{\mathrm{d}t}$ 为静脉滴注速率与消除速率之差：

$$\frac{\mathrm{d}X}{\mathrm{d}t} = k_0 - kX \tag{4-15}$$

①血浆毒物浓度与时间的关系：

$$c = \frac{k_0}{kV}(1 - e^{-kt}) \tag{4-16}$$

②稳态血浆毒物浓度：由式（4-16）可知，静脉滴注染毒初期，血浆毒物浓度快速上升，随着静脉滴注时间的延长，血浆毒物浓度上升速度趋于缓慢，当 $t\to\infty$ 时，$e^{-kt}\to 0$，血浆毒物浓度趋于一个恒定浓度，此时的血浆毒物浓度值称为稳态血浆毒物浓度（steady state plasma toxicantconcentration）或坪浓度（plateau concentration），用 c_{ss} 表示。

$$c_{ss} = \frac{k_0}{kV} \tag{4-17}$$

稳态血浆毒物浓度 c_{ss} 与静滴速率 k_0 成正比，在达到稳态血浆毒物浓度的状态下，体内

毒物的消除速率等于毒物的静滴速率 k_0。

③达稳态所需时间：静脉滴注染毒时，达坪浓度以前的血浆毒物浓度 c 一直小于 c_{ss}，任何时间的 c 值可用 c_{ss} 的某一分数来表示，即达坪分数 f_{ss}。

$$f_{ss} = \frac{c}{c_{ss}} = \frac{\frac{k_0}{kV}(1 - e^{-kt})}{\frac{k_0}{kV}} = 1 - e^{-kt} \tag{4-18}$$

由式（4-18）可知，相同滴注时间内，k 越大，f_{ss} 越快趋近于1，达坪浓度越快，即化学毒物的 $t_{1/2}$ 越短，达坪浓度越快。

达到坪浓度某一分数所需时间 t：

$$t = -\frac{\ln(1 - f_{ss})}{k} \tag{4-19}$$

达到坪浓度某一分数所需时间以 n 个半衰期 $t_{1/2}$ 表示：

$$n = -\frac{\ln(1 - f_{ss})}{\ln 2} \tag{4-20}$$

④停止滴注的动力学：静脉滴注一段时间后停止，体内毒物将按照自身的消除方式而消除。此时，血浆毒物浓度的变化情况相当于快速静脉注射后血浆毒物浓度的变化，静脉滴注停止后血浆毒物浓度与时间的关系为

$$c = c_0 e^{-kt'} \tag{4-21}$$

式（4-21）中 t' 为停止静脉滴注染毒后的时间，c 为停止静脉滴注染毒后 t' 时刻的血浆毒物浓度，c_0 为停止静脉滴注染毒时的血浆毒物浓度。

稳态后停滴，达稳态时，$c_0 = c_{ss} = \dfrac{k_0}{kV}$，代入式（4-21），得

$$c = c_0 e^{-kt'} = \frac{k_0}{kV} e^{-kt'} \tag{4-22}$$

稳态前停滴，静脉滴注 T 时间后停滴，$c_0 = \dfrac{k_0}{kV}(1 - e^{-kT})$，代入式（4-21），得

$$c = \frac{k_0}{kV}(1 - e^{-kT}) e^{-kt'} \tag{4-23}$$

2. 尿液

血浆毒物浓度法是求算毒代学参数的主要方法，但在某些情况下血浆毒物浓度的测定比较困难，如①血浆毒物浓度低，难以准确测定；②血液中存在干扰血浆毒物检测的物质；③多次频繁采集血对动物损伤过大。

化学毒物从体内排泄的途径，主要为经肾排泄，其次为由肾外途径排泄。尿液采集方便，对机体无损伤，因而某些情况下可以采用尿液毒物排泄数据求算毒代学参数。尿中毒物的排泄不是以恒速进行，尿中毒物浓度的变化与血浆毒物浓度的变化成正比。采用此法必须符合以下条件：①大部分毒物以原形从尿中排泄；②毒物经肾排泄过程符合一级速率

过程，即尿中原形毒物产生的速率与体内当时的毒物量成正比。静脉注射化学毒物在体内的排泄如图 4-7 所示。

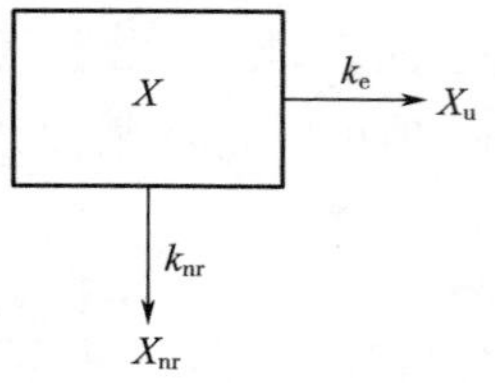

（1）尿毒物排泄速率与时间的关系（速率法，rate method）　静脉注射单室模型毒物，原形毒物经肾排泄的速率微分方程如下：

$$\frac{\mathrm{d}X_{\mathrm{u}}}{\mathrm{d}t} = k_{\mathrm{e}}X = k_{\mathrm{e}}X_0 e^{-kt} \qquad (4-24)$$

图 4-7　化学毒物单次静脉注射后毒物排泄示意图

X—体内毒物量　X_{u}—尿中原形毒物累积量

X_{nr}—非肾途径排泄的原形毒物累积量

K_{e}—肾排泄速率常数，K_{nr}—非肾途径消除速率常数

式中　$\dfrac{\mathrm{d}X_{\mathrm{u}}}{\mathrm{d}t}$——原形毒物经肾排泄速率

　　　　X_{u}——t 时刻尿中原形毒物累积量

　　　　X——t 时刻体内毒物量

　　　　X_0——静脉注射染毒量

　　　　K_{e}——肾排泄速率常数

式（4-24）两端取自然对数，得

$$\ln \frac{\mathrm{d}X_{\mathrm{u}}}{\mathrm{d}t} = -kt + \ln(k_{\mathrm{e}}X_0) \qquad (4-25)$$

式（4-24）中 $\dfrac{\mathrm{d}X_{\mathrm{u}}}{\mathrm{d}t}$ 为 t 时刻的瞬间毒物尿排泄速率，而尿液浓度只能反映集尿期间的累积排泄毒物量，因此 $\dfrac{\mathrm{d}X_{\mathrm{u}}}{\mathrm{d}t}$ 无法准确获得。实际工作中，采用集尿时间间隔 Δt 内的平均毒物尿排泄速率 $\dfrac{\Delta X_{\mathrm{u}}}{\Delta t}$ 代替 $\dfrac{\mathrm{d}X_{\mathrm{u}}}{\mathrm{d}t}$，以集尿期的中点时间 t_{c} 代替 t，式（4-25）改写为

$$\ln \frac{\Delta X_{\mathrm{u}}}{\Delta t} = -kt_{\mathrm{c}} + \ln(k_{\mathrm{e}}X_0) \qquad (4-26)$$

以 $\ln \dfrac{\Delta X_{\mathrm{u}}}{\Delta t}$ 对 t_{c} 作图，从直线的斜率可以求算出消除速率常数 k。

（2）尿毒物排泄量与时间的关系（亏量法，sigma-minus method）　尿速率法中，数据波动性大，有时难以估算毒物的消除速率常数。为了克服这一缺点，可采用亏量法。

式（4-24）经拉普拉斯变换解出 X_{u}

$$X_{\mathrm{u}} = \frac{k_{\mathrm{e}}X_0}{k}(1 - e^{-kt}) \qquad (4-27)$$

当 $t \to \infty$ 时，$e^{-kt} \to 0$，则最终经肾排泄的原形毒物总量 X_{u}^{∞} 为

$$X_{\mathrm{u}}^{\infty} = \frac{k_{\mathrm{e}}X_0}{k}(1 - e^{-kt\infty}) = \frac{k_{\mathrm{e}}X_0}{k} \qquad (4-28)$$

$\dfrac{k_{\mathrm{e}}}{k}$ 称为毒物的肾排泄率，当 $k_{\mathrm{e}} = k$ 时，毒物完全以原形经肾排泄。

式（4-28）减去式（4-27），然后两端取自然对数，得

$$\ln(X_u^\infty - X_u) = -kt + \ln X_u^\infty \tag{4-29}$$

$(X_u^\infty - X_u)$ 为体内经肾待排泄原形毒物量，也称亏量。以 $\ln(X_u^\infty - X_u)$ 对 t 作图，从直线的斜率可以求算出消除速率常数 k。

亏量法中为了得到 X_u^∞，需要收集尿样时间较长，至少 7 个毒物的半衰期，并且整个尿样收集期间不得丢失任何一份尿样数据。

（3）肾清除率 肾清除率（renal clearance，Cl_r）指单位时间内肾能将相当于多少体积血液中的毒物完全清除。Cl_r 单位为 mL/min 或 mL/h。毒物的肾清除率不能超过肾血流量。

$$Cl_r = \frac{dX_u/dt}{c} = \frac{k_e X}{c} = k_e V \tag{4-30}$$

（二）血管外染毒

1. 血液

如图 4-8 所示为单室模型化学毒物单次血管外染毒的动力学示意图。

单室模型化学毒物血管外染毒后，毒物逐渐被吸收进入血液循环，毒物在体内的吸收和消除通常用一级速率过程描述：

$$\frac{dX_a}{dt} = -k_a X_a \tag{4-31}$$

$$\frac{dX}{dt} = k_a X_a - kX \tag{4-32}$$

式中 $\dfrac{dX_a}{dt}$——吸收部位毒物量的变

化速率；

$\dfrac{dX}{dt}$——体内毒物量的变化速率。

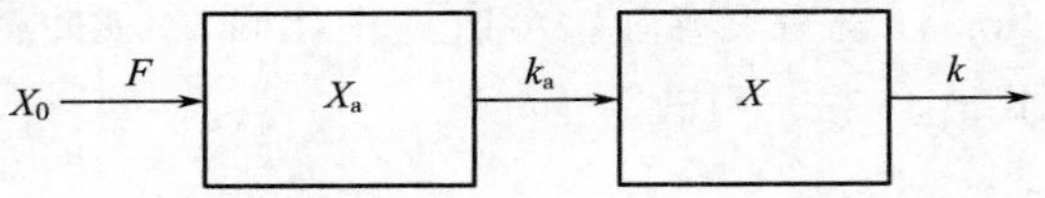

图 4-8 单室模型化学毒物单次血管外染毒的动力学示意图

X_0—染毒剂量 X_a—吸收部位可被吸收进入全身循环的毒物量 X—体内毒物量 F—吸收率 k_a—一级吸收速率常数 k——级消除速率常数

（1）血浆毒物浓度与时间的关系 单室模型化学毒物血管外染毒后，血浆毒物浓度-时间曲线如图 4-9 所示。

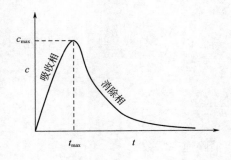

图 4-9 单室模型化学毒物单次血管外染毒的血浆毒物浓度-时间曲线示意图

此图可用式（4-33）描述：

$$c = \frac{k_a F X_0}{V(k_a - k)}(e^{-kt} - e^{-k_a t}) \tag{4-33}$$

上式中 F 为吸收率，也称吸收系数。血管外染毒，吸收不一定很充分，因此吸收部位可被吸收进入全身循环的毒物量应为染毒剂量乘以吸收分数。

（2）峰浓度和达峰时间 如图 4-9 所示，将峰左侧曲线称为吸收相，此时吸收速率大于消除速率，曲线呈上升状态，主要反映毒物的吸收情况；峰右侧曲线称为消除相，此时的吸收速率小于消除速率，在一定程度上反映了毒物的消除情况；达峰浓度 c_{max} 时，吸收速率等于消除速率。峰浓度 c_{max} 和达峰时间 t_{max} 可用下式表示

$$c_{max} = \frac{FX_0}{V}e^{-kt_{max}} \tag{4-34}$$

$$t_{max} = \frac{\ln k_a - \ln k}{k_a - k} \tag{4-35}$$

（3）血浆毒物浓度-时间曲线下面积　毒物吸收入血的相对量可以用 AUC 表示：

$$AUC_{0\to\infty} = \int_0^\infty c\,dt = c = \int_0^\infty \frac{k_a FX_0}{V(k_a - k)}(e^{-kt} - e^{-k_a t})\,dt = \frac{FX_0}{kV} \tag{4-36}$$

若 $k_a \gg k$ 及 t_n 充分大时，AUC 也可采用梯形法计算：

$$AUC_{0\to\infty} = \sum_{i=0}^{n-1} \frac{(c_{i+1} + c_i)(t_{i+1} - t_i)}{2} + \frac{c_n}{k} \tag{4-37}$$

c_n 为最后一个实测时间点 t_n 时浓度。

（4）滞后时间　血管外染毒时，毒物往往要经过一段时间才能吸收入血。滞后时间（lag time）是指染毒开始至血液中出现毒物所需的时间，常用 t_o 或 t_{lag} 表示。考虑滞后时间，式（4-33）可改写为

$$c = \frac{k_a FX_0}{V(k_a - k)}[e^{-k(t-t_o)} - e^{-k_a(t-t_o)}] \tag{4-38}$$

2. 尿液

（1）尿毒物排泄速率与时间的关系（速率法）　与静脉注射染毒一样，血管外染毒后若大部分毒物以原形从尿中排出，并且毒物经肾排泄过程符合一级速率过程，则尿中毒物排泄速率与当时体内的毒物量成正比，则下列微分方程成立

$$\frac{dX_u}{dt} = k_e X = \frac{k_e k_a FX_0}{k_a - k}(e^{-kt} - e^{-k_a t}) \tag{4-39}$$

若 $k_a \gg k$，当 $t \to \infty$ 时，$e^{-k_a t} \to 0$，则式（4-39）简化为

$$\frac{dX_u}{dt} = \frac{k_e k_a FX_0}{k_a - k}e^{-kt} \tag{4-40}$$

上式两端取自然对数，得

$$\ln\frac{dX_u}{dt} = -kt + \ln\frac{k_e k_a FX_0}{k_a - k} \tag{4-41}$$

与静脉注射染毒的尿毒物排泄数据处理方法一样，以 $\frac{\Delta X_u}{\Delta t}$ 代替 $\frac{dX_u}{dt}$，以 t_c 代替 t，式（4-41）改写为

$$\ln\frac{\Delta X_u}{\Delta t} = -kt_c + \ln\frac{k_e k_a FX_0}{k_a - k} \tag{4-42}$$

以 $\ln\frac{\Delta X_u}{\Delta t}$ 对 t_c 作图，从直线的斜率可以求算出消除速率常数 k。

根据式（4-39），可以计算尿毒物排泄总量 X_u^∞，以及集尿结束后的剩余尿毒物排泄量 $(X_u)_{t\to\infty}$。

$$X_u^\infty = \int_0^\infty \frac{k_e k_a F X_0}{k_a - k}(e^{-kt} - e^{-k_a t}) \, \mathrm{d}t = \frac{k_e F X_0}{k} \tag{4-43}$$

$$(X_u)_{t \to \infty} = \int_t^\infty \frac{k_e k_a F X_0}{k_a - k}(e^{-kt} - e^{-k_a t}) \, \mathrm{d}t \tag{4-44}$$

若 $k_a \gg k$ 及 t 充分大时，$e^{-k_a t} \to 0$，最后一点 t 时刻的尿毒物排泄速率 $\left(\dfrac{\mathrm{d}X_u}{\mathrm{d}t}\right)_t = \dfrac{k_e k_a F X_0}{k_a - k}e^{-kt}$，式（4-44）可简化为

$$(X_u)_{t \to \infty} = \frac{k_e k_a F X_0}{k_a - k}\int_t^\infty e^{-kt} \, \mathrm{d}t = \frac{k_e k_a F X_0}{k_a - k} \cdot \frac{e^{-kt}}{k} = \frac{\left(\dfrac{\mathrm{d}X_u}{\mathrm{d}t}\right)_t}{k} \tag{4-45}$$

（2）尿毒物排泄量与时间的关系（亏量法）　血管外染毒，体内经肾待排泄原形毒物量 $(X_u^\infty - X_u)$ 为

$$X_u^\infty - X_u = \frac{X_u^\infty}{k_a - k}(k_a e^{-kt} - k e^{-k_a t}) \tag{4-46}$$

若 $k_a \gg k$ 及 t 充分大时，$e^{-k_a t} \to 0$，则上式简化为

$$X_u^\infty - X_u = \frac{k_a X_u^\infty}{k_a - k}e^{-kt} \tag{4-47}$$

式（4-47）两端取自然对数，得

$$\ln(X_u^\infty - X_u) = -kt + \ln\frac{k_a X_u^\infty}{k_a - k} \tag{4-48}$$

以 $\ln(X_u^\infty - X_u)$ 对 t 作图，从直线的斜率可以求算出消除速率常数 k。

二、二室模型

机体内各部分的血流灌注速度不同，因此毒物与各组织、器官的亲和力不同，使得毒物在各组织、器官与体液中达到分布平衡所需时间也不同。对于由血液向体内各部位分布速率差异比较显著的毒物而言，单室模型不再适用，这时需要多室模型来描述其体内过程。理论上，毒代学可以建立任何多室模型，隔室数越多越符合毒物的体内实际分布情况。但实际上，隔室数越多，数学处理越复杂，参数的毒理学意义越不明确，多于三个隔室的模型就失去了毒理学意义。二室模型是多室模型中数学处理最简单的，得到广泛应用。用二室模型进行动力学分析时，假设毒物在各隔室间的分布和消除过程都是一级动力学速率过程。本部分仅介绍二室模型在血液中的应用。

（一）血管内染毒

1. 静脉注射

符合二室模型的毒物静脉注射后，毒物首先进入中央室，并很快在中央室达到分布平衡，同时与周边室间发生转运。在中央室与周边室之间毒物的转运为可逆的一级动力学过程，毒物在中央室按一级速率过程消除，其动力学模型如图 4-10 所示。

中央室毒物量随时间的变化速率 $\dfrac{\mathrm{d}X_c}{\mathrm{d}t}$ 和周边室毒物量随时间的变化速率 $\dfrac{\mathrm{d}X_p}{\mathrm{d}t}$ 可用以下

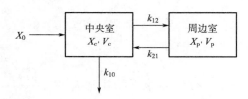

图4-10 二室模型化学毒物单次静脉注射的动力学示意图

X_0—静脉注射染毒剂量 X_c—中央室毒物量 V_c—中央室表观分布容积 X_p—周边室毒物量 V_p—周边室表观分布容积 k_{10}—化学毒物从中央室消除的一级消除速率常数 k_{12}—化学毒物从中央室向周边室转运的一级速率常数 k_{21}—化学毒物从周边室向中央室转运的一级速率常数

微分方程描述：

$$\frac{dX_c}{dt} = k_{21}X_p - k_{12}X_c - k_{10}X_c \qquad (4-49)$$

$$\frac{dX_p}{dt} = k_{12}X_c - k_{21}X_p \qquad (4-50)$$

（1）血浆毒物浓度与时间的关系 式（4-49）和式（4-50）经拉普拉斯变换后，得

$$X_c = \frac{X_0(\alpha - k_{21})}{\alpha - \beta} \cdot e^{-\alpha t} + \frac{X_0(k_{21} - \beta)}{\alpha - \beta} \cdot e^{-\beta t} \qquad (4-51)$$

$$X_p = \frac{k_{21}X_0}{\alpha - \beta}(e^{-\beta t} - e^{-\alpha t}) \qquad (4-52)$$

上两式中，α 称为分布相混合一级速率常数或快配置速率常数，β 称为消除相混合一级速率常数或称为慢配置速率常数。α 和 β 又称为混杂参数（hybrid parameter），分别代表两个指数项即分布相和消除相的特征，由模型参数（k_{12}、k_{21}、k_{10}）构成，如下：

$$\alpha = \frac{(k_{12} + k_{21} + k_{10}) + \sqrt{(k_{12} + k_{21} + k_{10})^2 - 4k_{21} \cdot k_{10}}}{2} \qquad (4-53)$$

$$\beta = \frac{(k_{12} + k_{21} + k_{10}) - \sqrt{(k_{12} + k_{21} + k_{10})^2 - 4k_{21} \cdot k_{10}}}{2} \qquad (4-54)$$

$$\alpha + \beta = k_{12} + k_{21} + k_{10} \qquad (4-55)$$

$$\alpha \cdot \beta = k_{21} \cdot k_{10} \qquad (4-56)$$

血浆毒物浓度为中央室内的毒物量与中央室表观分布容积的比值，据式（4-51）得到血浆毒物浓度与时间的关系式为

$$c = \frac{X_0(\alpha - k_{21})}{V_c(\alpha - \beta)} \cdot e^{-\alpha t} + \frac{X_0(k_{21} - \beta)}{V_c(\alpha - \beta)} \cdot e^{-\beta t} \qquad (4-57)$$

式（4-57）中，令

$$A = \frac{X_0(\alpha - k_{21})}{V_c(\alpha - \beta)}, B = \frac{X_0(k_{21} - \beta)}{V_c(\alpha - \beta)}$$

则式（4-57）表示为

$$c = A \cdot e^{-\alpha t} + B \cdot e^{-\beta t} \qquad (4-58)$$

符合二室模型的化学毒物血浆浓度-时间曲线可分为分布相和消除相，如图4-11所示。

静脉注射染毒后，毒物在中央室迅速达到分布平衡，毒物从中央室向周边室的转运速率大于周边室向中央室的转运速率，同时还有中央室的消除，因此中央室毒物血浆浓度-时间曲线分布相一般表现为血浆毒物浓度下降较快，而周边室中毒物浓度逐渐增大，这一过程称为分布相。随着分布的进行，中央室与周边室的分布逐渐达到动态平衡，此时周边室毒物浓度达到最大值，之后主要是毒物从中央室消除，中央室与周边室毒物浓度同时平

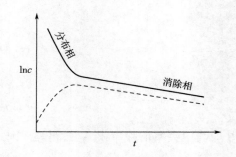

图4-11 二室模型化学毒物单次静脉注射的血浆毒物浓度-时间曲线示意图

图中实线为血浆毒物浓度-时间曲线，
虚线为周边室毒物浓度-时间曲线

（4）速率常数

$$k_{10} = \frac{\alpha\beta(A+B)}{A\beta + B\alpha} \quad (4\text{-}62)$$

$$k_{12} = \alpha + \beta - k_{21} - k_{10} \quad (4\text{-}63)$$

$$k_{21} = \frac{A\beta + B\alpha}{A+B} \quad (4\text{-}64)$$

（5）血浆毒物浓度-时间曲线下面积

$$\text{AUC} = \frac{A}{\alpha} + \frac{B}{\beta} \quad (4\text{-}65)$$

（6）总清除率

$$\text{Cl} = \frac{X_0}{AUC} = \beta \cdot V_\beta \quad (4\text{-}66)$$

总表观分布容积 V_β 为 V_c 和 V_p 之和。

2. 静脉滴注

静脉滴注符合二室模型的化学毒物时，毒物以恒定速率进入中央室，同时发生毒物在中央室和周边室间的转运以及从中央室的消除，如图4-12所示。

行下降，这一过程称为消除相。

（2）半衰期 通常，分布相毒物浓度下降速度较消除相快得多，即 $\alpha \gg \beta$。当 t 充分大时，分布相半衰期 $t_{1/2(\alpha)}$ 和消除相半衰期 $t_{1/2(\beta)}$ 为

$$t_{1/2(\alpha)} = \frac{\ln2}{\alpha} \quad (4\text{-}59)$$

$$t_{1/2(\beta)} = \frac{\ln2}{\beta} \quad (4\text{-}60)$$

（3）表观分布容积 中央室表观分布容积 V_c

$$V_c = \frac{X_0}{A+B} \quad (4\text{-}61)$$

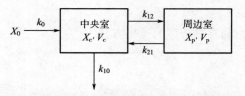

图4-12 二室模型化学毒物单次静脉滴注的动力学示意图

X_0—静脉滴注染毒剂量 k_0—静脉滴注染毒的速率

X_c、V_c、X_p、V_p、k_{10}、k_{12}、k_{21}意义同二室模型单次静脉注射染毒

在总滴注时间 T 内，毒物以恒速（X_0/T）进入中央室，其过程为零级速率过程，其他转运过程均为一级速率过程。各隔室间毒物的转运速率方程为

$$\frac{\text{d}X_c}{\text{d}t} = k_0 + k_{21}X_p - (k_{12} + k_{10})X_c \quad (4\text{-}67)$$

$$\frac{\text{d}X_p}{\text{d}t} = k_{12}X_c - k_{21}X_p \quad (4\text{-}68)$$

经转化，血浆毒物浓度的方程为

$$c = \frac{k_0}{V_c k_{10}}\left(1 - \frac{k_{10} - \beta}{\alpha - \beta} \cdot e^{-\alpha t} - \frac{\alpha - k_{10}}{\alpha - \beta} \cdot e^{-\beta t}\right) \tag{4-69}$$

稳态血浆毒物浓度的方程为

$$c_{ss} = \frac{k_0}{V_c \cdot k_{10}} \tag{4-70}$$

假定消除仅发生在中央室，总体清除率 $V_\beta \cdot \beta$ 应与中央室清除率 $V_c \cdot k_{10}$ 相等，则式（4-70）还可表示为

$$c_{ss} = \frac{k_0}{V_\beta \cdot \beta} \tag{4-71}$$

静脉滴注一段时间后停止，体内毒物的动力学过程与静脉注射相同。设停滴后所经历的时间为 t'，滴注停止后的血浆毒物浓度的方程为

$$c = \frac{k_0(\alpha - k_{21})(1 - e^{-\alpha T})}{V_c \alpha(\alpha - \beta)} \cdot e^{-\alpha t'} + \frac{k_0(k_{21} - \beta)(1 - e^{-\beta T})}{V_c \beta(\alpha - \beta)} \cdot e^{-\beta t'} \tag{4-72}$$

（二）血管外染毒

如图 4-13 所示，二室模型化学毒物以血管外途径染毒时，毒物首先通过吸收部位吸收进入血液循环即进入中央室，然后进行分布和消除。

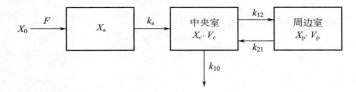

图 4-13   二室模型化学毒物单次血管外染毒的动力学示意图

F—吸收分数 X_a—吸收部位可被吸收进入全身循环的毒物量 k_a——级吸收速率常数

X_0、X_c、V_c、X_p、V_p、k_{10}、k_{12}、k_{21}意义同二室模型静脉注射染毒

隔室间毒物转运的速率方程为

$$\frac{\mathrm{d}X_a}{\mathrm{d}t} = -k_a X_a \tag{4-73}$$

$$\frac{\mathrm{d}X_c}{\mathrm{d}t} = k_a X_a - (k_{12} + k_{10})X_c + k_{21}X_p \tag{4-74}$$

$$\frac{\mathrm{d}X_p}{\mathrm{d}t} = k_{12}X_c + k_{21}X_p \tag{4-75}$$

1. 血浆毒物浓度与时间的关系

式（4-73）、式（4-74）和式（4-75）经拉普拉斯变换解出中央室内毒物浓度即血浆毒物浓度随时间变化规律的关系式为

$$c = \frac{k_a FX_0(k_{21} - k_a)}{V_c(\alpha - k_a)(\beta - k_a)} \cdot e^{-k_a t} + \frac{k_a FX_0(k_{21} - \alpha)}{V_c(k_a - \alpha)(\beta - \alpha)} \cdot e^{-\alpha t} + \frac{k_a FX_0(k_{21} - \beta)}{V_c(k_a - \beta)(\alpha - \beta)} \cdot e^{-\beta t} \tag{4-76}$$

式（4-76）中，令 $N = \dfrac{k_a FX_0(k_{21} - k_a)}{V_c(\alpha - k_a)(\beta - k_a)}$，$L = \dfrac{k_a FX_0(k_{21} - \alpha)}{V_c(k_a - \alpha)(\beta - \alpha)}$，

$$M = \frac{k_a FX_0 (k_{21} - \beta)}{V_c (k_a - \beta)(\alpha - \beta)},$$

则式（4-76）表示为

$$c = N \cdot e^{-k_a t} + L \cdot e^{-\alpha t} + M \cdot e^{-\beta t} \tag{4-77}$$

血浆毒物浓度-时间曲线如图 4-14 所示，毒物浓度先是上升，后快速下降，最后缓慢下降，可将曲线分为三个时相：①吸收相：毒物浓度持续上升，毒物吸收为主要过程；②分布相：毒物浓度下降，吸收至一定程度后，以毒物从中央室向周边室的转运为主，毒物分布是主要过程；③消除相：毒物浓度逐渐降低，吸收过程基本完成，中央室与周边室的分布趋于平衡，体内过程以毒物消除为主。

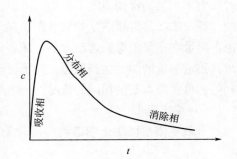

图 4-14　二室模型化学毒物单次血管外染毒的血浆毒物浓度-时间曲线示意图

2. 半衰期

吸收相半衰期 $t_{1/2(a)}$、分布相半衰期 $t_{1/2(\alpha)}$ 和消除相半衰期 $t_{1/2(\beta)}$ 为

$$t_{1/2(a)} = \frac{\ln 2}{k_a} \tag{4-78}$$

$$t_{1/2(\alpha)} = \frac{\ln 2}{\alpha} \tag{4-79}$$

$$t_{1/2(\beta)} = \frac{\ln 2}{\beta} \tag{4-80}$$

3. 中央室表观分布容积

中央室表观分布容积 V_c 和总表观分布容积 V_β 为

$$V_c = \frac{k_a FX_0 (k_{21} - \alpha)}{(k_a - \alpha)(\beta - \alpha) L} \tag{4-81}$$

$$V_\beta = \frac{FX_0}{\beta \cdot AUC} \tag{4-82}$$

4. 速率常数

$$k_{10} = \frac{\alpha\beta}{k_{21}} \tag{4-83}$$

$$k_{21} = \frac{L\beta(k_a - \alpha) + M\alpha(k_a - \beta)}{L(k_a - \alpha) + M(k_a - \beta)} \tag{4-84}$$

$$k_{12} = \alpha + \beta - k_{21} - k_{10} \tag{4-85}$$

5. 血浆毒物浓度-时间曲线下面积

$$AUC = \frac{L}{\alpha} + \frac{M}{\beta} + \frac{N}{k_a} = \frac{L}{\alpha} + \frac{M}{\beta} - \frac{L + M}{k_a} \tag{4-86}$$

6. 总清除率

$$Cl = \beta \cdot V_\beta = \frac{FX_0}{AUC} \tag{4-87}$$

三、 重复染毒

毒理学研究中经常采用重复染毒来研究化学毒物的毒性作用。重复染毒时，若染毒间隔时间大于 7 倍的毒物消除半衰期，由于在第二次染毒前体内毒物已消除完全，毒物在体内的过程与单次染毒相同。如果染毒间隔时间较短，第二次染毒前体内毒物尚未消除完全，体内毒物量在重复染毒后逐渐蓄积。随着不断染毒，体内毒物量不断增加，经过一定时间体内毒物量不再增加，达到稳态。为了便于研究，本部分所讨论内容为重复染毒间隔较短且相等、每次染毒剂量相同的情况。

（一）单室模型

符合单室模型特征化学毒物静脉注射重复染毒和血管外重复染毒的毒代学参数见表4-1。

表 4-1　单室模型化学毒物静脉注射重复染毒和血管外重复染毒的动力学参数

静脉注射重复染毒	血管外重复染毒
$c_n = \dfrac{X_0}{V} \cdot \dfrac{1 - e^{-nk\tau}}{1 - e^{-k\tau}} \cdot e^{-kt}$	$c_n = \dfrac{k_a FX_0}{V(k_a - k)}\left(\dfrac{1}{1 - e^{-k\tau}}e^{-kt} - \dfrac{1}{1 - e^{-k_a\tau}}e^{-k_a t}\right)$
$c_{ss} = \dfrac{X_0}{V(1 - e^{-k\tau})} \cdot e^{-kt}$	$c_{ss} = \dfrac{k_a FX_0}{V(k_a - k)}\left(\dfrac{e^{-kt}}{1 - e^{-k\tau}} - \dfrac{e^{-k_a t}}{1 - e^{-k_a\tau}}\right)$
$c_{max}^{ss} = \dfrac{X_0}{V(1 - e^{-k\tau})}$	$c_{max}^{ss} = \dfrac{FX_0}{V}\left(\dfrac{e^{-kt_{max}}}{1 - e^{-k\tau}}\right)$
$c_{min}^{ss} = \dfrac{X_0}{V(1 - e^{-k\tau})} \cdot e^{-k\tau}$	$c_{min}^{ss} = \dfrac{k_a FX_0}{V(k_a - k)}\left(\dfrac{e^{-k\tau}}{1 - e^{-k\tau}} - \dfrac{e^{-k_a\tau}}{1 - e^{-k_a\tau}}\right)$
$\overline{c_{ss}} = \dfrac{X_0}{Vk\tau}$	$\overline{c_{ss}} = \dfrac{FX_0}{Vk\tau}$
$f_{ss(n)} = \dfrac{c_n}{c_{ss}} = 1 - e^{-kn\tau}$	$f_{ss(n)} = 1 - \dfrac{k_a e^{-nk\tau} - k e^{-nk_a\tau}}{k_a - k}$
—	$t_{max} = \dfrac{1}{k_a - k}\ln\left[\dfrac{k_a(1 - e^{-k\tau})}{k(1 - e^{-k_a\tau})}\right]$

注：c_n 为第 n 次染毒后浆毒物浓度，c_{ss} 为稳态血浆毒物浓度，c_{max}^{ss} 为稳态最大血浆毒物浓度，c_{min}^{ss} 为稳态最小血浆毒物浓度，$\overline{c_{ss}}$ 为平均稳态血浆毒物浓度，$f_{ss(n)}$ 为 n 次染毒后达坪分数，t_{max} 为稳态达峰时间，X_0 为染毒剂量，τ 为染毒间隔时间，n 为染毒次数，k 为一级消除速率常数，t（$0 \leqslant t \leqslant \tau$）为时间。

（二）二室模型

符合二室模型特征化学毒物静脉注射重复染毒的动力学参数如下：

$$c_n = A\left(\dfrac{1 - e^{-n\alpha\tau}}{1 - e^{-\alpha\tau}}\right) \cdot e^{-\alpha t} + B\left(\dfrac{1 - e^{-n\beta\tau}}{1 - e^{-\beta\tau}}\right) \cdot e^{-\beta t} \tag{4-88}$$

$$c_{ss} = A\left(\dfrac{1}{1 - e^{-\alpha\tau}}\right) \cdot e^{-\alpha t} + B\left(\dfrac{1}{1 - e^{-\beta\tau}}\right) \cdot e^{-\beta t} \tag{4-89}$$

$$\overline{c_{ss}} = \frac{X_0}{V_c k_{10} \tau} = \frac{X_0}{V_\beta \beta \tau} \tag{4-90}$$

符合二室模型特征化学毒物血管外重复染毒的动力学参数如下：

$$c_n = N\left(\frac{1 - e^{-nk_a\tau}}{1 - e^{-k_a\tau}}\right) \cdot e^{-k_a t} + L\left(\frac{1 - e^{-n\alpha\tau}}{1 - e^{-\alpha\tau}}\right) \cdot e^{-\alpha t} + M\left(\frac{1 - e^{-n\beta\tau}}{1 - e^{-\beta\tau}}\right) \cdot e^{-\beta t} \tag{4-91}$$

$$c_{ss} = N\left(\frac{1}{1 - e^{-k_a\tau}}\right) \cdot e^{-k_a t} + L\left(\frac{1}{1 - e^{-\alpha\tau}}\right) \cdot e^{-\alpha t} + M\left(\frac{1}{1 - e^{-\beta\tau}}\right) \cdot e^{-\beta t} \tag{4-92}$$

$$\overline{c_{ss}} = \frac{FX_0}{V_c k_{10} \tau} = \frac{FX_0}{V_\beta \beta \tau} \tag{4-93}$$

（三）体内毒物量的蓄积与血浆毒物浓度的波动

1. 体内毒物量的蓄积

重复染毒时，由于染毒次数多，间隔时间短导致毒物在体内不断蓄积，最后达到稳态浓度。不同毒物在体内蓄积程度存在差异，蓄积程度过大可能导致中毒。蓄积程度用蓄积系数表示，蓄积系数又叫蓄积因子或积累系数，系指稳态血浆毒物浓度与第一次染毒后的血浆毒物的比值，以 R 表示。R 可以用以下几种方法计算。

（1）以稳态最小血浆毒物浓度 c_{min}^{ss} 与第一次染毒后的最小血浆毒物浓度 $(c_1)_{min}$ 的比值表示：$R = \dfrac{c_{min}^{ss}}{(c_1)_{min}}$

（2）以平均稳态血浆毒物浓度 $\overline{c_{ss}}$ 与第一次染毒后的平均血浆毒物浓度 $\overline{c_1}$ 的比值表示：

$R = \dfrac{\overline{c_{ss}}}{\overline{c_1}}$

（3）以稳态最大血浆毒物浓度 c_{max}^{ss} 与第一次染毒后的最大血浆毒物浓度 $(c_1)_{max}$ 的比值表示：$R = \dfrac{c_{max}^{ss}}{(c_1)_{max}}$

2. 血浆毒物浓度的波动

（1）波动百分数（percent of fluctuation）系指稳态最大血浆毒物浓度与稳态最小血浆毒物浓度之差与稳态最大血浆毒物浓度比值的百分数：波动百分数 $= \dfrac{c_{max}^{ss} - c_{min}^{ss}}{c_{max}^{ss}} \times 100\%$

（2）波动度（degree of fluctuation）系指稳态最大血浆毒物浓度与稳态最小血浆毒物浓度之差与平均稳态血浆毒物浓度的比值：波动度 $= \dfrac{c_{max}^{ss} - c_{min}^{ss}}{\overline{c_{ss}}}$

（3）血浆毒物浓度变化率系指稳态最大血浆毒物浓度与稳态最小血浆毒物浓度之差与稳态最小浆毒物浓度比值的百分数：血浆毒物浓度变化率 $= \dfrac{c_{max}^{ss} - c_{min}^{ss}}{c_{min}^{ss}} \times 100\%$

第三节　非线性毒代动力学模型

一、概述

大多数化学毒物的体内动力学过程都符合线性毒代学特征。线性毒代学有三个基本假设：①吸收速率为零级或一级速率过程；②与消除相相比，化学毒物分布相很快完成；③化学毒物在体内消除为一级速率过程。线性毒代学的基本特征是化学毒物血浆浓度与体内化学毒物量（包括各组织间转运量）成正比。线性毒代学的特征还表现为：①化学毒物的半衰期、消除速率常数及清除率与剂量无关；②化学毒物血浆浓度、血浆毒物浓度-时间曲线下面积、尿中累积排泄量与剂量成正比关系；③化学毒物剂量改变时，其相应时间点上血浆毒物浓度与剂量的改变成正比等。

有些化学毒物的吸收、分布、代谢和消除过程不符合线性毒代学特征，则可采用非线性毒代学模型描述。容量限制过程中，化学毒物染毒量及所产生的体内浓度超过一定的限度时，酶催化能力和载体转运能力达到饱和，其动力学呈现明显的剂量（浓度）依赖性，表现为米氏非线性动力学过程。有些特殊非线性化学毒物的毒代学参数随时间不同而改变，呈现时间依赖性。大多数非线性化学毒物的体内过程可以用米氏非线性毒代学方程描述。线性和非线性毒代学的识别可以采用血浆毒物浓度-时间图形法、AUC-剂量图形法等，如图 4-15 所示。

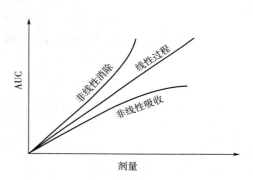

图 4-15　线性和非线性毒代学的 AUC 与剂量的关系

二、非线性动力学方程

非线性动力学过程通常用米氏（Michaelis-Menten）方程描述，见式（4-94）。该方程式是基于化学毒物在酶或载体参与下完成的可饱和的毒物消除过程，适用于包括吸收、分布、代谢、排泄在内的可饱和体内过程。这些过程需要特定的酶或载体参与，专属性很强，而参与这些过程的酶或载体的数量有限，当反应物量增加到一定程度时，即形成所谓的反应能力饱和。

$$-\frac{\mathrm{d}c}{\mathrm{d}t} = \frac{V_{\mathrm{m}} \cdot c}{K_{\mathrm{m}} + c} \qquad (4-94)$$

式中　　$-\dfrac{dc}{dt}$——毒物在 t 时间的下降速率，表示消除速率的大小；

　　　　V_m——毒物在体内消除过程中理论上的最大速率，单位为"浓度/时间"

　　　　K_m——米氏常数，其单位为"浓度"，是指毒物在体内的消除速率为 V_m 的一半

时所对应的血浆毒物浓度，即当 $-\dfrac{dc}{dt}=\dfrac{V_m}{2}$ 时，$K_m=c$。如图 4-16 所示。

K_m 为重要的动力学参数，表征底物和酶或载体的亲和性。K_m 越小，底物与蛋白亲和性越强，反之，底物与蛋白亲和性越弱，代谢或转运能力越弱。通常 K_m 最小的底物为酶或载体的最适底物或天然底物。

式（4-94）移项得

$$-dc-\frac{K_m}{c}dc=V_m dt \qquad (4-95)$$

式（4-95）积分得

$$t=\frac{c_0-c}{V_m}+\frac{K_m}{V_m}\ln\frac{c_0}{c} \qquad (4-96)$$

式（4-96）整理得

$$\ln c=\frac{c_0-c}{K_m}+\ln c_0-\frac{V_m}{K_m}t \qquad (4-97)$$

Michaelis-Menten 过程中毒物的消除速率与毒物浓度之间的关系如图 4-16 所示。

米氏方程有两种极端情况：

①当剂量或浓度较低时，$c\ll K_m$，式（4-94）简化为 $-\dfrac{dc}{dt}=\dfrac{V_m}{K_m}\cdot c$。该式表明血浆毒物浓度消除速率与血浆毒物浓度一次方成正比，呈现一级动力学线性特征。

②当剂量或浓度较高时，$c\gg K_m$，式（4-94）简化为 $-\dfrac{dc}{dt}=V_m$。这种情况下，

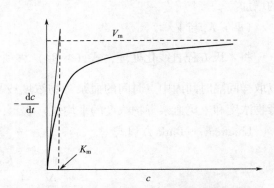

图 4-16　Michaelis-Menten 过程中毒物的消除速率与毒物浓度之间的关系

血浆毒物浓度下降速率与血浆毒物浓度无关，消除过程达到饱和，消除速率接近一恒定值。

（一）半衰期

根据半衰期的定义，即体内的化学毒物量或血浆毒物浓度下降一半所需要的时间，将 $c=c_0/2$ 代入式（4-96），得

$$t_{1/2}=\frac{c_0+2\ln2\cdot K_m}{2V_m} \qquad (4-98)$$

（二）清除率

清除率为单位时间内所清除的毒物量 $-\dfrac{dc}{dt}$ 与血浆毒物浓度的比值。

体内能将相当于多少体积血液中的毒物完全清除，即单位时间从体内消除的毒物的表观分布容积。清除率常用 Cl 表示。清除率的计算公式如下：

$$Cl = \frac{-\frac{dX}{dt}}{c} = \frac{-\frac{dc}{dt} \cdot V}{c} = \frac{V_m \cdot V}{K_m + c} \tag{4-99}$$

（三）血浆毒物浓度时间曲线下面积

米氏方程整理可得

$$cdt = -\frac{(K_m + c)}{V_m}dc \tag{4-100}$$

$t = 0$, $c = c_0$; $t = \infty$, $c = 0$, 对式（4-100）作定积分，得

$$AUC = \int_0^\infty cdt = \frac{c_0}{V_m}(K_m + \frac{c_0}{2}) = \frac{X_0}{V \cdot V_m}(K_m + \frac{X_0}{2V}) \tag{4-101}$$

剂量很低时（$\frac{X_0}{2V} \ll K_m$），式（4-101）简化为 $AUC = \frac{K_m X_0}{V \cdot V_m}$，则 AUC 与剂量成正

比，相当于一级消除过程；剂量很高时（$\frac{X_0}{2V} \gg K_m$），式（4-101）简化为 $AUC =$

$\frac{X_0^2}{2V^2 \cdot V_m}$，则 AUC 与剂量平方成正比，此种情况下，剂量的少量增加，会引起 AUC 较大

的增加。

（四）K_m 与 V_m

将米氏方程直线化处理，式（4-94）移项后，其瞬时速率 $\frac{dc}{dt}$ 以平均速度 $\frac{\Delta c}{\Delta t}$ 表示，c

以取样间隔时间内中点时间的血浆毒物浓度或平均血浆毒物浓度 $c_中$（Δt 时间内开始血浆毒物浓度和末尾血浆毒物浓度的平均值）表示，得

Lineweaver-Burk 方程式

$$\frac{1}{-\frac{\Delta c}{\Delta t}} = \frac{K_m}{V_m \cdot c_中} + \frac{1}{V_m} \tag{4-102}$$

Hanes-Woolf 方程式

$$\frac{c_中}{-\frac{\Delta c}{\Delta t}} = \frac{c_中}{V_m} + \frac{K_m}{V_m} \tag{4-103}$$

Eadie-Hofstee 方程式

$$-\frac{\Delta c}{\Delta t} = -\frac{(-\frac{\Delta c}{\Delta t})}{c_中}K_m + V_m \tag{4-104}$$

采用作图法即可得到 K_m 与 V_m。

（五）稳态血浆毒物浓度

具有非线性动力学特征的化学毒物，当多次染毒达到稳态浓度时，其消除速率和染毒

速率（即染毒剂量与染毒时间间隔的比值）相等，则

$$c_{ss} = \frac{K_m X_0}{\tau V'_m - X_0}$$

(4-105)

第四节 毒代动力学研究进展

一、生理毒代动力学模型

隔室模型的研究已有多年历史，目前仍被广泛应用，但它也存在许多缺点。组成隔室模型的基本单位"隔室"不是以机体生理学解剖状况来划分的，仅是数学上的抽象概念。因此研究的隔室及其参数通常和解剖结构、生理学功能之间没有直接联系，不能直观反映器官或组织中毒物的吸收、分布、代谢和排泄过程。为了克服这些局限性，根据机体的生理学、生化学和解剖学特征，建立了生理毒代学模型。生理毒代学模型与经典隔室模型之间的基本区别在于表示化学毒物出入室的速率常数的根据不同：在经典隔室模型中，速率常数由毒代学研究中的原始数据决定；而在生理隔室模型中，速率常数表示已知的或假设的生物学过程。

生理毒代学模型是建立在机体的生理、生化、解剖和化学毒物热力学性质基础上的一种整体模型，它将每个相应的组织器官单独作为一个隔室看待，隔室间借助于血液循环连接。每个室的建立依赖于：①生理学、解剖学参数，如组织大小、血流灌注速率和肾小球滤过率；②生化参数，如酶活性参数（V_m、K_m）；③化学毒物热力学性质，如脂溶性、电离性等；④化学毒物与机体相互作用的性质，如膜通透性、化学毒物与血浆蛋白结合率与组织亲和力等。

与经典隔室模型比较，生理毒代学模型的优势在于：①生理毒代学模型得到的参数是真实的，能够提供化学毒物在各器官或组织中的时间-分布过程；②能够估计生理参数改变对化学毒物组织浓度的作用，并反映器官功能改变；③通过对动物生命周期的等比例缩放，用相同的模型可预测化学毒物在不同种属动物体内的毒代学过程，从而预测毒物在人体血液及组织中的浓度；④适用于复杂的染毒方式以及代谢、结合这样的饱和动力学过程。模型的缺点是很难在动物上验证，并且不可能在人身上验证；很难获得无血的组织样品；有关化学毒物分布到各组织的机制和速率必须用到数个假设。

生理毒代学模型的主要缺点：①模型结构复杂，数学处理过程困难，需要依靠毒代学软件或者大型计算机才能解决，限制了模型的推广和应用；②与经典隔室模型比较，建立模型需要大量的动物生理参数，增大了研究工作量；③模型验证和优化时，需要不同时间间隔的大量组织样本信息；④在不同种属、品系和疾病状态的动物中，参数评价常出现偏差。

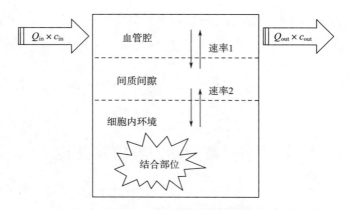

图 4-17　生理毒代学模型中隔室结构示意图

Q_{in}—进入隔室的血流速率　　c_{in}—进入隔室的化学毒物浓度

Q_{out}—离开隔室的血流速率　　c_{out}—离开隔室的化学毒物浓度

（一）生理隔室的组成

生理模型的基本单位是彼此连接的隔室，常被形容为盒子，如图 4-17 所示。

隔室是体内的一个具有相同外来化学毒物浓度的专一部位。隔室可能是某器官的一个特殊的功能单位或解剖位置、围绕组织的一根血管，如肝脏或肾脏这样彼此分离的完整器官，或是脂肪和皮肤这样广泛分布的组织。隔室由三个单独的、但连接良好的亚室构成，它们对应着器官或组织的特定生理部位，包括：①血液灌注入室所流经的血管腔；②构成细胞基质的间质间隙；③由组织细胞构成的细胞内环境。血管和间质亚室常被合并为一个细胞外室。生理毒代学模型也是由隔室组成，但这些隔室——对应于解剖组织学实体，隔室之间经体液循环联系。

化合毒物按质量/单位时间（如 mg/h）以一定速率进入血管亚室。进入速率为到达组织的血流速率（Q_{in}，L/h）与进入组织的血液中化学毒物浓度（c_{in}，mg/L）的乘积。在室内，化学毒物以一定的净速率（$Flux_1$）从血管内进入间质间隙，再以不同的净速率（$Flux_2$）从间质间隙进入细胞内液。某些化学毒物能与细胞成分结合，故以游离和结合两种状态存在于隔室内。化学毒物随静脉血流速率（Q_{out}）以一定的静脉血浓度（c_{out}）离开血管腔。

化学毒物在某一组织累积速率=（进入该组织血流速率×血毒物浓度）+（其他组织扩散入该组织速率）-（流出该组织血流速率×血毒物浓度）-（毒物在组织中生物转化速率）-（毒物在组织中排泄速率）-（毒物由该组织扩散入其他组织速率）。

每一室可以按上式列出一个微分方程描述毒物在隔室内动态变化，设计多少个隔室，就有多少个方程，这一套方程组即为生理毒代学模型的数学表达方式。生理毒代学就是求解由各隔室的微分方程组成的微分方程组。

（二）灌注限制室与扩散限制室

灌注限制与扩散限制是两个限制化学毒物跨膜转运的因素。

1. 灌注限制室

灌注限制室（perfusion-limited compartment）也称为血流限制室，或简称为流限制室，如图4-18所示。如果某一特定化学毒物的细胞膜渗透系数PA远大于到达该组织的血流速率Q_{in}，即$PA \gg Q_{in}$，就会出现流限制室。此种情况下，影响组织亚室摄取化学毒物的唯一因素就是血液灌注速率，而与化学毒物跨越细胞膜的速率无关。在多数组织中，化学毒物在血液亚室与间质亚室之间可迅速达到平衡，这两个亚室通常被合并成一个室，称为细胞外室（脑除外，这是由于存在血-脑屏障的原因）。这样，细胞膜就成为分隔细胞外室与细胞内室最重要的扩散屏障。由于细胞膜一般不能限制相对分子质量小于100或亲脂性物质的跨膜转运，故这些毒物的转运速率只受血液灌注速率的限制。

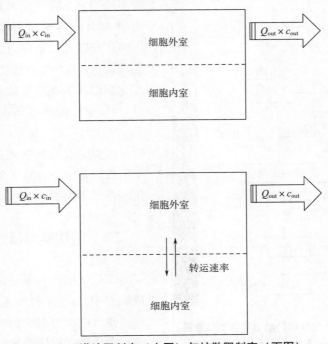

图4-18　灌注限制室（上图）与扩散限制室（下图）

2. 扩散限制室

扩散限制室（diffusion-limited compartment）当化学毒物被摄入室内的速率由细胞膜的渗透性和膜的总面积决定时，称为扩散限制室，或膜限制室，如图4-18所示。此时，化学毒物的转运速率或跨越细胞膜的转运速率远慢于到达该组织的血流速度，表观渗透系数PA远小于到达该组织的血流速率Q_{in}，即$PA \ll Q_{in}$。极性大的分子经毛细血管渗漏入组织的间质间隙通常只受血流的限制，而它们在组织细胞中的分布则受跨越细胞膜速率的限制。故对于此种室结构，可将血液与间质间隙合并为一个细胞外室，该室从血液中摄取化学毒物的速率受灌注限制；而细胞内室从细胞外室摄取化学毒物的速率受扩散限制。

（三）全身生理毒代动力学模型

全身生理毒代学又称整体生理毒代学，它根据解剖学和生理结构将机体分为若干个隔室，分别代表各组织和器官，通过血液循环将这些隔室串联成一个闭合的模型结构，如图4-19所示。其间的物质转运用物质平衡方程描述，输入和输出分别通过相应器官或组织血液的灌注（Q_{in}）和流出（Q_{out}）表示。

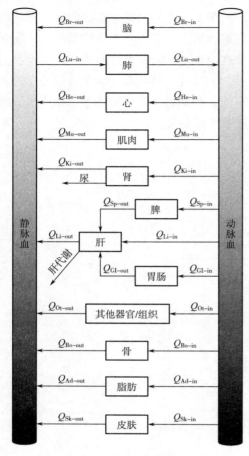

图4-19　全身生理毒代动力学模型示意图
（箭头表示血液流动方向）

建立一个全身生理毒代学模型，必需根据研究目的和实际要解决的问题，确定的组织隔室应包括：①主要生命器官，②消除器官，③靶器官（毒效和毒性）。确定了要研究的组织模型后，必须收集以下模型参数：①解剖学方面：如组织器官大小及容积等；②生理、生化方面：如血流灌注速率、酶活性参数；③化学毒物热力学方面：如化学毒物与蛋白结合率；④转运与转化：如膜通透性、毒物转运机制及特点，毒物生物转化的速度和程度等；⑤化学毒物的理化性质：如脂溶性、电荷性、油/水分配系数等。多数数据可从有关文献中获取，也有些通过实验研究测得。收集完有关数据和资料后，利用解剖学特性将各组织器官借助于血流构建全身生理毒代学模型。

二、毒代学与毒效学结合模型

毒代学描述在毒性剂量下，不同体液或组织中化学毒物浓度随时间的变化过程，侧重机体对毒物的作用。毒效学是研究化学毒物在机体内效应与浓度的关系的科学，主要描述毒理效应是如何随血毒物浓度变化的，并对毒理效应的时间过程进行分析，侧重毒物对机体的作用。毒代学和毒效学是按时间同步进行的两个密切相关的动力学过程，但在研究血毒物浓度和效应的过程中发现，血毒物浓度和效应之间并非都是简单的一一对应关系。

毒代学与毒效学结合模型通过血毒物浓度-时间-效应三者数据的测定，经模型分析，拟合出血毒物浓度及其效应经时过程的曲线，推导出产生效应部位的毒物浓度，定量地反映其与效应的关系。

（一）毒效学模型

目前常用的毒效学模型主要有以下几种。

1. 固定作用模型

固定作用模型是联系化学毒物和毒理作用的简单模型。只有当毒物达到阈值以上时，毒物才能产生特定的毒性作用。

2. 线性和对数线性模型

线性模型假设毒物浓度和效应之间呈简单线性关系，见式（4-106）：

$$E = E_0 + k \cdot c \tag{4-106}$$

式中　E——毒理效应；

　　　E_0——基线效应；

　　　k——斜率；

　　　c——血毒物浓度。

该模型适用血毒物浓度范围较窄，一般在毒物浓度远小于 EC_{50} 时适用。在较大浓度范围内，效应与浓度常呈曲线关系，浓度取对数后，效应与浓度呈对数线性关系，见式（4-107）：

$$E = E_0 + k \cdot \ln(c + c_0) \tag{4-107}$$

式中　c_0——内源性物质浓度。

对数线性模型仅适用于中间浓度范围的毒效预测，对于高浓度或低浓度则不适用。

3. 最大效应模型

很多毒物是通过与受体非共价键结合而发挥毒理作用的，基于受体理论得到式（4-108）：

$$E = E_0 + \frac{E_{max} \cdot c}{EC_{50} + c} \tag{4-108}$$

式中　E_{max}——最大效应；

　　　EC_{50}——产生 50% 最大效应时的浓度。

式（4-108）是类似 Michaelis-Menten 方程的可饱和过程。

4. S 型最大效应模型

S 型最大效应模型又称 Hill 模型，是最大效应模型的扩展，增加了指数常数 n，其方程如下：

$$E = \frac{E_{max} \cdot c^n}{EC_{50} + c^n} \tag{4-109}$$

式中　n——与受体结合的毒物分子数量。

当 $n = 1$ 时，此模型简化为最大效应模型。

（二）毒代学与毒效学结合模型

毒代学与毒效学结合模型包括具有效应室的模型、间接效应模型、时间依赖型转运隔室模型、不可逆模型、耐受及反弹模型。其中，具有效应室的 TK-TD 模型较为常用，该模型常用于解释间接或滞后的毒效学现象，如图 4-20 所示。效应室不是毒代学模型的一部分，而是与含毒物的血液连接的虚拟毒效学室。毒物只能从血液室转运到效应室，基本上不从效应室逆转至血液室，只有游离的毒物能扩散进入效应室，其转运速率通常服从一级方程。

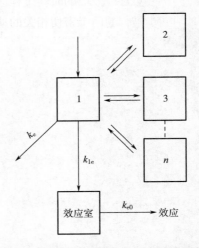

图 4-20　具有效应室的毒代学与毒效学结合模型

三、 毒代动力学计算机软件

毒代学研究中，试验方案的拟定、数据的处理和结果的阐述等均与毒代学计算机软件有关。目前国内外毒代学计算软件比较多。国外开发的常用软件有 WinNonlin、Kinetica、NONMEN、ADAPT Ⅱ、TOPFIT、GastroPlus、SimCyp、PK‐Sim、CloePK、pkEXPRESS、AUC‐RPP、EASYFIT、ACSL Tox、acslXtreme 等。国内开发的常用软件有 DAS、NDST、3P87、3P97、CAPP、PK‐PD S2、PKBP‐N1、BAPP 等。毒代学软件分析均有所侧重，如 GastroPlus、PK‐Sim、CloePK、pkEXPRESS 软件对于生理毒代学分析有明显优势。通常，这些软件包括软件自有模型和用户自定义模型，用于毒代学模型分析。

WinNonlin 是美国 Pharsight 公司产品，是目前国外最常用的毒代学软件，几乎可以用于所有的毒代学、毒效学分析。WinNonlin 软件基于微软 Windows 操作系统，其界面友好，功能强大，与其他软、硬件有很好的兼容性。WinNonlin 有标准版、专业版、企业版等三个版本，标准版中包含了毒代学与毒效学分析的各种工具，专业版和企业版较标准版增加了几个模块，主要用于商业用途。

（张双庆）

本章小结

本章介绍了毒代动力学的基本概念、模型、参数与研究进展，重点阐述了线性与非线性毒代动力学模型数学方程的解析。毒代动力学是为获知化学毒物在毒性试验中不同剂量水平下的全身暴露程度和持续时间，预测化学毒物在人体暴露时的潜在风险。这就需要定量研究化学毒物在动物体内的吸收、分布、代谢和排泄过程和规律，进而获得化学毒物的基本动力学参数特征，从而解释毒性试验结果，探讨毒性发生机制和预测人体安全性。

🔍 思考题

1. 简述毒代动力学模型种类及其特征。
2. 隔室模型应用前提是什么？
3. 线性毒代动力学的单室模型和二室模型的血浆毒物浓度‐时间曲线有何区别？
4. 血管外染毒途径吸收相中是否仅有毒物吸收，而无毒物消除？
5. 简述采用尿液求算毒代动力学参数的前提条件。
6. 简述非线性毒代动力学特点。
7. 与隔室模型相比，生理毒代动力学模型有哪些优点？
8. 简述毒效学模型的种类。

参考文献

［1］张双庆，范玉明．毒代动力学．成都：电子科技大学出版社，2014.

［2］Lipscomb JC，Ohanian EV. Toxicokinetics and risk assessment. New York：Informa Healthcare，2006.

［3］Welling PG，Iglesia FA. Drug toxicokinetics. New York：Marcel Dekker，1993.

［4］Shargel L，Yu A. Applied biopharmaceutics & pharmacokinetics. Seventh edition. New York：McGraw-Hill Education，2016.

［5］Gabrielsson J，Weiner D. Pharmacokinetic and pharmacodynamic data analysis：concepts and applications. Fifth edition. Sweden：Swedish Pharmaceutical Press，2017.

第五章
毒性作用机制

第一节　化学物毒性机制

一、概述

食品毒理学毒性机制研究的目的是描述食品化学物如何引起生物组织损害，这是现代食品毒理学研究的核心问题，也是国内外学者研究的热点问题之一，因为它不但具有很高的理论意义，而且也有重要的使用价值，为中毒防治提供科学根据。食品毒理学机制研究应该从不同层次进行，如脏器、细胞、亚细胞、分子水平等，方能更全面的了解食品毒物中毒机制。从分子水平研究中毒机制，可从两方面入手：①确定食品毒物作用的生物大分子靶点，也要回答何种生物大分子是该食品毒物的靶点；②确定食品毒物的活性代谢物，绝大多数有机毒物的毒性主要是由于其代谢物引起，因而分离和鉴定活性代谢物是研究中毒机制的重要一步。

随着生物学和生物医学科学研究的快速发展，对于食品毒物毒性机制的理解也越来越丰富并快速发展，使其成为现代毒理学科学的一个动态研究分支。为了理解食品毒物引起毒性作用的分子基础，现代食品毒理学也应用全新的组学技术研究其毒性机制。

食品毒物的毒性是影响毒物作用的主要因素，不同食品毒物对机体的毒性作用不同。食品毒物可能是食入的外源化学物，也可以是经生物转化或与内源性分子反应后产生的代谢物或活性氧（reactive oxygen species，ROS）或活性氮（reactive nitrogen species，RNS）类物质。外源化学物可能通过转化为下列活性功能基团而介导毒性作用：①亲电基团：含有一个缺电子的原子，带正电荷的分子，易通过共享电子对的方式与亲核基团中富含电子的原子发生原子反应，另一种情况是共轭双键形成，通过氧的去电子作用而被极化，使得双键碳之一发生电子缺失；②自由基形成：自由基单独、游离存在，拥有高活性的不成对电子的分子、原子或离子，自由基主要是由化学物的共价键发生均裂而产生；如超氧阴离子和羟基自由基；③亲核基团：亲核基团是带负电荷的分子，易与亲电基团反应；④具氧化反应活性的作用物形成，它提供和接受电子的分子。最具活性的代谢物是亲电子体和分子碎片，如亲电基团和中性或阳离子自由基。

亲电基团能通过与亲核物中的富电子原子共享电子对而发生反应。许多化学物引起的毒性与亲电基团有关，这样的反应产物常常通过插入一个氧原子而产生，该氧原子从其附带的原子中抽取一个电子，使其具有亲电性。例如苦杏仁经肠道 β-糖甘酶催化形成氰化物，苦杏仁中丙烯氰环氧化物经环氧化后，与谷胱甘肽结合形成氰化物；以及硝普钠经与巯基反应而降解后形成氰化物等。当醛、酮、环氧化物、芳烃氧化物、亚砜类、亚硝基化合物、磷酸盐和酰基卤类形成时，情况均是如此。另一种情况为共轭双键形成，它通过氧的去电子作用而被极化，使双键碳之一发生电子缺失，成为亲电子体，这种情况发生于 α，β-不饱和醛和酮以及醌亚胺形成时，这些亲电代谢物是由细胞色素 P450 催化代谢形成。阳离子亲电物通过键的断裂作用而形成。金属汞氧化为二价汞离子，使无机汞形成亲电毒物。

二、 化学物的直接作用或代谢依赖性

（一）概述

为了全面理解化学物的毒性，需要清楚地知道引起毒性的化学物的形式，即是母体化学物引起毒性还是母体化学物在生物体内经酶促转化形成的毒性代谢物的毒性。母体化学物在生物体内直接产生毒性作用，通常结合于细胞或组织的特定蛋白质，触发一系列毒性反应，导致细胞死亡或其他毒性后果的一系列毒性事件，代谢在毒性作用中起很小作用或不起作用，母体化学物分子直接介导细胞功能障碍。例如，食入带有河豚毒素的河豚鱼，直接毒物河豚毒素被摄入后，到达运动神经元钠通道靶点，并与该靶点相互作用，导致钠通道阻断，继而触发分子、细胞或组织修复，当毒物引起的干预效应超过机体修复能力或修复功能失常，就可以产生毒性作用。

（二）受体和药物反应

可以借助现代药理学的受体理论，帮助理解许多毒物的毒性直接作用机制，根据这个理论，在细胞膜内药物和它们的受体存在明显的相互作用，触发受体结构的改变，活化下游信息传导通路，改变细胞功能，最终触发生理学反应。

（三）受体和毒性反应

受体理论可以为化学物引起的毒性症状提供一种解释，毒物可能结合于细胞膜的蛋白质受体，产生亚细胞反应，导致组织功能障碍。例如：①辣椒素：来源于辣椒，毒性效应是引起眼、皮肤、肺脏刺激反应，可能作用的受体是疼痛刺激感受器 TRPV1 香草受体；②己烯雌酚：为合成雌激素，在鸡蛋和肉类食品中残留，毒性效应是生殖组织产生肿瘤，作用受体为雌激素受体；③氢氰酸：毒效应为呼吸衰竭，可能的靶点是细胞色素 C 氧化酶；④微囊藻毒素：来源于蓝藻细菌，毒性效应为肺脏损害，可能靶点是蛋白质磷酸激酶 1 和 2A；⑤塞夫汀 A：来源于黄夹竹桃，毒性效应是心脏刺激，靶点是 Na^+-K^+-ATP 酶；⑥番木鳖碱：来源于伊格那提豆，毒性作用为刺激中枢神经系统，作用的受体为甘氨酸受体。

三、 代谢物引起毒性的决定性因素

(一) 概述

化学物经生物活化产生反应性代谢物，直接攻击 DNA 或蛋白质，产生特定损害。这种反应性代谢物已经引起毒性机制研究的毒理学家的高度关注，因为它们表现出与细胞分子反应的多样性。通常，这种代谢物产生的毒性类型依赖于以下几种关键因素。

(二) 代谢物稳定性

代谢物稳定性是指在生物内环境存在的时间长短，常用代谢物的半衰期来表示。代谢物的半衰期在预测活性代谢物产生的损害中起重要作用，如高度不稳定性代谢物，其代谢物的半衰期为微秒到毫秒，而高度稳定性代谢物的半衰期为数分钟到数小时。通常情况下，在外源化学物被 P450 代谢期间，反应性代谢物影响组织损害的定位。在 P450 催化反应期间，形成稳定的代谢物，随后迅速向周围扩散，离开酶所在的部位，最终通过细胞排出。对于反应性代谢物，其生物活性代谢物的情况相当不同，可能出现至少三种结果：①一些经 P450 酶促反应产生的代谢物具有超短的半衰期（如微秒范围），这些超不稳定代谢物可以攻击 P450 酶，通过攻击亚铁血红素或破坏它代谢外源化学物分子的能力，而灭活 P450 酶；②在肝细胞内，化学物经 P450 酶代谢后，形成非常稳定的代谢物，与细胞核的 DNA 形成加合物并引起损害；③化学物在细胞内代谢成不稳定性代谢物，对相邻细胞核的 DNA 产生损害。

(三) 大分子选择性

反应性代谢物不是随意攻击所有细胞组分，而是经常与 DNA 分子反应。对于一个反应性代谢物，更倾向于将大分子作为靶点，与 DNA 反应，长期结果可以引起癌症和其他类型的遗传疾病；在怀孕期间，损害 DNA 的代谢物，可以引起胚胎畸形或增加儿童癌症的风险，如白血病，一旦已知反应性代谢物损害 DNA，也表明倾向于与细胞蛋白质反应，与器官功能障碍或过敏毒性反应有关。一旦已知特定外源化学物形成一种蛋白质损害代谢物，该探索性研究是确定敏感靶器官损害，可以精确定位蛋白质靶点。如果一个代谢物的损害涉及细胞死亡调节、细胞增殖或炎症反应，为母体外源化学物的毒理学研究提供有价值的数据。

(四) 带电特性

许多反应性代谢物是亲电子体，与电子供体反应（亲核），倾向于填充它们电子骨架缺少的电子种类。蛋白质是常见的靶点，因为在细胞内环境普遍存在氨基酸侧链上富含电子的原子；DNA 也含有许多亲核杂原子，如在嘌呤和嘧啶内有氮和氧，以及在磷酸糖骨架上有氧原子。根据 "HSAB 理论"（硬-软、酸-碱），外源化学物经代谢形成的代谢物，与细胞大分子反应表现出 "硬" 或 "软" 亲电子物；硬亲电子代谢物携带正电荷，在代谢结构内具有不容易被离域的原子电荷；另一方面，软亲电子物，携带部分电荷，通过代谢物电子被离域。

根据 "HSAB 理论"，亲核物也是 "硬" 也是 "软" 亲电子体，依赖于原子内电子的分布；在细胞内硬亲核物，包括 DNA 和 RNA 的嘧啶上的氧或氮原子，以及细胞蛋白质内赖氨酸、组氨酸、精氨酸上的氮原子，在蛋白质和巯基组中半胱氨酸侧链的巯基组，三肽谷胱甘肽是软亲核物。知道一个反应性代谢物的电子特征，对于理解毒性机制具有帮助，根据毒性的"HSAB 理论"，软亲电子物与软亲核物反应，硬亲电子物与硬亲核物反应，这可以帮助解释为什么不同代谢物倾向于与蛋白质反应还是与 DNA 反应；作为一般原则，软亲电子物主要损害蛋白质和与器官损害有关，如肝脏毒性或肾脏毒性；而硬亲电子物倾向于损害 DNA 并引起癌症。

第二节　反应性代谢物毒性机制

一、概　述

外源化学物在代谢过程中形成反应性代谢物。对于这些反应性代谢物在生物体内如何产生毒性作用可以提出许多问题，例如，应该确定是否反应性代谢物与保护细胞膜的谷胱甘肽结合；需要确定细胞靶部位；是否代谢物损害细胞蛋白质；上述哪种靶点最敏感；是否损害关键的蛋白质功能或触发细胞死亡；是否代谢物攻击的 DNA 产生毒性损害；在 DNA 复制期间是否这种损害可以引起遗传突变；这种 DNA 损害是否可能引起人类的癌症。外源化学物的生物活化代谢物是否在怀孕期间暴露，反应性代谢物在胚胎、胎儿或母体胎盘形成伤害新生儿出生前的发育；最终问题涉及代谢物和它们的靶点的反应，如何触发细胞死亡。

食品毒物可以是食入的外源化学物，也可以是经生物转化或与内源性分子反应后产生的代谢物，或 ROS、RNS 类物质。ROS 包括氧中心自由基，以及某些氧的非自由基衍生物如单线氧和次氯酸，以及还包括过氧化物、氢过氧化物、内源性及外源化学物的环氧代谢物，它们均含化学性活跃的含氧功能团。

二、共价结合学说

外源化学物或其反应性代谢物与核酸、蛋白质、酶、膜脂质等大分子发生结合反应，因为涉及共享电子，形成新的共价键，毒理学家将这种反应称为共价结合，毒物与内源性分子的共价结合是一种不可逆的反应，改变了 DNA、蛋白质、酶、膜脂质等的化学结构和功能，从而引起病理学改变，如有机磷与胆碱酯酶的酯解部分共价结合，使酶不可逆地受到抑制。外源化学物与 DNA 共价结合还有可能致癌；如烷化剂和 N-亚硝胺化合物。外源化学物经代谢活化，攻击 DNA 亲核中心，与碱基形成共价结合物，有可能使 DNA 在复制过程中发生基因突变，引发致癌或致畸。外源化学物的亲电子代谢物易受细胞大分子中富电子的亲核物攻击。此外，细胞内环境是富有亲核分子。外源化学物亲电子代谢物与细胞大分子反应，形成稳定的共价键，如与 DNA 碱基的结合反应称为 DNA 加合物；外源化学物与细胞内环境一个蛋白质靶点氨基酸结合称为蛋白质加合物。

三、 钙调控失调学说

反应性代谢物能够干扰细胞的生理学过程。20 世纪，生物化学家和生理学家发现钙离子在控制许多生物学功能方面起关键性作用。正常细胞内游离钙离子水平保持在非常低的水平，而细胞外钙离子保持相当高的浓度。但是，为了活化需要的生物化学功能，细胞内会明显增加一定钙离子浓度，当恢复到平静状态时，也能够恢复到基线水平；细胞通过复杂的离子泵、钙结合蛋白质和离子通道控制钙离子穿过细胞膜，使细胞内包括线粒体、细胞核和内质网钙离子浓度保持稳态。当细胞内 Ca^{2+} 持续升高时，细胞内 Ca^{2+} 水平通过以下途径调节和维持：①质膜对 Ca^{2+} 的不渗透性；②从细胞质中将 Ca^{2+} 转运。胞质中的 Ca^{2+} 转运可透过质膜被主动泵出，也可进入内质网和线粒体。

从发现的没有受控制的细胞内游离钙离子增加，钙离子的毒理学可能对许多关键细胞功能具有有害效应。首先，失调的钙离子浓度可能影响降解酶、消化蛋白质、核酸和膜脂质（如钙激活中性蛋白酶、核酸酶和脂酶等），导致它们正常的功能被广泛干扰。增加钙离子水平也能活化细胞死亡的受控形式，称为凋亡。最后，在许多生化过程中，增加细胞内钙离子水平可能改变核转录因子的活性，包括细胞成长和细胞死亡信号调解障碍。1980 年，提出了细胞死亡的钙稳态失调理论。毒物经代谢形成反应性代谢物，可能攻击维持细胞内低水平钙离子浓度的关键性蛋白质和泵，如在质膜内 ATP 泵，使正常细胞内保持低的自由钙水平，根据钙理论，反应性代谢物攻击这些泵，损害它们的功能，导致细胞内钙离子水平调节障碍，使钙依赖性蛋白质酶和核酸酶活化，消化细胞；参与降解酶和基因功能失调导致凋亡激活。醋氨酚和各种亲电子醌类损害胞浆膜和内质网内钙泵；其他毒物通过靶向受体酪氨酸激酶和 G 蛋白偶联受体干扰细胞内钙离子水平的控制，促进磷脂酰肌醇 3 磷酸的高细胞内钙离子水平，它是从内质网释放的一种蛋白质诱导剂。这个机制也可以解释不转化成反应性代谢物的化学物的毒性机制，是通过促进细胞内钙离子水平稳态调节的丧失。

"钙理论" 已经成功的应用于解释许多化学物诱导的肝脏和肾脏毒性现象。但是，最相关的是毒物中枢神经系统的毒性机制。钙离子调节许多神经功能，钙稳态失调可能介导脑得神经元萎缩症，如各种癫痫、阿尔茨海默病、帕金森病。

毒物可通过促进 Ca^{2+} 内流和抑制 Ca^{2+} 从细胞质中主动泵出使细胞质中 Ca^{2+} 浓度升高。配体和电压门控 Ca^{2+} 通道的开放或质膜的损伤都可引起 Ca^{2+} 顺浓度梯度从细胞外液流入细胞内。毒物也可以使线粒体和内质网中的 Ca^{2+} 漏到细胞内，从而增加细胞内的 Ca^{2+} 水平。它们还可以通过抑制 Ca^{2+} 转运体减少 Ca^{2+} 外流。细胞内 Ca^{2+} 水平持续升高会导致以下后果：①通过抑制氧化磷酸化所需的 ATP 酶而减少能量储备；②使微丝丧失功能；③激活水解酶；④产生 ROS 和 RNA。

四、 自由基产物学说

需氧生物的存活是能够获得氧气，以支持线粒体的呼吸。1960 年，发现超氧化物歧化酶（superoxide dismutase，SOD），它是需氧细胞产生的酶，解毒需氧细胞产生的过氧化物，正常细胞代谢期间产生的过氧化物；细胞生理学过程有多种形式的 SOD 参与，包括胞质硅铁、含锌形式和线粒体含锰形式。过氧化物不仅是 O_2 不完全还原形成的反应性化合物，添加第 2 个电子产生 O_2^-，存在于生物学系统中，他的质子化形式是过氧化氢。添加第 3 个电子，产生最具有反应性种类，称为生物学化学物羟基自由基。概括的讲，氧代谢的各种有害产物为 ROS，它们在生物系统内过量产生为氧应急。SOD 能够转化过氧化物的两种分子成为 H_2O_2，H_2O_2 再经酶快速解毒。在需氧细胞中发现许多酶解毒 H_2O_2，包括过氧化氢酶、谷胱甘肽过氧化物酶、过氧化还原酶。细胞采取这种预防措施，解毒过氧化物和过氧化氢，它们是高度损害细胞的羟基自由基的前提。在典型的芬顿反应中，在铁和铜离子的参与下，使过氧化氢快速碎片化，形成羟基自由基。金属离子常与 DNA 糖磷骨架和蛋白质活性位点相关，如果过氧化氢在含金属的大分子内扩散，羟基自由基可能形成。羟基自由基可能快速攻击蛋白质中和 DNA 氮碱基中氧化敏感位点和亲核性氨基酸，羟基自由基半衰期非常短、很难捕获。在 DNA 碱基中鸟嘌呤对氧化损害最敏感，转化为 8-氧鸟嘌呤和环打开的种类。在细胞蛋白质中许多氨基酸也经受羟基自由基损害。含硫氨基酸蛋氨酸和半胱氨酸特别敏感，与半胱氨酸转化为半胱氨酸磺酸和双硫半胱氨酸；其他氨基酸也经受 ROS 的损害，如色氨酸、苯丙氨酸、酪氨酸和组氨酸，形成氧化蛋白质损害的标识物。

现代毒理学也关注到外源许多化学毒物通过产生自由基产物诱导细胞的毒性损害。在化学物不同毒性作用中有氧化应急机制，一些化学物包括还原剂金属如铁或铜，简单的催化酶解成过氧化氢碎片，释放出羟基自由基，因为金属是许多食品的常见污染物。许多食品含高水平的金属残留，部分产生伴随慢性氧化损害。其他分子，通过氧化还原反应产生自由基，如醌类倾向于这种反应。细胞损伤的氧化应急理论是另一种化学物毒性机制，以解释特定毒物 ROS 的过量产物，研究已经证实氧化应急可能在化学物转化为亲电子蛋白质损害代谢物的毒性作用中起重要作用。蛋白质加合物的累积可能通过活化免疫细胞刺激免疫系统，如巨噬细胞、淋巴细胞，促进嗜中性细胞向组织损伤部位募集。活性氧，如过氧化物、过氧化氢和羟基自由基经正常代谢过程产生（线粒体呼吸），使生物大分子氧化，导致细胞死亡。

自由基是在其外层轨道中含有一个或更多不成对电子的分子或分子碎片。自由基可通过接受一个电子或丢失一个电子或共价键均裂而形成。外源化学物如百草枯、多柔比星能从还原酶接受一个电子而形成自由基。这些自由基将额外电子转移到分子氧，形成超氧阴离子自由基，并再生为容易重新获得新电子的外源化学物。通过这种氧化还原反应，外源化学物能生成许多超氧阴离子分子，还有内源形成的超氧阴离子。超氧阴离子通过两种途径产生毒性：①导致过氧化氢的形成，然后形成羟基自由基；②产生过氧亚硝基，最终形成二氧化氮和碳酸盐阴离子自由基。

亲核的外源化学物如酚类、氢醌、氨基酚、胺、肼、酚噻嗪类和巯基化合物，在过氧化物酶所催化的反应中易丢失一个电子并形成自由基。有的化学物如儿茶酚类和氢醌可连续发生两次单电子氧化，首先产生半醌自由基，然后形成醌。醌不仅是具有反应活性的亲电物质，而且也是具有启动氧化还原反应或使巯基和 NAD（P）H 氧化的电子受体。自由基也可由电子向分子转移而引起键均裂（还原裂解）形成。通过电子从细胞色素 P450 酶或线粒体电子传递链转移的过程（还原脱卤），这种机制参与 CCl_4 转变为三氯甲基自由基，三氯甲基自由基与 O_2 反应形成反应性更强的三氯甲基过氧自由基。

亲核基团的形成是毒物作用较少见的一种机制。如苦杏仁经肠道细菌 β-糖苷酶催化形成氰化物；苦杏仁中丙烯腈经环氧化后与谷胱甘肽结合形成氰化物。

除了上述那些机制外，还存在着特殊的产生活性氧化还原反应物的机制。例如：硝酸盐通过肠道细菌还原、亚硝酸酯或硝酸酯与谷胱甘肽反应而形成产生高铁血红蛋白的亚硝酸盐；还原剂如抗坏血酸以及还原酶如 NADPH 依赖的黄素酶使 Cr（VI）还原为 Cr（V）。

总之，大多数反应性代谢物是缺电子的分子或分子片段，如亲电物和中性或阳离子自由基。虽然某些亲核物具有反应性（例如 HCN、CO），但许多亲核物是通过转变为亲电物而被活化。同样，具有多余电子的自由基在过氧化氢形成并接着发生均裂后引起中性 HO 而导致细胞损害。

自由基的解毒，由于超氧阴离子可以被转化为很多活性化学物，因此，它的清除是一种重要的解毒机制。超氧化物歧化酶位于细胞质中（Cu–Zn–SOD）和线粒体内（Mn–SOD），它们可将超氧阴离子转化为过氧化氢。过氧化氢在胞质中的谷胱甘肽过氧化酶或过氧化氢酶作用下缩合成水。

过氧化亚硝酸盐比羟自由基稳定，它可与 CO_2 迅速反应生成有活性的自由基。谷胱甘肽过氧化酶能减少过氧化亚硝酸盐转化为亚硝酸盐。此外，过氧化亚硝酸盐还可与氧合血红蛋白、含亚铁血红素的过氧化酶和白蛋白反应，它们都能有效地清除过氧化亚硝酸盐。

过氧化亚硝酸盐两种前体物质·NO 和超氧阴离子的灭活，·NO 与氧合血红蛋白反应，超氧阴离子与 SOD 反应，这也是防止过氧化亚硝酸盐生成的重要机制。

过氧化物酶产生的自由基可通过谷胱甘肽传递的电子清除，导致谷胱甘肽的氧化。氧化型谷胱甘肽再通过 NADPH 依赖性谷胱甘肽还原酶还原。因此，在亲电基团和自由基的解毒过程中，谷胱甘肽起到了至关重要的作用。

五、 脂质过氧化

脂质过氧化指由自由基引起的多不饱和脂肪酸的氧化作用，对生物膜具有强烈的破坏作用。对于 ROS 最敏感的细胞靶点为脂质膜中的脂肪酸。该细胞膜为一个复杂的实体，50% 是脂质，其他大部分为蛋白质。大部分细胞膜的脂质是磷脂，含有一个易受攻击的亲水性头和两个疏水性的尾。

许多毒物可以影响生物膜的功能和导致结构破坏。如氟烷与乙烯叉二氯的活性代谢物可与细胞膜乙醇胺共价结合，从而影响膜功能。生物膜的损伤有多种原因，但最主要是自由基损伤。过多的自由基可以产生膜脂质过氧化损害。膜脂质过氧化后，其不饱和性改变，因而膜流动性随之改变，使细胞膜脆性增加。

脂质过氧化的后果有多个方面，如：①细胞器及细胞膜结构的改变和功能障碍，导致膜流动性降低，脆性增加；膜上的受体和酶类的功能改变；膜通透性变化，如 Ca^{2+} 内流，钙稳态失调和能量代谢改变等；②脂质过氧化物的分解产物的细胞毒性作用，像一些不饱和醛类，如 4-羟基-2-反式-壬烯醛等；③对 DNA 影响，一是脂质过氧化自由基和烷基自由基可引起 DNA 碱基氧化，特别是鸟嘌呤碱基的氧化；另外，脂质过氧化物的分解产物，丙二醛可以共价结合方式导致 DNA 链断裂和交联；④对低密度脂蛋白的作用，脂质过氧化产物使低密度脂蛋白发生氧化修饰，并使低密度脂蛋白失去对其受体的亲和力。

六、　细胞程序性死亡

1960 年，澳大利亚病理学家 John Kerr 发现了一种细胞死亡全新受控的形式。1972 年，Kerr 命名这种死亡形式为凋亡。不久，这种细胞死亡形式被发现参与多种生命过程，包括胚胎发育、心脏疾病、AIDS 相关组织损害和癌症。在遗传学家发现介导细胞凋亡的分子事件与不受控的自然死亡不一样，凋亡涉及导致细胞自杀的特定步骤。细胞凋亡期间涉及特定核酸酶被活化，介导受控的 DNA 消化，定期切断遗传物质，形成一致大小的片段，被紧密地包裹进入核染色体结构内。由于 B 淋巴细胞瘤-2 基因（Bcl-2）的识别，对于凋亡的理解有了突破。Bcl-2 为在人类肿瘤细胞中发现的一种蛋白质（B-细胞淋巴瘤）。1992 年，发现 Bcl-2 在艾氏线虫中抑制凋亡，Bcl-2 可以阻断凋亡，而 Bax 和 Bak 具有强的致凋亡作用。这些蛋白质对于细胞死亡产生复杂的效应，主要控制线粒体膜的渗透性。细胞存活依赖于促凋亡与抗凋亡 Bcl-2 蛋白质的平衡；正常情况下，抗凋亡 Bcl-2 蛋白质和致凋亡 Bcl-X 在线粒体内保持平衡；在诱导细胞死亡期间，凋亡蛋白质如 Bax 和 Bak 在外面的线粒体膜聚集，压倒性超过 Bcl-2 和 Bcl-X 的量，触发释放亲死蛋白，如保护细胞色素 C 的线粒体膜通透性增加。细胞色素 C 是线粒体呼吸重要的电子载体，它被组装入凋亡体中，活化凋亡蛋白酶活化因子-1（Apaf-1），在细胞凋亡期间，还有一个关键的启动子即含半胱氨酸的天冬氨酸蛋白水解酶（cysteinyl aspartate specific proteinase，Caspase），这个复杂过程形成 Caspase 9。凋亡的简单过程如下：①自由基和反应性代谢物诱导 DNA 损害；②触发 P53 活化，导致死亡前 Bcl-2 成员 Bak 表达增加；③Bak 促进线粒体膜渗透性增加，释放细胞色素 C 进入胞液；④细胞色素 C 自然与 Apaf-1 发生联系；⑤Caspase 9 形成凋亡复合体；⑥活化凋亡 "执行者" Caspase 3，6 和 7；⑦在细胞形态和功能改变中，通过这些 Caspase 产物改变，消化靶蛋白质和细胞骨架；⑧导致细胞死亡。

细胞损伤引发凋亡被认为是受损细胞的主动清除，是组织修复过程。理由有：①发生凋亡的细胞因核和细胞质物质浓缩而皱缩，然后分解为膜包裹的碎片（凋亡小体），这些碎片被吞噬而不引起炎症及坏死；②凋亡可消灭具有突变和 DNA 损害的细胞，从而阻碍肿瘤的发生和发展。

凋亡作为组织修复的一种方式，只针对那些可不断更新的细胞，如骨髓、呼吸系统细胞、胃肠道上皮细胞和皮肤表皮细胞，或针对在一定条件下可分化的细胞，如肝脏、肾脏等组成组织器官的实质细胞具有意义，因为在这些组织中凋亡的细胞可以很快被替代。而对于不可再生细胞组成的器官或组织，如神经元、心肌细胞和雌性生殖细胞而言，凋亡对组织修复的意义大大减弱。

如何应用凋亡解释化学物代谢形成的亲电子物的毒性及细胞损害性代谢物的毒性，如何活化凋亡细胞信号传递，这是一个复杂的问题，还知之甚少。1979年，发现肿瘤抑制基因家族成员阻止正常细胞向肿瘤细胞转化；p53是在健康细胞内存在的低水平的核转录因子，也是一种抑癌基因，在正常细胞凋亡中起很小作用，但是在细胞损害时，决定单个细胞存活或凋亡中，p53是重要角色，如果一个肿瘤细胞生长，p53一定被灭活。

细胞凋亡是指为维持细胞内环境稳定，由基因控制的细胞自主有序的死亡。凋亡是细胞对细胞内环境的病理性刺激信号、细胞内环境的变化或细胞损伤产生的应答产生的有序改变的死亡过程。凋亡的细胞信号通路经典的一般认为是细胞胞外信号或细胞内信号，包括线粒体信号、内质网信号通路和高尔基体信号通路，而它们共同的终点产物是Caspase。但是，Caspase导致凋亡的机理是在细胞核内和DNA损害后。Caspase不仅存在胞浆内，而且能影响线粒体的呼吸链，它能将线粒体呼吸链复合物切割成为一个分子质量75ku的亚基，从而对线粒体的呼吸功能产生抑制，进一步导致了细胞凋亡的发生。

七、 应急反应性激酶信号传递

外源化学物代谢形成反应性代谢产物，可以引起细胞信号传导通路产生复杂的改变，通过活性蛋白激酶，磷酸化下游蛋白质靶点，调节各种细胞生命过程。在细胞内有许多激酶活化通路，细胞膜受体蛋白质与细胞内信号传递靶点经磷酸化作用后，导致瀑布式激酶活化。与化学物毒性有关的是有丝分裂激活蛋白激酶（mitogen activated protein kinases, MAPKs）的活化，该酶具有生长因子样的促细胞增殖效应。MAPK有三种，即细胞外信号传递管理激酶1和2、C-J N-末端激酶（c-Jun N-terminal kinase, JNK）和p38 MAPK。JNK和p38 MAPK是修饰凋亡细胞死亡的应急反应性MAPKs。MAPKs受毒物浓度、细胞类型和实验模型的影响。准确的讲，反应性代谢物如何触发JNK和p38活化，还知之甚少，尽管一些亲电子物表现出与激酶蛋白质直接形成加合物，促发激酶的磷酸化和活化，导致构型改变，即应急反应性MAPK JNK和p38活化是一种针对外源化学物代谢产物的常见细胞反应，由于MAPK直接与代谢物形成加合物或抑制磷酸酶活性，致使磷酸化改变而被活化，导致凋亡的产生，可能涉及对线粒体的效应和与凋亡基因表达有关的转录改变；另一种可能性是反应性代谢物灭活磷酸化酶，通过磷酸化MAPK蛋白质关闭磷酸化信号传递。对于MAPK依赖性，磷酸化靶向反应性亲电子代谢物半胱氨酸巯基组，阻断磷酸化能力，抑制MAPK信号传递，毒物加合物形成可能通过活化MAPK，引起细胞凋亡。准确的讲，针对毒物应急反应性活化MAPKs是如何诱导细胞凋亡，还不完全清楚。可能是MAPK磷酸化细胞Bcl-2家族成员，如Bcl-2和Bcl-xL，损害它们保持线粒体完整性和预防细胞色素C释放的能力。换句话，MAPK介导的细胞凋亡前Bcl-2家族成员的磷酸化，可能促进提高线粒体渗透稳定性的能力。Bcl-2家族成员的磷酸化可能活化或抑制凋亡信号传递。

第三节　利用组学技术研究毒性机制

一、概　　述

现代毒理学新技术包括基因组学、转录组学、蛋白质组学和代谢组学，分别在基因水平、蛋白质水平和机体代谢改变三个层次研究毒性作用机制。这些技术最明显的优点是"无偏差"，并依赖于技术能力和样品制备方法。

二、毒理基因组学分析

毒理基因组学研究可以在短时间内提供海量的毒理学信息、可以在动物未出现病理变化的情况下预知毒性反应、提供可靠的动物种属外推信息，而这些都是传统毒理学方法难以解决的问题。毒理基因组学可以大大降低动物消耗、研究经费和时间，是一种有效的毒理学机制研究方法。

技术手段如下所述：

（1）全基因组谱分析　全基因组技术可以同时检测基因组的全部转录本，并可通过全部转录本的检测发现药物在没有造成明显生理改变的情况下对生物体的影响，对可能的作用机制提供综合分析，而且可以发现新的生物标志物。目前，可采用基因芯片技术和基因组测序技术实现全基因组谱分析。①基因芯片技术，基因芯片又称基因微阵列，是一种高通量测定基因表达的方法，其基本原理是核酸杂交，基本构件是由 DNA 片段或寡聚核苷酸组成的微点阵，可以把成百上千甚至几万寡聚核苷酸或 DNA 片段精确、自动地排列在硅片、玻璃片、聚丙烯或尼龙膜等固相载体上组成了基因芯片。基因芯片具有高通量、微型化、标准化的特点；②新一代基因组测序：基因组测序是指对 DNA 中的碱基序列进行测定的过程。

（2）表观遗传学分析　表观遗传学研究的是在不改变 DNA 序列的前提下，某些机制所引起的可遗传的基因表达或细胞表现型的变化。主要包括两个方面内容：一类是基因选择性转录表达调控，如 DNA 甲基化、基因印迹、组蛋白共价修饰、染色质重塑；另一类是基因转录后的调控，包含基因组中非编码的 RNA、微小 RNA、反义 RNA 等。

（3）单核苷酸多态性分析　单核苷酸多态性（single nucleotide polymorphism，SNP）是指基因组中由单个核苷酸的变异引起的 DNA 序列多态性。SNP 在人类组织广泛存在，如果这些核苷酸处于外显子的位置，可能引起基因功能的巨大差异，如果这种差异出现在调控毒性反应的基因上，将会使个体对化学毒物产生耐受或易感。SNP 通常采用基因分型的方法来检测。

三、 转录组学研究毒性机制

转录组谱分析：转录组指的是一个细胞中的全部 RNA 分子，包括信使 RNA、核糖体 RNA 以及非编码 RNA。转录组谱分析可以比较不同组织和不同发育阶段、正常状态与疾病状态的基因表达模式的差别，描绘细胞或组织在特定状态下的基因表达种类和丰度信息。目前，用于转录组数据获得和分析的方法主要有芯片技术、SAGE 技术和大规模平行信号测序系统。

四、 毒理蛋白质组学分析

蛋白质组是指特定的时间或空间内特定的细胞、组织、体液或特定的环境下基因组编码的全部蛋白质，而蛋白质组学（proteomics）是定量检测蛋白质水平改变，从而在整体水平上研究细胞内蛋白质组成及其活动规律（表达水平，翻译后修饰，相互作用）的学科。毒理蛋白质组学（toxicoproteomics）是将"全景"蛋白质表达技术应用于毒理学研究的一门学科，是毒理学与蛋白质组学的交叉学科，是蛋白质组学在毒理学中的应用。毒理蛋白质组学以组织、细胞或体液中动态变化的蛋白质表达为基础，通过比较、鉴定与分析手段，来识别外源性化学物作用于生物系统产生的毒效应靶器官及可能的毒性作用机制。

毒理蛋白质组学的技术手段主要以电泳技术（双向凝胶电泳、双向荧光差异电泳）及色谱技术（二维/多维液相色谱技术）为基础，结合色谱级生物信息技术，形成了毒理蛋白质组学研究的核心技术体系。活性探针及蛋白质微阵列技术也大量应用于寻找药物的毒性作用靶器官。此外，蛋白质翻译后修饰的分析、蛋白质-蛋白质相互作用、蛋白质的活性与亚细胞分布也越来越受到各国科学家的重视，并逐步应用于药物毒理学的研究中。

目前，毒理蛋白质组学的应用主要包括两个方面：一是机制性研究，即从蛋白质角度研究外源性化学物对机体可能的毒性作用机制；二是筛选与预测毒作用靶标，即筛选特定的蛋白质作为外源性化学物危险性评价的生物标志物。

五、 毒理代谢组学

代谢组学（metabonomics，metabolomics）是指通过分析生物的体液、组织中的内源性代谢物谱（metabonome，代谢组或代谢物图谱）的变化来研究整体的生物学状况和基因功能调节的现代生物医学分支学科。毒理代谢组学（toxicometabonomics）是代谢组学与毒理学交叉融合而成的新的毒理学分支，是当前毒理学的研究热点。毒理代谢组学通过分析与毒性作用靶位和作用机制密切相关的内源性代谢物浓度的特征性变化，可以确定毒性靶组织、毒性作用机制以及生物标志物等。该技术可以无伤害地观察生物体的生理、病理状态，动态评价外源化学物的毒性效应，在毒理学研究领域特别是药物毒理学领域展现出极大的应用价值和广阔的发展前景。

毒理代谢组学的技术流程包括生物样本的采集与处理、代谢物的检测分析、数据分析与处理以及生物学意义的阐释等方面，其技术平台涵盖了获得大量信息的检测技术和处理海量数据的计算技术。对获得的样品中所有代谢物进行分析鉴定是毒理代谢组学研究的关键步骤，毒理代谢组学的分析技术主要包括代谢物的分离、检测及鉴定两部分。分离技术通常有气相色谱分析、液相色谱、毛细管电泳等；检测及鉴定技术通常有核磁共振、色谱和质谱、光谱（红外光谱、紫外光谱、荧光光谱）、电化学等。分离技术与检测和鉴定技术的不同组合就构成了各种主要的毒理代谢组检测分析技术，如 GC-MS、LC-MS、CE-MS 等。

（范玉明）

本章小结

食品毒理学毒性机制研究是现代食品毒理学研究的核心和热点问题，随着生物学和生物医学科学研究的快速进展，对于食品化学毒物毒性机制分子基础的理解也连续丰富和快速进展。全新组学技术的应用发现了许多食品毒物的毒性机制。本章概述了直接作用的毒性机制及代谢物的毒性机制，以及常见的几种毒性机制假说，包括共价结合、钙控失调、自由基产物、脂质过氧化、细胞程序性死亡、应急反应性激酶信号传递学说，也简单介绍了利用组学技术研究毒性机制的技术，包括毒理基因组学分析、转录组学研究、毒理蛋白质组学分析。

🔍 思考题

1. 简述食品毒理学的毒性作用机制。
2. 试述毒性机制的钙控失调学说。
3. 试述毒性机制的共价结合学说。
4. 试述毒性机制的自由基学说。
5. 试述毒性机制的脂质过氧化学说。
6. 试述毒性机制的凋亡学说。

参考文献

［1］Burcham PC. An introduction to toxicology. Fifth edition. London：Springer，2014.

［2］Klaassen CD. Casarett & Doull's toxicology：the basic science of poisons. Ninth edition. New York：McGraw-Hill Education，2018.

第六章
毒作用影响因素

毒性是化学物引起生物体有害作用的固有能力，毒作用也称毒效应，是指在一定条件下，化学物导致机体发生的有害生物学改变，包括各种生理生化改变、临床中毒甚至死亡。虽然毒性是物质的一种固有特性，但化学物对机体毒作用的性质和程度取决于多种因素，这些因素通过改变化学物的吸收、分布、代谢、排泄或对靶器官受体的敏感性等一系列方式影响毒作用。了解化学物毒作用的影响因素，对于有效控制食品中化学物的毒性具有重要的理论基础和现实意义。本章重点阐述影响毒作用的主要因素，包括化学物因素、暴露因素、机体因素及环境因素。

第一节 化学物因素

化学物的化学结构、理化性质及其纯度均可以不同程度影响化学物的毒作用性质和大小。化学物的化学结构决定了化学物的理化性质，影响着化学物的生物转运和生物转化过程。化学物中的杂质或污染物也能改变机体对化学物的反应性从而影响化学物的毒作用。

一、 化学结构

化学物结构与毒性关系存在着普遍规律，结构活性关系（SAR）是化学结构与生物活性的关系。构效关系通过数学模型以公式量化出来即为定量结构活性关系（quantitative structure-activity relationship，QSAR）。QSAR 模型首先根据已知的数据库建立化学结构与生物活性的定量关系模型，然后以此模型预测新型化合物的生物活性。QSAR 模型通过与传统实验相结合，可提供实用的支持性证据。人工智能和计算机技术的快速发展，将进一步增强 QSAR 的准确性。在不久的将来，QSAR 将应用于更广阔的领域如危险度评价、毒性预测以及监管决策。

（一）取代基团

在构效关系中，研究比较透彻的是有机磷农药。有机磷农药具有抑制胆碱酯酶作

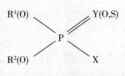

图6-1 有机磷农药

用的共性，而由于取代基团不同，其毒作用又具有一定的特殊性。图6-1所示为有机磷农药通式。这一族化合物的共性是含有一个亲电子的磷原子，它可以与胆碱酯酶的活性中心共价结合，形成磷酰化胆碱酯酶，致使胆碱酯酶失活，从而产生一系列毒效应。R^1、R^2、Y和X基团差异影响磷酰化胆碱酯酶的水解速率及其重新活化能力或速率，因而决定了农药毒性的大小。即使是同族化合物，R^1、R^2、Y和X基团的改变所形成的一系列衍生物中，毒性亦可有很大的差别。

R^1与R^2一般多为烷基或烷氧基。同系化合物中R^1与R^2同为乙基的毒性大于同为甲基，R^1或R^2为异丙基时毒性更大。Y基团为氧时其毒性较Y基团为硫时大，这也是对氧磷（paraoxon）的毒性明显高于对硫磷（parathion）毒性的原因（图6-2）。X基团如为酸根，则强酸较弱酸毒性大。X基团若为苯基，则P-X键的活性与苯环上的取代基性质有关。

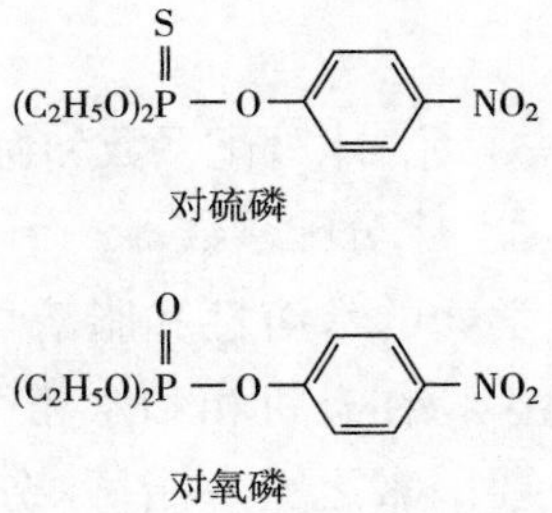

$$(C_2H_5O)_2P(=S)-O-\!\!\!\!\bigcirc\!\!\!\!-NO_2$$

对硫磷

$$(C_2H_5O)_2P(=O)-O-\!\!\!\!\bigcirc\!\!\!\!-NO_2$$

对氧磷

图6-2 对硫磷和对氧磷

（二）异构体和立体构型

1. 异构体

同种化学物的不同异构体毒作用不同，比如，六六六有七种同分异构体，其中，γ，δ-六六六急性毒性强，β-六六六慢性毒性大；α、γ-六六六对中枢神经系统有很强的兴奋作用，β，δ-六六六对中枢神经系统有很强的抑制作用。内吸磷有两种异构体，一种是硫联型，一种是硫离型，硫联型与硫离型的相对密度、沸点、水溶解度均不同，大鼠经口急性毒性也相差三倍。磷酸三邻甲苯酯具有迟发神经毒作用，如将邻位甲苯基改为对位成为磷酸三对甲苯酯，则失去迟发性神经毒作用。

2. 立体构型

许多化学物含有一个或多个手性中心，因而能形成立体异构体或对映体两种镜像分子。手性异构对化学物的生物转运有一定的影响，如布洛芬与血浆蛋白结合，（+）对映体为（-）对映体的1.5倍，特布他林的（+）对映体经肾排泄为（-）对映体的1.8倍。手性结构在生物转化时也存在立体选择性，即一种立体异构体的生物转化速度较其对映体要快。例如，抗癫痫药麦山妥因是R-和S-美芬妥英的外消旋混合物，S-异构体比R-异构体更容易发生羟化反应。奎尼丁是CYP2D6的抑制剂，其对映体奎宁对CYP2D6的抑制作用却很微弱。苯并（a）芘的四种代谢产物立体异构体中只有（+）-苯并（a）芘7,8-二醇-9,10-环氧化物有明显的致癌性。

（三）同系物的碳原子数和分子饱和度

饱和脂肪烃多属低毒或微毒化学物，甲烷和乙烷是惰性气体，仅高浓度可引起单纯窒息作用，从丙烷起，随着碳原子数的增多，麻醉作用增强，但超过7个碳原子后，对人体产生麻醉作用又逐步减少。究其原因，是由于其脂溶性随着碳原子数的增多而升高，水溶性下降，不利于水相转运，在机体内滞留于最先到达的脂肪组织，不易到达靶组织。氟代脂肪醇和脂肪酸族同系物的毒性随碳原子数不同而不同，含偶数个碳原子数的化学物急性毒性强，含奇数个碳原子数的氟腈的同系物急性毒性较高。

碳原子数相同时直链化合物毒性大于异构体，如直链烷烃的麻醉作用大于其同分异构体，庚烷>异庚烷；成环化合物毒性大于不成环化合物，如环烷烃的麻醉作用大于开链烃，环戊烷>戊烷。

分子饱和度也影响化学物毒性，一般来讲，碳原子数相同时不饱和键增加，毒性也随之增加，如二烷烃的麻醉作用：乙炔>乙烯>乙烷，氯乙烯>氯乙烷。

二、 理化性质

（一）脂-水分配系数和血-气分配系数

1. 脂-水分配系数

化学物的水溶性和脂溶性使其在有机相和水相中按比例分配。脂-水分配系数是衡量化学物在有机相和水相中分散能力的指标，是影响化学物在组织中吸收、分配特性的重要因素之一。脂-水分配系数可以用来预测经皮吸收速率及生物转运特性。一般来说，非解离、无极性的化学物，脂-水分配系数较大，水溶性较小，容易以简单扩散的方式通过细胞膜的脂质双分子层而被快速吸收，也容易蓄积于脂肪组织或透过血脑屏障引起神经毒性。同时，脂-水分配系数极高的化学物往往不利于经水相转运，不易于排泄。

2. 血-气分配系数

气态物质到达肺泡后，经简单扩散进入血液。血-气分配系数是化学物在血液中的浓度和肺泡气中的浓度之比值，气体在肺中的吸收率取决于血-气分配系数。血-气分配系数越高，被吸收入血的数量越多。麻醉剂的血-气分配系数能反映麻醉剂从气道扩散到血中的容易程度。比如，乙醇、乙醚和乙烷的血-气分配系数分别为 1300，15 和 0.4，因此，与乙醚和乙烷相比，乙醇更容易经吸入方式吸收进入血液。

（二）电离度

化学物大致可分为离子型和非离子型。许多外源化学物如药物和毒物是弱有机酸或弱有机碱，在溶液中以电离和非电离的形式存在。当化学物质呈电离状态时，脂溶性较低，难以通过细胞膜的脂质双分子层；而以非电离形式存在的弱有机酸或有机碱具有一定的脂溶性，易通过胞膜，且其转运的速率与其脂溶性大小呈正相关。因此，弱有机酸或有机碱通常在不带电荷或非电离状态时才能以被动扩散的方式通过生物膜。

化学物的电离度因环境 pH 不同而不同，在酸性条件下，弱酸主要呈非离子化，弱碱主要呈离子化，故有机酸更容易从酸性环境跨膜转运，而有机碱更容易从碱性环境跨膜转运。因此改变胃肠道和肾小管的 pH 可改变化学物的电离度，从而影响毒物的吸收或排泄，增加 pH 能促进有机碱呈现非解离状态易于跨过生物膜。因此碱化肾小管内尿液可以促进弱酸的排出。

（三）分子质量

疏水性分子以简单扩散方式通过脂质双分子层，而分子质量小的亲水性分子通过亲水性孔道以滤过方式通过细胞膜。亲水性分子越小，越容易跨膜转运。如乙醇在胃和消化道迅速吸收，同时也能快速经简单扩散从血扩散分布到全身组织。

（四）颗粒大小

粉尘、烟、雾等气溶胶粒径大小为影响气溶胶的沉积部位和气道清除率的一个主要因素，通常颗粒越小，颗粒沉积位置越深。粒径大于 $5\mu m$ 的颗粒物沉积在鼻咽部，通过擦鼻子或打喷嚏清除。粒径 $2\sim5\mu m$ 的颗粒主要沉积在支气管，通过呼吸道纤毛部分的黏液层经逆向运动排出。粒径小于 $2\mu m$ 的颗粒进入肺泡，或吸收入血，或被肺泡巨噬细胞吞噬后经淋巴系统清除。

除了经呼吸道吸收的气溶胶，口服悬浮制剂中悬浮物粒径大小也对毒性有显著影响。一般粒径越大，吸收越少。这就能解释为什么金属汞在经口摄入时相对无毒，粉末状的砷比粗颗粒状的砷毒性大很多。因此，经口染毒时，需保证悬浮物粒径大小一致。

随着经济社会的发展，纳米材料的应用范围越来越广，涵盖食品、工业化学品、化妆品、药品、医疗用品等多个领域。纳米粒子由于其颗粒结构微小、表面积较大、表面化学活性较强等特性，几乎可以穿透机体所有屏障，故其对人体和生态环境的影响日益受到重视。

（五）挥发性与稳定性

具有挥发性的液态化学物的毒作用大小与挥发性密切相关。常温下挥发性强的化学物易形成较大的蒸汽压，易于通过呼吸道和皮肤进入机体，因此 LC_{50} 相同的化学物，因其挥发性不同，实际危害性也可以相差较大，如苯与苯乙烯的 LC_{50} 均约为 $45mg/L$，但苯的挥发性较苯乙烯大 11 倍，故经呼吸道吸入的危害性远大于苯乙烯。而经皮吸收的液态化学物则相反，挥发性强的液态化学物因接触时间较短，其危害性小于挥发性弱且黏稠不易祛除的液态化学物。

化学物的稳定性也可影响毒作用。如杀虫剂库马福司在储存中形成的分解产物能够增加其毒作用。

进行毒理学实验之前，应获得外源化学物挥发性和稳定性资料，特别是采用喂饲法染毒时，挥发性强的外源化学物加入饲料后可因挥发而减少暴露剂量，不稳定的外源化学物可因生成分解产物而影响毒作用。

三、 化学物纯度

如果化学物所含杂质或污染物毒性显著高于化学物本身，或杂质能改变机体对化学物的反应性，那么杂质或污染物将会明显改变化学物的毒作用。比如，2，4，5-T 在生产过程中会混入微量的 2，3，7，8-四氯二苯并-p-二噁英（TCDD）。TCDD 毒性极大。二噁英对雌性大鼠经口 LD_{50} 大概只有 2，4，5-T 的 1/10000。因此，即使 2，4，5-T 中混入的 TCDD 小于 $0.5mg/kg$，2，4，5-T 表现出来的毒性仍是由 TCDD 引起而不是其本身的毒作用。另外，当 2，4，5-T 中混入的 TCDD 小于 $0.033mg/kg$ 时无致癌性，但当 TCDD 达到 $0.05mg/kg$ 时，2，4，5-T 在两个品系的小鼠和一个品系大鼠中表现出致癌性。

第二节　暴露因素

化学物的暴露特征是影响毒作用大小的又一关键因素。暴露剂量、暴露途径、暴露持续时间与频率、交叉暴露与溶剂，联合作用都可影响化学物对机体所产生的效应。

一、暴露剂量

影响化学物毒性最重要的因素是剂量，包括暴露剂量、内剂量和靶剂量。任何物质在一定剂量下都可能是有毒的，相反，毒性作用很强的物质在极低剂量下也可能是无毒的甚至是机体必需的。水为生命之源，一般是不会出现任何急性和慢性毒性作用的，但一次性摄入大量的水可导致细胞和组织水肿，产生明显甚至致命的毒作用。氟化钠是一种急性毒性很强的物质，其 LD_{50} 为 35mg/kg，但微量氟化钠对机体健康很重要。1~2mg/d 的氟化钠能促进牙齿健康，3~4mg/d 氟化钠则能导致氟斑牙，更大剂量的氟可以导致氟中毒，表现为氟骨症。纯品维生素 D 经口急性毒性作用很强，LD_{50} 为 10mg/kg（或 40 万 IU/kg），但机体需要 10pg/d（400IU）维生素 D 以维持健康，维生素 D 缺乏还可以导致佝偻病，严重缺乏甚至可以引起死亡。

还有研究发现，化学物的稀释浓度对毒作用也有一定的影响。同样剂量的化学物，低浓度经口摄入比高浓度摄入产生更大的毒作用。因为低浓度溶液吸收更迅速，分布到靶器官也越快。但如果该物质具有刺激性或腐蚀性，高浓度的毒性作用更大。

内剂量指已被机体吸收进入血液的量，靶剂量是吸收且到达靶器官产生毒作用的剂量。暴露剂量越大，内剂量和靶剂量也越大，毒性作用也越强。凡影响生物转运和生物转化的因素都能影响化学物的毒作用。

二、暴露途径

大部分化学物通过不同途径进入机体所产生的毒性是不同的。如维生素 D 急性经口毒作用很强，但急性经皮基本无毒。水经口摄入通常情况下无毒，但经静脉注射能导致红细胞破裂而出现毒性，吸入水可以导致溺亡。

机体对化学物的吸收速度和吸收率可因暴露途径不同而不同，进而表现出不同程度的毒效应。化学物经静脉注射可直接进入血流，从而引起最大的效应和最迅速的反应。一般认为，化学物暴露途径的吸收速度和毒性大小的顺序从高至低依次为静脉注射、吸入、腹腔注射、肌内注射、皮下注射、皮内注射、经口、经皮。但也有例外，如硝酸盐经口染毒后可在胃肠道中还原为亚硝酸盐，从而引起高铁血红蛋白血症，而静脉注射则无此毒作用。

化学物经口染毒，一般先通过肝门静脉进入肝脏，然后再进入体循环分布身体各部位。首过消除即是指化学物在胃肠道吸收后经门静脉系统到达肝脏而被代谢。肝脏是外源化学物代谢的主要场所，在肝中的代谢结果可能是活化增毒，也可能是解毒，因此，假定某化学物经口、经皮和吸入后的吸收量是相同的，那么经肝脏代谢增毒的化学物经口毒性将比经皮和吸入的毒性要高。

通过比较化学物不同暴露途径的急性毒性参数，可推测其经不同途径的吸收程度。如经口或经皮 LD_{50} 与静脉注射 LD_{50} 相似时，可推测该化学物容易快速吸收；若经皮 LD_{50} 远高于经口 LD_{50}，则提示该化学物不易经皮吸收。

三、 暴露持续时间与频率

化学物的毒作用依据暴露持续时间不同可分为急性毒性作用、亚急性毒性作用、亚慢性毒性作用和慢性毒性作用。急性毒性的暴露和慢性毒性的暴露是两种极端的暴露，所引起的症状通常彼此并无联系。如铅中毒的急性毒性主要体现在胃肠道反应，而慢性暴露可导致血液毒性、神经系统和肌肉损伤。无机砷的急性中毒症状主要是胃肠道反应、呕吐和频繁腹泻，而慢性中毒主要是皮肤病变、肝脏、周围神经毒性和血液毒性。苯的急性毒性为中枢神经系统抑制，慢性暴露可导致骨髓毒性。急性和慢性毒性之间不仅表现的症状无相互关系，两者之间的毒性效力也不同。急性毒性高的化学物不一定具有高度的慢性毒性，反之亦然。

一定剂量的外源化学物，一次性全部给予时，可能会引起严重中毒，若分几次给予，可能只引起轻微毒作用，甚至不引起毒作用，主要取决于两次染毒间隔时间、该外源化学物排出速率和已造成损伤的修复能力。任何重复染毒，毒作用的产生可能完全依赖于染毒的频率和剂量而非染毒的持续时间。如果化学物暴露频率间隔时间短于其生物半衰期（$t_{1/2}$），则可产生蓄积作用，可引起严重的毒作用。图 6-3 显示了暴露频率、$t_{1/2}$ 和靶剂量之间的关系。曲线 B 所示的化学物 $t_{1/2}$ 和暴露间隔时间相同，该类物质即使单剂量暴露出现毒作用，但相同的总剂量分次暴露则低于靶部位产生毒效应浓度，可表现为无毒性；而

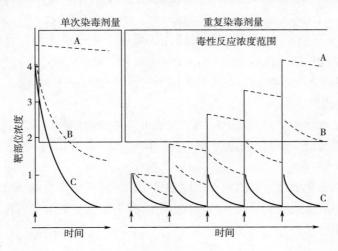

图 6-3　暴露频率、生物半衰期与靶剂量关系

曲线 A 所示的化学物 $t_{1/2}$ 远大于暴露间隔时间, 小于总剂量的分次暴露即可达到毒效应浓度而表现出毒性; 化学物 C 的 $t_{1/2}$ 远小于暴露间隔时间, 分次暴露不会达到毒效应浓度。当然, 即使化学物无物质蓄积, 但每次暴露仍可能造成功能蓄积, 此时在暴露间隔时间内机体是否能有效的进行细胞损伤修复对影响化学物的毒性就尤为重要。

四、 交叉暴露与溶剂

(一) 交叉暴露

在实际生活中, 一种化学物进入机体的途径可能不仅仅局限于某一种途径, 而更多的是交叉暴露。如经皮暴露的化学物, 可通过未彻底清洗接触过化学物的手而产生经口交叉暴露。再如滞留在鼻咽部的经呼吸道吸入的化学物, 可随着鼻咽部的黏液经口进入机体。因此, 上述的某一特定的暴露途径应理解为主要暴露途径而不是唯一暴露途径。

(二) 溶剂

溶剂通过改变化学物的吸收影响毒作用。如以油作为溶剂的 DDT 溶液对大鼠经口 LD_{50} 为 150mg/kg, 而以水作为溶剂的大鼠经口 LD_{50} 为 500mg/kg, 提示油能促进 DDT 的吸收。有些溶剂如二甲基亚砜、丙酮和乙醇可以进入细胞膜脂质双分子层, 改变细胞膜亲脂性从而增加化学物的吸收。甚至一些大分子化学物如筒箭毒碱, 在丙酮或二甲基亚砜（DMSO）作用下能迅速经小鼠尾部皮肤吸收。

溶剂还可能通过与化学物发生化学反应而影响其毒性。比如, 以吐温-80 和丙二醇作溶剂, 测定二溴磷和敌敌畏的急性毒作用, 结果显示两种物质以丙二醇为溶剂时毒作用均高于前者。究其原因, 是由于丙二醇的烷氧基可与该两种毒物的甲氧基发生置换, 形成毒性更高的产物。因此, 原则上, 受试物所选择的溶剂应该无毒, 与受试物无反应, 制成的溶液稳定。

五、 化学物的联合作用

在生产和生活环境中, 人类往往同时或先后暴露于来自多种环境介质中的不同化学物, 多种外源化学物作用于机体导致的生物学效应十分复杂。联合作用（joint action）即是指两种或两种以上的化学物同时或先后作用于生物体所引起的毒作用。

(一) 联合作用的类型

一种化学物的毒性能受到同时或连续暴露于机体的其他多种化合物的影响。化学物联合作用有四种主要类型, 分别是相加作用、协同作用、增强作用和拮抗作用。

1. 相加作用

两种或两种以上化学物对机体的毒作用靶相同, 其对机体产生的综合效应等于各个化学物单独对机体所产生效应的总和。例如, 大多数有机磷化学物对胆碱酯酶活性的联合作用就属于相加作用。

2. 协同作用

两种或两种以上化学物的综合效应远远大于单独的化学物的效应总和。协同作用可以比作 2 加 2 大于 4 而不是等于 4。例如，石棉和吸烟对肺的影响属于协同作用。有石棉接触史的工人肺癌发病率比正常人群高 5 倍，吸烟者肺癌发病率比正常人群高 11 倍，而石棉工人中吸烟者的发病率比正常人群高 55 倍。

3. 增强作用

一种化学物对某特定器官或系统无毒性，但可使另一种化学品的毒性增强，可以比作 0 加 2 大于 2。例如，异丙醇本身没有肝毒性，但是当它和四氯化碳共同作用时，四氯化碳的肝毒性远远大于单独给予时的毒性。同样，三氯乙烯对肝脏无毒作用，但能增加四氯化碳的肝毒性。

4. 拮抗作用

两种或两种以上化学物同时作用于机体，其联合毒性作用低于各个化学物单独毒作用的总和。拮抗作用可以比作 2 加 2 小于 4。拮抗作用又包括化学拮抗、功能拮抗、竞争性拮抗和非竞争性拮抗。

（1）化学性拮抗　指两种化学物发生反应生成新的毒性较低的化学物。例如，金属离子的螯合剂二巯基丙醇和二巯基丁二酸钠都可与砷、汞、铅等金属离子络合，从而降低这些金属离子的毒性，抗毒素拮抗各种动物的毒素。

（2）功能性拮抗　两种化学物共同作用时对同种生理功能产生相反的效应而达到平衡。例如，静脉注射升压剂去甲肾上腺素或间羟胺能有效拮抗巴比妥酸盐中毒时血压的显著下降。

（3）竞争性拮抗　当两种化学物在体内与同一受体结合时，产生竞争性拮抗，如烯丙羟吗啡酮（naloxone）用于解除吗啡和其他吗啡样麻醉剂对呼吸的抑制作用，神经节阻断剂阻断尼古丁对神经节的影响。

（4）非竞争性拮抗　当联合作用的化学物不作用于同一受体时，则产生非竞争性拮抗。例如，有机磷农药通过抑制胆碱酯酶（AChE）产生毒效应，治疗有机磷农药中毒的阿托品，并非作用于 AChE 受体，而是阻滞胆碱能神经支配的效应细胞的 M 胆碱受体。

（5）配置性拮抗　一种化学物影响另一种化学物的生物转运和生物转化，使之较少到达靶器官或在靶器官中作用时间缩短，如活性炭吸附胃肠道中的化学物减少其吸收；代谢酶诱导剂诱导解毒酶或抑制剂抑制活化酶；又如利尿药加快血液中化学物的排泄。

（二）联合作用的机制

联合作用机制多种多样，主要体现在一种化学物对另一种化学物的毒代动力学和毒效动力学的影响。毒效动力学水平的变化主要影响化学物对靶部位的结合位点和信号通路，最典型的例子就是拮抗剂通过与受体竞争性地结合来阻断激动剂如神经递质或激素的作用。毒代动力学变化影响机体的生物转运和生物转化过程，从而影响化学物的剂量-效应关系。例如丙磺舒能减少青霉素经尿液的排泄从而延长药物作用时间。目前研究的最多的是通过干扰代谢过程的增强和拮抗作用机制。

外源化学物的协同或拮抗作用最好理解的机制就是一种化学物的新陈代谢被另一种物质干扰。如苯巴比妥、3-甲基胆蒽、多氯联苯（PCB）、DDT、苯并（a）芘均是外源化合物代谢酶诱导剂，可以增强酶的活性，协同和拮抗作用就好比硬币的两面。如果某化学物经过代谢活化成毒性更强的产物，上述酶诱导剂就能促进代谢活化物过程，从而增强该化学物的毒性，即为协同作用。如果某化学物经过代谢毒性降低，酶的诱导就能加速该化学物的代谢解毒，从而降低该化学物的毒性，此即为拮抗。

（三）联合作用的评定

国内外尚未形成化学物联合作用统一评价体系。目前用于化学物联合作用定性或定量评价的方法主要有联合作用系数法、等效应线图法、等概率和曲线法、共毒系数法、方差分析、Logistic 模型、广义三阶多项式回归模型等。但每种方法均有各自的使用条件和优缺点，下面就联合作用系数法和等效应线图法进行简单介绍。

1. 联合作用系数法（K 法）

联合作用系数法为先求出各化合物各自的 LD_{50}，在假设化学物的联合作用为相加作用的基础上，求出混合化学物联合作用下的预期 LD_{50}。

$$\frac{1}{\text{混合化学物的预期 }LD_{50}} = \frac{a}{\text{A 的 }LD_{50}} + \frac{b}{\text{B 的 }LD_{50}} + \cdots + \frac{n}{\text{N 的 }LD_{50}} \tag{6-1}$$

式中　A、B、N——各种化合物；

　　　a、b、n——化合物 A、B、N 在混合化学物中所占的质量分数。

通过动物试验测定化学物混合物的实际 LD_{50} 即为实测 LD_{50}，混合化学物的预期 LD_{50} 与混合化学物的实测 LD_{50} 的比值即为 K 值。

$$K = \frac{\text{混合化学物的预期 }LD_{50}}{\text{混合化学物的实测 }LD_{50}} \tag{6-2}$$

通过分析 K 值的大小可以初步判定联合作用的类型。评定联合作用的 K 值有 Smyth 法和 Keplinger 法。如果各化学物呈现相加作用，则 K 值理论上应该等于 1。但是由于 LD_{50} 本身会有一定波动，所以 K 值也会有一定范围的波动。采用 Keplinger 法，一般认为 K 值在 0.57~1.75 为相加作用，$K<0.57$ 为拮抗作用，$K>1.75$ 为协同作用。

2. 等效应线图法

等效应线图法原理为在同种试验动物和相同接触途径下分别求出两种混合化学物（化学物 A 和化学物 B）的 LD_{50} 及其 95% 可信限，然后以纵坐标表示化学物 A 的剂量范围，以横坐标表示化学物 B 的剂量范围，分别将两种化合物在纵坐标与横坐标上的 LD_{50} 值及 95% 可信限的上下限值连成三条直线即为等效应线。再求出两个混合化学物的实测 LD_{50} 值，若实测 LD_{50} 正好落在两个化合物 95% 可信限的上下两条线之间，表示相加作用；如交点落到 95% 可信限下限以下，表示为协同作用；如若交点落到 95% 可信限上限直线之外，表示为拮抗作用。等效应线图法简单直观、但只适用于评定两个化学物的联合作用（图 6-4）。

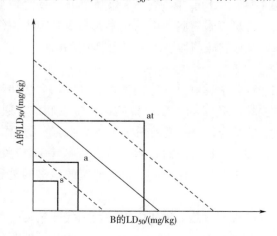

图 6-4　化学物 A 和 B 的联合作用等效应曲线

a—相加作用　s—协同作用　at—拮抗作用

第三节 机体因素

毒作用是外源化学物与机体相互作用的结果，因此，机体自身的多种因素均可影响化学物的毒作用。同一化学物对不同种属的动物的毒作用会存在量和（或）质的差异，称为选择毒性，如苯可以引起兔的白细胞减少，却导致犬的白细胞升高。另外，化学物在相同剂量及接触条件下作用于不同个体，也会出现明显的个体差异。高危个体（high risk individual）就是对化学物毒作用异常敏感的个体，其发病的风险和病损程度明显高于常人。

影响化学物毒作用的机体主要因素有：①种属与品系差异；②个体间的遗传学差异；③机体其他因素。

一、 种属与品系差异

大量文献报道不同物种间对化学物敏感性的差异。例如，经口摄入或吸入甲醇对人类和其他灵长类动物具有很强的急慢性毒性，但对其他实验物种的毒性较小，而且其他已知的非灵长类物种中也不表现出人类甲醇中毒性的眼损伤和失明。不同种属与品系物在代谢过程、生理特性、解剖结构等多方面存在差异，这些差异将影响化学物的毒作用。

（一）代谢转化的差异

硝基苯在人、猫和狗中，通过把血红蛋白氧化为高铁血红蛋白显示出急慢性毒性，猴子、大鼠和兔在硝基苯作用下并不能产生明显的高铁血红蛋白，因此其对猴子、大鼠和兔的急慢性毒性远低于人、猫和狗。

物种和品系的差异可以归因于代谢解毒机制的不同。例如环己巴比妥诱导后的睡眠时间，不同物种间存在显著的差异，这种差异与解毒酶的活性密切相关。不同品系小鼠对环己巴比妥的反应也不尽相同。苯胺在猪、犬体内转化为毒性较强的邻氨基苯酚，而在兔体内则生成毒性较低的对氨基苯酚，因此苯胺对兔的毒作用弱于对猪和犬的毒性。

代谢活化的差异也是不同物种毒性不同的原因。一个典型的例子是 2-萘胺，对狗和人具有致癌性（膀胱肿瘤），而对大鼠、兔和豚鼠不具有致癌性。这是因为狗和人能将其代谢活化为具有致癌活性的 2-萘基羟胺。又如 2-乙酰氨基芴（2-AAF）在许多动物体内可经 N 羟化而活化为终致癌物 3-OH-2-AAF 导致肿瘤发生，但在豚鼠和猴体内则为芳香族羟化，不能形成致癌物，故无致癌性。再如，乙二醇代谢产物草酸是乙二醇产生毒性的原因，乙二醇对动物的毒性大小为猫>大鼠>兔，这与代谢生成的草酸量在物种间的顺序一致。

（二）生理特性

毒作用的种属差异偶尔也源于特殊的生理特点。例如大鼠不能呕吐（啮齿类动物没有呕吐功能与其迷走神经衰弱有关），因此，当大鼠摄取有毒物质时无法从胃里排出，阻碍了毒作用产生前有毒物质的清除。相比之下，狗可以自发地呕吐，有利于有毒物质的排出。这种特殊的生理特点可能是一些化合物对大鼠的急性经口毒性作用明显高于狗和其他非啮齿类动物的原因之一。基于此原因，在杀鼠剂中加入适当催吐剂，在不影响杀鼠作用的前提下，对于人和宠物不慎摄入鼠药增加了一层安全性。

（三）解剖形态差异

解剖差异可能是物种间经肠道吸收差异的原因之一。例如，反刍动物和杂食动物之间肠段的相对长度和功能存在差异。由于大多数化学物通过被动扩散跨胃肠道黏膜转运，而这种转运与吸收面积和部位密切相关，因此这种解剖差异在特定情况下是导致毒性种属差异的原因。

解剖和形态的差异在选择实验动物种时有重要意义。在选择人类肺气肿动物模型研究中，通过将不同物种肺气肿产生的解剖特征与人类肺部进行对比，发现马肺气肿的病理生理和形态特征与人肺气肿非常类似，因此马是研究人类肺气肿疾病的最适合实验动物。

二、 个体间遗传学差异

除了不同物种和不同品系间存在的易感性差异外，同一物种和同一品系的个体之间也存在差异，即个体易感性。代谢酶和 DNA 损伤修复酶的遗传多态性是产生个体易感性的重要机制。

1. 代谢酶的遗传多态性

个体易感性的产生基于基因组构成的不同。人群中某单一基因遗传差异的发生率超过 1% 称为遗传多态性。有关人类基因的遗传多样性已得到广泛的研究。某些基因变异增加机体对外界因素的易感性，具有损伤作用。例如具有非典型或低水平血浆胆碱酯酶的人注射标准剂量的琥珀酰胆碱类肌肉松弛剂后，可能会出现长时间的肌肉松弛和呼吸暂停。葡萄糖-6-磷酸脱氢酶基因缺陷患者还原型谷胱甘肽的稳定性改变，使用伯氨喹啉、安替比林和类似制剂则产生溶血性贫血。

某些基因变异可能对机体具有保护性作用。比如，多环芳烃如苯并（a）芘等必须在芳烃羟化酶（AHH）的羟基化作用下才能代谢活化成强致癌物，而芳烃羟化酶（AHH）基因缺陷者由于 AHH 活性低下，代谢活化能力弱因而对多环芳烃类物毒性不敏感。这也是并非所有长期重度吸烟的人都会患肺癌的主要原因。AHH 基因缺陷可以预防烟雾中的多环芳烃的致癌作用。

2. DNA 损伤修复酶的遗传多态性

机体对损伤具有相应的修复机制，机体修复过程需要各种酶参与，修复酶也具有遗传多态性，若修复酶出现功能缺陷，将影响机体对损伤的修复能力和化学物的毒作用。

着色性干皮病（XP）是一种常见染色体隐性遗传病，XP 病患者存在 DNA 损伤的切除修复、光修复和复制后修复缺陷，使得他们更易感于紫外线对皮肤的致癌作用。XP 纯合子在人群中十分罕见，但杂合子较常见，发病率大约为 1/300。研究发现 XP 纯合子对致癌因素的敏感性比正常人高 100 倍，杂合子比正常人高 5 倍。

三、 机体其他因素

（一）年龄

外源化学物代谢酶系统的差异是毒性表现出年龄差异的主要原因。化学物代谢酶系统在新生和幼年动物中未发展成熟，与婴儿未成熟的肝微粒体酶系统相比，成年动物肝微粒体酶系统具有更强的代谢能力。因此，理论上需经由肝微粒体酶解毒的化学物，对年幼动物的毒性比成年动物更大；相反，经肝微粒体酶活化增毒的化学物，对婴儿毒性比成年动物低。

长期以来一直认为新生儿和年幼动物通常对毒物更敏感，幼年动物对多数化学物易感性是成年动物的 1.5~10 倍，主要原因为幼年动物缺乏各种解毒酶。如马拉硫磷对新生大鼠 LD_{50} 不足成年大鼠的 1/20；一次给予 10mg/kg 的环己巴比妥后，1 日龄小鼠的睡眠时间超过 360min，而 21 日龄小鼠则为 27min；需要代谢活化的对乙酰氨基酚对新生小鼠的肝毒性比成年小鼠低；氯霉素主要以葡糖醛酸结合物形式排出体外，新生儿期因葡糖醛酸结合酶的缺乏导致血浆游离氯霉素维持较高水平，从而引起婴儿严重发绀甚至死亡。但当幼年动物缺乏的是活化酶时，某些代谢增毒的化学物对婴幼儿毒作用就会低于成年动物，如 DDT 对新生大鼠的 LD_{50} 是成年大鼠的 20 多倍。

老年动物和人类对某些化学物尤其是药物更易感，随年龄增长的器官老化、解毒功能的下降和肾排泄功能的减弱均是导致老年易感性增强的主要原因。

（二）性别与激素

化学物毒作用的性别差异主要与性激素和肝微粒体代谢酶活性有关。许多巴比妥类药物在雌性大鼠中诱导的延时睡眠大于雄性大鼠，这与雄性大鼠中环己巴比妥肝微粒体代谢酶活性高，代谢快有关。经去势或雌激素预处理的雄鼠，可以降低环己巴比妥代谢酶活性从而消除性别差异。雌性大鼠对有机磷化学物如谷硫磷和对硫磷易感性也比雄性大鼠高，同样阉割和激素可以逆转这种性别差异。氯仿可引起雄性小鼠急性肾毒性，对雌性小鼠不具有肾毒性。雄性小鼠去势或给予雌激素能减轻氯仿引起的肾损伤，雌性小鼠经雄激素处理后对氯仿易感性也明显增加。除性激素外，非性激素的变化也会改变动物对化学物的易感性。甲状腺功能亢进、胰岛素功能亢进、肾上腺切除及刺激垂体-肾上腺轴都被可能改变化学物毒作用。

毒物的性别差异除受激素的影响外，代谢、脂肪构成比、人体含水量也是其中的重要原因。一般而言，男性体重、组织质量和血容量均高于女性，因此，相同暴露剂量下，药物在男性血液和组织中的浓度低于女性。对于脂质系数较高的化学物，由于性别间身体脂肪/体重不同也会出现独行的性别差异。

（三）营养与膳食

营养因素如胃内食物或液体对很多化学物的吸收特性有很重要的意义。通常空腹服药比满腹吸收更快，血药浓度会更高。某些食物可明显增加或减少某些药物的吸收，如钙通过和四环素络合明显减少四环素的吸收。脂肪类食物能明显增加灰黄霉素的吸收。食物还能影响重金属的吸收。研究发现，钙、铁、脂肪和蛋白都能增加铅吸收。钙、铁、蛋白不足能增加镉的吸收。

除了影响化学物的吸收外，有些食物还可以通过其他途径影响化学物的作用。一个突出的例子就是富含酪胺的食物。食物中的酪胺通常被胃肠道细胞内的单胺氧化酶代谢为无毒物质，因此只有少量酪胺能被机体吸收。如果在服用单胺氧化酶抑制药（比如苯乙肼）的同时摄入富含酪胺的食物，就可能引发高血压危象，甚至死亡。此时单胺氧化酶被抑制，酪胺不能在胃肠道内代谢解毒，大量酪胺被吸收进入血液引起升压作用。

维生素和矿物质缺乏也容易降低外源化学物的代谢。维生素 C、维生素 E 和 B 族维生素复合物可直接或间接参与细胞色素 P450 系统的调节，其缺乏可降低外源化学物的生物转化速率；维生素 A 缺乏可影响内质网结构，使混合功能氧化醇活性受损。矿物质（钙、铜、镁、锌等）缺乏可降低细胞色素 P450 催化的氧化还原反应，降低其生物转化活性，恢复矿物质摄入水平后，细胞色素 P450 活性可恢复到生理水平。

绝食或低蛋白饮食的个体，血浆白蛋白水平低于正常，更多的化学物从蛋白结合状态转为有毒性作用的游离化学物，导致毒性升高。同时，低蛋白摄入可以通过降低肝微粒体酶活性从而影响化学物的毒性。比如许多杀虫剂对低蛋白饮食大鼠的毒性较正常膳食大鼠的毒性高 2~26 倍。动物致癌实验研究发现，限食能降低肿瘤的发生。限制蛋白的摄入可降低黄曲霉毒素 B_1 的致癌性，高脂膳食能增加大鼠和小鼠的肿瘤发生率。

（四）肠道菌群

肠道菌群是人体内最复杂和种群数量最高的共生微生物生态系统，肠道菌群编码的基因总数是人类基因的 100 多倍，因此被称为"宏基因组"或"人体第二基因组"。机体对于化学物的代谢由自身基因组调节的各种代谢途径及肠道菌群基因组调节的代谢过程共同组成。因此，肠道菌群结构变化可以通过影响化学物的代谢而影响其毒性。有关肠道菌群的研究已成为毒理学研究的热点问题。

（五）健康状况

健康状况也是影响机体毒性反应的因素。肝脏是生物转化的主要器官，急慢性肝炎、肝硬化和肝坏死均能影响微粒体和非微粒体酶的 I 相和 II 相反应，降低生物转化率。同样，肾脏疾病也能影响化学物的毒性表现。严重心脏病通过损伤肝脏和肾脏循环影响代谢和排泄功能，增强化学物的毒性。临床研究显示，食盐和其他钠盐对心脏或肾脏疾病患者的慢性毒性高于正常人群，任何原因的酸中毒均能增强筒箭毒碱的毒性并提升胰岛素水平。腹泻或便秘者影响化学物与吸收位点的接触时间从而影响化学物的吸收。呼吸道功能紊乱如哮喘患者对空气污染物如 SO_2 更敏感。毒理学研究必须使用健康动物，才能保证实验结果的可靠性。

第四节　环境因素

一、气象条件

（一）温度与湿度

温度的变化能改变毒性大小。一般而言，低温环境下，化学物的吸收率减少，代谢率降低，机体对化学毒物的反应性也下降，但整体反应的持续时间可能会延长。高温可使动物皮肤毛细血管扩张、血循环和呼吸加快，胃液分泌减少，出汗增多，尿量减少，化学物经皮和经呼吸道吸收增加。环境温度升高可以增加秋水仙素对青蛙的毒作用。此外，某些药物在特定的环境温度下产生较大的毒性，如阿托品类化合物可以抑制机体出汗和降温，因此抗胆碱药物在温暖环境温度下可能会产生更明显的毒性作用。

高温环境可使 HCl、HF、NO 和 H_2S 的刺激作用增强，高湿度可造成夏季不易散热，增加机体体温调节的负荷。当高温伴高湿时，将进一步增加经皮吸收速度，同时延长暴露时间。

（二）气压

气压对毒作用的影响研究最早来源于暴露于空间和饱和潜水车辆中的人体研究。在高海拔地区（≥1500m），洋地黄和士的宁的毒性减低，苯丙胺类兴奋剂的毒性增加。气压增高通常会影响大气污染物的浓度，气压降低可致氧分压减小而使 CO 的毒作用增大。大气压对毒作用的影响主要是由于氧分压的改变而不是直接的压力效应。大气压的明显改变能产生不同程度的应激反应，反过来又可以影响毒性作用。

二、光周期与昼夜及季节节律

人们很早就认识到光对动物的生理反应具有深远的影响，包括对某些物种生殖周期的调控。光还可以极大地提高新生婴儿胆红素的代谢，因此暴露在光线下成为治疗新生儿黄疸的一种安全有效方法。光照周期使许多酶的活性呈现出昼夜模式，而这种昼夜模式受光照周期而不是光照强度的调节。比如，松果体的羟基吲哚-O-甲基转移酶呈现夜间活性最高的昼夜节律，持续黑暗可以使酶维持高活性水平。大鼠和小鼠细胞色素 P450 呈现明显昼夜节律，在黑暗初期活性最高。

啮齿类动物对化学物的敏感性也呈现昼夜节律，这种昼夜节律与光周期有关。在常规实验条件下，群笼养小鼠经苯巴比妥麻醉后的睡眠时间呈现明显的昼夜节律，下午 2 点给药睡眠时间最长，而午夜 2 点给药睡眠时间最短（约为下午 2 时给药的 40%~60%）。当用单笼饲养替代群养，用持续光照替代昼夜节律光照，苯巴比妥对小鼠的睡眠时间影响的节律性大大降低。人排出某些药物的速度亦有昼夜节律，如早上 8 时口服水杨酸，其排出速度慢，而晚上 8 时口服，排出速度快，在体内停留时间最短。

给药季节不同化学物毒作用也有差异，如给予大鼠苯巴比妥盐，其睡眠时间以春季最长，秋季最短（只有春季的 40%）。

昼夜节律变化可能受体内激素水平控制，如切除肾上腺后，大鼠昼夜节律变得不明显；也可能受进食睡眠、光照、温度等外环境因素所调节，还可能取决于实验动物摄食和睡眠活动本身的昼夜节律性。为降低环境条件对化学物毒作用的影响，实验动物应饲养于恒温、恒湿及人工昼夜环境中。

三、 噪声、 紫外线及辐射

噪声、紫外线与辐射等物理因素与化学物共同作用于机体时，也可影响化学物的毒作用。研究证实噪声通过影响 2-萘胺的代谢增加其对大鼠的毒性。紫外线与某些致敏化学物的联合作用，可引起严重的光感性皮炎。全身辐射能增强中枢神经兴奋剂的毒性，降低中枢神经系统抑制剂的毒性，但全身辐射不影响对止痛药如吗啡的毒作用。

四、 动物饲养条件

众所周知，动物的饲养条件诸如动物笼养形式、每笼动物数、垫料也可以激发对化学物的反应性。大鼠为群居性动物，单独笼养会使其烦躁易怒，具有攻击性。异丙基肾上腺素的急性毒性试验中观察到，单独笼养 3 周以上的大鼠，其急性毒性明显高于群养的大鼠。安他非明对小鼠的 LD_{50} 随着饲养条件的变化而不同。随着笼具中饲养小鼠的增多，LD_{50} 呈现降低的趋势。另外，饲养于"密闭笼"内的大鼠对吗啡的急性毒性较饲养于"开放"笼中的大鼠低。尽管难以量化，拥挤因素以及其他一些社会压力因素对毒作用的影响将越来越为人们所关注。

（严　红）

本章小结

本章概括了影响毒作用性质和大小的各种因素，包括化学物因素、暴露因素、机体因素及环境因素。

影响毒作用的化学因素可分为化学结构、理化性质和化学物纯度。非常微小的结构改变可能使其生物学效应发生巨大的变化，基于此发展了定量构效关系研究。化学物暴露剂量是影响毒作用的最重要因素，染毒途径可影响化学物对机体的毒作用强度、毒作用出现时间和持续时间。暴露期限和频率也能影响化学物的毒性。在实际生活中，一种化学物进入机体的途径可能不仅仅局限于某一种，而更多的是交叉暴露。机体同时连续暴露于两种或两种以上的化学物时会出现化学物的联合作用，包括相加作用、协同作用、增强作用和拮抗作用。机体因素包括种属与品系差异、个体间遗传学差异、性别与激素、年龄、营养与膳食、肠道菌群以及机体健康状况。各种外界环境如气温、气压、光照、昼夜节律、动物饲养条件、紫外线、噪声等均能影响化学物的毒作用。了解化学物毒作用的影响因素，对于有效控制食品中化学物毒性具有重要的理论和现实意义。

思考题

1. 了解毒作用影响因素对毒理学实验设计有何意义？
2. 影响化学物毒性作用的主要因素要有哪些？
3. 化学物的联合作用有哪些类型？
4. 遗传多态性如何影响个体易感性？

参考文献

［1］Klaassen CD. Toxicology. Seventh edition. New York：McGraw-Hill，2008.

［2］Omaye ST. Food and nutritional toxicology. New York：CRC Press，2004.

［3］黄吉武，童健. 毒理学基础：第二版. 北京：人民卫生出版社，2016.

［4］孙志伟. 毒理学基础：第七版. 北京：人民卫生出版社，2017.

［5］周宗灿. 毒理学教程：第三版. 北京：人民卫生出版社，2002.

［6］姜岳明. 毒理学基础. 北京：人民卫生出版社，2012.

［7］李宁，马良. 食品毒理学：第二版. 北京：中国农业大学出版社，2016.

［8］陈国元，刘烈刚. 预防医学实验教程. 武汉：湖北科学技术出版社，2016.

［9］Hodgson E. A textbook of modern toxicology. Fourth edition. New Jersey：John Wiley & Sons，Inc.，Hoboken，2010.

第七章
食品毒理学实验原则

食品毒理学是一门以动物试验为中心的实验科学，经典的研究方法主要是体内试验和体外试验。体内实验是以实验动物或模式生物为模型，旨在将外源化学物对实验动物的毒性外推至人，以评价外源化学物对人的损伤效应和健康风险，体外实验主要以原代培养细胞或细胞系为模型，常用于筛选、预测毒性及探讨机制。此外，人体观察和流行病学研究可对动物试验结果在人群中进行进一步确认。本章主要介绍食品毒理学中评价性实验的基本原则和相关知识。

第一节　实验动物的选择与处理

实验动物是人工饲养，对其携带的微生物实行控制，遗传背景明确或者来源清楚的，用于科学研究、教学、生产和检定的动物。动物实验是毒理学研究的主要方法，正确地选用实验动物是获得可靠研究结果的前提。

一、　实验动物的选择

（一）实验动物种属的选择

不同种属的哺乳动物具有相似的最基本的生命过程，这是动物实验在医学研究中得到广泛应用的基础，但另一方面，不同种属的动物在解剖、生理特征和对各种应激的反应上又不尽相同。外来化学物的固有毒性往往在人和不同种属实验动物之间表现不同，种属差异可以表现为量的差异即引起毒性的剂量不同，还可以表现为质的差异即毒效应的不同。因此，动物实验必须要结合试验目的，根据受试物已知的毒性特点，对实验动物的种属进行合理的选择。

实验动物种属的选择原则上应满足：对受试化学物吸收、代谢方式和生理生化特征与人最接近；自然寿命不太长；易于饲养管理，实验操作方便；经济并易于获得。目前还没有一种实验动物能完全满足上述基本原则，为有利于将动物实验结果外推到人，预测外来化学物对人的危害，常选择两种（或以上）不同种属的动物用于实验，一种是啮齿类，另一种是非啮齿类。外源化学物的一般毒性评价和毒性机制研究中常用的啮齿类动物是大鼠和小鼠，非啮齿类动物为犬。当两个种属动物在接触方式和剂量水平与人群实际接触比较相似的情况下都出现毒性效应，实验结果外推到人的可靠性相对较高；当不同种属动物的毒性反应有很大的差异时，必须结合不同种属动物代谢、动力学特征及毒作用机制基础，才可将实验结果外推到人。

在选择实验动物时还应考虑各种动物对毒性效应的敏感性差异。如豚鼠对皮肤刺激和致敏比较敏感，常用于外源化学物对皮肤的局部刺激试验和致敏试验；家兔对皮肤和黏膜的刺激性比较敏感，常用于外源化学物的皮肤刺激试验和眼刺激试验；大鼠和小鼠没有呕吐反射，呕吐试验常选用犬和猫，鸽子也可用于呕吐试验；小鼠、大鼠体温调节极不稳定，研究外界环境对体温的影响时，宜选用兔及猫；迟发神经毒性研究常选用鸡。高血压模型的建立常选用大鼠、家兔和狗。此外在环境毒理学中还通常选用昆虫或水生生物开展研究。

（二）实验动物品系的选择

品系（strain）是运用计划交配的方式，获得起源于共同祖先的一群具有相似外貌特征、独特生物学特性以及稳定遗传结构和性能的动物群体。不同品系的同种动物，对同一外源化学物的反应也可能存在很大的差异，如 C57BL 小鼠对肾上腺皮质激素的敏感性比 BALB/c 小鼠高 12 倍，因此应根据试验目的和外源化学物的特性选择合适的动物品系。实验动物按遗传学控制方法可分为下列几类。

1. 近交系

近交系（inbred strain）指至少经连续 20 代以上全同胞交配或亲子交配培育而成，近交系数达 98.6%以上的遗传群体。小鼠常见的近交系有 BALB/c、C3H、C57BL/6、DBA/1、DBA/2、大鼠津白Ⅰ、津白Ⅱ等。近交系动物具有基因纯合性、遗传稳定性、表现型的均一性、分布广泛性和资料可查性，因此对外源化学物的敏感性较为一致，试验结果个体差异小、重现性好。但近交系动物存在近交衰退，体弱易病，对外界环境适应能力差的缺陷。

2. 杂交 1 代

杂交 1 代（F1 hybrid）是指由两个无关的近交品系杂交而繁殖的第一代动物，如 B6D2F1。F1 遗传组成均等地来自两个近交品系，遗传与表型上具有均质性，同时克服了近交引起的近交衰退，具有杂交优势，分布也较广泛。广泛应用于核医学、移植免疫、单克隆抗体的研究，也适于毒理学疾病模型研究。

3. 封闭群

封闭群（closed colony）是指以非近亲交配方式进行繁殖生产，在不从外部引入新的血缘条件下，至少连续繁殖 4 代以上的种群。封闭群具有一定的杂合性，相对的稳定性，较强的繁殖力、抗病力。常用的封闭群动物有昆明种小鼠、NIH 小鼠、F344 大鼠、Wistar 大鼠、SD 大鼠、新西兰兔等，是毒理学试验常用的动物。

根据实验动物遗传的均一性和对外源化学物毒性的敏感性排序，近交系最高、F1 次之、封闭群较低。对同一种外源化学物的系统毒理研究中应固定使用同一品系动物，以保证研究结果的稳定性。Fischer344 大鼠和 B6C3F1 小鼠自发肿瘤率较低，常用于外源化学物的致癌试验。

（三）实验动物微生物级别的选择

实验动物自然感染的微生物和寄生虫会影响实验结果的准确性和可靠性，因此必须对实验动物进行微生物控制，等级标准见表7-1。毒理学研究中应使用Ⅱ级或Ⅱ级以上的动物。

表7-1　　　　　　　　　　　实验动物微生物等级标准

等级	微生物控制要求	饲养环境
Ⅰ级普通动物	不携带人兽共患病和动物烈性传染病的病原体	开放系统
Ⅱ级清洁动物	种系清楚，排除人兽共患病及对科学研究干扰大的病原体	屏障系统
Ⅲ无特定病原体动物（SPF）	除Ⅱ级标准外，动物为剖腹产或子宫切除产、按纯系要求繁殖，可有不致病细菌丛，没有致病病原体	屏障系统
Ⅳ级无菌动物	在全封闭无菌条件下饲养的纯系动物，动物不带有任何可检测到的微生物和寄生虫	隔离系统

1. 普通动物

普通动物（conventional animal，CV）指不携带人兽共患病和动物烈性传染病的病原体及寄生虫，饲养在开放系统，动物体内外所携带的微生物和寄生虫很难控制，是微生物控制要求最低的动物。这类动物只适用于教学示范，不可用于科研性实验。

2. 清洁动物

清洁动物（clean animal，CL）为根据我国国情而设立的等级动物，要求排除人兽共患病及对科学研究干扰大的病原体，来源于SPF动物或剖腹产动物，饲养在屏障系统中。主要用于教学示教或科研预试验。

3. 无特殊病原体动物

无特殊病原体动物（specific pathogen free animal，SPF）是指除清洁级动物应排除的病原体外，不携带主要潜在感染或条件致病和对研究实验干扰大的寄生虫及病原体。SPF动物来源于无菌动物，饲养在屏障系统中。SPF动物是目前国外使用最广泛的实验动物，也是国际标准级实验动物，广泛用于科研性实验研究。

4. 无菌动物

无菌动物（germ free animal，GF）是指用现有的检验技术在动物体内外的任何部位均检不出任何活的微生物和寄生虫的动物。无菌动物必须用人为的方法培育而成，饲养在隔离系统中。

此外，悉生动物（gnotobiotics animal，GN）为已知菌动物或已知菌丛动物，为在无菌动物体上植入一种或数种已知的微生物，饲养在隔离系统，生命力比无菌动物强，可以排除动物体内带有的各种不明确的微生物对实验结果的干扰。这类动物一般用于特殊科研性实验。

（四）实验动物个体的选择

外源化学物的毒性作用还受实验动物个体因素的影响，毒性反应存在个体差异，应注意实验动物的个体选择。

1. 性别

通常情况下，同一种属，同一品系的实验动物，雌雄两性对同一外源化学物的毒性反应类似，但由于代谢等差异毒性反应常呈现出性别差异。一般地，如无特殊要求，实验均采用两种性别，特殊情况下如生殖毒性试验可选用单性别。如实验中发现存在性别差异，则应将不同性别动物的实验结果分别统计分析，如果不同的性别对受试物的敏感性不一样，宜选择敏感的性别进行研究。

2. 年龄和体重

依据毒理学试验的目的和类型选用适宜年龄的实验动物。急性试验一般选用成年动物，慢性试验应选用较年幼的或初断乳的动物。有些特殊试验如老年病学的研究，则考虑用老龄动物。实验动物的准确年龄应由其出生日期来推算，由于实验动物的年龄与体重一般呈正相关，实际工作中常以动物的体重粗略地判断动物的年龄。同性别的动物的起始体重应尽可能一致，组内个体间体重差异应控制在 20%内，各剂量组间动物平均体重差异应低于 5%。

3. 生理状态

妊娠、哺乳等生理状态能改变实验动物对外界刺激的反应，在毒理学试验中如无特殊目的，一般情况下应选用未孕未产的雌性动物，雌雄动物应分笼饲养。但在生殖和发育毒理学中某些特殊试验则应根据需要有计划地合笼交配。

4. 健康状况

实验动物的健康状态对毒理学试验结果有很大的影响，因此应选用健康动物。首先要对实验动物微生物进行控制，毒性试验及毒理学研究应使用Ⅱ级或Ⅱ级以上的动物。健康动物应发育正常、体形健壮、无外观畸形。眼鲜红明亮，尾粉红不卷，脊背不弓不凹，表皮无溃疡和结痂、天然孔道干净无分泌物，被毛浓密、有光泽、顺贴而不蓬乱、无掉毛现象、行动灵活、反应敏捷等。

二、　实验动物的染毒与处置

（一）实验动物染毒前准备

1. 受试化学物与溶剂的准备

（1）受试物的基本资料　在正式毒理学试验之前，应初步掌握受试物的化学结构和理化性质，特别是其挥发性、稳定性、溶解性、异构体、纯度及杂质成分等资料。检索与受试物化学结构和理化性质相似的化合物的毒性资料，以作参考。

（2）受试物的种类与批号　为保证实验结果的可重复性，所有毒理学试验应该使用同一种、同一批号受试物。受试物成分和配方必须固定。研究并提供受试物在贮存期内稳定性和在饲料中的稳定性的报告。计算实验所需的总量，一次备齐受试物稳定期内的全部用量。一般毒性试验应准备的受试化学物总量可按如下公式计算：

$$受试物总量 = （每组动物数×剂量总和×动物平均体重×染毒次数）×1.2 \qquad (7\text{-}1)$$

（3）受试物剂型和溶剂与赋型剂　根据染毒途径和受试物性质的不同，将受试物制备成一定的剂型。常用的剂型有水溶液、油溶液或混悬液。选择溶剂和助溶剂的基本要求：

①本身无毒或实际无毒；②无特殊刺激性或气味；③不与受试物起反应，受试物在其中应稳定；④不影响受试物的体内生物学过程；⑤对受试物的毒动学和毒效学无明显影响。对水溶性受试物，首选的溶剂为水（经口染毒）。脂溶性受试物可选择天然植物油（玉米油，橄榄油）做溶剂，制备成油溶液或悬浮液。混悬液最常用的赋形剂有淀粉、0.5%羧甲基纤维素钠和10%阿拉伯树胶。一般情况下除非证明贮存稳定，受试物溶液应新鲜配制。受试物在贮存期内稳定性和在饲料中的稳定性必须进行研究并报告。

受试物如混入饲料或饮水中给予，注意必须混匀，必要时做含量检测。饲料中掺入量以不影响动物摄食、营养平衡为原则，饲料掺入量一般低于5%（质量分数），若掺入量大于饲料的5%，应调整对照组或剂量组饲料蛋白质成分，以避免因影响动物的营养状况而影响实验结果。

2. 实验动物的准备

（1）动物实验前的准备　购进实验动物后，应根据实验动物的微生物级别将雌雄动物分开饲养在相应的实验设施中，进行5~7d的检疫，通过观察及时剔除不健康的动物，以保证实验动物的均一性和代表性。检疫期结束方可按实验设计的要求对实验动物进行标记和分组。

（2）实验动物的编号标记　对实验动物进行编号标记是为了方便实验观察和处理识别。良好的标记方法应清晰、耐久、简便、实用。通常可用染色、耳号、刺纹、芯片植入等方法，狗和猴还可用号牌法。啮齿动物或白色家兔标记最常用染色法，染料可用3%~5%苦味酸（黄色）、0.5%品红（红色）。标记时用棉签沾取染料，涂抹在动物不同部位被毛上以示不同编码。由于被毛颜色会逐步消失，故需重复染色。

（3）实验动物的分组　应依据统计学要求遵循随机分配的原则，避免非处理因素的影响，获得理想的剂量-效应（反应）关系。常用的分组方法是按体重进行随机分组。实验动物按性别、体重顺序编号，利用统计学的随机数字表，按完全随机分组法或配伍随机分组法，将实验动物分配到各组。最后应计算各组实验动物体重的均值和标准差，必要时可将实验动物适当调整，以使各组实验动物体重的均值的差别不超过允许范围。每组动物数的确定原则是确保实验结束时有合乎统计学要求的动物数量存在。慢性毒性试验应考虑动物自然死亡和定期处死动物而需要增加动物数量。

（二）实验动物的染毒方式

毒理学试验中常用的染毒途径为经消化道、经呼吸道、经皮及注射途径。在选择染毒途径时，应结合试验目的、受试物的理化性质和实际用途，尽可能选择与人接触该受试物方式一致的途径。

1. 经消化道染毒

经消化道染毒在毒理学实验中有重要地位，尤其适用于食品和水体污染物。主要用于非挥发性液体和固态毒物。常用的经口染毒方法有灌胃、喂饲和吞咽胶囊。

（1）灌胃　适用小鼠、大鼠、兔、狗。将受试物配制成溶液或混悬液，一般使用等容量灌胃法，即将受试物浓度不同，实验动物单位体重的灌胃容量相等。灌胃容量小鼠通常为0.2~1mL，大鼠通常是1~4mL。灌胃前应禁食空腹，通常大鼠隔夜禁食，小鼠可禁食4h，均不禁水。灌胃后2~4h再进食。若经口多次染毒，一般不禁食，但应每日定时染毒。

灌胃的优点为剂量准确，缺点为工作量大，并有伤及食道或误入气管的可能。灌胃法常用于急性毒性试验，也可用于长期毒性试验。

（2）喂饲　常用于食品或水污染物，不适用于挥发性或有异味的受试物。将受试物掺入动物饲料或饮水中供实验动物自行摄入。要求受试物不能影响饲料营养素的含量，一般饲料中受试物不超过 5%。喂饲法优点是符合人类接触受试物的实际情况，缺点是剂量不准确，适口性差的受试物，影响动物进食进而影响动物生长发育。

（3）吞咽胶囊　适用于易挥发、易水解和有异味的受试物，多用于兔、猫、犬等较大动物。将一定剂量的受试物装入药用胶囊中，直接送至动物咽后部，迫使其咽下。优点是剂量准确。

2. 经呼吸道染毒

经呼吸道染毒适用于易挥发或常温下为气态，或在生产生活过程中以蒸汽态、气溶胶、烟、粉尘形式存在的受试物。是评价经呼吸道接触的化学物或空气污染物优先考虑的染毒途径。根据吸入方式的不同可分为吸入染毒法和气管内注入法。

（1）吸入染毒法　将实验动物置于含有一定浓度受试物的染毒柜中自然吸入。常用的有动式及静式吸入染毒法。

①动式吸入染毒：适用于单次接触时间持续较长的染毒，也适用于烟、雾、尘等形态的受试物。动式吸入染毒设备比较复杂，包括染毒柜、毒物发生系统和机械通风系统三部分，通过设备连续不断地将新鲜空气和受试物送入染毒柜，染毒柜保持轻微的负压以防止受试物逸出，置于染毒柜的实验动物总体积不能超过染毒柜容积的 5%。染毒过程中动物停止食水。该法优点是染毒过程中染毒柜内氧和二氧化碳分压稳定，受试物分布均匀；缺点是对设备的要求较高，消耗受试物的量大，并易于污染环境。动式吸入染毒又分为整体接触（动物整体置于染毒柜中）和口鼻接触（实验动物的口鼻部位在染毒柜内，身体其他部位置于染毒柜外）两种。

染毒过程中应定期监测气流速度、温度、湿度、受试物的实际浓度、气溶胶浓度粒度。

②静式吸入染毒：适用于体积较小的动物吸入染毒。将实验动物放在一定容积的密闭染毒柜中，加入易挥发的液态或气态受试物，使染毒柜内形成所需要的受试物浓度的空气环境，在规定时间内进行染毒。静式吸入法染毒操作简易、方便、消耗毒物少。但随着染毒时间的延长，染毒柜内的氧分压和受试物浓度会逐渐降低，二氧化碳分压、温度和湿度会上升，对实验结果造成一定的影响。研究表明氧在试验期内不能低于 19%，CO_2 不能超过 1.7%，否则会出现缺氧与二氧化碳潴留。在染毒期内测定受试物浓度 2~3 次，以其均值作为实际染毒浓度。

（2）气管内注入　将受试物直接注入气管内，多用于建立急性中毒模型及尘肺研究。经气管注入优点是受试物剂量较准确，用量少。但与自然吸入途径相比，缺乏上呼吸道的防护作用，且操作易造成动物损伤甚至死亡，不宜用作长期染毒。气管注入法可采用经喉插入法、气管穿刺法和暴露气管穿刺法三种方式。

3. 经皮染毒

经皮染毒是可能接触皮肤的化学物的主要染毒方式，用以研究化学物的经皮毒性作用与局部皮肤刺激和致敏作用。经皮染毒前须去除动物的被毛，方法有机械法和化学脱毛法。机械法可用剪刀贴近皮肤剪毛或剃须刀剃毛，化学法中脱毛剂为 2 份硫化钠和 8 份滑石粉（质量比）。脱毛时注意不要损伤脱毛区的表皮，脱毛部位通常为动物背部中线两侧，注意防止动物舔食，脱毛区面积不大于动物体表面积的 10%。

4. 注射染毒

注射用药品首选的染毒方式，也常用于化学物的机制研究。注射染毒要求受试物对局部无损害或刺激，pH 调整在 5~8，最好是等渗溶液，注射前应注意局部消毒。常用的注射染毒有：腹腔注射、肌肉注射、皮内注射、皮下注射和静脉注射。

5. 最大染毒容积

一般推荐以上各种染毒途径的最大染毒容积分别为：①空腹灌胃 2mL/100g；②经皮 2mL/kg（根据体表面积计算，限于染毒的准确性）；③静脉注射 1mL/kg（5min 以上）；④肌肉注射 0.5mL/kg（一个部位）；⑤吸入 2mg/L。

受试物经不同途径染毒的吸收速率不同，按吸收率从高到低排列依次为静脉注射、吸入、肌肉注射、腹腔注射、皮下注射、经消化道、皮内注射、经皮。

（三）实验动物处置

1. 实验动物生物样本采集

在实验过程中需要对生物样品如血液、尿液、胆汁、粪便等进行检测，所以必须合理采集、分离和保存实验动物生物样本，保障实验结果的可靠性。

（1）血液采集　常用采血方法有尾尖采血、眼眶后静脉丛采血、腹腔镜动脉采血、心脏采血、断头采血、摘眼球采血，单次采血不超过动物总血量的 15%，在 3~4 周后可重复采血。多次采血每 24h 内不超过总血量的 1%。

尾尖采血适用于需血量较少的血液采集，可以反复使用；眼眶静脉丛采血通常适用于需血量较大的采血，特别适用于无尾动物如仓鼠，一般要求在麻醉下操作，而且只能用动物的一只眼睛，如需要，2 周后才能考虑用动物恢复的眼眶静脉丛再次取血。

在毒代动力学研究中，大鼠采血可采用尾静脉、趾脉管系、全麻下心脏穿刺、全麻下外颈静脉和总颈动脉插管。兔和豚鼠可用耳缘静脉、颈静脉或隐静脉。较大动物的采血可从浅表静脉进行（隐静脉、头静脉、颈静脉）。

（2）尿液采集　常用的尿液收集方法有代谢笼法、导尿管法等。代谢笼法适用于大鼠和小鼠，将动物放在特制的代谢笼内，动物排出的大便，可通过笼子底部的大小便分离漏斗将尿液与粪便分开，达到收集尿液的目的。一般需收集 2~5h 或更长时间内的尿排出量。导尿管法常用于兔和犬。

（3）胆汁采集　在毒代动力学研究中，可直接插管至胆总管，其尖端应接近肝门区的分叉点。大鼠胆汁一般 0.5~1.0mL/h。对有胆囊的实验动物（如豚鼠和兔），应在胆囊基底部结扎胆囊，以防止胆囊延缓经胆汁消除。

（4）粪便采集　大鼠和小鼠可用代谢笼，下部有粪尿分离器，分析前剔除表层，取内层粪分析。对犬和猴可直接取新鲜粪。

2. 安死术

动物处死原则是处死时间短，减少动物死亡过程中的挣扎和人为损伤。安死术是指用公众认可的符合人道主义方法处死动物的过程，使其无惊恐、焦虑而安静、无痛苦地死亡。安死术应保证动物中枢神经系统马上达到失去痛觉的早期抑制作用。死亡体征有心跳与呼吸停止、反射缺失。安死术不是根据操作者的主观感觉而是根据待处死动物的感觉能力，尽量不要将处死的动物和其他动物放在同一个房间里。大小鼠常用的处死方法有颈椎脱臼法、断头法、急性失血法、注射与吸入麻醉法及二氧化碳吸入法。

3. 病理解剖和标本留取

病理学检查是毒理学试验重要组成部分，可帮助判断有害作用和靶器官。病理学检查包括大体解剖和组织病理学检查。急性毒性试验中，在试验中死亡或结束时处死的动物都要尸体解剖，在亚慢性、慢性毒性或致癌试验中，病理学是一个重要的观察终点。

（1）大体解剖　在处死后半小时解剖动物。观察脏器大小、色泽、边界、质地、切面，并对脏器称重，计算脏器系数。

（2）组织病理学检查　对器官或组织某一固定部位取材，在 10 倍体积的 10% 甲醛液中固定，随后常规包埋、切片及染色。显微镜下观察形态学的改变。

三、 实验动物的管理与动物实验的 "3R" 原则与伦理学

（一）实验动物的管理

我国实验动物的政府管理机构是在科技部和省（市）、自治区科技厅领导下的实验动物管理委员会。自 1988 年国务院批准《实验动物管理条例》以来，颁布了多项国家和地方法规，制订了国家相关标准，包括强制性国家标准 GB 14922—2011《实验动物微生物学等级及监测》、GB 14923—2010《实验动物哺乳类动物的遗传质量控制》、GB 14924—2001《实验动物全价营养饲料》、GB 14925—2010《实验动物环境及设施》。实验动物要有实验动物合格证、实验动物生产许可证、饲料合格证、实验动物使用许可证等，从事动物实验的人员应经培训取得资格后方可上岗。

（二）动物实验的伦理学

关于动物实验的伦理学争论由来已久。18 世纪哲学家 Jeremy Bethan 认为 "动物伦理的核心问题既不是它们能否思考，也不是它们会不会说话，而是它们痛苦不痛苦"。19 世纪出现动物保护主义，不少国家成立动物保护组织，其中激进派提倡绝对禁止动物实验。大多数民众和科学家提出规范动物实验，要立法保障动物福利。1822 年，英国通过了世界上第一个有关动物福利的法令《马丁法案》，禁止虐待动物，1876 年通过了《禁止虐待动物法》。美国 1873 年联邦法中有人道地对待动物的条文，1966 年通过了《动物福利法》。我国 1988 年《实验动物管理条例》规定 "对实验动物必须爱护，不得戏弄或虐待"。

（三）整体动物实验的 "3R" 原则

1959 年英国动物学家 Russell 和微生物学家 Burch 在著作《人道实验技术原理》中首次提出 "3R" 理论。1986 年，欧洲通过了动物保护法，使 "3R" 理论更具体化。"3R" 主要包括：

替代（replacement）是指应用无知觉材料的科学方法代替使用活的有知觉脊椎动物的方法，例如采用培养的细胞、组织或特定的动物器官等进行的体外试验，选用昆虫、线虫、

果蝇、斑马鱼、非洲爪蟾等模式生物进行的体内试验以及利用理化技术和计算模型预测毒性的方法。

减少（reduction）是指在科学研究中，用较少的动物得到同样多的实验数据或用一定数量的动物能得到较多实验数据的方法。

优化（refinement）是指改进和优化实验程序，减轻或消除动物疼痛和不安，提高动物福利的方法。

毒理学研究中以"3R"原则为导向设计的实验方法被定义为毒理学替代法（alternative toxicological methods）。1993 年，成立了由 15 个国家组成的欧洲替代法验证中心（ECVAM）。近年来，毒理学替代法已受到许多发达国家政府科学界的高度重视，研究工作和成果已取得明显进展。随着"3R"原则的倡导与实施以及生物医学研究模式的转变，传统的整体动物实验面临严峻挑战，替代动物实验的体内、体外模型研究已成为现代毒理学重要发展方向。

第二节　食品毒理学试验设计原则与要点

试验设计是指为实验研究制定出周密、合理、科学性强的设计方案，试验设计主要目的是保证所测变量的任何差异是由处理因素造成。严谨的试验设计是执行科研项目的指南，是确保研究结果准确、可靠的前提。现代科学研究强调试验设计、实施和资料统计分析三者的连贯和统一。试验能否获得预期结果，试验设计至关重要。

一、　食品毒理学试验设计基本原则

为了有效控制随机误差，避免或减少非处理因素的干扰，以较少的样本取得准确而可靠的实验数据，达到经济高效的目的，在毒理学试验设计中必须遵循统计学原则，即随机化原则、对照原则和重复原则。

（一）随机化原则

随机化（random）原则指实验动物根据机遇均等的原则分组，保证各组间达到良好的均衡性，尽量减少一切干扰因素引起的实验误差。

1. 完全随机

将实验对象随机分到各组，各组样本数可相等或相近。随机方法可使用抽签法、查随机数字表法或用计算机产生随机数据等。完全随机设计只关注一个处理因素，又称单因素设计，但可有多个剂量水平，常用于比较两个样本或多个样本均数的差异。其优点是操作简便，具有多个剂量水平，缺点是实验效率低，仅能分析一个因素的效应。

2. 配对设计

将受试对象按某些特征配成对子，再随机分配到各组。同体自身配对设计还可按时间先后进行实验结果的比较。配对设计优点是个体差异小，组间均衡性好；局限性是配对条件严格，不易达到要求。

3. 随机区组设计

随机区组设计是将条件相同或相似的受试对象组成配伍组或区组，同一区组内的研究对象要有同质性，再将每一个配伍的受试对象随机分到各处理组，每个配伍组的受试对象数目取决于处理组的数目。随机区组设计优点是受试对象个体差异较小，实验效率高；缺点是要求配伍组内受试对象数与处理组数相同，实验结果若有缺失，将降低统计效能。

（二）对照原则

对照是比较的基础，设立对照是降低或排除非处理因素干扰的有效措施。毒理学试验常用的对照有：空白对照、阴性对照、阳性对照和历史对照。

1. 空白对照

空白对照组不给予任何处理因素，既不给受试化学物，也不给以相应的操作。空白对照组一般用于确定受试对象的生物特征本底值，进行质量控制。如 Ames 试验中空白对照可了解所用菌株的自发回复突变率。

2. 阴性对照（溶剂对照）

阴性对照组不给处理因素，但给予必需的试验因素（比如溶剂或赋形剂），以排除非处理因素的影响。没有阴性对照组就不能说明处理因素与有害效应之间的关系。比如，实验中染毒剂量组实验动物出现异常或死亡，如果阴性或空白对照组未见相应表现，则该异常或死亡可能与处理因素有关；如果阴性或空白对照组也有同样的异常或死亡，则考虑是由实验动物健康状况或其他非处理因素引起。

3. 阳性对照

阳性对照是用已知阳性物（如致变物、特异的激动剂或拮抗剂）检测试验体系的有效性。阳性对照组最好与受试物用同样的溶剂、染毒途径、采样时间。遗传毒理学试验与致畸试验都应设阳性对照组，阳性对照组应该得到肯定的阳性结果，否则，应重新进行实验。

4. 历史对照

历史对照由本实验室过去多次实验的对照组数据构成。空白对照、阴性对照和阳性对照均可构成相应的历史对照。历史对照通过同质性检验评价试验体系的稳定性，控制和保证实验室质量。目前，毒理学实验各种参数尚无公认的参考值，因此历史对照均值及其可信区间对评价研究结果具有十分重要的意义。

（三）重复原则

重复（replication）主要目的是减少实验误差，增强代表性。

1. 整个实验的重复

目的是确保实验结果的重现性，不能重复的实验结果是不可信的，一般体外实验需要重复 2~3 次。

2. 多个受试对象的重复观察

每组要有足够的样本量，以估计处理之间、实验内和实验间的变异性。可根据统计学检验水准、检验把握度、总体标准差和容许误差来估计样本量的大小。

二、 体内实验设计要点

体内实验（*invivo* test）即整体动物实验。体内实验设计需从实验动物、剂量与分组、染毒途径与方法、实验期限、观察指标几个方面考虑。有关实验动物，染毒途径前文已有详细介绍，这里重点介绍剂量与分组，实验期限与观察指标。

（一）剂量与分组

剂量-反应（效应）关系是毒理学的核心问题，是确认外源化学物与有害作用因果关系的重要依据，也可反映实验结果的可靠性。剂量设计应遵循循序渐进的原则，即急性毒性试验为短期重复剂量毒性试验提供剂量设计依据，而后者又可为亚慢性和慢性毒性试验剂量设计提供参考。在急性毒性试验测定 LD_{50} 或 LC_{50} 中，剂量组数应根据设计方法而定。亚慢性毒性试验剂量一般在 $1/5 \sim 1/20$ LD_{50}。食品往往已提供了人体拟用剂量，可作为长期毒性试验的剂量设计依据，试验剂量尽可能涵盖人体预期摄入量的 100 倍，在不影响动物摄食和营养平衡的前提下，尽可能提高高剂量组的剂量。此外蓄积试验、毒物代谢动力学研究结果也有助于确定试验剂量。

在毒理学试验中，一般至少设立 3 个剂量组以获得理想的剂量-反应（效应）关系。在设置的 3 个剂量组中，通常要求高剂量组有明确的损害作用，但不引起动物出现死亡（急性毒性与致癌试验除外），即使有死亡，也应控制在 10% 以内；低剂量组最好不出现任何可观察到的有害作用（相当于 NOAEL），低剂量组剂量还要考虑人可能的接触剂量，一般不能低于人类接触剂量。中剂量组剂量介于高、低剂量组之间，有轻微的毒性效应（相当于 LOAEL）。高、中、低剂量一般呈等比关系，间距可为 $2 \sim 4$。

各组动物数取决于实验目的和设计，实验动物的寿命等。个体数量越多越能减少个体差异，但也容易引起不必要的浪费以及动物保护和伦理方面问题。动物数量过少，所得指标不够稳定，结论也缺乏充分依据。总之，各剂量组动物数要符合统计学的要求。

（二）试验期限

致畸试验、多代繁殖的试验期限是根据实验动物种属或品系决定的。其他经典的动物试验按照定义，期限基本是固定的，如急性毒性试验处理是一次或 24h 内多次，观察期限是 14d；亚慢性毒性试验染毒期限是实验动物寿命的 10%，对大鼠和小鼠为 90d。慢性毒性试验合并致癌试验染毒期限为实验动物生命周期大部分或终身，对大鼠和小鼠是 2 年。

（三）观察指标

观察指标的有效性、客观性、准确性、灵敏性、特异性及指标的标准化直接影响对实验结果的评价。

1. 指标的有效性

指标的有效性指选用的指标与研究目的之间应有本质联系，能确切地反映出处理因素的毒作用效应。通常根据研究目的，结合专业知识、文献检索及理论推导来确定指标的有效性，还可通过预实验或用阳性对照来验证指标的有效性。

2. 指标的客观性

主观指标易受研究人员的心理状态和感官差异的影响，客观指标不易受主观因素影响，故应尽量选用客观观察指标，如体重和脏器系数、血液学指标和血液生化指标。如确实需用主观指标，可采用盲法减少和消除主观指标的偏移。

3. 指标的准确度和精确度

准确度是指实验结果与真实值相符合或接近的程度。实验结果越接近真实情况，准确性就越高。精确度是指重复进行多次实验，所获得结果间彼此接近或符合的程度，即观察值与平均值的接近程度。无论是准确度还是精确度，均需要控制在适当的容许范围内，以保证实验质量。

4. 指标的灵敏性

指标的灵敏性是能否检出微量效应变化的关键因素，灵敏性高的指标，能如实地反映处理因素导致的微小变化的效应。提高指标灵敏性的主要手段是改进检测方法和实验仪器的性能。

5. 指标的特异性

指标的特异性可表明处理因素与所检测效应的关联程度。特异性高的指标不易受其他因素的干扰，易于揭示事物的本质。如胆碱酯酶活性是有机磷农药毒理学研究中不能替代的特异性指标。深入研究化学物的毒作用机制是提高指标特异性的基础。

6. 指标的标准化

指标的标准化指对实验涉及的取样部位、取样时机、检测方法、结果记录、结果判断等，都应制定标准操作规程（standard operating procedure，SOP），保证研究的可比性、可推广性及可靠性，也有利于重复验证处理因素与研究结果之间的关系。

此外，选择指标数目的多少，要依据研究目的而定。一般要求所选的指标应能从不同的角度描述试验效能。指标过多导致重点不突出；指标过少将遗漏重要信息，降低研究效能。

三、 体外试验设计要点

体外试验（in vitro test）是指利用分离的原代细胞或已构建的细胞株、细菌、离体培养器官和一些生物模拟系统，在体外适当条件下，生存生长并维持其结构和功能的方法。毒理学体外试验主要用于毒作用初筛、毒作用机制和代谢转化过程的深入研究。

毒理学体外试验系统取材范围很宽，包括离体脏器灌流、脏器切片培养、细胞培养、亚细胞器成分培养及提纯的酶或 DNA 分子。肝脏灌流、脑片、各种原代细胞和细胞株、胚胎干细胞、分离的细胞膜、微粒体、线粒体及细胞色素 P450 重组系统在毒理学体外试验中发挥着重要的作用。随着动物伦理和"3R"原则，尤其是 21 世纪关于毒性测试新策略的转变，毒理学体外试验将具有更广阔的应用前景。下文主要介绍毒理学体外试验设计值得注意的几个环节。

（一）受试化学物和溶剂

了解受试化学物基本理化性质，尤其要了解受试化学物在溶剂中的溶解性、对受试生物系统（细菌或细胞）的毒性或渗透压的影响。除非稳定性资料证实可以较长期储存，受试物均应新鲜配制。

试验中选用溶剂的基本原则是对细胞或细菌无影响，且与受试物不发生反应。最好的溶剂是水。不溶于水则首选二甲基亚砜（DMSO），DMSO 在所有剂量组和对照组培养基中的浓度应保持一致，并要求低于 1%。如果采用不常用的溶剂或赋形剂，应评价其对细胞或细菌的存活率、S9 活性的影响，并同时设立溶剂对照。

（二）细胞或细菌的类型

根据实验目的选择细胞系或菌株类型，应有本底资料证实所选的细胞系或菌株在实验系统中稳定，对受试化学物敏感，对处理因素产生的效应具有一定的特异性和稳定性。

（三）剂量设置

体外试验的剂量设置需综合考虑受试化学物的溶解性和细胞或细菌毒性。

1. 通过预试验确定细胞或细菌毒性

受试物的细胞毒性可利用细胞完整性和细胞生长特性等指标确定。细菌毒性可利用回变菌落数减少、背景菌苔减少或消失，或细菌存活率下降等指标来确定。代谢活化系统能改变受试物的细菌/细胞毒性。

2. 最高推荐剂量

（1）对无毒的可溶性受试化学物　最高推荐剂量：①细菌试验为每 5mg/皿（或 5μL/皿）；②哺乳动物细胞试验为 10mmol/L 或 5mg/mL；③当受试物稀缺或非常昂贵，则最高剂量可低于上述推荐剂量。

（2）对无毒的不溶性受试化学物　最高剂量为溶解性限制浓度，即产生沉淀的最低浓度，但不能干扰观察终点。

（3）对有毒性的受试物　①在细菌试验中的最高剂量应该是其产生细菌毒性的最低剂量；②哺乳动物细胞试验的最高剂量也应该是有细胞毒性的剂量，基因突变试验细胞存活率应达到 10%~20%，而染色体畸变试验和 UDS 试验细胞存活率则达到 50%。

（4）对于没有适当溶剂，完全不溶的受试物，可采用溶剂提取物进行试验。

3. 剂量分组

体外试验的剂量分组因生物系统不同而不同。

（1）细菌试验　至少设 5 个剂量组，组间距可为半对数。研究剂量-反应关系时，可以选较小间距。

（2）哺乳动物细胞试验　至少应设 5 个剂量组，浓度范围应覆盖 2 个 10 倍稀释系列，每个剂量检测点至少应有 2~3 个平行样本。

（四）代谢活化系统

体外细胞或细菌试验应在有或无代谢活化条件下分别进行，代谢活化系统可来源于①大鼠肝微粒体 S9 混合液，S9 主要含有混合功能氧化酶，在培养液中终浓度为 1%~10%（体积分数），是最常用的体外代谢活化系统，S9 的制备过程如下：雄性成年大鼠经 Aroclor254（多氯联苯 1254）或苯巴比妥/β-萘黄酮联合诱导，肝匀浆 9000g 离心获取上清液（S9），再加上适当的辅助因子和缓冲液；②哺乳动物细胞介导，大鼠肝原代细胞培养也可作为代谢活化系统，与测试菌一起培养；③纯化酶和基因工程，利用基因工程，将人细胞色素 P450 重组到遗传毒理学常用的细胞中，使细胞具有代谢活化系统。

（五）对照组的设定

在体外遗传毒理学试验中，每一次试验都应设置空白对照、溶剂对照和阳性对照。有代谢活化系统时，阳性对照应是间接致突变物，无代谢活化系统时，阳性对照是直接致突变物。阳性对照组的剂量应选择其剂量-反应关系的直线部分，并以此构成历史对照，作为实验质量控制的措施之一。

（六）毒性指标的选择

依据实验目的选择观察指标。运用倒置相差光学显微镜可观察细胞形态，通过 MTT 试验或 CCK8 试验可反映细胞存活状况。半数抑制浓度（IC_{50}）可用于反映细胞毒性大小。台盼蓝染色、胞浆酶如 LDH 的检测均可反映细胞膜完整性和通透性的变化。能量代谢可选择 Na^+、K^+-ATP 酶、NADP/NADPH、GSH/GSSG 等指标。此外，外源化学物代谢酶活性、脂质过氧化产物 MDA 以及抗氧化酶如 SOD、GSH-Px 等均可反映细胞的氧化应激状态。

（七）重复

质量控制良好的实验可获得明确的阴性或阳性结果，不强调重复。可疑结果需要重复实验。

第三节　毒理学实验结果处理和分析

生物统计学的发展为医学研究提供了更好的工具，统计学观点及方法在毒理学实验的设计和结果评价中起关键的作用。正确选择统计学方法、理解统计学结论，对毒理学研究结果的评价具有重要意义。

一、　毒理学实验数据处理和统计方法

（一）毒理学研究的数据类型

毒理学研究数据通常是由剂量水平和相应观察值组成的二维关系型数据。这些数据一般可分为计量资料、计数资料和等级资料三大类。一种毒理学实验资料可以有若干种正确和可用的统计学分析方法，但可能不存在唯一正确的方法。

在毒理学试验处理组与阴性对照组观察指标的均数进行比较时，可根据数据类型选用不同的统计学方法。如果资料可拟合某种分布，则用参数检验，其敏感度和效率高于非参数检验。如资料不能拟合某些已知的分布，则进行数据转换，以满足正态性和方差齐性；如果任何变换都不能改善数据的分布，应识别和剔除可能存在的个别可疑值，此外，也可使用不依赖总体分布模型的非参数统计分析。

1. 计量资料

计量资料（measurement data）又称连续资料，是指通过对观察单位用定量的办法测量某项指标的数量大小所得到的资料。如动物的身长、体重、进食量以及血清生化指标等都

属于计量资料，一般长期毒性试验的数值性指标也属于计量资料。常用平均数±标准差描述计量资料，推断性分析有 t 检验、u 检验、方差分析、相关回归分析等。

2. 计数资料

计数资料（enumeratiopn data）指将观察单位按某物种性别或类别分组，清点各组的观察单位数目所得的资料。如实验结果分阴性和阳性。计数资料常用的描述性指标有构成比、率、相对比和率的标准误等，其推断性分析主要有 u 检验、卡方检验、泊松分布等。

3. 等级资料

等级资料（ranked data）指将观察单位按某种属性的不同程度分组，统计各组的观察单位数目所得到的资料，如效果判定为无效、有效、显效；程度分轻、中、重，或将实验室检测结果分为−、+、++、+++等。等级资料常用的描述性指标为几何均数±对数标准差，推断性分析可用 Ridit 分析与秩和检验等。

根据需要数据类型还可相互转化，如血红蛋白属于计量资料，若将血红蛋白按正常与异常分组，计量资料便转换为计数资料，若按正常和轻、中、重度贫血分组，计量资料便转换为等级资料。

（二）常规毒理学实验结果的统计学方法

1. 处理组与阴性对照组比较的统计学方法

一般毒性试验的测定指标大多属于计量资料，且基本为正态分布。体重、身长、脏器绝对和相对质量、进食量以及血清生化指标均可使用方差分析进行处理。组织病理学损害常可采用损害发生率或程度等级描述，处理组与对照组动物病理损害发生率的比较常用卡方检验或 Fisher 精确检验。损害程度的差异常用的描述性指标是几何均数，推断性分析有 Ridit 分析与秩和检验。

2. 剂量–效应关系和剂量–反应关系的统计学方法

剂量–效应关系和剂量–反应关系是毒理学研究的重要内容。急性毒性就是典型的剂量–反应关系研究，LD_{50} 是统计学的点值估计和区间估计。其他毒理学试验中的剂量–效应（反应）关系的确定也应通过统计学处理来判定。尽管可以通过各处理组与阴性对照组两两比较和各处理组间两两比较证明有剂量–反应关系，但这种方法的效率较低。

剂量–效应关系和剂量–反应关系的判定可以分为定性统计学和定量统计学两大类。统计学定性分析即为趋势检验，而统计学定量分析则为模型拟合。趋势检验是检验对自变量 X 规定的水平，反应的观察值增高或降低的趋势的显著性。当自变量 X 为定量数据时，则可进行模型拟合，即剂量–反应关系的定量研究。

近年来，毒理学发展也推动了生物统计学的研究。在毒理学研究数据的处理与分析中，剂量–反应关系的趋势检验和模型拟合、超离差（overdispersion）计数资料的分析及广义线性模型（generalized linearmodel）的应用是最主要的发展方向。统计程序包如 SAS，SPSS、Genstat 等可以发挥很大作用。

二、 统计学意义、 生物学意义与毒理学意义

毒理学试验结果的评价，应综合考虑统计学意义和生物学意义。统计检验的假设是关

于总体特征的假设，得到的结论是概率性的，而不是绝对的肯定与否定。统计学分析仅能判定对照组与处理组之间是否存在统计学上的显著性差异，而不能作为处理因素生物学效应的唯一判断标准。具有统计学意义是具有生物学意义的必要条件之一。当处理组与对照组之间差别有统计学意义时，还需从如下方面进行综合考虑，判断剂量组与对照组之间是否具有生物学意义。

（一）剂量依赖性趋势

剂量-反应（效应）关系为判断处理因素与相应的效应是否相关的最重要的指标之一。如果剂量组与对照组的某效应之间存在差异，且随着受试物剂量的增加，效应差异也随之增加，那么此效应很可能与处理因素相关，具有生物学意义。若某效应只在对照组与高剂量组之间有差异，而其他剂量组与对照组之间并无显著性差异，同时也没有显示出一定的剂量-反应关系，那么该效应的生物学意义则需谨慎确定。

（二）反应重现性

若试验观察到的某种效应可重复，则基本可确定该效应与处理因素相关。若试验结果不可重现，尤其是在实验条件相同的情况下不能重现，则所观察到的效应可能是偶然的，其生物学意义也就很有限。

（三）相关指标变化

通过横向比较检测指标，发现与对照组比较，处理组某项指标变化同时伴随其他相关指标的改变，则此效应可能与处理因素相关。如在分析血液生化指标时，需将同类型血液生化指标的改变与相关的组织病理学结果结合起来进行判断。例如，血清 AST 活性升高同时伴有 ALT 活性升高，且组织病理学检查发现肝细胞脂肪变性、充血或坏死，则可判断此效应与受试化学物相关。反之，如没有相关指标的改变支持，某项指标的单独改变，其生物学意义十分有限。比如，缺乏骨髓或脾组织学改变或高铁血红蛋白生成，单有红细胞计数的改变是没有生物学意义的。在免疫毒理学中，单有淋巴细胞计数的改变，不伴有淋巴组织学改变，其生物学意义也很有限。

（四）效应的时间变化趋势与效应大小

1. 效应的时间变化趋势

处理组与对照组之间的效应差异，若随实验时间的延长仍能持续观察，且差异逐渐加大，则此种效应生物学意义明确。

2. 效应大小

一般而言，处理组与对照组之间效应差异越大，该效应与处理因素关联性也越大，其生物学意义也越明显。例如，虽然与对照组比较都具有统计学上的显著性差异，但受试物处理组血清丙氨氨基转移酶活性升高达对照组的 2 倍，比增加 10%或 20%更具有生物学意义。但值得注意的是通过效应差异大小判断指标改变的毒理学意义时，需要明确该指标的正常值变动范围和变化趋势。

（五）与历史对照比较

由于目前尚无公认的实验动物各项指标的"正常值范围"，实验室的历史对照范围可作为评价差异是否有生物学意义的有用工具。与历史对照比较，如果某次试验的阴性对照组指标超过了历史阴性对照的 3 倍标准差，表明试验失败，应重新试验。

历史对照资料可反映正常的生物学变异，具有如下作用：①有助于判别阴性对照组是否正常；②有助于解释某些低发生率事件，如肿瘤、致死性畸形等，即使没有显著性差异，但仍可能有生物学或毒理学意义；③如处理组某指标的变化与对照组有统计学意义，但仍在历史对照即正常的生物学变异范围内，则不具有明显的生物学意义。

评价毒理学实验结果，除了统计学意义和生物学意义外，还要考虑是否具有毒理学意义即该效应是不是有害效应。差异大小仍然是主要考虑因素，差异越大，越有可能是有害作用。此外，还应注意某些指标变化的方向，如与对照组比较，受试物处理组的红细胞数和血红蛋白含量有所增加，血清 ALT 或 AST 活性、肌酐或尿素氮含量有所降低，其毒理学意义就相对较小。

与对照组比较，差别具有统计学意义，且符合下列情况之一者，即可判断属于有害作用：①数值不在历史对照范围内；②数值在历史对照范围内，但此种差异在停止化学物处理后仍持续一段时间；③数值在历史对照范围内，但差异在机体处于应激状态时更明显。其中后两种情况往往需要重复试验加以证实。

以下几种情况可帮助排除有害效应的可能：①动物的相关功能没有改变；②该效应为短暂的、适应性的改变；③没有其他相关指标或参数的变化支持。

第四节　实验质量的管理规范

实验质量控制是保证实验数据具备科学性、准确性和公正性的先决条件。优良实验室规范（good laboratory practice，GLP）是针对药品、食品添加剂、农药、化妆品和其他医用品的毒性评价制订的管理法规，按照国际惯例，GLP 专指毒理学安全性评价实验室的管理。

国家法规要求，对化学品进行毒理学安全性评价，要自觉遵守 GLP 原则，在靶器官毒理学、细胞毒理学、分子毒理学等研究中尽管没有强制性 GLP 规定，但其有关原则有利于这些研究的实施和质量保证。

一、　实施 GLP 的目的与意义

GLP 是一种法规性文件，用于规范与人类健康、环境有关的非临床安全性研究的一整套组织管理体系，包括实验计划、实施过程、监督、记录、档案和报告的管理。实施 GLP 目的在于：①组织、管理科学技术人员的研究行为；②促进科学研究者提高实验质量和有效性；③促进国际间实验数据的互相认可，避免不必要的实验重复，减少资源浪费；④保障实验结果的可靠性、完整性和可重复性。

二、GLP 的基本内容及组织体系

（一）GLP 的基本内容

安全性评价的最终产品是数据，只有保证有关安全性试验的计划、实施及其过程的可靠性，才能保证实验数据的可信性。GLP 内容包括：①对组织机构和人员的要求；②对实验设施、仪器设备和实验材料的要求；③标准操作规程；④对研究工作实施过程的要求；⑤对档案及其管理工作的要求；⑥实验室资格认证及监督检查。

（二）GLP 的组织体系

GLP 实验室的组织体制见图 7-1。机构负责人必须全面履行职责；工作人员要通过相应的意识教育和技能培训；建筑和设备、仪器要正常维护，良好运转；实验要有明确的方案、计划、程序、规范；实验必须按书面指令进行；全部数据应有完好的记录和档案；终结报告必需准确反映和记录采用的方法和全部数据。

此外，GLP 规范特别强调质量保证（quantity assurance，QA），包括独立行使职权的质保部门（QAU）和有监督检查权利的质保人员，明确规定"第三者监督"，"非研究人员担任"，"对总负责人负责"等。GLP 的 QA 精神实质在于从客观上保证实验的可信度。QA 的职责：①计划是否正确的记载了 GLP 规定的各个项目；②实验是否严格、准确地按实验方案和标准操作规程进行；③评价报告是否建立在正确记录的基础上，得到正确的分析与结论；④评

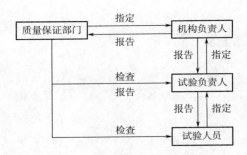

图 7-1　GLP 实验室的组织机构示意图

价动物及其设施、供试品调制、记录和档案等是否正常运转。

（三）标准操作规程

编制实验室 SOP 目的是确保试验的正确性和稳定性，SOP 种类：①受试物及对照物管理；②仪器或设备检修、维修；③动物饲养设施的完善；④试验动物的饲养及管理；⑤试验动物一般体征等的观察；⑥试验动物操作、检查、测试、分析；⑦濒死和死亡动物的处理、动物尸体的解剖检查；⑧标本的采集、组织病理学检查；⑨原始数据的管理；⑩质量保证部门的任务及试验从业人员的健康检查等。

（严　红）

本章小结

本章阐述了食品毒理学实验原则，主要包含了实验动物的选择与处理、食品毒理学试验设计的基本原则、体内和体外试验设计的要点、毒理学试验结果数据处理、统计分析和结果评价以及试验质量的管理规范。

动物实验必须结合试验目的，对实验动物的种属、品系、遗传学控制以及个体状况进

行合理的选择，并根据受试化学物的理化性质、用途及与人类可能接触的方式，选择适宜的染毒途径对实验动物进行染毒。

为了有效控制随机误差，避免或减少非处理因素的干扰，以较少的样本取得准确而可靠的实验数据，达到经济高效的目的，在毒理学试验设计中必须遵循随机化原则、对照原则和重复原则。

毒理学试验的核心问题是剂量-反应（效应）关系。在毒理学体内试验中，一般至少设立3个剂量组以获得理想的剂量-反应（效应）关系，各组要有足够的样本量，以满足统计学要求。对照是比较的基础，毒理学试验常用的对照有空白对照、溶剂对照、阳性对照和历史性对照。选择的观察指标应有客观性、有效应、特异性、灵敏性、准确性、精密性并要求标准化。试验期限根据实验目的而定。

评价毒理学实验结果要解决3个问题，依次为是否有统计学意义、是否有生物学意义、是否有毒理学意义。国家法规要求，化学品毒理学安全性评价的毒理学试验必需遵守GLP原则。

🔍 思考题

1. 食品毒理学试验设计的基本原则是什么？
2. 毒理学体内试验设计要点有哪些？
3. 如何分析毒理学试验结果的统计学意义、生物学意义及毒理学意义？
4. 实验动物按遗传学控制可分为几类？

参考文献

［1］ Curtis D. Klaassen. Toxicology. Seventh edition. New York：McGraw-Hill，2008.

［2］ Stanley T. Omaye. Food and nutritional toxicology. New York：CRC Press，2004.

［3］ 黄吉武，童健. 毒理学基础：第二版. 北京：人民卫生出版社，2016.

［4］ 孙志伟. 毒理学基础：第七版. 北京：人民卫生出版社，2017.

［5］ 周宗灿. 毒理学教程：第三版. 北京：人民卫生出版社，2002.

［6］ 姜岳明. 毒理学基础. 北京：人民卫生出版社，2012.

［7］ 李宁，马良. 食品毒理学：第二版. 北京：中国农业大学出版社，2016.

［8］ 陈国元，刘烈刚. 预防医学实验教程. 武汉：湖北科学技术出版社，2016.

［9］ Hodgson E. A Textbook of modern toxicology. Fourth edition. New Jersey：John Wiley & Sons，Inc.，Hoboken，2010.

第八章
一般毒性

一般毒理学（general toxicology）的目的是揭示毒作用和生物学反应的基本原理和机制，一般毒性（general toxicity）是指外源化学物在一定的接触剂量、一定的接触时间和一定的接触方式下对实验动物产生综合毒效应的能力。一般毒性是国内毒理学工作者约定俗成的翻译，也可以翻译成整体毒性或者系统毒性。因为侧重于染毒后动物的整体毒性反应。对于一般毒性，染毒剂量、时间和接触方式均是考虑的重要因素。根据实验动物接触化学物的时间长短一般毒性可以分为急性毒性试验、重复染毒毒性试验（亚急性、亚慢性、慢性），此外传统的食品毒理学上还有蓄积毒性试验，尽管现在已经应用较少，或者相关的数据可以从亚急性毒性试验获得，但是为了让大家更好的了解，本章也单独设节进行介绍。一般毒性试验是认识和了解化学物毒性基本特征的基础和必经阶段，是毒性评价的基本内容，对于特定化学物（受试物）的安全性评价、风险评估、制定安全限定剂量以及制定相应的风险管理措施等方面都可以提供有意义的参考。

第一节　急性毒性试验

一、　急性毒性作用与急性毒性试验

急性毒性作用（acute toxicity）是指受试物（食品、药物、化学品等）在单次或24h内多次给予特定的测试体系后一定时间内所产生的毒性反应。狭义的急性毒性试验是指为获得受试物单次给予后的急性毒性反应的试验。但是因为一些受试物毒性较低，或者是受到染毒容量的限制，即使一次给予实验动物最大染毒容量还观察不到明显的毒性作用，就需要在24h内多次染毒，从而充分暴露毒性。传统的急性毒性试验测试系统一般选用实验动物进行，包括啮齿类的小鼠、大鼠，家兔，非啮齿类的犬、小型猪、猴等。随着毒性测试技术的发展和进步，一些测定的细胞、其他模式生物比如斑马鱼、蚤、藻类等也可以作为测试体系。

急性毒性试验的目的：

（1）评价受试物对测试系统的急性毒性的大小、毒效应的特征和剂量-反应（效应）关系，并根据 LD_{50} 值进行急性毒性分级。

（2）为亚慢性、慢性毒性研究及其他毒理试验暴露剂量的设计和观察指标的选择提供依据。

（3）为毒作用机制研究提供可能的线索。

（4）为了解其可能毒性靶器官提供参考，并能提供一些与人类剂量过量急性中毒相关的信息。

急性毒性试验一般分为以死亡为终点和以充分暴露毒性、但是非死亡为终点两种，并且后者的意义更加重要。对于以死亡为终点的急性毒性试验，一般可以得到以下的毒性参数，包括：①绝对致死剂量或浓度（LD_{100} 或 LC_{100}）；②半数致死剂量或浓度（LD_{50} 或 LC_{50}）；③最小致死剂量或浓度（MLD，LD_{01} 或 MLC，LC_{01}）；对于以非致死性急性毒作用为终点的急性毒性试验，可以获得最大耐受剂量或浓度（MTD，LD_0 或 MTC，LC_0），或称为最大非致死剂量（MNLD）。

随着动物伦理要求和认识的发展，急性毒性试验的重点在于观察特定剂量下动物出现的毒性反应，而非仅仅是以获得与死亡相关的特定毒性参数为目的。急性毒性试验的试验方法较多，常用的试验方法有近似致死量法、最大给药量法、最大耐受量法、固定剂量法、上下法（序贯法）、累积剂量法（金字塔法）、半数致死量法等。应根据受试物的特点，选择合适的方法进行急性毒性研究，根据不同的试验方法选择合适的剂量水平。染毒剂量的设定应包括从未见毒性剂量到出现严重毒性（危及生命的）的剂量。必要时应设空白和/或溶媒（辅料）对照组。

染毒前，动物一般要进行合适时间的禁食，染毒后一般连续观察至少 14d，观察的间隔和频率应适当，一般染毒后当天要密切观察，以便能观察到毒性反应的出现时间及恢复时间、动物死亡时间等。如果毒性反应出现较慢或恢复较慢，应适当延长观察时间。

观察指标包括临床症状（如动物外观、行为、饮食、对刺激的反应、分泌物、排泄物等）、动物死亡情况（死亡时间、濒死前反应等）、动物体重变化（染毒前、试验结束处死前各称重一次，观察期间可多次称重，动物死亡时应称重）等。记录所有的死亡情况、出现的症状，以及症状的起始时间、严重程度、持续时间等。

表 8-1 所示为急性毒性试验动物一些常见的观察指征及其可能涉及的组织、器官和系统。该表格仅作为结果分析评价的参考，其他科学、合理的分析均是可以接受的，甚至是应当受到鼓励。

所有的实验动物应进行大体解剖，试验过程中因濒死而处死的动物、死亡动物应及时进行大体解剖，其他动物在观察期结束后处死并进行大体解剖。当组织器官出现体积、颜色、质地等改变时，应进行组织病理学检查。

在一些情况下，为获得更为全面的急性毒性信息，可设计多个剂量组，观察更多的指标，如血液学指标、血液生化学指标、组织病理学检查等，通过这些设计，更好地确定毒性靶器官或剂量反应关系。

表 8-1 急性毒性试验动物中毒表现一般观察与指征

观察		指征	可能涉及的组织、器官或系统
I. 鼻孔呼吸阻塞，呼吸频率和深度改变，体表颜色改变	A.	呼吸困难：呼吸困难或费力，喘息，通常呼吸频率减慢	
		①腹式呼吸：膈膜呼吸，吸气时腹部明显塌陷	CNS 呼吸中枢，肋间肌麻痹，胆碱能神经麻痹
		②喘息：吸气很困难，伴随有喘息声	CNS 呼吸中枢，肺水肿，呼吸道分泌物蓄积，胆碱能功能增强
	B.	呼吸暂停：用力呼吸后出现短暂的呼吸停止	CNS 呼吸中枢，肺心功能不全
	C.	紫绀：尾部、口和足垫呈现蓝紫色	肺心功能不全，肺水肿
	D.	呼吸急促：呼吸快而浅	呼吸中枢刺激，肺心功能不全
	E.	鼻分泌物：红色或无色	肺水肿，出血
II. 运动功能：运动频率和特点的改变	A.	自发活动、探究、梳理、运动增加或减少	躯体运动，CNS
	B.	嗜睡：动物嗜睡，但可被刺激唤醒而恢复正常活动	CNS 睡眠中枢
	C.	正常反射消失：当以背部放置时保持正常姿势的翻正反射消失	CNS，感觉，神经肌肉
	D.	麻痹：正常反射和疼痛反应消失	CNS，感觉
	E.	僵住：保持原姿势不变	CNS，感觉，神经肌肉，自主神经
	F.	共济失调：动物行走时无法控制和协调运动，但无痉挛、局部麻痹、轻瘫或僵直	CNS，感觉，自主神经
	G.	异常运动：痉挛、足尖步态、踏步、忙碌、低伏	CNS，感觉，神经肌肉
	H.	俯卧：不移动，腹部贴地	CNS，感觉，神经肌肉
	I.	震颤：包括四肢和全身的颤抖和震颤	神经肌肉，CNS
	J.	肌束震颤：包括背部、肩部、后肢和足趾肌肉的运动	神经肌肉，CNS，自主神经

续表

观察		指征	可能涉及的组织、器官或系统
Ⅲ. 惊厥（发作）：随意肌明显的无意识收缩或惊厥性收缩	A.	阵挛性抽搐：肌肉收缩和松弛交替性痉挛	CNS，呼吸衰竭，神经肌肉，自主神经
	B.	强直性抽搐：肌肉持续性收缩，后肢僵硬性伸展	CNS，呼吸衰竭，神经肌肉，自主神经
	C.	强直性-阵挛性抽搐：两种类型抽搐交替出现	CNS，呼吸衰竭，神经肌肉，自主神经
	D.	窒息性抽搐：通常是阵挛性抽搐并伴有喘息和紫绀	CNS，呼吸衰竭，神经肌肉，自主神经
	E.	角弓反张：背部弓起、头向背部抬起的强直性痉挛	CNS，呼吸衰竭，神经肌肉，自主神经
Ⅳ. 反射	A.	角膜性眼睑闭合：接触角膜导致眼睑闭合	感觉，神经肌肉
	B.	基本条件反射：轻轻敲击耳内表面，导致外耳抽搐	感觉，神经肌肉
	C.	正位反射：翻正反射的能力	CNS，感觉，神经肌肉
	D.	牵张反射：后肢被牵拉至从某一表面边缘掉下时收回的能力	感觉，神经肌肉
	E.	光反射（瞳孔反射）：见光瞳孔收缩	感觉，神经肌肉，自主神经
	F.	惊跳反射：对外部刺激（如触摸、噪声）的反应	感觉，神经肌肉
Ⅴ. 眼检指征	A.	流泪：眼泪过多，泪液清澈或有色	自主神经
	B.	缩瞳：无论有无光线，瞳孔缩小	自主神经
	C.	散瞳：无论有无光线，瞳孔扩大	自主神经
	D.	眼球突出：眼眶内眼球异常突出	自主神经
	E.	上睑下垂：上睑下垂，针刺后不能恢复正常	自主神经
	F.	血泪症：眼泪呈红色	自主神经，出血，感染
	G.	瞬膜松弛	自主神经
	H.	角膜浑浊，虹膜炎，结膜炎	眼睛刺激
Ⅵ. 心血管指征	A.	心动过缓：心率减慢	自主神经，肺心功能不全
	B.	心动过速：心率加快	自主神经，肺心功能不全
	C.	血管舒张：皮肤、尾、舌、耳、足垫、结膜、阴囊发红，体热	自主神经、CNS、心输出量增加，环境温度高

续表

观察		指征	可能涉及的组织、器官或系统
Ⅵ. 心血管指征	D.	血管收缩：皮肤苍白，体凉	自主神经、CNS、心输出量降低，环境温度低
	E.	心律不齐：心律异常	CNS、自主神经、肺心功能不全，心肌梗死
Ⅶ. 流涎	A.	唾液分泌过多：口周毛发潮湿	自主神经
Ⅷ. 竖毛	A.	毛囊竖毛组织收缩导致毛发蓬乱	自主神经
Ⅸ. 痛觉缺失	A.	对痛觉刺激（如热板）反应性降低	感觉，CNS
Ⅹ. 肌张力	A.	张力低下：肌张力全身性降低	自主神经
	B.	张力过高：肌张力全身性增高	自主神经
Ⅺ. 胃肠指征	排便（粪）A.	干硬固体，干燥，量少	自主神经，便秘，胃肠动力
	排便（粪）B.	体液丢失，水样便	自主神经，腹泻，胃肠动力
	呕吐 A.	呕吐或干呕	感觉，CNS，自主神经（大鼠无呕吐）
	多尿 A.	红色尿	肾脏损伤
	多尿 B.	尿失禁	自主感觉神经
Ⅻ. 皮肤	A.	水肿：液体充盈组织所致肿胀	刺激性，肾功能衰竭，组织损伤，长时间静止不动
	B.	红斑：皮肤发红	刺激性，炎症，过敏

二、 急性毒性试验方法

（一）急性致死性毒性试验

经济合作与发展组织（OECD，1987）关于经典急性毒性试验规定如下。实验动物首选大鼠。应设足够的剂量组，至少3组，一般为5~7组，组间有适当的剂量间距，产生一系列毒性和死亡率，以得到剂量-反应关系和求得 LD_{50}。每组至少同性别5只动物。限量试验剂量为2000mg/kg体重，用雌雄各5只动物进行试验。观察期14d，临床观察每天至少一次，观察皮肤、被毛、眼睛和黏膜改变、呼吸、循环、自主和中枢神经系统、四肢活动和行为方式的变化，特别要注意有无震颤、惊厥、腹泻、嗜睡、昏迷等现象。准确记录死亡时间。于染毒前、染毒后每周和死亡时测定体重。所有的动物均应进行大体尸体解剖，并记录观察到的全部病变，存活24h以上的动物必要时进行组织病理学检查。可用任何一种公认的统计学方法计算 LD_{50} 及95%的可信限范围，如 Bliss 法、Litchfield 和 Wilcoxon 法、Finney 法、Weil 法、Thompson 法、Miller 法和 Tainter 法等。

有关经典急性致死性毒性试验的要点如下。

1. 实验动物选择和处置

试验要求健康成年实验动物，一般是在小鼠、大鼠等动物中测 LD_{50}。一般啮齿类动物年龄与体重相关，故可以用体重表示动物年龄。急性毒性试验一般用大鼠 180~220g，小鼠18~22g，家兔 2~2.5kg，豚鼠 200~250g，狗 8~12kg，一般要求性成熟。试验动物体重变异范围不应超过平均体重的 20%。所用实验动物应当为雌、雄各半，雌性实验动物要求为未经交配和受孕的。如果发现受试物急性毒性有明显的性别差异时，应分别求出雌性与雄性动物的 LD_{50} 值。

实验动物应进行检疫，小动物检疫期一般为 5~7d，剔除异常的动物，大动物检疫期一般不少于 2 周。检疫期与实验期间雌、雄动物必须分笼饲养。实验动物根据实验设计的方法随机分组。染毒途径应模拟人可能的接触途径。经口灌胃染毒，要求试验前要对动物禁食。一般大鼠应过夜禁食（一般禁食 12~16h 左右），小鼠应禁食 4~6h，自由饮水，给予受试物后大鼠需要继续禁食 3~4h，小鼠需要继续禁食 1~2h。若采用分批多次给予受试物，可根据染毒间隔时间的长短给予动物一定的饲料。

2. 实验设计

在进行剂量设计之前，首先要了解受试外源化学物的结构式、分子质量、常温常压下的状态（液态、固态或气态）、生产批号、纯度、杂质成分与含量、溶解度、挥发度、pH（可测时）等，对于毒性较大的物质，还应该制定合适的操作者健康防护方案。然后根据该受试物有关的测试规范要求，决定实验设计。对于一个新的外源化学物，一般可以先查阅文献找到与外源化学物的化学结构与理化性质相近的化学物毒性资料，取与本实验相同动物物种或品系，相同染毒途径的 LD_{50} 值作为参考值，选择剂量系列。

剂量选择是否恰当是急性毒性试验能否成功的基础。就啮齿类动物而言，总的原则是先用少量动物，以较大的剂量间隔（一般是按几何级数）染毒，找出 10%~90%（或 0%~100%）的致死剂量范围，然后在这个剂量范围内以合适的间距设几个剂量组。在利用不同的方法计算化学物 LD_{50} 时，实验设计中对剂量设计和动物数的要求不同。急性致死性毒性试验可以不设阴性对照组。

3. 观察

染毒后一般要求观察 14d。观察实验动物的中毒症状，对于获得受试物的急性毒性特征十分重要，有助于了解该化学物的靶器官。还应注意观察记录发生每种症状的时间、症状表现程度、各症状发展的过程及死亡前特征和死亡时间。临床中毒反应和死亡时间可提供中毒机制的线索。如染毒后立即出现惊厥、共济失调和死亡可能是神经毒性。经一段潜伏期后的迟发性死亡可能提示对肾或肝的作用。腹泻和/或竖毛，可能为植物神经兴奋。

化学物给实验动物染毒后，动物往往出现兴奋→抑制→死亡，或者抑制→死亡的现象。如以含有氰基的氰氢酸和丙烯腈对大鼠和小鼠染毒后，都很快出现兴奋。染毒丙烯腈的动物首先出现活动增加、骚动、窜跑、甚至跳跃，之后出现呼吸困难，耳与尾青紫色；而氰氢酸呈一过性兴奋，呼吸加快、加深，之后呼吸困难，耳与尾则为桃红色。可见同为氰化物，其中毒机制有所不同。有的化学物给动物染毒后不久，动物先出现抑制现象，直至死亡。例如 N-苯甲酰基-N-（3，4-二氯苯基）-2-氨基-丙酸乙酯，给大鼠或小鼠灌胃致死剂量，动物很快表现为闭目静卧、四肢无力、站立不稳、步态蹒跚、呼吸减慢，最后缺氧、口鼻青紫死亡。有的化学物给予动物后，动物先出现刺激症状，如碳基镍吸入染毒在大、小鼠先出现前肢反复搔鼻等呼吸道刺激症状。小鼠吸入染毒某些馏温段的冷油后，大汗淋漓，被毛全湿，表现为神经系统症状。

在观察期内还需多次测量动物体重，体重改变可以反映动物染毒后的整体变化。实验动物染毒后的死亡时间也应记录、分析，有时死亡时间的分析可以提供一些重要信息。例如久效磷小鼠经口与腹腔注射染毒，均呈现随染毒剂量增加，死亡时间缩短。以死亡时间与染毒剂量作图，可呈直线负相关，提示实验动物致死是可能由于化学物原形所致。而过氧化二磷酸二环己酯给大鼠腹腔注射后呈现明显的染毒剂量对数值与死亡时间呈负相关关系，但给小鼠腹腔注射后，染毒剂量或染毒剂量对数与死亡时间无明显相关。这可能是与该化学物在大鼠和小鼠体内代谢不同有关。

急性毒性研究中，应注意观察非致死指标及其可恢复性，从而能够对受试物的急性毒性作全面的了解。可恢复性毒效应是指随着化学物从体内消失而逐渐减小以至消失的毒效应。毒作用的可恢复性与作用器官和系统、化学物本身的毒作用特点、化学物接触时间、特定时间内机体接触化学物的总量、动物的年龄及一般状况有关。

对中毒死亡的实验动物应及时解剖作大体尸检，观察各器官有无充血、出血、水肿或其他改变，一般需要对肉眼观察有变化的脏器进行组织病理学检查。实验结束时存活与对照组的动物也应作病理学检查。死亡动物的大体尸检或组织病理学检查有时可得到有价值的资料。

4. LD_{50} 计算

LD_{50} 是经统计学计算得到的毒性参数，并可报告其95%可信限。LD_{50}（LC_{50}）值是一个统计量，较少受实验动物个体易感性差异的影响，较为准确，因此是最重要的急性毒性参数，也用来进行急性毒性分级，具体的计算结果用相关的软件来计算即可，也可以通过查阅相关指南或者参考书的表格得出，本书不再具体介绍。对于非致死性指标的量化问题，可以利用 ED_{50}（median effective dose）和相应的剂量-反应关系曲线来解决。ED_{50} 是指一次给予实验动物某种化学物引起动物群体中50%的个体出现某种特殊效应的剂量，该指标也是通过统计学计算处理得到的（见图8-1）。

如图8-1所示在以对数剂量为横轴，死亡率为纵轴的图中，随剂量增加，累积死亡率也增加，呈"S"型曲线；如果以死亡频率为纵轴时，则不同剂量下死亡频率的分布呈正态分布，为典型的"钟罩"型；而将累积死亡率转换为概率单位后作为纵轴时，则对数剂量与死亡率（概率单位）的图形表现为直线。因此我们可以将剂量对数值与死亡率（概率单位）的关系，进行直线回归，用最小二乘法求出 a、b 值。代入式（8-1）：

$$Y = a + bX \tag{8-1}$$

式中　X——剂量对数值；

　　　Y——死亡率的概率单位。

利用此式即可求得受试化学物的 LD_{50} 及其95%可信区间。

对数剂量-反应曲线的斜率在进行危险性评价时比 LD_{50} 的数值更重要。Finney（1978）曾指出斜率是 LD_{50} 标准差的倒数，反映了群体对此受试物反应的差异性。平行的剂量-反应关系曲线可能提示这两种外源化学物的毒作用机制、动力学特征类似。

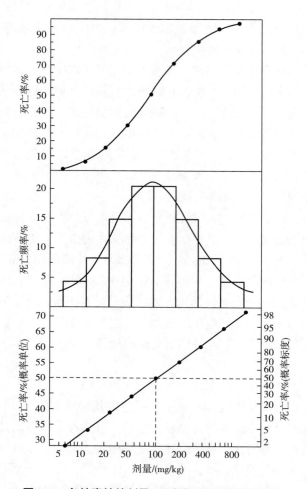

图 8-1 急性毒性的剂量-反应曲线关系曲线模式图

利用 LD_{50} 来比较不同外源化学物急性毒性大小见图 8-2。化学物 A、B、C 的剂量反应关系曲线〔已用剂量对数和死亡率（概率单位）转换成直线〕的斜率相同，而 LD_{50} A>B> C，因此，急性毒性大小的次序为 C>B>A。而化学物 D 的 LD_{50} 与 C 相同。但斜率比 C 大，可见在低于 LD_{50} 的剂量时急性毒性 C>D，即在低于 LD_{50} 的剂量时化学物 C 引起实验动物的死亡率高于化学物 D。

最小致死剂量（MLD）也是一个重要的参数。如果急性毒性试验得到较好的剂量-反应关系，则可直接计算 LD_{01}（使一组实验动物 1% 死亡的剂量），并以 LD_{01} 作为 MLD 的估计值。实际上，即使得到很好的剂量-反应关系曲线，LD_{01} 的可信限仍将是相当宽的，并包含了 MNLD（最大非致死剂量）。

5. 经典的急性致死性毒性试验的局限性

对经典的急性毒性试验和 LD_{50} 的意义，多年来一直有不同的意见：①消耗的动物量大，按经典法的要求测 LD_{50}，一次实验需要 60~100 只动物；②获得的信息有限，LD_{50} 的值又不能等同于急性毒性，死亡仅仅是评价急性毒性的许多观察终点之一。化学物单次大

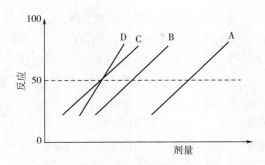

图8-2　四种不同外源化学物的LD$_{50}$及剂量/反应（死亡）关系曲线

剂量急性中毒，动物多死于中枢神经系统及心血管功能障碍，并不能很好地显示出各自的毒作用特征。另外，由于死亡迅速，各种器质性变化尚未发展，不能显示出靶器官的病变；③测得的LD$_{50}$值实际上仅是近似值，1977年欧洲共同体组织了13个国家的100个实验室，统一主要的实验条件对5种化学物的LD$_{50}$进行测定，根据收集到的80个实验室的结果分析，结果仍然存在相当大的差别，可达2.44~8.38倍（表8-2）；④在安全性评价中仅评价动物死亡和简单的症状观察是不够的，更需要的是生理学、血液学及其他化验检查所提供的深入详细的毒性信息。

表8-2　　　　　　　　　　　　　　5种化学物的LD$_{50}$值的实验室间变异

化学物	范围/（mg/kg）	比值（最大值/最小值）	化学物	范围/（mg/kg）	比值（最大值/最小值）
五氯酚	74~620	8.38	乙酰苯胺	723~3060	4.23
水杨酸钠	930~2328	2.50	氯化镉	105~482	4.59
苯胺	479~1169	2.44			

（二）急性毒性试验的其他方法

1. 近似致死剂量

在确定近似致死剂量的研究中，仅用6只动物，每只动物给予不同剂量的受试物，每个剂量间距为1.5倍。这种实验设计可以得到近似最小致死剂量。利用该方法测试了87种化学物，发现83%的化学物近似致死剂量都位于用经典的急性毒性试验方案所得到的LD$_{50}$的±30%范围以内。

另一种确定近似致死剂量的方法是先选择一个剂量给予2只动物，24h后，观察动物的情况，然后再根据动物反应确定下一个染毒剂量；如果动物未死亡，以第一次染毒剂量的1.5倍剂量再次给予2只动物；如果动物死亡，则以第一次染毒剂量的2/3再次给予2只动物。重复操作一直到确定最大非致死剂量和最小致死剂量。

2. 固定剂量法

固定剂量法是由英国毒理学会1984年提出，OECD于1992年正式采用。这种方法与以往方法不同的是它不以动物死亡作为观察终点，这个方法可以利用预先选定的或固定的一系列剂量染毒，从而观察化学物的毒性反应来对化学物的毒性进行分类及分级。实验选择的剂量范围为 5，50 和 500mg/kg，而最高限量为 2000mg/kg。首先用 50mg/kg 的受试物给予 10 只实验动物（雌、雄各半）。如果存活率低于 100%，则再选择一组动物给予 5mg/kg 的受试物。如果存活率仍低于 100%，则将该受试物归于"高毒"类，反之归于"有毒"类。如果给予 50mg/kg 受试物后存活率为 100%，但有毒性表现，则不需进一步试验而将其归于"有害"类。如果给予 50mg/kg 后存活率为 100%，而且没有毒性表现，继续给另外一组动物 500mg/kg 的受试物，如果存活率仍为 100%，而且没有毒性表现时，则给予 2000mg/kg 受试物进行观察，如果仍然 100% 存活，将受试物归于"无严重急性中毒的危险性"类。

3. 急性毒性分级法

传统的急性毒性试验方法以死亡为终点，而固定剂量法以明显的毒性体征作终点。OECD（1996）急性经口毒性分级法是分阶段试验法，每阶段 3 只动物，根据死亡动物数，平均经 2~4 阶段即可判定急性毒性。所用动物少，仍可得到可接受的结论，此法基于生物统计学，并经过 OECD 组织的国际证实研究（Schlede 等，1994）。此法应用于啮齿类，首选大鼠，利用 3 个固定剂量 25，200，2000mg/kg 体重其中之一开始进行试验，根据实验结果：①不需要进一步试验进行分级；②下一阶段以相同剂量的另一种性别试验；③下一阶段以较高或较低的剂量水平进行（从 200mg/kg 体重开始的程序见图 8-3）。于确认染毒动物存活后，进行下一个性别或下一个剂量的实验。动物观察 14d，染毒当天观察体征和死亡至少两次，之后每日观察一次。染毒前和每周测体重，所有动物均进行大体解剖，必要时进行组织病理学检查。

4. 上、下移动法或阶梯法

该法可用于观察不同的终点，第二只动物接受化学物的剂量由第一只动物染毒后的反应决定，如果动物死亡，则下一个剂量降低；如果动物存活则下一个剂量增高，但是实验需要选择一个比较合适的剂量范围，使得大部分的动物所接受的化学物剂量都会在真正的平均致死剂量左右。如果剂量范围过大，则需要有更多的动物来进行观察。对于该法进行改进以后，上、下移动法则只需要 6~9 只动物。Lipnick 等（1995）比较了上下法、固定剂量法和经典 LD_{50} 法，根据 EEC 分级系统对化学品急性毒性分级，上下法和经典法一致性为 23/25，上下法与固定剂量法一致性为 16/20。上下法需一个性别 6~10 只动物，少于另两种方法。

5. 金字塔法

利用本设计观察动物急性毒性，动物用量较少。典型的金字塔法研究在整个观察期内都给动物受试物，一般是隔天染毒，但剂量是逐渐增加的。例如 1，3，10，30，100，300，1000 和 3000mg/kg 剂量系列或者是 10，20，40，80，160，320，640 和 1280mg/kg 剂量系列。给予动物的剂量一直按上述系列增加，直到一只动物或两只动物死亡，或者达到剂量上限。金字塔法常用于非啮齿类的动物急性毒性研究。试验组 4 只，对照组 4 只，均雌雄各半，共 8 只狗。试验组于实验第 0，2，4，7，9d 染毒，每次染毒后 2~4h 内进行临床体检，包括触诊、行为观察、脊髓反射检查、瞳孔光反射、呼吸率、心电图、直肠温度、临床实验室检查，于实验第 10d 处死试验组动物，并进行尸体解剖。

通过金字塔研究获得的资料可以得到三种结论：①如果没有动物死亡，则最小致死剂

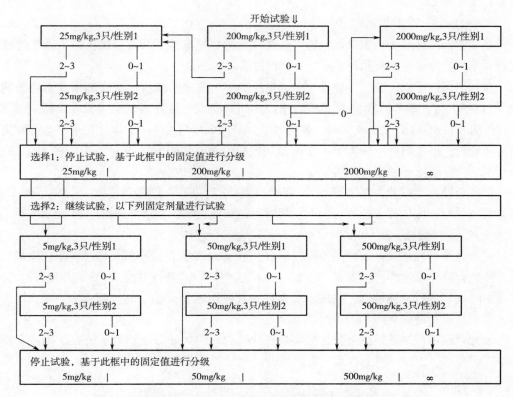

图 8-3　急性毒性分级法：以 200mg/kg 体重开始的试验方案

量和 LD_{50} 均大于极限剂量或实验所用最高剂量；②如果所有动物死于同一剂量，则 LD_{50} 和最小致死剂量在实验所用最后两个剂量之间；③如果一只动物死于某一个剂量，而另一只死于高一个剂量，则最小致死剂量位于出现第一只动物死亡的剂量与前一个剂量之间，LD_{50} 则位于出现第一只动物死亡的剂量与所有动物死亡的剂量之间。此法的缺点为：①此法得不到死亡曲线，也无法计算 LD_{50}；②本法无法确定迟发的死亡，比如，第二次染毒后动物出现死亡，则无法确定是由于第一次染毒引起的迟发死亡，还是第二次染毒引起的死亡；③对于有些半衰期特别长的化学物，由于蓄积作用可能会导致得到的急性致死剂量偏低，而由于适应性的存在，可使得到的急性致死剂量偏高。

6. 限量试验

如受试物的毒性很低，可用限量试验。一般啮齿类（大鼠或小鼠）20 只，也有用 10 只的，雌雄各半。单次染毒剂量不必超过 5g/kg 体重，也有认为剂量一般不超过 2g/kg 体重，对于食品毒理学试验限量可为 15g/kg 体重。可能的结果：①如果实验动物无死亡，结论是最小致死剂量（MLD）大于该限量；②如果死亡动物数低于 50%，结论是 LD_{50} 大于限量；③如果死亡动物数高于 50%，则应重新设计，进行常规的急性毒性试验。根据二项分布，20 只动物死亡 5 只，死亡百分率的 95% 可信区间为 9%～49%。因此，保守的观点认为如果死亡动物数为 5 只或 5 只以下，结论是 LD_{50} 大于限量；如死亡为 6 只或 6 只以上，即应重新设计试验。用 10 只大鼠或小鼠进行试验，如无死亡或死亡动物数仅为 1 只，才可认

为 LD_{50} 大于限量。

7. 急性系统毒性试验

此试验的设计是为了更全面地确定药受试物的急性毒性。共有 3 种，即最低急性毒性试验、完全急性毒性试验和补充的急性毒性试验。

在剂量设计上应注意，一般设 3 个剂量组和 1 个溶剂对照组。最高剂量应有明显的毒性（包括死亡），但不需要使全部动物死亡。如果受试物毒性很低可仅设 1 个限量组和 1 个对照组。每组 10 只大鼠或小鼠，雌雄各半。最高剂量超过 3g/kg 体重几乎不会得到更多的毒性资料，最高剂量不应大于人临床拟用剂量的 100~300 倍，剂量间距应较大（如 3~10 倍）。

最低急性毒性试验：在染毒当天（0d）测体重后染毒，染毒后多次（如每小时 1 次，共 4 次）观察临床体征，此后每天 1 次观察体征和死亡率，于第 7 天和第 14 天测体重，第 14 天处死。对观察期死亡和试验结束处死的动物进行尸体解剖。

完全急性毒性试验：目的是发现靶器官，每组 20 只大鼠或小鼠、雌雄各半，除最低急性毒性试验的要求之外，于第 0，1，2，3，4 天测体重和饲料消耗，于第 3 天和第 14 天各处死 50% 动物进行尸体解剖、临床实验室检查及收集器官（脑、心、肝、脾、肾、胃、胸腺、睾丸）进行组织病理学检查。

补充急性毒性试验较少进行，主要是有特殊的目的，如毒物动力学研究、靶器官毒性的特殊研究等。上述三种急性系统毒性可能得到的毒性资料见表 8-3。

表 8-3　　　　　　　　急性系统毒性试验可得到的资料（Gad，1995）

致死/死亡率	体重改变	靶器官鉴定	毒物动力学
LD_{50} 及其可信限	体 重 下 降 或 增 长 降低	尸体解剖	不同染毒途径的毒性差别
致死曲线的形状和斜率	恢复	组织学检查	受试物血浆浓度，曲线下面积、分布体积
最大非致死剂量或最小致死剂量，以 LD_{01} 估计	饲料消耗改变	临床化学和血液学改变	半衰期
死亡时间	死亡和存活动物体重变化	特定的功能试验	受试物代谢谱
临床体征		免疫功能	在关键器官的分布
发生和恢复时间		神经肌肉筛查	血浆浓度与临床体征发生的关系
急性 LOAEL 和 NOAEL		行为筛查	
濒死体征或非濒死体征			
特异的或一般的毒效应			
剂量-反应曲线与致死曲线的间隔			

对于食品，因为主要的接触途径为口服，所以一般进行经口急性毒性试验。在实际工作中，如果受试物是静脉染毒，比如药物，那么急性毒性试验的染毒途径也应该为静脉给药，此外还要区分是静脉滴注还是静脉推注。急性毒性动物试验的暴露途径应该尽可能与实际暴露途径一致，所以如果测试物可以通过皮肤或者呼吸道大量接触人体，那么就应该进行皮肤染毒或者吸入染毒急性毒性试验。如果受试物可以通过水体生物（如鱼类）急性接触暴露，那就应该选择合适的鱼类来进行（一般用斑马鱼）。此外皮肤刺激和眼刺激试验可以结合急性毒性一起来进行。

三、 物质急性毒性分级

目前国际上对外源化学物急性毒性分级的标准不统一。世界卫生组织（WHO）的毒性分级标准可见表 8-4。欧洲共同体的急性口服毒性分级标准：高毒（very toxic，$LD_{50} <$ 25mg/kg）、有毒（toxic，LD_{50} 为 25~200mg/kg）、有害（harmful，LD_{50} 为 200~2000mg/kg）、不分级（unclassified，$LD_{50} > 2000$mg/kg）四个等级。除了参考国际上的几种分级标准外，我国于 1978 年提出了农药及工业毒物急性毒性分级标准及农药急性毒性分级暂行标准。目前我国食品毒理 2014 年采用了 5 级标准，即极毒、剧毒、中等毒、低毒、实际无毒（表8-5）。

表 8-4　　　　　　　　　　　　外源化学物急性毒性分级（WHO）

毒性分级/ (g/60kg)	大鼠一次 经口 LD_{50}/ (mg/kg)	6 只大鼠吸入 4h 死亡 2~4 只 的浓度/ (mg/kg)	兔经皮 LD_{50}/ (mg/kg)	对人可能致死剂量	
				mg/kg	g/kg
剧毒	<1	<10	<5	<0.05	0.1
高毒	1~	10~	5~	0.05~	3
中等毒	50~	100~	44~	0.5~	30
低毒	500~	1000~	350~	5~	25
微毒	50000~	10000~	2180~	>15	>1000

表 8-5　　　　　　　　　　我国食品急性毒性剂量分级法（2014）

级别	大鼠口服 LD_{50}/ (mg/kg)	相当于人的致死量	
		mg/kg	g/人
极度	<1	稍尝	0.05
剧毒	1~50	500~4000	0.5
中等毒	51~500	500~30000	5
低毒	501~5000	30000~250000	50
实际无毒	>5000	250000~500000	500

用单独急性毒性结果来标注测试物的毒性大小是有很大的不确定性的，因为不能排除受试物的蓄积毒性和重复染毒毒性，所以急性毒性分级仅供参考。

四、 相关指导原则简介与举例

具体的指导原则：GB 15193.3—2014《食品安全国家标准 急性经口毒性试验》；国家药品监督管理局 2014 年发布的药物单次给药毒性研究技术指导原则。

洪莹等评估酶法改性 1，3-DG 猪脂肪的安全性，目的是为其开发利用提供科学依据。依据《食品安全性毒理学评价程序和方法》，以 KM 小鼠和 SD 大鼠为受试动物进行急性毒性试验。急性毒性试验表明，经口灌胃酶法改性 1，3-DG 猪脂肪，未见明显异常，$LD_{50} >$ 17g/kg，结论为该物质为无毒级。

灵菌红素属于天然色素，陈新颜等依据食品安全国家标准进行了灵菌红素的小鼠急性经口毒性实验。结果表明灵菌红素急性经口半数致死剂量 $LD_{50} > 10g/kg$（以体重计），结论为灵菌红素对小鼠的急性经口毒性属无毒级。

此外柠檬烯采用了不同的暴露方式评价了急性毒性，具体的结果见表 8-6。

表 8-6　　　　　　　　　　　　柠檬烯的急性毒性评价

实验模型	染毒途径	染毒时间/d	LD_{50}/（g/kg）
家兔	皮肤接触		>5
SD 大鼠	经口		5
大鼠	经口		5.3
大鼠（雄性/雌性）	经口		4.4/5.1
大鼠（雄性/雌性）	腹腔注射		3.6/4.5
大鼠（雄性/雌性）	静脉注射		0.125/0.11
小鼠	经口		6
小鼠（雄性/雌性）	经口		5.6/6.6
小鼠（雄性/雌性）	经口	7	5.3/6.8[a]
小鼠（雄性/雌性）	腹腔注射	3	3.1/3.0[a]
小鼠（雄性+雌性）	腹腔注射		1.3
小鼠（雄性+雌性）	腹腔注射	14	4.0
小鼠（雄性/雌性）	腹腔注射	10	0.59/0.50[a]
小鼠（雄性+雌性）	皮下注射		>41.5
小鼠（雄性+雌性）	皮下注射	7	>21.5

注：a 以 mL/kg 表示。

第二节 蓄积毒性

一、 化学物质的蓄积作用

蓄积作用（cumulative effect）是指受试物（毒物）连续多次染毒时，其作用强度随着暴露次数而增强。因此蓄积性毒物在一定浓度或剂量下，对特定的机体可能无明显的作用，但是随后再继续染毒，出现的作用将比预期的更强烈。这主要有两种可能：外源化学物进入机体后，经过代谢转化排出体外，或直接排出体外。但是当其连续地、反复地进入机体，而且吸收速度超过代谢转化与排泄的速度时，化学物质在体内的量逐渐增加，称为物质蓄积。另外有的化学物质，经长期接触后在机体内测不出该化学物质的原形或其代谢产物的明显改变，可却出现了慢性毒性作用的增强，称为损伤蓄积（也称功能蓄积）。通常可用短期蓄积试验来判定初步蓄积毒性，而亚慢性、慢性试验能够提供明确的蓄积毒性资料。多数蓄积毒性是由物质蓄积和功能蓄积共同引起的。

蓄积性毒物（cumulative poison）指正常条件不能从机体消除或者缓慢消除的毒物，以致在不断接触或者反复接触无毒的剂量或浓度时，便可出现毒性反应。在某些情况下，也可存在亚临床的蓄积作用。具有蓄积作用的物质，就称为蓄积性毒物。

二、 蓄积毒性的研究方法

蓄积作用的研究方法有多种，常用的方法有蓄积系数法和生物半减期法。

（一）蓄积系数法

蓄积系数法是一种检测生物效应的试验方法。这种方法简便，但是不易区分是物质蓄积，还是损伤蓄积。这种方法的基本原理是在一定期限之内，以低于致死剂量的受试物，每日给予实验动物，直至出现某种预计效应为止。计算达到此预计效应的累积剂量，求此累积剂量与一次接触该化学物质产生相同效应的剂量的比值，此比值就是蓄积系数（K 值）。蓄积试验多用小鼠或大鼠为实验动物，一般以死亡为效应指标，K 值计算公式如下：

$$K = LD_{50}(n) / LD_{50} \tag{8-2}$$

式中　$LD_{50}(n)$ ——给实验动物该受试物多次染毒，实验动物死亡一半时，受试物染毒剂量的总和；

　　　　LD_{50} ——给实验动物该受试物一次染毒的 LD_{50} 剂量。

蓄积系数 $K<1$ 为高度蓄积，$1\sim$ 为明显蓄积，$3\sim$ 为中等蓄积，$5\sim$ 为轻度蓄积。蓄积系数法的具体实验方案主要有两种。

1. 固定剂量法

啮齿类动物分成两组，每组动物20只。一组为对照组，一组为染毒组。染毒组每天定量地、相同途径给予受试物质，染毒剂量可以选择LD_{50}剂量的$1/20\sim1/5$，每日观察累积染毒组动物的死亡数，直至累积发生一半实验动物死亡为止。计算累积总染毒剂量，求出K值，进行评价。如染毒剂量已累积达到5个LD_{50}，而实验动物仍未死亡一半，甚或没有死亡，就可终止试验，此时$K>5$。

2. 定期递增剂量法

与固定剂量法相同染毒组开始按$0.1\ LD_{50}$剂量给予受试化学物质，以4d为一期，以后每期给予的受试化学物质的剂量按等比级数（1.5倍）逐期递增，见表8-7。此方法试验最长只需要28d，但是在染毒20d后也可以结束试验，因此时累计剂量已达5.3 LD_{50}。在试验期中，只要试验动物死亡数累积已达一半，便可随时终止试验，计算其累积剂量，求出K值，进行评价。

表8-7 定期递增剂量法染毒剂量表

接触天数	1~4d	5~8d	9~12d	13~16d	17~20d	21~24d	25~28d
每天接触剂量（LD_{50}）	0.1	0.15	0.22	0.34	0.50	0.75	1.12
四天接触总剂量（LD_{50}）	0.4	0.6	0.9	1.4	2.0	3.0	4.5
累积接触总剂量（LD_{50}）	0.4	1.0	1.9	3.3	5.3	8.3	12.8

由于死亡不是慢性毒性的主要效应指标，目前已较少应用蓄积系数法，而是直接进行亚慢性和慢性毒性试验以及毒物动力学研究。

3. 生物半衰期法

生物半衰期（biological half life，$t_{1/2}$）法是用毒物动力学原理阐明外源化学物在机体内的蓄积作用特性。$t_{1/2}$反映了外源化学物从机体消除的速度，$t_{1/2}$短，从机体消除快。如外源化学物吸收速度超过消除速度时，就引起化学物的蓄积。一般在等间距、等剂量染毒的条件下，化学物在体内经$5\sim6$个$t_{1/2}$即可达到蓄积极限，此时理论蓄积量为极限值的$96.9\%\sim98.4\%$。此后继续染毒蓄积量也基本上不再增加。蓄积极限量的公式：

$$蓄积极限量 = 每日吸收量 \times t_{1/2} \times 1.44$$

三、 相关指导原则简介与举例

宋君峰等评价了二壳聚糖硒对小鼠的蓄积毒性试验，选30只$18\sim22g$健康小鼠，雌雄各半。随机分为3组，每组10只。第1组为对照组，饲喂基础日粮，第2组为阳性对照组，每鼠每日灌服与壳聚糖硒等量的壳聚糖。第3组为试验组，每鼠每日灌服壳聚糖硒$1/5$ LD_{50}，即74.65mg/kg，连续25d。研究壳聚糖硒的蓄积毒性。结果表明，壳聚糖硒对小白鼠的蓄积系数（K）= 3.2。表明壳聚糖硒有中等蓄积毒性。

苏强等研究了三聚氰胺对肉鸡的急性口服毒性和蓄积毒性，选取105羽15日龄AA肉鸡随机分成7个组，每组15羽，分别一次性口服三聚氰胺333.33，436.79，572.35，

750.00，982.77，1287.80 和 1687.50mg/kg 体重，观察 14d，评价三聚氰胺对肉鸡的急性毒性。结果表明 AA 肉鸡口服三聚氰胺的 LD_{50} 为 729.96mg/kg 体重，95%可信限为 682.08～781.20mg/kg 体重。蓄积毒性试验选取 50 羽 15 日龄 AA 肉鸡随机分成对照组和试验组，每组 25 羽，试验组肉鸡每日口服三聚氰胺 182.49mg/kg 体重，累积剂量至 $5LD_{50}$ 时结束试验，对照组口服等剂量淀粉，评价三聚氰胺对肉鸡的蓄积毒性，并在试验结束后，对存活肉鸡进行耐受性试验。结果表明三聚氰胺蓄积系数 $K>5$。蓄积毒性试验中存活的鸡一次口服三聚氰胺 729.96mg/kg 体重后，死亡率达 12.5%；对照组肉鸡初次口服三聚氰胺 729.96mg/kg 体重后，死亡率达 52%，两者差异显著（$X_2 = 8.69$，$p < 0.01$）。由此可见，三聚氰胺对肉鸡具有低毒性和轻度蓄积毒性，肉鸡对三聚氰胺毒性有较高的耐受性。

第三节 亚慢性和慢性毒性试验

一、 亚慢性和慢性毒性作用与相关试验

毒理学动物试验按染毒期限一般可分为四种，即急性、亚急性、亚慢性和慢性毒性试验，后三种可统称为重复染毒毒性试验。急性毒性试验和重复染毒毒性试验分别代表了一次染毒和长期反复染毒这两种暴露特征的毒性试验方法。由于慢性毒性试验耗费大量的人力、物力和时间，亚急性、亚慢性毒性试验就具有预备或筛选试验的性质。当外源化学物在亚急性、亚慢性毒性试验中有严重的毒作用时，此受试物就应考虑放弃后继的开发，只有在必要时才进行慢性毒性试验。从科学上和经济上考虑，慢性毒性试验就倾向于和致癌试验合并进行。

由于亚慢性毒性试验和慢性毒性试验在实验设计和方法上较相似，故一并介绍。

亚急性（subacute toxicity）一般是指连续 14d 的毒性试验，除了可以获得测试物染毒相关的毒性资料以外，也可以为更长时间的重复染毒毒性试验剂量设计提供参考资料。亚慢性毒性（subchronic toxicity）是指实验动物连续（通常 1～3 个月）重复染毒外源化学物所引起的毒性效应；慢性毒性（chronic toxiciy）是指实验动物长期染毒外源化学物所引起的毒性效应，染毒周期一般不少于 12 个月，恢复期不少于 28d，一般不长于染毒实验周期的 1/3。

亚慢性和慢性毒性试验的目的：

（1）确定受试物亚慢性和慢性毒性的效应谱，对在急性及亚急性毒性试验中发现的毒作用提供新的信息，并发现在急性及亚急性毒性试验中未发现的毒作用；

（2）研究受试物亚慢性和慢性毒作用的靶器官；

（3）研究受试物亚慢性和慢性毒性剂量–反应（效应）关系，确定其 LOAEL 和

NOAEL，并根据需要提出此受试物的安全限量参考值；

（4）通过恢复期的观察研究，确定受试物亚慢性和慢性毒性损害的可逆性；

（5）亚慢性毒性试验为慢性毒性试验的剂量设计及观察指标选择提供依据；

（6）确定不同动物物种对受试物亚慢性和慢性毒效应的差异，为将毒性研究结果外推到人提供依据。

二、 亚慢性和慢性毒性试验方法

（一）实验动物选择和染毒期限

亚慢性和慢性毒性试验一般选择两种实验动物。一种是啮齿类，常用大鼠；一种是非啮齿类，常用犬。选择两种实验动物是为了降低外源化学物对不同物种动物的毒作用特点不同所造成的将实验结果外推到人的偏差。在亚慢性经皮毒性试验时，也可考虑用兔或豚鼠，此外小型猪也是比较好的经皮染毒测试动物模型。

一般情况下，亚慢性和慢性试验选用雌雄两种性别，如某种药物临床上只用于一种性别，此时可选用单性别的动物。慢性毒性试验的目的是使实验动物寿命的大部分时间染毒该受试物，因此在生命的早期开始染毒是很重要的，美国 FDA 要求啮齿类动物在研究开始时应小于 6 周龄。

同样的染毒期限对不同的试验动物，其意义不同。一般地讲，慢性毒性试验对哺乳类应为两年的时间，对啮齿类相当于终生染毒，但对兔只相当于生命期的 36%，犬为 20%，见表 8-8。

表 8-8　　　　　　　　　　动物研究期限相当于寿命期和人染毒的时间

物种	相当于寿命期/%					相当于人染毒时间/月				
	1 个月	3 个月	6 个月	12 个月	24 个月	1 个月	3 个月	6 个月	12 个月	24 个月
大鼠	4.1	12.0	25.0	49.0	99.0	34	101	202	404	808
兔	1.4	4.5	9.0	18.0	36.0	12	36	72	145	289
犬	0.82	2.5	4.9	9.8	20.0	6.5	20	40	81	162
猪	0.82	2.5	4.9	9.8	20.0	6.5	20	40	81	162
猴	0.55	1.6	3.3	6.6	13.0	4.5	13	27	61	107

我国的食品毒性试验国家标准给出的试验分别有 28d 经口毒性试验、90d 经口毒性试验、慢性毒性试验以及慢性毒性和致癌合并试验。其中啮齿类动物首选大鼠，非啮齿类动物为犬。28d 的试验大鼠推荐周龄为 6~8 周，犬应选用年龄不超过 9 个月的幼犬，实验开始时每个性别动物体重差异不应超过平均体重的 20%。

慢性毒性实验的期限应依受试物的具体要求和实验动物的物种而定，工业毒理学要求 6 个月，环境毒理学和食品毒理学要求一年以上，OECD 要求慢性毒性试验大鼠染毒期限至少一年。如慢性毒性试验与致癌试验结合进行则染毒期限最好接近或等于动物的预期寿命。

在药物非临床毒性研究中，长期毒性试验的期限主要取决于临床拟用药的期限，试验期限应与拟开展的临床试验期限和上市要求相匹配。通过较短试验期限的毒性试验获得的信息，可以为较长试验期限的毒性试验设计提供给药剂量、给药频率、观察指标等方面的参考。同时，临床试验中获得的信息有助于设计较长试验期限的动物毒性试验方案，降低药物开发的风险。以不同试验期限的重复给药毒性试验支持不同用药期限的临床试验及上市评价时，重复给药毒性试验内容都应完整、规范，结果分析评价强调客观性、注重科学性。

拟试验的临床适应症如有若干项，应按最长疗程的临床适应症来确定重复给药毒性试验的试验期限。支持药物临床试验的动物试验周期见表 8-9。支持药物上市申请的动物试验周期见表 8-10。

表 8-9　　　　　　　　　　　支持药物临床试验的动物试验周期

最长临床试验期限	重复给药毒性试验的最短期限	
	啮齿类动物	非啮齿类动物
≤2 周	2 周	2 周
2 周~6 个月	同临床试验	同临床试验
> 6 个月	6 个月	9 个月[①②]

注：①非啮齿类动物不超过 6 个月期限的试验可接受情况：

当免疫原性或耐受性问题使更长期限的试验难以进行时；

重复、短期用药（即便临床试验期限 6 个月以上）的疾病，如偏头痛、勃起障碍、单纯性疱疹等的反复间歇给药时；

拟用于危及生命的疾病（如进展性疾病、辅助使用的肿瘤化疗药）时。

②如果儿童为主要拟用药人群，而已有毒理学或药理学研究结果提示可能发生发育毒性，应考虑在幼年动物上进行长期毒性试验。该试验应采用合适年龄和种系的动物，试验观察指标应针对发育方面的毒性，试验期限犬 12 个月、大鼠 6 个月。12 个月的犬试验期限应涵盖其发育的全过程。这些幼年动物的长期试验可用于替代标准的长期毒性试验和单独的幼年动物试验。

表 8-10　　　　　　　　　　　支持药物上市申请的动物试验周期

临床拟用期限	啮齿类动物	非啮齿类动物
≤2 周	1 个月	1 个月
2 周~1 个月	3 个月	3 个月
1~3 个月	6 个月	6 个月
>3 个月	6 个月	9 个月[①②]

注：①②同表 8-9 注。

在用非啮齿类（犬，猴等）进行慢性毒性试验时，染毒期限常不能持续整个生命期，仔细研究受试物的动力学和代谢状况可弥补染毒期限的不足（如试验终点不是致癌作用）。如果在稳态动力学建立之后继续较长时间的染毒，从临床表现上或由间断处死动物的病理变化未见到毒性作用的增强，则可部分代替全寿命期试验，并使实验结果的可信性增加。

（二）染毒途径

外来化学物的染毒途径，应当尽量模拟人类接触受试化学物质的方式（途径），并且亚慢性与慢性毒作用研究的染毒途径应当一致。亚慢性和慢性毒性试验常用经胃肠道、经呼吸道、经皮肤染毒三种途径，药物临床前毒性试验中，动物染毒途径应尽可能与人的用药途径一致。经胃肠道染毒毒物最好采用喂饲法，即将受试物与食物或饮水混匀，使实验动物自然摄入。如果受试化学物质有异味或易水解时，也可以用灌胃方式染毒。应注意对挥发性受试物及饲料粉尘的影响，尽量减少实验人员及动物受污染的危险性。当用犬或猴进行长期实验时，不常采用喂饲染毒，因浪费量太大，通常采用胶囊或插胃管染毒。

经呼吸道吸入染毒，每天吸入时期依实验要求而定，亚慢性毒性研究在工业毒理学为 1~4h 不等，环境毒理学可为 4~6h。在慢性毒性研究中，工业毒理学要求每天吸入 4~6h，环境毒理学一般要求每天吸入 8h。凡需要在吸入期间喂食、喂水时，要注意防止受试化学物质污染食物、饮水及食具。

经皮染毒的去毛部位面积一般不大于动物体表总面积的 10%~15%，大鼠约为 20~50cm^2，每次染毒 4~6h，应防止动物舔食。

而且，为保证受试物在动物体内浓度的稳定，每天应在相同的时间及实验室条件下染毒。每周至少染毒 6~7d，有研究表明，相同毒物在相同剂量的情况下，每周 5d 染毒与 7d 染毒的毒性反应是不一致的。

按预定剂量水平，吸入染毒气体和蒸气以 mg/m^3 表示其浓度 [mg/m$^3 = M_W$（mg/kg）/ 22.4]，掺入饲料或饮水以%或 ppm（mg/kg，mg/L）表示其浓度。必须每周或每两周调整饲料中受试物的浓度以维持恒定的剂量水平，因为单位体重的饲料消耗量随动物年龄的增长而下降。如在啮齿类试验中，从离乳到成年过程中饲料中受试物浓度保持恒定不变，则在整个实验过程中的染毒剂量约减少至 40%。这可影响毒性反应的严重程度，并可能做出有耐受性的错误判断。

（三）试验分组和剂量设计

在亚慢性和慢性毒性试验中，为了要得出明确的剂量-反应关系，一般至少应设 3 个剂量组和 1 个阴性（溶剂）对照组。高剂量组应能引起较为明显的毒性，中剂量组应该为 LOAEL，低剂量组应相当于 NOAEL。亚慢性毒性试验高剂量的选择，可以参考两个数值，一种是以急性毒性的阈剂量为该受试物的亚慢性毒作用的最高剂量，另一种是取受试物 LD$_{50}$的 1/20~1/5 为最高剂量。高、中、低 3 个剂量间组距以 3~10 倍为宜，最低不小于 2 倍。慢性毒性试验剂量选择，高剂量可以选择亚慢性毒效应的 NOAEL 或其 1/5~1/2 为慢性毒性研究的最高剂量；各剂量组间距以差 2~5 倍为宜，最低不小于 2 倍。慢性毒性试验剂量间距应小于亚慢性毒性试验。剂量选择的一般步骤是从急性（单剂量）毒性试验→14d 毒性试验→90d 毒性试验的程序。直接从急性毒性资料来确定慢性毒性试验的剂量经常有困难，可能高估或低估受试物的慢性毒性。如对剂量选择没有把握，则可在某项试验中多设几个剂量组，这要比重复整个试验费用低得多。同时，如有性别差异，不同性别可选择不同的剂量。

对于药物而言，剂量设计应考虑之前进行的各项试验所评价的终点、受试物的理化性质和生物利用度等；局部染毒应保证充分的接触时间。高剂量应出现明显毒性反应，或达到最大给药量（maximum feasible dose，MFD），或系统暴露量达到临床系统暴露量的 50 倍（基于 AUC）。如需要在试验中途改变染毒剂量，应说明剂量调整理由，完整记录剂量调整过程。

所选动物亚慢性毒性试验一般大鼠 6~8 周龄（体重 80~100g），每组大鼠不少于 20只；犬 8~12 月龄，每组 6~8 只，雌雄各半。慢性毒性试验中动物的年龄应低于亚慢性毒性试验，大鼠应刚离乳，体重在 50~70g 为宜，一般要求每组 40 只，雌雄各半。必须设置阴性对照组，必要时动物数可以再多些，以排除其他因素和自然死亡的干扰。以狗为实验动物时，每个剂量组应各 8 只或以上，雌雄各半。在 1~2 年的长期实验中，必须考虑某些意外事故，需增添额外的动物。如对照组大鼠在 2 年期间自然死亡可使动物数减少 20%。Homburer（1983）曾主张对照组的动物数等于每个染毒组的动物数乘以染毒组组数的平方根，如每组 40 只大鼠，共 4 个染毒组，则对照组应有 80 只大鼠，即 $40 \times \sqrt{4}$ 只。

如果设计要求在染毒受试期间处死一部分动物，进行某些指标动态观察（如病理组织学检查或某些脏器的生化检查），则在试验开始时应相应增加实验动物数。

染毒结束后，继续观察恢复期动物，以了解毒性反应的可逆性和可能出现的迟发毒性。应根据受试物代谢动力学特点、靶器官毒性反应和恢复情况确定恢复期的长短，一般情况下应不少于 4 周。

重复染毒毒性试验应伴随进行毒代动力学试验，具体内容参见第四章。一般小动物需要单独设立卫星组，大动物可以结合重复染毒动物进行。

（四）观察指标

1. 一般性指标（一般观察）

在实验过程中，应仔细观察动物的外观、体征、行为活动、腺体分泌、呼吸、粪便性状、染毒局部反应、死亡情况等。一般应该每天至少观察一次。

2. 体重、摄食量和饮水量

在重复染毒毒性研究中，动物体重是一个比较重要且比较敏感的指标，反映了受试物对实验动物的生长发育及一般状态的影响。与对照组处于相同的喂饲条件下，如果受试组动物体重增长比对照组低 10%，就可以认为是由受试化学物所引起的毒效应。如果各剂量组体重增长改变有剂量-反应关系，就可以肯定这是一种综合毒性效应。一般重复毒性试验应每周测体重一次，对慢性毒性试验，最初 13 周每周测体重一次，以后如动物健康状况无明显改变可每 4 周测体重一次。

对各剂量组和对照组动物同期体重的统计和比较可有多种方式，可以用体重直接统计，也可用体重的增长质量，或用体重百分增长率（以染毒开始时体重为 100%），进行统计。

除体重外，还应记录动物的饲料消耗，并计算食物利用率［实验动物每食入 100g 饲料所增长的体重（g）］。比较各染毒组与对照组实验动物的食物利用率，有助于分析受试物对实验动物的生物学效应。食物利用率可用于鉴别啮齿类动物体重降低或增长减缓是由于受试物不适口，还是真正的毒作用。饮水量也要伴行测定。

3. 眼科检查

在试验前和试验结束时，至少对高剂量组和对照组大鼠进行眼科检查，包括角膜、晶状体、球结膜、虹膜等。犬用荧光素钠进行检查，如果发现高剂量组有眼部变化，则应对所有动物进行检查。

4. 血液学检查

大鼠应该在试验中期、试验结束时和恢复期结束时进行血液学检查，犬等大动物还应该在试验开始前进行以采集背景数据和正常值，一般包括红细胞计数、血红蛋白、红细胞容积、平均红细胞容积、平均红细胞血红蛋白、平均红细胞血红蛋白浓度、网织红细胞计数、白细胞计数及其分类、血小板计数、凝血酶原时间、活化部分凝血活酶时间等指标。如果对血液学指标有影响，还应该加测骨髓血图片，所以在取材时应该制备骨髓血涂片并留存备用。

5. 血液生化学检测

大鼠应该在试验中期、试验结束时和恢复期结束时进行血液学检查，犬等大动物还应该在试验开始前进行以采集背景数据和正常值，一般包括天门冬氨酸氨基转换酶、丙氨酸氨基转换酶、碱性磷酸酶、肌酸磷酸激酶、尿素氮（尿素）、肌酐、总蛋白、清蛋白、血糖、总胆红素、总胆固醇、甘油三酯、γ-谷氨酰转移酶、钾离子浓度、氯离子浓度、钠离子浓度等指标。必要时可检测总胆汁酸（TBA）、胆碱酯酶、山梨醇脱氢酶、高铁血红蛋白、激素等指标，应根据受试物的毒作用特点或构效关系增加检测内容。

6. 尿液观察和分析

尿液检查包括外观、pH、蛋白、糖、潜血（半定量）和沉淀物镜检等，若预期有毒性反应指征，应增加与尿液检查的有关项目如尿沉渣镜检、细胞分析等。

7. 体温、心电图检查

一般在大动物试验前、试验期间、实验结束、恢复期结束应进行体温和心电图检查。

8. 组织病理学检查的脏器组织

（1）需称重并计算脏器系数的器官　脑、心脏、肝脏、肾脏、肾上腺、胸腺、脾脏、睾丸、附睾、卵巢、子宫、甲状腺（含甲状旁腺）（仅在非啮齿类动物称重）。

（2）需进行组织病理学检查的组织或器官　肾上腺、主动脉、骨（股骨）、骨髓（胸骨）、脑（至少3个水平）、盲肠、结肠、子宫和子宫颈、十二指肠、附睾、食管、眼、胆囊（如果有）、哈氏腺（如果有）、心脏、回肠、空肠、肾脏、肝脏、肺脏（附主支气管）、淋巴结（一个与染毒途径相关，另一个在较远距离）、乳腺、鼻甲（针对吸入染毒的制剂）、卵巢和输卵管、胰腺、垂体、前列腺、直肠、唾液腺、坐骨神经、精囊（如果有）、骨骼肌、皮肤、脊髓（3个部位：颈椎、中段胸椎、腰椎）、脾脏、胃、睾丸、胸腺（或胸腺区域）、甲状腺（含甲状旁腺）、气管、膀胱、阴道、所有大体观察到异常的组织、组织肿块和染毒部位。

9. 其他指标

必要时，根据受试物的性质及所观察到的毒性反应，增加其他指标（如神经毒性、免疫毒性、内分泌毒性指标等）。这里面也包括特异性指标（生物学标志）：所谓特异性指标是反映外源化学物对机体毒作用本质的特征性指标，并常与其毒作用机制有关。实际上，所谓特异性指标就是生物标志（主要是效应标志）。由于生物标志对研究外源化学物对人体的毒作用具有重要的意义，因此，亚慢性和慢性毒性试验在可能时应考虑安排这方面的研究。确定特异性的生物标志难度较大，一般可以从分析受试物的化学结构（特殊基团）或分析受试物急性或急性毒性作用的特征发现线索。

（五）数据处理和结果分析

亚慢性毒性试验和慢性毒性试验的所有的定量数据，应按组别（必要时还按性别）以均数±标准差表示，并注明其单位（法定单位）。根据数据的性质及其统计学分布，选择适当的统计学方法，进行各剂量组与阴性对照组的比较，以说明剂量-反应关系。

有些化学物在染毒早期可引起机体某些脏器出现代偿性现象或某些酶出现诱导性活力改变，而呈一过性变化，对此应注意分析是否为损害作用。

在结果分析时要综合考虑统计学意义和生物学意义，特别是结合剂量-反应关系来考虑，才可能得到客观可靠的结论。染毒组某些参数如 RBC、WBC、血小板计数、尿量等，与阴性对照组比较很可能有统计学意义，但如在正常范围内，则无实际生物学意义；由于目前实验毒理学还没建立公认的正常参考值，这里指的正常范围不是来自某一文献资料，而是指具体实验室自己的历史性阴性对照资料。相反，有时虽无统计学意义，如网织红细胞数如有增高趋势，则应重视受试物对红细胞系的作用或引起溶血的可能性，做进一步检查，不能因无统计学意义而忽略其可能的毒性。

在对重复染毒毒性试验结果进行分析时，应正确理解均值数据和个体数据的意义。啮齿类动物重复染毒毒性试验中组均值的意义通常大于个体动物数据的意义，实验室历史背景数据和文献数据可以为结果的分析提供参考；非啮齿类动物单个动物的试验数据往往具有重要的毒理学意义，是实验动物数量较少、个体差异较大的原因。此外，非啮齿类动物试验结果必须与染毒前数据、对照组数据和实验室历史背景数据进行多重比较，要考虑文献数据参考价值有局限性。在分析重复染毒毒性试验结果时应综合考虑数据的统计学意义和生物学意义，正确利用统计学假设检验有助于确定试验结果的生物学意义，要考虑具有统计学意义并不一定代表具有生物学意义；在判断生物学意义时要考虑参数变化的剂量-反应关系、其他关联参数的改变、与历史背景数据的比较等因素；分析试验结果时，须对出现的异常数据应判断是否由受试物毒性引起并给予科学解释。

亚慢性毒性试验和慢性毒性试验主要目的是建立剂量-反应关系和观察得到 LOAEL 及 NOAEL。亚慢性和慢性毒性试验由于历时较长，影响因素较多，要得到一个理想的结果并不容易。染毒组和对照组之间检测结果的差异可能来源于受试物有关的毒性、动物对药物的适应性改变或正常的生理波动，也可能源于试验操作失误和动物应激。在分析试验结果时，应关注参数变化的剂量-反应关系、组内动物的参数变化幅度和性别差异，同时综合考虑多项毒理学指标的检测结果，分析其中的关联和受试物作用机制，以正确判断药物的毒性反应。单个参数的变化往往并不足以判断化学物是否引起毒性反应，可能需要进一步进行相关的试验。此外，毒代动力学试验可以为毒性反应和毒性靶器官的判断提供重要的参考依据。

例如，一个亚慢性或慢性毒性试验，设计了高、中、低三个剂量组和一个阴性（溶剂）对照组，表 8-11 所示为 9 种可能的结果，各剂量组的结果表示为"−"、"+"和"++"，分别是与阴性对照组比较，经统计学检验，"−"为差别无显著性（$p>0.05$），"+"为差异有显著意义（$p<0.05$），"++"为差别有非常显著的意义（$p<0.01$）。

表 8-11　　　　　　　　　　亚慢性和慢性毒性实验可能得到的结果举例

剂量组	结　果								
	1	2	3	4	5	6	7	8	9
高剂量	+	+	+	+	+	+	−	−	−
中剂量	+	+	+	−	−	−	+	+	−
低剂量	+	+	−	−	−	+	−	+	+

在这 9 种结果中，第 2 种结果是最满意的。在第 2 种结果中，低剂量为 NOAEL，中剂量为 LOAEL，而且有剂量–反应关系。第 3、4、5 种结果都还可以接受。第 3 种结果，低剂量为 NOAEL，中剂量为 LOAEL，但剂量–反应关系不如第 2 种结果明显。第 4 种结果，中剂量为 NOAEL，高剂量为 LOAEL，没有进一步的剂量–反应关系结果，对高剂量组的阳性结果应仔细核实。第 5 种结果，对高剂量组的阴性结果经仔细核实后，如果高剂量组已达染毒的极限剂量，则此结果可以接受，并报告 NOAEL 为高剂量，否则应提高剂量，重新试验。

第 1 种结果是不理想的。此结果中虽然有剂量–反应关系，但无法确定 NOAEL，也就不能确定 LOAEL。由于慢性毒性试验耗费巨大，当低剂量组阳性结果的指标在慢性毒性严重度分级（表 8-12）中分级较低时，也可认为低剂量组为 LOAEL，制定安全限值应利用较大的不确定系数；否则应该降低剂量，重新试验。

第 6~9 种结果也不很理想，因为没有剂量–反应关系，这些阳性结果可能与个别动物的易感性差别有关，不具有生物学意义，应该用本实验室历史性对照值来进行统计学检验，并仔细地分析和评价。必要时应提高剂量，重新试验。

但如果与对照组比较差别有显著性而又无生物学意义的参数过多（如 90d 大鼠亚慢性毒性试验这样的参数达总参数数目的 15% 以上），应该认为该实验的质量保证存在问题。实际上，受试物的每一种毒性效应都可以得到剂量–反应关系，LOAEL 及 NOAEL，应综合判断。如某受试物大鼠亚慢性毒性试验在中剂量可引起肝损害，高剂量可引起肾损害和严重肝损害，则对肝损害来说 NOAEL 为低剂量，LOAEL 为中剂量；而对肾损害来说 NOAEL 为中剂量，LOAEL 为高剂量。结论是该受试物大鼠亚慢性毒性试验的 NOAEL 为低剂量，LOAEL 为中剂量，靶器官为肝和肾。

在利用 NOAEL 及 LOAEL 来制定安全限值时，也应考虑到 LOAEL 的指标严重性，表 8-12 所示为慢性毒性指标严重性的分级值。对存在阈剂量的毒作用，阈剂量应在 NOAEL 及 LOAEL 之间，得到 LOAEL 的指标分级较低，制定安全限值时可选择较小的不确定系数。

表 8-12　　　　　　　　　慢性毒性指标严重性的分级（deRosa 等，1985）

序号	表现
1	酶诱导或其他生化改变，无病理改变及脏器质量改变
2	酶诱导及细胞增生，或细胞器其他改变，但是无明显效应
3	增生、肥大、或萎缩，但无器官质量改变
4	增生、肥大、或萎缩，伴有器官质量改变
5	可逆性细胞改变、浊肿、水滴状变或脂肪变性
6	坏死、间变、器官功能无明显改变。神经病变但无行为、感觉或其他生理改变
7	坏死、萎缩、肥大或间变，检测到器官功能改变；神经病变伴有可测到的行为、感觉与生理改变
8	坏死、萎缩、肥大或间变；有肯定的器官功能改变；神经病变伴有明显的行为、感觉和生理活动改变；生殖机能受损，有胚胎毒性证据
9	严重的病及器官功能改变；任何神经病变伴有行为、感觉或运动功能的损害；失去生殖能力，对母体作用后造成致畸
10	致死，缩短寿命，母体无任何中毒表现时即致畸

（六）毒性作用评价

对亚慢性毒性进行评价时，应将临床观察、生长发育情况、血液学检查、尿液检查、血生化检查、大体解剖、脏器质量和脏/体比值和（或）脏/脑比值、病理组织学检查等各项结果，结合统计结果进行综合分析。判定受试物毒性作用特点、程度、靶器官、剂量-效应、剂量-反应关系。如设有恢复期，还可以判定受试物毒作用的可逆性，在此基础上得出 NOAEL 和（或）LOAEL。

慢性毒性的结果评价包括受试物慢性毒性的表现、剂量-反应关系、靶器官、可逆性、得出慢性毒性相应的 NOAEL 和（或）LOAEL。

总之，在慢性毒性评价过程中，必须对整个试验期间的全部观察和检测结果，包括恢复期的观察和检测结果，进行全面的综合分析，结合化学毒物的理化性质、化学结构，应用生物学和医学的基本理论进行科学的评价，为阐明化学毒物的慢性毒作用性质、特点、毒作用类型、主要靶器官及中毒机制提供参考。

三、 相关指导原则简介与举例

主要可以参考具体的指导原则：GB 15193.22—2014《食品安全国家标准　28 天经口毒性试验》；GB 15193.13—2015《食品安全国家标准　90 天经口毒性试验》；GB 15193.26—2015《食品安全国家标准　慢性毒性试验》；GB 15193.17—2015《食品安全国家标准　慢性毒性和致癌毒性合并试验》。原国家食品药品监督管理局 2014 年发布的重复给药毒性研究技术指导原则。

杨平等研究刺五加苷的食用安全性，根据《保健食品检验与评价技术规范》，对刺五加苷进行急性毒性实验、小鼠骨髓微核实验、Ames 实验、小鼠精子畸变实验、大鼠 30d 喂养实验。结果显示刺五加苷对雌雄小鼠的急性经口的最大耐受剂量（MTD）均大于 20g/kg（以体重计）；Ames 实验、小鼠骨髓微核实验、小鼠精子畸形实验均为阴性；大鼠 30d 喂养实验中，实验动物生长情况良好，血液学检查、生化学检查、主要脏体比及组织学检查结果与对照组相比，均无明显差异，研究者因此判定刺五加苷属实际无毒物质，未显示有遗传毒性，初步估计其 NOAEL 为 20g/kg。

范秀萍等研究珠母贝糖胺聚糖作为保健食品使用的毒理学安全性，利用大鼠急性毒性实验、小鼠骨髓细胞微核实验、小鼠精子畸变实验、Ames 实验和大鼠 30d 喂养实验进行毒理学研究与评价，结果显示急性毒性实验结果表明珠母贝糖胺聚糖对雌、雄大鼠急性经口 MTD 均大于 20.0g/kg，其剂量大于人体推荐量的 300 倍，研究者据此认为受试物属于无毒级物质。小鼠骨髓细胞微核实验、小鼠精子畸变实验、Ames 实验 3 项遗传毒性实验的结果皆为阴性，未显示出致突变性。30d 喂养实验表明，珠母贝糖胺聚糖高、中、低 3 个剂量组（分别为 2.5，1.25，0.625g/kg）对动物的身体、脏器的生长发育及血液生化指标等均无明显不良影响。

（靳洪涛）

本章小结

一般毒性试验是认识和了解受试物毒性基本特征的基础和必经阶段，是毒性评价的基本内容，在受试物的安全性评价中起着基础的作用，对与特定受试物的安全性评价、风险评估、制定安全限定剂量以及制定相应的风险管理措施等方面都可以提供有意义的参考，尤其是对受试物的风险管理，其不同染毒测试阶段的 NOAEL 或者 LOEAL 至关重要，我们应该在全面掌握传统的测试原则和方法的基础上，也应该结合近年来出现的新技术，比如一般毒性评价与安全性药理的结合、与遗传毒性的结合，合理设计实验、科学、客观分析结果，以达到符合动物福利，多方面充分利用实验结果的目的。

🔍 思考题

1. 对于长期应用的食品类物质，急性毒性试验的考虑点是什么？以急性毒性结果来进行物质毒性分类的优缺点是什么？

2. 对于受试物，进行不同时间重复染毒毒性测试的选择依据是什么？并说明相互之间的内在联系。

参考文献

[1] 刘宁，沈明浩. 食品毒理学. 北京：中国轻工业出版社，2005.

［2］陈新颜, 杨培周, 姜绍通, 郑志, 操丽丽, 操新民, 朱星星, 张丹峰, 刘广庆. 天然红色素灵菌红素的急性经口毒性和遗传毒性. 食品科学, 2017, 38（13）：230-234.

［3］洪莹, 王志耕, 梅林, 薛秀恒. 酶法改性 1, 3-DG 猪脂肪的安全性评价. 中国油脂, 2017, 42（5）：85-91.

第九章
遗传毒性

第一节　遗传学基础

自然界中的生物形式千差万别，但每个物种在进化过程中都以相对稳定的生命形式存在，并不断繁衍后代。在生物体的亲子之间或子代个体之间具有相似的性状，这个现象称作遗传（heredity），而在亲子之间或子代个体之间出现的不同程度的差异，称为变异（variation）。遗传使物种得以保存、性状得以继承，而变异正是对这种遗传稳定性的动摇和突破，是生物进化的必需条件。遗传和变异是生物世代繁衍和进化过程中普遍存在的生命现象。

一、遗传物质

核酸（nucleic acid）是细胞中最重要的生物信息大分子，天然存在的核酸分为脱氧核糖核酸（deoxyribonucleic acid，DNA）和核糖核酸（ribonucleic acid，RNA）两大类。真核生物的 DNA 存在于细胞核和线粒体内，携带了生命个体的全部遗传信息，是物种进化和世代繁衍的物质基础。一些病毒也采用另一种核酸——RNA 作为遗传物质。

核酸的基本组成单位是核苷酸（nucleotide），包含碱基、戊糖和磷酸三种基本成分。其中 DNA 中的戊糖是 β-D-2′-脱氧核糖，RNA 中为 β-D-核糖。碱基主要包括腺嘌呤（adenine，A）、鸟嘌呤（guanine，G）、胞嘧啶（cytosine，C）、尿嘧啶（uracil，U）和胸腺嘧啶（thymine，T）五种，其中 DNA 中存在 A、G、C、T 四种碱基，RNA 的碱基有 A、G、C、U 四种。基因（gene）是编码生物活性产物的 DNA 功能片断，以碱基排列顺序的方式，贮存生物体的遗传信息。生物体所有基因的综合称为基因组（genome），包含了所有编码 RNA 和蛋白质的序列及所有的非编码序列，也就是 DNA 分子的全序列。

核酸是由核苷酸以磷酸二酯键相连而形成的生物大分子，核酸分子中相同的戊糖和磷酸交替连接构成分子骨架。DNA 的一级结构是指构成 DNA 分子的脱氧核苷酸的排列顺序，一般用碱基的排列顺序来代表。DNA 的二级结构是指其双螺旋结构，即 DNA 分子由两条平行且方向相反的多聚脱氧核糖核苷酸链组成，以一共同轴为中心盘绕成右手螺旋，碱基位于螺旋结构的内侧，脱氧核糖核磷酸基团骨架位于外侧。两条链的碱基按固有的配对方式以氢键相结合，即 A-T 配对、G-C 配对，这种配对关系也称碱基互补，因此 DNA 分子中的两条链互为互补链。双链 DNA 分子的大小常用碱基对（base pair，bp）或千碱基对（kilobase pair，kb）数目表示，人的基因组有大约 $3×10^9$ 个碱基对。

真核生物的 DNA 分子十分巨大，DNA 在双螺旋结构的基础上可盘旋成紧密的空间结构以减少所占空间，以染色质（chromatin）或染色体（chromosome）形式存在。真核生物染色体的基本组成单位是核小体（nucleosome），主要由 DNA 和组蛋白构成，以组蛋白（H_2A、H_2B、H_3、H_4 各两个分子）形成的扁平圆柱状八聚体为核心，DNA 双螺旋链缠绕其上形成核小体的核心颗粒。核小体的核心颗粒之间再由一段 DNA 和组蛋白 H_1 构成的连接区连接起来形成串珠样结构。DNA 从核小体开始，经过几个层次折叠，将约 1m 长的 DNA 分子压缩、容纳于直径只有数微米的细胞核中，在细胞分裂中期形成包装最致密、高度组织有序的染色体，用光学显微镜即可观察到。

二、 遗传过程

（一）细胞周期与细胞分裂

细胞周期是指细胞从 DNA 复制起，经过分裂直到把 DNA 均等地分配到两个新的子细胞的全过程。此过程所需要的时间为细胞周期时间。真核细胞特别是哺乳动物细胞的细胞周期很明显，包括间期（包括 G_1 期、S 期、G_2 期）和分裂期（M 期）。间期指两次分裂的中间时期。G_1 期为合成前期，细胞主要合成 RNA 和蛋白质，为 DNA 合成做好准备。S 期为合成期，主要合成 DNA，完成 DNA 复制。G_2 期为合成后期，主要合成 RNA 和蛋白质，为有丝分裂做准备。

有丝分裂（mitosis）指细胞通过核分裂完成 DNA 分配的过程。一个细胞由此生成两个子细胞，其染色体与亲代细胞完全相同。根据细胞核形态变化情况，M 期又可分为前、中、后、末期。前期，核仁、核膜消失，染色质螺旋化并逐渐形成染色体。中期，所有的染色体排列于细胞中部形成赤道板，此期适于进行染色体形态和结构方面的研究。后期，染色体着丝点纵裂，两个染色单体各被一纺锤体牵引，移向细胞的两极。末期，细胞体分裂，染色体消失，细胞核恢复为间期的结构。

减数分裂（meiosis）指通过两次细胞分裂（即两个细胞周期）使染色体数目减少一半的一种分裂方式，其间染色体只复制一次。进行有性生殖的生物，其生殖细胞经过减数分裂形成单倍体的配子，受精时雌雄配子结合，恢复亲代染色体数。

（二）DNA 复制

1958 年，Crick 把遗传信息的传递规律归纳为中心法则（central dogma），一方面 DNA 通过复制（replication）将遗传信息准确地代代相传，另一方面通过转录（transcription）和翻译（translation）将遗传信息从 DNA 传到 RNA 再到蛋白质。1970 年，Howard Temin 发现逆转录（reverse transcription）现象后对中心法则进行了补充和完善，即 RNA 病毒不仅能以 RNA 为模板进行自我复制，也可通过逆转录方式将遗传信息传递给 DNA。形成了目前所公认的生物界遗传信息传递的中心法则。

复制时亲代 DNA 解开为两股单链，各自作为模板遵循碱基配对的规律、合成与模板互补的子链，即子代 DNA 的一条链来自亲代、另一条为新合成的链。因此，DNA 复制是以半保留复制的方式进行的。

DNA 复制是从固定的起始点开始，分别向两个方向进行解链，形成两个延伸方向相反的复制叉，称为双向复制。原核生物 DNA 复制从一个固定起始点开始，为单点双向复制。真核生物每条染色体都有多个复制起始点，每个复制起始点产生两个移动方向相分的复制叉，复制完成时复制叉相遇并汇合连接，为多点双向复制。大多数复制是双向的，也有一些复制是单向的。

DNA 复制时双链打开，两条反向平行的单链的走向分别为 5′→3′ 和 3′→5′，两条链都能作为模板合成新的互补链。但生物体内所有 DNA 聚合酶的催化方向都是 5′→3′，在复制过程中，其中一条新链的延伸方向与复制叉行进的方向一致，随着复制叉的移动可连续合成，称为前导链（leading strand）。另一条新链由于与复制叉前进方向相反，只能等模板解开足够长时倒着合成许多不连续的短片段，这些复制中的不连续片段称为冈崎片段（Okazaki fragment）。冈崎片段经过去除引物，填补空隙，再由 DNA 连接酶连成完整的 DNA 链。这条不连续复制的链称为后随链（lagging strand）。复制中前导链连续复制和后随链不连续复制的方式并存，因此 DNA 复制是半不连续复制。

DNA 复制是一个复杂的酶促核苷酸聚合过程，需要多种物质的共同参与，包括模板、底物、引物以及多种酶和蛋白质因子等。模板是指解开成单链的 DNA 母链。底物是四种脱氧核苷三磷酸（deoxynucleotide triphosphate，dNTP），分别为 dATP、dGTP、dCTP、dTTP。引物提供 3′-OH 端，使 dNTP 可依次聚合。在 DNA 复制起始点识别和解链、引发体形成和引物合成、复制的延长和终止过程中，需要多种酶如解旋酶、引物酶、拓扑酶、聚合酶、连接酶等，以及辅助这些酶发挥作用的多种蛋白质因子参与。目前已发现原核生物 DNA 复制过程中有 30 多种酶和蛋白质因子参与，而参与真核生物 DNA 复制的酶和蛋白质因子更多。复制过程遵守严格的碱基配对规律，聚合酶在复制延长中对原料 dNTP 具有选择功能，复制出错时有即时校读功能，从而保证复制的保真性。

第二节　致突变作用的机制和后果

突变（mutation）为遗传物质发生的可遗传的变异。在自然条件下发生的突变称为自发突变（spontaneous mutation），自发突变与物种的进化关系密切。由人为造成的突变则是诱发突变（induced mutation），可由化学、物理和生物等因素引发。诱发突变在农业、林业、养殖业中广泛应用于新品种的培育，但也会威胁人类健康。化学物质和其他环境因素引起生物体遗传物质的突变效应，称为致突变作用（mutagenesis）。化学物质或其他环境因素引起遗传物质发生突变的能力称为致突变性（mutagenicity）。致突变性是精确的概念，在一个试验群体中的突变率可以定量测量。遗传毒性是泛指对基因组的毒性，可引起致突变性及其他各种不同的效应，这些效应可能转变或固定为突变，也可能被修复。因此，遗传毒性的概念比较广泛，包括致突变性。

凡能引起致突变作用的化学物称为化学致突变剂（chemical mutagen）。一些化学物具有很高的化学活性，其原型就可引起生物体的突变，称为直接致突变剂。还有些化学物本身不引起突变，必须经过代谢活化才具有致突变作用，则称为间接致突变剂。在已检出的致突变剂中，大多数有不同程度的特异性，有些致突变剂直接损伤 DNA，或通过影响 DNA 合成和修复的酶系间接损伤 DNA，诱导基因突变和染色体畸变；有些通过影响细胞分裂，诱导染色体数目的异常。

一、　DNA 损伤相关机制

（一）DNA 加合物形成

许多化学诱变剂或其活化产物是亲电子物质，可与 DNA、RNA 和蛋白质等大分子亲核物质发生共价结合，形成加合物（adduct）。DNA 加合物的形成被普遍认为是诱变作用的重要事件。

致癌物中有许多是亲电子化学物。如黄曲霉毒素 B_1 和苯并（a）芘经生物活化形成环氧化物，与 DNA 发生共价结合形成大加合物，可使 DNA 构象发生明显变化，阻断受损部位 DNA 的复制和转录，从而诱发突变。又如烷化剂，其本身或经代谢活化成为亲电子物质，对 DNA 和蛋白质都有强烈的烷化作用，在中性环境中几乎能攻击碱基上所有的氧和氮原子（与脱氧核糖连接的氮原子除外）。一些烷化剂使碱基发生烷化，形成较小的加合物，这不会阻碍 DNA 复制，但易引起碱基错配或缺失。如鸟嘌呤的 $O-6$ 位被烷化常引起碱基错配；鸟嘌呤的 $N-7$ 位被烷化可引起碱基脱落，即碱基缺失，结果产生移码突变，但偶尔在碱基缺失的互补链相应位置随机接上任一碱基，则可能导致转换或颠换。

（二）平面大分子嵌入 DNA 链

有些具有多环平面结构的大分子如吖啶橙、吖黄素等能以静电吸附形式嵌入 DNA 单链的碱基之间或 DNA 双螺旋结构的相邻多核苷酸链之间，称为嵌入剂。如果嵌入到新合成的互补链上，会使之缺少一个碱基，如果嵌入到模板链两碱基之间，则会使互补链插入一个多余碱基，其结果都是产生移码突变。有些化合物既可嵌入 DNA 链，又可与 DNA 发生共价结合，如吖啶芥 ICR-191，比单一嵌入剂更具有潜在的致突变作用。

（三）形成交联

许多化合物可引起 DNA 链内、链间或 DNA 与蛋白质之间发生交联，严重影响 DNA 的构象和功能，如烷化剂、苯并（a）芘、砷化物、醛类化合物以及一些重金属（如镍、铬）等。双功能烷化剂或三功能烷化剂是指可同时提供两个或三个烷基的烷化剂，双功能烷化剂如氮芥、硫芥等，三功能烷化剂如三乙烯密胺等。这些多功能烷化剂除了可以使碱基烷化外，还可使 DNA 发生链内、链间交联，或与蛋白质交联，导致 DNA 链不易修复或发生易错修复，高度致基因突变，也经常引起染色体或染色单体的断裂，并易发生致死性突变。

（四）改变或破坏碱基的化学结构

有些化学物可对碱基产生氧化作用，从而破坏或改变其结构。如亚硝酸和次亚硫酸可引起脱氨氧化，使胞嘧啶转变成尿嘧啶，腺嘌呤转变成次黄嘌呤。羟胺、甲氧胺、甲醛及肼类化合物则可与碱基的氨基作用，生成相应的氨基取代衍生物。这些改变会造成碱基置换。还有一些化学物可在机体内形成有机过氧化物或自由基破坏嘌呤的结构，如甲醛、氧基甲酸乙酯等，最终可导致 DNA 链的断裂。

（五）碱基类似物的取代

有些化学物的结构与 DNA 分子中四种天然的碱基非常相似，称为碱基类似物（base analog）。这些物质在 DNA 合成时与正常的碱基竞争，取代其位置，结果常造成错误配对，产生碱基置换。如 5-溴脱氧尿嘧啶（5-BrdU）取代胸腺嘧啶，2-氨基嘌呤（2-AP）取代鸟嘌呤。取代后如出现异构互变，5-BrdU 则可由常见的酮式变成少见的烯醇式结构，2-AP 由常见的氨式变成亚氨式结构，就会使互补链发生错误配对，再次复制时该错配的碱基按常规配对，即发生碱基置换现象。

（六）二聚体形成

紫外线或电离辐射可使 DNA 上相邻的两个嘧啶相互交联，形成嘧啶二聚体，如 T＝T、C＝T、C＝C。该损伤也被认为是交联的一种，可阻止 DNA 的复制，甚至引起细胞的死亡。

二、 DNA 修复等相关机制

在进化过程中，内外环境中许多因素都可能引起生物体 DNA 损伤，继而出现复制或转录障碍，或导致复制后基因突变、使 DNA 序列发生永久性改变，其结局可能是细胞无法维持正常代谢甚至死亡。然而，在细胞中也存在多种酶促修复系统，可对不同类型的 DNA 损伤分子进行修复，如错配修复（mismatch repair）、直接修复（direct repair）、切除修复（excision repair）、重组修复（recombination repair）和 SOS 修复（SOS repair）等，将损伤减少到最低。如错配修复可校正碱基错配；紫外线照射形成的嘧啶二聚体或电离辐射等引起 DNA 的断裂，可通过光修复或断裂处直接修复等直接修复方式修复；当 DNA 损伤相对较大时则需要切除修复，即在一系列酶的作用下，将损伤切除，并以另一条完整的互补链为模板，修补被切除部分，使受损伤的 DNA 恢复正常结构，切除修复是细胞内最重要和有效的一种修复方式；当 DNA 两条链均受到损伤时需通过重组修复进行修复；SOS 修复是 DNA 损伤严重复制难以继续进行、细胞处在危机状态下诱发产生的一种应急修复方式，某些致癌剂能诱发 SOS 修复，这种修复会带来很高的突变率。

遗传信息能够高度精确的传递取决于 DNA 复制的高保真性和 DNA 损伤修复的有效性。DNA 是生命物质中唯一具有自身修复能力的分子，其修复过程必须依赖各种各样的酶。一些诱变剂除了可与核酸分子结合外，还可与蛋白质的某些氨基酸残基形成加合物，这些基团往往在构成酶的活性中心和特异性时起重要作用。一般认为蛋白质损伤对于机体的危害较小，但若攻击了修复关键酶，则会降低修复效率或使修复无法正常进行。若 DNA 合成相关酶受到攻击，则会影响复制的保真性。有些化学物还可以通过作用于组蛋白间接损伤 DNA。这些都会使突变率增高。

当诱变剂作用于与 DNA 合成或修复相关酶的相关基因片段，也可导致相关合成和修复功能障碍，引起突变率增高。如遗传性非息肉型结直肠癌与 DNA 的错配修复基因突变有关，着色性干皮病（xeroderma pigmentosis，XP）与 DNA 的核苷酸损伤切除修复基因突变有关。现已发现 XP 相关基因（xpa、xpb、xpc 等）的表达产物共同作用于损伤的 DNA，进行核苷酸切除修复。其中任何一个基因突变造成细胞受损的 DNA 修复缺陷，都可引起 XP。XP 患者皮肤和眼睛对太阳光特别是紫外线十分敏感，易发生色素沉着或脱失、萎缩甚至癌变。

三、 染色体数目异常相关机制

染色体数目异常是由于细胞分裂过程中染色体分离异常而产生的。致突变物不是通过 DNA 损伤而是通过损伤纺锤体、着丝粒等方式影响有丝分裂和减数分裂的过程。

纺锤体是细胞分裂过程中的一种与染色体分离直接相关的细胞器，微管是纺锤体结构及功能的重要成分，微管蛋白是构成微管的主要蛋白质。秋水仙碱、鬼臼毒素等与微管蛋白的某一特定部位结合后，将妨碍微管的正确组装，使细胞分裂被完全抑制、染色体不分离，形成多倍体。微管蛋白的巯基可被化学物特异结合，如苯基汞易与着丝粒微管（即染色体纤维）结合，甲基汞易与极间微管（即连接两中心粒的连续纤维）结合，影响微管的作用，产生多种后果，通常使细胞分裂被部分抑制，形成非多倍体。

微管的完整性依赖于微管蛋白的聚合和解聚是否保持平衡。微管结合蛋白使微管蛋白二聚体聚合，对维持微管的结构和功能十分重要。秋水仙碱、长春碱等可与微管结合蛋白结合，从而使已组装好的微管解聚。此外，毛地黄皂苷等物质能非特异地作用于微管蛋白使其发生变性，而异丙基-N-氨基甲酸苯酯则可使微管失去定向能力，从而破坏微管的结构或功能。

着丝粒是微管操纵染色体排列与移动的锚着点，包括动力结构域、中央结构与和配对结构域。对着丝粒的任一结构域的损伤会影响纺锤体与染色体的结合，使染色体不能发生有序分离。

四、 突变的后果

突变的后果因致突变作用的靶细胞不同而不同，见图 9-1。如果靶细胞为体细胞，则只影响接触致突变物的个体，而不会遗传到下一代；如果是生殖细胞，其影响则可能遗传到下一代。

体细胞突变学说是研究较多的致癌机制之一。原癌基因可经点突变和染色体畸变转化为活化的癌基因，抑癌基因可因突变而失活或缺失，这些基因的突变在许多肿瘤的发生过程中发挥着重要作用。此外，越来越多的研究发现粥样硬化、糖尿病、衰老、心血管疾病等非肿瘤性疾病的发生也与多种基因突变相关。

生殖细胞的基因突变可以按照孟德尔遗传定律传递给下一代，有显性遗传和隐形遗传之分，根据突变后果又可分为致死性突变和非致死性突变。显性致死突变使精子不能受精，

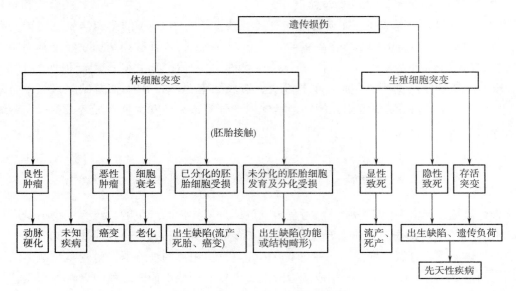

图 9-1　致突变物对人类健康的影响

或合子在着床前死亡或着床后早期胚胎死亡；隐性致死只在纯合子或半合子时出现死亡，杂合子时不出现死亡。对于非致死突变，显性遗传将造成下一代遗传病发生率增加或新病种出现；隐性遗传则增加下一代基因库的遗传负荷。基因库是指某一物种在特定时期中能将遗传信息传至下一代的处于生育年龄的群体所含有的基因总和，遗传负荷指一个物种的群体中每一个携带的可遗传给下一代的有害基因的平均水平。可见，致死性突变主要影响后代的数量，非致死性突变则主要影响后代的质量。

第三节　致突变作用的类型

化学致突变物造成的遗传学损伤包括基因突变、染色体畸变和染色体数目改变。光学显微镜的分辨能力极限为 0.2μm。在这一长度范围内的染色体含 $4.7×10^6$ 核苷酸对，因此这一长度以下的改变是核苷酸水平的改变，不能为光学显微镜所察觉，只能从表型（phenotype）的改变，如生长、生化、形态等改变来观测。核酸水平的改变也就是基因突变（gene mutation），可通过核酸杂交技术、DNA 聚合酶链反应（PCR）、单链构象多态性 PCR（SSCP/PCR）和 DNA 测序等方法来确定。染色体结构改变超过 0.2μm 以上，在光学显微镜下可见的称为染色体畸变（chromosome aberration）。染色体数目改变当然也能为光学显微镜所见，称为染色体组畸变（genome aberration，基因组畸变）或染色体数目畸变（numerical aberration）。

一、 基因突变

基因突变从结构上看是 DNA 序列的改变。可能仅涉及单个密码子，其中通常是一对碱基的改变，称为点突变（point mutation）。点突变可分为碱基置换（base substitution）和移码（frame shift）。也可能涉及一个或几个密码子的整码突变（codon mutation），甚至更长的跨越两个或多个基因的片断核苷酸序列的改变，即所谓片断突变。

基因突变时发生的 DNA 序列改变，可能导致基因产物功能的改变。野生型（wild type）基因发生突变而引起基因功能及其产物的正常功能丧失或改变，称为正向突变（forward mutation）。突变型（mutant type）基因改变使结构恢复为野生型基因时，基因功能及其产物即可恢复正常，称为回复突变（reverse mutation，backward mutation）。

（一）碱基置换

碱基置换是真正的点突变，是某一碱基脱落或其配对性能改变，于是在 DNA 复制时，互补链上的相应位点（site）配上一个错误的碱基，即发生错误配对（misparing）。在下一次复制时，却按正常规律配对，结果是原来的碱基对被错误的碱基对所置换。如果是嘌呤置换另一种嘌呤，或者嘧啶置换另一种嘧啶，称为转换（transition）；如果是嘌呤换成嘧啶或嘧啶换成嘌呤，称为颠换（transversion）。无论是转换还是颠换，只涉及一对碱基，结果是造成一个三联密码子的改变，可能出现错义密码、无义密码（终止密码）或同一密码。由于错义密码所编码的氨基酸不同，对蛋白质产生何种影响决定于替代的氨基酸及其在蛋白质一级结构所处的位置。终止密码则使所编码的蛋白质肽链缩短。

（二）移码突变

移码是指 DNA 中减少或增加一对或几对不等于 3 的倍数的碱基，以致从受损点开始碱基序列完全改变，按顺序连续阅读就形成一长串错误的密码子，并被转译成不正常的氨基酸，致使蛋白质的活性改变较大，较易出现致死性突变（lethal mutation）。特别是在错读的密码子中出现终止密码，则蛋白质多肽链变短，更易引起致死性突变。

（三）整码突变

整码突变指 DNA 链上减少或增加 3 个（或 3 的倍数）碱基对，而且正好涉及整个密码子，故又称为密码子缺失（deletion）或插入（insertion）。这样，基因产物的多肽链减少或增多一个或几个氨基酸，此部位之后的氨基酸序列无改变。

（四）片段突变

片段突变指 DNA 链上缺失或插入一段核苷酸序列，是一个基因内或跨越两个至数个基因的改变，涉及数以千计的核苷酸。缺失的核苷酸片段长度远未达到能在光学显微镜下见到染色体缺失的程度，因此也称为小缺失。小缺失往往是 DNA 链断裂后重接发生的缺陷。有时在减数分裂过程中发生错误联会或不等交换，也可造成小缺失。因小缺失而游离出来的 DNA 片段可整合（intergration）到某一基因中，而形成插入。如果是两个基因的局部片段互相拼接和融合所形成的插入，并因此而出现亲代没有的基因组合，称为重组（recombination）；如果 DNA 链发生两处断裂，而断片发生倒转后重新接上，称为重排（rearrangement）。

片段突变的缺失和插入如果其起止处不是一个完整的密码子，就会产生移码的效果；如果起和止都是完整的密码子，就不会产生移码子而是整码突变的扩大。

二、 染色体畸变

染色体畸变是染色体或染色单体断裂所致。当断裂不发生重接（reunion）或虽重接而不在原处，即可发生染色体结构改变。发生断裂的作用和过程称为断裂作用（clastogenesis），诱发断裂的物质称致断裂剂（clastogen）。多数化学断裂剂像紫外线一样只能诱发 DNA 单链断裂（single strand break，SSB），故称拟紫外线断裂剂。SSB 需经 S 期复制才能在中期相（metaphase）出现染色单体型畸变（chromatid-type aberration）。所以拟紫外线断裂剂又称为 S 期依赖断裂剂（S-dependent clastogen）。少数化学断裂剂能像电离辐射那样诱发 DNA 双链断裂（double strand break，DSB），故称拟放射线性断裂剂。所以在 DNA 复制之后或 G_2 期发生作用都可在中期相出现染色单体型畸变，而在 G_0 和 G_1 期作用，就会经 S 期的复制而出现染色体型畸变（chromosome-type aberration）。由于拟放射性断裂剂在细胞周期的任一时间作用，都能在中期相中见到染色体畸变，故又称为 S 期不依赖断裂剂（S-independent clastogen）。

（一）染色体型畸变

染色体型畸变是染色体中两条染色单体同一位点受损后所产生的结构异常，有如下表现。

1. 断裂与裂隙

断裂（gap）和裂隙（break）皆同样是染色体上狭窄的非染色带，过去以带宽超过染色单体宽度为断裂，否则为裂隙。自 20 世纪 70 年代中期开始，国外逐渐以该带所分割的两段染色体是否保持线性排列（成直线或圆滑的曲线）来区分，线性者为断裂，否则为裂隙。认为裂隙并非染色体损伤，不属于染色体畸变。

2. 缺失、断片和微小体

染色体发生断裂而不重接，就失去一部分节段，称为缺失（deletion）。当缺失发生于染色体末端，称为末端缺失（terminal deletion），其游离的节段称为断片（fragment）。当在一侧臂上发生二次断裂，中间的节段游离出来，远端的节段与染色体重接，此时称为中间缺失（interstitial deletion），还有的称之为等径或点状缺失（isodiametric or dot deletion）。中间缺失所游离出来的节段往往很小，呈圆点状，称为微小体（minute body）。在显微镜下微小体稍模糊，色稍淡，且直径似比染色单体的宽度还小。微小体可成对或单个出现。单个或成对出现时应为染色单体或染色体中间缺失的表现。如果出现的微小体很多，则并非来源于中间缺失，而是基因扩增的结果。

3. 环状染色体和无着丝点环

染色体两臂均发生断裂，重接形成环状结构，成为环状染色体（ring chromosome）或无着丝点环（acentric ring）。在镜下，无着丝点环常呈短而胖的 8 字形双环，而环状染色体除明显呈带有着丝点的环以外，还可见伴有一双无着丝点断片依附其旁，而形成重叠的环。

4. 倒位

一个染色体发生两次断裂，其中间节段颠倒 180° 后重接起来，称倒位（inversion）。臂间倒位指带有着丝点的中间节段被颠倒。臂内倒位指被颠倒的仅涉及长臂或短臂的某一节段。

5. 插入和重复

一个染色体臂内发生两次断裂，而游离出来的节段重接到同一或另一染色体的断裂处，称插入（insertion）。如插入节段的碱基序列与着丝点的位置、关系、方向未变，称顺向插入（direct insertion），否则称反向插入（inverted insertion）。如插入使该染色体有两段完全相同的节段时，称为重复（duplication），重复也有顺向和反向之分。此外，多体性和多倍性也是重复的形式。

6. 易位

染色体断裂游离出来的节段接到另外的染色体上称为易位（translocation）。两条染色体各发生 1 次断裂，其断片相互交换重接，形成结构重排的两个染色体，称为相互易位、对称易位或平衡易位（reciprocal，symmetrical，balanced translocation）。

两条染色体各发生 1 次断裂，仅 1 个断片接到另一染色体上，称为单方易位（unidirectional translocation）、不对称易位或不平衡易位。不对称易位有可能是两个带着着丝点的节段重接起来。此时，如果两个着丝点都具有主缢痕功能，就称为双着丝点染色体（dicentric chromosome）；只有一个具有主缢痕功能时，则称为末端重排（terminal rearrangement）。

3 条或更多染色体发生断裂，其游离节段交换重排时，称复杂易位。复杂易位有时可形成三着丝点、四着丝点甚至多着丝点染色体。

对于生殖细胞，当两个非同源染色体发生 1 次相互易位时，将出现易位杂合子（translocation heterozygote）。在初级精（或卵）母细胞第 1 次成熟分裂前期（前期 I），联会过程中的偶线期至粗线期之间，由于易位杂合子发生同源染色体节段的接合配对，而使两对同源染色体形成十字构形的交叉（chiasma），称为相互易位型四射体（quadriradial）。

以后，随着前期 I 向前发展，在交叉中同源节段的配对部位发生遗传物质交换（crossing-over），并因交换次数不同，位置是在近端（着丝点和断裂之间）还是在远端（端粒和断裂之间）的不同，而与终变期至中期 I（MI 期）分别形成不同构型。交换 1 次，形成 1 个二价体（bivalent）和两个单价体（univalent）。交换 2 次，同在近端或同在远端，则形成两个二价体；如一在近端一在远端，则形成 1 个链状三价体（trivalent）和 1 个单价体。交换三次，形成 1 个链状四价体（quardrivalent）。交换 4 次，形成 1 个环状四价体。

非同源染色体的相互易位如发生两次或多次，将产生更为复杂的构型。

单价体的出现也可能因联会失败或联会复合体过早消失所致。

（二）染色单体型畸变

染色单体型畸变是在某一染色体的单体上发生的畸变。染色单体的断裂、断片、缺失、倒位以及裂隙的含义与染色体型畸变基本相同，差异在于姊妹染色单体中仅有一条出现结构异常。

1. 染色单体交换（chromatid exchange，CTE）

染色单体交换是两条或多条染色单体断裂后变位重接的结果。在同一染色体内或单体内的染色单体交换称为内换（intrachange），不同染色体间的染色单体交换称为互换（interchange）。两条染色体间的单体互换可出现三射体（triradial）或四射体（quadriradial），分别具有三臂或四臂的构型。在 3 个或多个染色体间的单体互换则形成复合射体（complex radial）。

2. 姊妹染色单体交换（sister chromatid exchange，SCE）

在使用差别染色法时，可见到染色体的两条姊妹染色单体染成一深一浅。如某一染色体在姊妹染色体间发生等位节段的内换，就会使两条姊妹染色单体都出现深浅相同的染色（等位节段仍是一深一浅）。

染色单体型畸变在经过 1 个细胞周期后，会转变为染色体型畸变。染色体畸变有些是稳定的，可通过重复细胞分裂传给子代。这样的畸变如缺失、倒位、重复及平衡易位等，多数为染色体重排，可在机体或细胞群传递。除稳定的畸变外，染色体断裂可产生无着丝粒的片段、双着丝点染色体、环状染色体及各种其他不对称重排等，均为不稳定的畸变。因此，通常由于他们丧失重要的遗传物质或有丝分裂的机械障碍导致细胞死亡。稳定的畸变可用染色体分带染色技术检出，而用不分带的常规细胞分析方法则不易检出。然而，染色体分带分析要比标准细胞遗传学分析更费工。因此，染色体损伤的细胞中期相分析是常用的不分带染色体分析大结构的改变的首选。虽然检出的许多变化是不稳定的，但可提供染色体断裂的直接证据。

三、 染色体数目异常

在真核生物中，一个配子所含有的全部染色体称为染色体组（或基因组），其染色体数目称为基本数目（用 n 表示）。进行有性生殖的生物，其体细胞中一般都具有两套同源的染色体组（故染色体数为 $2n$），称为二倍体（diploid）；其成熟的生殖细胞，由于经历过减数分裂，染色体数减半，称为单倍体（haploid）。不同物种体细胞染色体数目不同，人体细胞有 46 条染色体，大鼠 42 条，小鼠 40 条，兔 44 条，豚鼠 64 条。

染色体组畸变有非整倍体（aneuploidy）和整倍体（euploidy）两类改变，两者都是异倍性（heteroploidy）改变（染色体畸变一词有时广义地涵盖了染色体组畸变）。在两种染色体组改变中，目前较关注非整倍体，将其诱变作用称为非整倍化作用（aneuploidization），其诱变剂称为非整倍性诱变剂（aneugen，anerploidogen，aneuploidy inducing agent）简称为非整倍体剂。

非整倍体改变是细胞增多或减少 1 条或多条染色体。某对染色体增加 1 条时称三体（trisome），丢失 1 条时称单体（monosome），两条均缺时为缺体（nullisome）。从二倍体细胞中染色体总数看，多了染色体称超二倍体（hyperdiploid，$2n^+$），少了称亚二倍体（hypodiploid，$2n^-$）。直接导致非整倍性改变的原因是不分离（nondisjunction）和染色体丢失（chromosome loss）。

细胞分裂时可因着丝点受损而致染色体不分离，纺锤体一极接受两条同源染色体或两条姊妹染色单体，而另一极则未接受。有丝分裂后即出现单体型和三体型两种非整倍体细胞，这种情况如发生在受精卵的早期卵裂，将产生由单体型和三体型两种细胞系所组成的个体，称为嵌合体（mosaic）。减数分裂时可能因联会复合体受损而不分离，其后果是形成 $n+1$ 和 $n-1$ 两种配子，其后与正常配子形成合子，即产生单体型或三体型受精卵。染色体丢失往往是纺锤体形成的不完全障碍或着丝点受损，使个别染色体行动滞后，没有进入任一子细胞的核中，从而使一个子细胞的核丢失 1 条染色体。

整倍性改变指染色体数目改变是以染色体组为单位的增减，如单倍体（monoploid）、三倍体（triploid，$3n$）和四倍体（tetraploid，$4n$）。凡染色体组数目超过 2 的通称为多倍体（polyploid）。导致整倍性改变的原因是核内再复制（endoreplication）和细胞质分裂障碍。

核内再复制是在有丝分裂中，染色体及其着丝粒虽已完成正常复制，但纺锤体形成被完全障碍，于是全部姊妹染色单体不分离，细胞也不能进行分裂，因而在间期中形成一个有四倍体的胞核。但在下一细胞周期又恢复正常的复制和染色体分离，于是在中期相可见每 4 条姊妹染色单体整齐排列的现象。如生殖细胞在减数分裂前发生核内再复制，则减数分离后即出现二倍体配子。这种配子与正常单倍体配子结合就会形成三倍体的受精卵。如核内再复制发生于受精卵早期卵裂，则可形成具有四倍体和二倍体两个细胞系的嵌合体个体。细胞质分裂需依靠由肌动蛋白构成的微丝的收缩来实现，当两个子细胞核已经形成之后，细胞质分裂障碍将形成双核细胞以至多核细胞，在中期相细胞观察中会出现四倍体或八倍体细胞等。

第四节 遗传毒性常用检测方法

遗传毒性试验是指用于检测外源化学物通过不同机制直接或间接诱导遗传学损伤的体内和体外试验。目前已建立的遗传毒性试验方法有 200 多种，指示生物涉及病毒、细菌、霉菌、昆虫、植物、培养的哺乳动物细胞和哺乳动物。这些指示生物在对外源化学物的代谢、DNA 损伤修复及其他影响突变发生的生理过程方面存在差异，但作为遗传物质的 DNA 其基本特性具有普遍性，这是用非人类检测系统预测对人类的遗传危害性的基础。

一、 细菌回复突变试验

细菌回复突变试验（bacterial reverse mutation assay）是以营养缺陷型的突变体菌株为指示生物检测基因突变的体外实验。常用的菌株有组氨酸营养缺陷型鼠伤寒沙门菌和色氨酸营养缺陷型大肠杆菌。其中，鼠伤寒沙门氏菌是由美国加州大学 Ames 教授在 20 世纪 70 年代建立并完善的，故鼠伤寒沙门氏菌回复突变试验又称 Ames 试验。

鼠伤寒沙门氏菌的组氨酸营养缺陷型菌株（Salmonella typhimurium TA1537、TA97、TA98、TA1535、TA100、TA102 等）在某个调控组氨酸合成的基因发生了点突变，丧失了合成组氨酸的能力。色氨酸营养缺陷型大肠杆菌［Escherichiacoli WP2 uvrA 和 WP2 uvrA（pKM101）］则由于突变不能合成色氨酸。突变的菌株必须依赖外源性组氨酸或色氨酸才能生长。突变型菌株可在多种诱变因素作用下回复突变为野生型，恢复合成组氨酸或色氨酸的能力，即在不含组氨酸或色氨酸的选择培养基上生长成可见的菌落。

点突变可以发生于不同的组氨酸或色氨酸合成调控基因，相应的菌株可以检测移码突变和/或碱基置换突变。为提高检测敏感性，有些菌株含有一些附加突变如脂多糖（rfa）突变、切除修复突变（ΔuvrB），R 因子（pKM101）以及 pAQ1 质粒等。常用标准菌株的特征和检测类型见表 9-1。

表 9-1　　　　　　　　　　细菌回复突变试验标准菌株的特征和检测类型

菌株	突变部位	Rfa 屏障缺陷	切除修复缺陷	质粒	突变类型	检测类型
TA1537	组氨酸 HisC3076	有	uvrB	无	C···C 区域+1	移码突变
TA97	组氨酸 HisD6610	有	uvrB	pKM101	CCC 区域+4	移码突变
TA98	组氨酸 HisD3052	有	uvrB	pKM101	CG 区域−1	移码突变
TA1535	组氨酸 HisG46	有	uvrB	无	AT→GC	碱基置换
TA100	组氨酸 HisG46	有	uvrB	pKM101	AT→GC	碱基置换
TA102	组氨酸 HisG428	有	无	pKM101；pAQ1	GC→AT	碱基置换；移码突变
WP2uvrA	色氨酸	无	uvrA	无	GC→AT	碱基置换
WP2uvrA（pKM101）	色氨酸	无	uvrA	pKM101	GC→AT	碱基置换

在应用细菌回复突变试验进行突变性检测时，一般推荐使用以下试验菌株组合：①TA98；②TA100；③TA1535；④TA1537 或 TA97 或 TA97a；⑤TA102 或 E. coli WP2 uvrA 或 WP2 uvrA（pKM101）。由于细菌缺乏哺乳动物的代谢酶，而某些化学物在代谢活化后才具有致突变性，因此在进行细菌回复突变试验时，应分别在有和没有代谢活化系统的条件下进行试验，常用的活化系统为 S9 混合物。

细菌回复突变试验的方法可分为点试验法、平板掺入法及预培养平板掺入法。点试验法一般用于预试验，平板掺入法是细菌回复突变试验的标准试验方法，对于某些受试物预培养可提高测试的灵敏度。

二、 哺乳动物细胞基因突变试验

哺乳动物细胞基因突变试验（mammalian cell gene mutation assay）是体外培养细胞的基因正向突变试验。常用的试验方法有小鼠淋巴瘤（L5178Y）细胞胸苷激酶位点（TK）突变检测、中国仓鼠卵巢（CHO）细胞及中国仓鼠肺（V79）细胞次黄嘌呤鸟嘌呤转磷酸核糖基酶位点（HGPRT）突变检测和中国仓鼠卵巢细胞的 AS52 细胞株黄嘌呤鸟嘌呤转磷酸核糖基酶位点（GPT）突变检测。

TK、HGPRT 及 GPT 基因编码的产物可催化相应核苷的磷酸化反应，生成相应的单核苷酸。核苷类似物（如 5-溴脱氧尿嘧啶核苷，三氟胸苷及 6-硫代鸟嘌呤等）也可作为其底物被磷酸化，这些磷酸化产物也可掺入 DNA 中，引起细胞死亡。可通过观察对核苷类似物的抗性，即观察在含核苷类似物的选择培养液中细胞集落形成的增加，检测受试物的致突变性。

TK 基因位于常染色体上，TK 基因的产物胸苷激酶在体内催化从脱氧胸苷（TdR）生成胸苷酸（TMR）的反应。在正常情况下，此反应并非生命所必需，原因是体内的 TMP 主要来自脱氧尿嘧啶核苷酸（dUMP），即由胸苷酸合成酶催化的 dUMP 甲基化反应生成 TMP。但如在细胞培养物中加入胸苷类似物（如三氟胸苷，即 TFT，trifluorothymidine），则 TFT 在胸苷激酶的催化下可生成三氟胸苷酸，进而掺入 DNA，造成致死性突变、细胞死亡。若 TK 基因发生突变，导致胸苷激酶缺陷，则 TFT 不能磷酸化，亦不能掺入 DNA，故突变细胞在含有 TFT 的培养基中能够生长，即表现出对 TFT 的抗性。根据突变集落形成数，可计算突变频率，从而推断受试物的致突变性。

HGPRT 基因位于 X 染色体上，为半合子状态。HGPRT 基因的产物是次黄嘌呤鸟嘌呤磷酸核糖转移酶。在正常培养条件下能够产生次黄嘌呤鸟嘌呤磷酸核糖转移酶，在含有 6-硫代鸟嘌呤（6-thioguanine，6-TG）的选择性培养液中，HGPRT 催化产生核苷-5′-单磷酸（NMP），NMP 掺入 DNA 中使细胞致死。在致突变物作用下，某些细胞 X 染色体上控制 HGPRT 的结构基因发生突变，不能再产生次黄嘌呤鸟嘌呤磷酸核糖转移酶，从而使突变细胞对 6-TG 具有抗性作用，能够在含有 6-TG 的选择性培养液中存活生长。在加入和不加入代谢活化系统的条件下，使细胞暴露于受试物一定时间，然后将细胞再传代培养，在含有 6-TG 的选择性培养液中，突变细胞可以继续分裂并形成集落。基于突变集落数，计算突变频率以评价受试物的致突变性。

三、 微核试验

微核（micronucleus）是在细胞有丝分裂后期，不能进入子代细胞细胞核中的染色体的片段或迟滞的染色体，在子代细胞胞浆内形成的一个或几个次核，其与细胞主核着色一致，呈圆形或椭圆形。微核试验通过观察有微核的细胞率（‰），用于检测断裂剂及非整倍体诱发剂。利用抗着丝点抗体通过免疫荧光染色（FISH）的方法可以判断微核是染色体断片还是迟滞的染色体。

微核试验可以在体内或体外系统开展。目前常规检测中应用最多的体内试验是哺乳动物红细胞微核试验（erythrocyte micronucleus test）。当成红细胞发展为红细胞时，主核排出，成为嗜多染红细胞（polychromatic erythrocytes，PCE），这些细胞保持其嗜碱性约 24h，然后成为正染红细胞（normochromatic erythrocytes，NCE），并进入外周血。在主核排出时，微核可留在胞浆中。试验动物一般选用大鼠或小鼠，经口灌胃给予受试物时经常采用 30h 两次给药法，即两次给受试物间隔 24h，第二次给受试物后 6h 取材，常用胸骨或股骨的骨髓，也可取外周血，计数骨髓或外周血中嗜多染红细胞微核率可判断受试物的染色体损伤作用。由于大鼠脾脏能清除有微核的嗜多染红细胞，若以外周血红细胞为观察对象时则使用小鼠。

体外微核试验是在体外条件下使用培养的人体或啮齿类动物细胞等进行试验，通常需要使用外源性代谢活化系统（如S9），除非试验所用的细胞对受试物具有代谢活化能力。在加或不加外来代谢活化系统的情况下，细胞在受试物作用后继续培养一段时间，使受损的染色体或纺锤体有充足的时间形成间期可见的微核。致突变物作用于靶细胞导致微核形成需要经过一次细胞分裂，为了排除细胞分裂速率不同对微核形成的影响，提高灵敏度，发展了胞质分裂阻断法微核试验。即在体细胞培养系统中加入细胞松弛素B，使细胞质分裂受阻，但不影响核的分裂，形成双核细胞，仅选择双核细胞进行微核计数。试验也可不使用细胞质分裂阻滞剂，但需证实所分析的细胞在暴露期间或在暴露后已完成有丝分裂，如可用5-溴脱氧尿嘧啶（5-BrdU）掺入细胞的方法判断细胞是否发生了分裂。体外微核试验最常用的是外周血淋巴细胞，也可用其他哺乳动物细胞。现已建立多种细胞的微核试验方法，包括多种植物细胞、哺乳类和非哺乳类动物细胞。

四、 染色体畸变试验

制备细胞分裂中期相染色体标本，在光镜下可直接观察染色体的数目和形态的改变。染色体畸变试验（chromosome aberration test）可为体外或体内试验，包括对体细胞和生殖细胞的分析。染色体畸变试验也常称为细胞遗传学试验（cytogenetic assay）。

体外染色体畸变试验常用的分析细胞为中国仓鼠卵巢（CHO）细胞，中国仓鼠肺（CHL，V79）细胞及外周血淋巴细胞等。染色体结构异常主要可观察到裂隙、断裂、断片、缺失、微小体、着丝点环、无着丝点环及各种辐射体等。染色体数目异常包括多倍体及非整倍体。由于在染色体标本制备过程中，受各种因素影响可人为地导致少数中期分裂相出现染色体数目的变化，往往很难判断由受试物引起的非整倍体。但有丝分裂指数升高，多倍体细胞比例增加可提示有可能引起非整倍体，此时应进行进一步的研究。

体内染色体畸变试验主要有啮齿类动物骨髓细胞染色体畸变试验和啮齿类动物睾丸细胞染色体畸变试验。在啮齿类动物睾丸细胞染色体畸变试验中，常用的有精原细胞及初级精母细胞染色体畸变试验。

五、 显性致死试验

显性致死（dominant lethal）指发育中的精子或卵子细胞发生遗传学损伤，此种损伤不影响受精，但导致受精卵或发育中的胚胎死亡。一般认为显性致死主要是由于染色体损伤（包括结构和数目异常）的结果。由于卵子对致突变物的敏感性相对较低，且受试物的母体毒性可能干扰胚胎的发育，影响实验结果的准确性。因此，一般将受试物作用于雄性动物，与未经受试物处理的雌性动物交配，观察胚胎死亡情况。但也有些化学物仅在雌性生殖细胞诱发显性致死，在雄性显性致死实验中呈阴性。显性致死试验以胚胎早期死亡为观察终点，用于检测受试物对动物生殖细胞的染色体损伤作用。

选择成年性成熟动物，常用大、小鼠。不同化学物可于精子发育的不同时期发挥毒作用。为检测化学物对精子发育全过程的影响，并检出精子受遗传毒物作用时的发育阶段，试验期间每周更换一批新的雌鼠与染毒雄鼠交配，小鼠持续 6~8 周，大鼠 8~10 周。表 9-2 所示为大、小鼠精子分化阶段与染毒后交配周次的关系，根据不同周次交配的雌鼠发生胚胎显性致死可判断受试物遗传毒性作用于精子的发育阶段。

表 9-2　　　　　　　　小鼠、大鼠精子分化阶段与交配周次的关系

给予受试物时精子所处的分化阶段	交配周次	
	小鼠	大鼠
输精管及睾丸中的精子	第 1 周	第 1、2 周
精细胞（后期）	第 2 周	第 3 周
精细胞（前期）	第 3 周	第 4、5 周
精母细胞（第二次减数分裂）	第 4 周	第 6~8 周
精母细胞（第一次减数分裂）	第 5 周	
精原细胞	第 6 周	第 9 周

六、 姊妹染色单体交换试验

在 DNA 合成期，所有染色体均进行复制，复制后形成两条姊妹染色单体。在细胞培养液中加入嘧啶类似物 5-溴脱氧尿嘧啶核苷（5-BrdU），在 DNA 合成期可与胸苷竞争掺入 DNA 中。DNA 复制是半保留复制，经过一次有丝分裂后，仅在新合成的互补链中有 BrdU 的掺入，此时两条染色单体的掺入情况是一样的。再经过一次有丝分裂，两条染色单体就会出现 BrdU 掺入的不同，一条单体中两条 DNA 链均有 BrdU 的掺入，而另一条则仅一条 DNA 链中有 BrdU 的掺入。掺入 BrdU 的 DNA 对染料的亲和力下降，染色后会出现一深一浅两条姊妹染色单体。如果有交换发生就可在光镜下计数姊妹染色单体交换（sister chromatid exchange，SCE）。SCE 可能与 DNA 的断裂和重接有关，可间接反映 DNA 损伤。

七、 程序外 DNA 合成试验

正常细胞在有丝分裂过程中，仅在 S 期进行 DNA 复制合成。当 DNA 受损后，DNA 的修复合成可发生在正常复制合成期以外的其他时期，称为程序外 DNA 合成（unscheduled DNA synthesis，UDS）。用同步培养将细胞阻断于 G_1 期，并将正常的 DNA 半保留复制阻断，然后用受试物处理细胞，并在加有 ^{3}H-胸腺嘧啶核苷的培养液中培养。如果受试物引起 DNA 损伤，并启动 DNA 损伤修复机制，培养液中 ^{3}H-胸腺嘧啶核苷就会掺入到 DNA 链中。利用放射自显影法或液闪计数法测定掺入 DNA 的放射活性，检测 DNA 修复合成，从而间接反映 DNA 的损伤程度。许多哺乳动物及人类细胞可用于 UDS 的检测，常用的有大鼠原代培养肝细胞、外周血淋巴细胞、人成纤维细胞、Hela 细胞及人羊膜细

胞 FL 株等。

八、 果蝇伴性隐性致死试验

果蝇伴性隐性致死（sex-linked recessive lethal，SLRL）试验是利用隐性基因在伴性遗传中具有交叉遗传的特征而进行的试验。用受试物处理野生型雄黑腹果蝇后，如果 X 染色体发生突变，会通过 F1 代雌蝇传给 F2 代雄蝇。F1 代雌蝇为带有 X 染色体上隐性基因的杂合子，故不表达，而 F2 代雄蝇为半合子，使位于 X 染色体上的隐性基因在半合型雄蝇中表现出来。若 F2 代未出现野生型（如特定的眼色等明显标记）雄蝇，说明发生了致死性突变。SLRL 能检出点突变、小缺失、重组等突变类型，是果蝇各种测试系统中最敏感的实验。果蝇具有世代周期短、繁殖率高、饲养方便、经济、判断终点客观、不需活化等优点，但由于果蝇与哺乳动物差异较大，结果外推时需慎重。

九、 单细胞凝胶电泳试验

单细胞凝胶电泳试验（single cell gel electrophoresis，SCGE）为一种在单细胞水平上检测有核细胞 DNA 损伤与修复的方法，具有敏感性高能检测低水平 DNA 损伤、需要的样品细胞数少、花费低、操作简便等优点，在遗传毒性评价中应用逐渐增多。收集在体内或体外实验中经过受试物作用的细胞，制备成单细胞悬液，将含有细胞的琼脂糖凝胶铺于玻片上，在碱性条件下裂解细胞，解旋 DNA 后进行电泳，受损的细胞核 DNA 片段因带负电向阳极迁移形成拖尾，DNA 迁移的增加与 SSB（DNA 单链断裂）的增加水平相关。无损伤的 DNA 电泳后仍保持致密的圆形核。染色后可见损伤的细胞核拖尾形似彗星，故又称彗星试验（comet assay）。根据彗星细胞的比例，细胞核直径以及彗星尾长等指标可以评价 DNA 损伤的程度。

十、 转基因动物致突变试验

在检测外源化学物质致突变作用的诸多方法中，体外试验系统需加入模拟的代谢活化系统，不能精确模拟化学物在体内的生物转化过程，其结果不能准确反映化学物是否具有致突变作用。而体内试验系统尽管能精确反映化学物在体内的代谢过程，但由于哺乳动物体内基因突变率很低，难以检测。而转基因动物致突变检测模型为研究哺乳动物体内基因突变提供了有效的手段，可以在动物个体水平研究突变的器官、组织特异性。

转基因动物的基因组中含有外源性 DNA 序列，且能通过生殖细胞稳定传递给后代，存在于动物的所有体细胞。根据需要在动物基因组中导入对遗传损伤敏感性高的目的片段，该片段在转基因动物体内仍有高敏感性。如以大肠杆菌 lacI 为突变靶的 BigBlue 小鼠，或以大肠杆菌 lacZ 为突变靶的 Muta 小鼠，经受试物处理后，从动物器官或组织抽提出基因组 DNA，与噬菌体体外包装抽提物混合，将 lac 基因包装入噬菌体，转染至大肠杆菌做突变分析。通过表型鉴定噬菌斑的突变体，从而计算受试动物不同组织的突变频率。

第五节 遗传毒性试验的应用

一、遗传毒性试验组合的选择策略

由于化学物的遗传毒性和致癌性之间存在密切相关性，遗传毒性试验选择策略主要围绕如何准确筛检出致癌性而制定。由于每个试验系统具有各自的优缺点，任何单一试验都不能覆盖所有检测终点，而且都会有一定的假阳性率和假阴性率。因此，在进行化学物的遗传毒性评价时一般采用几个遗传毒性试验组合使用和分阶段测试的策略。

遗传毒性试验组合的选择一般应遵循以下原则：①受试系统多样性，包括原核生物和真核生物；②检测终点多样性，包括基因突变、染色体畸变、染色体数目改变等；③兼顾体内试验和体外试验。目前不同国家和国际组织推荐或法定的遗传毒性试验组合方法构成不完全一致，且在不断发展和优化中，但均基于以上的选择原则。

（一）人用药物注册委员会

人用药物注册委员会（International Conference on Harmonization of Technical Requirements for Registration of Pharmaceuticals for Human Use，ICH）推荐的药品遗传毒性检测试验组合中包括细菌回复突变试验以及体内和/或体外的哺乳动物细胞试验。现有资料证实细菌回复突变试验能检出相应的遗传损伤，并能识别大部分啮齿类动物和人类的遗传毒性致癌物。在体外哺乳动物细胞试验中，体外染色体畸变试验、体外微核试验和体外小鼠淋巴瘤细胞TK 基因突变试验可以任选其一。有些具有体内遗传毒性的药物在体外试验中表现为阴性结果，可能与体外试验缺少药物的吸收、分布、代谢和排泄过程等因素有关，因此组合中还必须包括体内试验。ICH 推荐了两种试验组合。

组合一：①细菌回复突变试验；②一项体外染色体损伤试验（体外染色体畸变试验或体外微核试验），或体外小鼠淋巴瘤细胞 TK 基因突变试验；③一项体内试验，常选择啮齿类动物造血系统细胞染色体损伤试验（体内微核或染色体畸变试验）。

组合二：①细菌回复突变试验；②一项体内试验，包括两种不同组织的检测，常用啮齿类动物造血细胞微核试验和肝细胞 DNA 断裂分析。

一般认为，体外试验检测受试物本身是否具有遗传毒性，适当的体内试验可确定受试物能否在体内显示其遗传毒性。当细菌回复突变结果阴性，一项体外哺乳动物细胞试验阳性时，需补充其他体外试验或选择另外两项体内试验（通常选择两种不同组织，即组合二）。如果开展的体内试验设计合理、操作得当、暴露充分且选择的组织适当，两项结果均为阴性时可认为受试物不具有体内遗传毒性。

（二）欧洲

欧洲食品安全局（European Food Safety Authority，EFSA）科学委员会建议分两个阶段开展遗传毒性试验。第一阶段为体外测试，推荐的基本试验组合为：①细菌回复突变试验；②体外哺乳动物细胞微核试验。若体外测试出现相互矛盾或模棱两可的结果，需通过重复测试或开展不同的体外测试进行进一步确认。若体外试验均为阴性结果，一般认为受试物不具有遗传毒性。然而，由于体内外代谢酶谱的差异也有出现假阴性判断的可能，即体外试验检测结果为阴性的化学物可能在体内出现阳性结果，尽管这类化学物十分罕见。针对具体化学物进行遗传毒性评估时，运用证据权重法可以在一定程度上弥补体外试验的这一缺陷。

当体外试验出现阳性结果时则需进行第二阶段即体内试验测试。设计体内试验时应参考体外试验出现阳性结果的测试终点，当体外测试中出现一项以上阳性结果时，需至少开展两项体内试验。此外，还应考虑其他已有的相关数据，如物质的结构活性信息、化学反应性、生物利用度、代谢、毒代动力学以及靶器官特异性等。推荐的体内试验为：①体内微核试验；②体内彗星试验；③转基因啮齿类动物试验。体内测试是逐步开展的。如果开展的第一项检测结果为阳性，则不需要进一步检测，该物质将被视为体内遗传毒物。若第一项测试中的阴性结果不能排除是受试物没有到达目标组织的原因，则有必要开展进一步的体内测试。如不能根据骨髓中的阴性结果，排除局部遗传毒性作用（如胃肠道），特别是当受试物为可直接损伤 DNA 的亲电子物质时。一般情况下，如果开展的体内试验适当且充分，试验结果全部为阴性时可认为受试物不具有体内遗传毒性。如果体内试验有阳性结果，则认为受试物具有遗传毒性。

（三）美国

美国食品与药物管理局（Food and Drug Administration，FDA）建议的遗传毒性研究组合包括三项：①细菌回复突变试验；②体外细胞遗传学试验，其中推荐使用体外小鼠淋巴瘤细胞 TK 基因突变试验，也可采用检测哺乳动物细胞染色体损伤的体外试验（如体外微核试验或体外染色体畸变试验）；③哺乳动物体内试验（哺乳动物骨髓细胞染色体畸变试验）。美国 FDA 规定累积膳食暴露量大于每人每天 1.5μg 的物质，均需进行遗传毒性检测。其中累积膳食暴露量每人每天 1.5~150μg 的物质，可以先进行前两项试验，若均为阴性可不开展第三项试验，他们认为只在体内表现出遗传毒性的而在体外试验中表现为遗传毒性阴性的化学物十分少见。

（四）中国

我国现行的食品安全国家标准中规定了食品安全性毒理学评价程序及系列方法（GB15193 系列），适用于食品及其原料、食品添加剂、新食品原料、辐照食品、食品相关产品及食品污染物的检验，其中 GB 15193.1—2014《食品安全国家标准　食品安全性毒理学评价程序》中关于遗传毒性评价推荐了两种试验组合，每种组合包括三项试验。

组合一：①细菌回复突变试验；②体内哺乳动物红细胞微核试验，或体内哺乳动物骨髓细胞染色体畸变试验；③小鼠精原细胞或精母细胞染色体畸变试验，或啮齿类动物显性致死试验。

组合二：①细菌回复突变试验；②体内哺乳动物红细胞微核试验，或体内哺乳动物骨髓细胞染色体畸变试验；③体外哺乳类细胞染色体畸变试验，或体外哺乳类细胞 TK 基因突变试验。

其他备选遗传毒性试验包括：果蝇伴性隐性致死试验、程序外 DNA 合成试验、体外哺乳类细胞 HGPRT 基因突变试验。若遗传毒性试验组合中有两项或两项以上阳性，说明受试物很可能有遗传毒性，应放弃应用于食品。若遗传毒性试验组合中有一项阳性，需再选两项试验（至少一项为体内试验）。再选的试验有一项或一项以上阳性，应放弃应用于食品。对于三项试验均为阴性的化学物，通常可认为其无遗传毒性作用。

二、 遗传毒性试验的结果评价及意义

（一）遗传毒性试验结果的判定

每开展一项遗传毒性试验，最终都需要作出一个阳性或阴性的结果判定。首先，需要根据阴性对照和阳性对照的表现判断试验系统的可靠性。在试验系统可靠的前提下，分析处理组与阴性对照组是否有明显差异，及差异是否具有剂量-反应关系，对于弱阳性或可疑结果还需考虑其可重复性。对于体外试验阳性结果的判断需考虑是否与体外的特殊条件有关，如阳性结果是否只在细胞生存率很低的情况下发生，是否存在体外特有的活性代谢物，是否有体内不会出现的 pH、渗透压、严重沉淀等情况。对于体外试验的阴性结果应特别注意提供的代谢活化系统对于受试物的活化是否适合和充足。体内试验中出现阴性结果时应考虑受试物是否到达靶部位，尤其在体外试验已显示有遗传毒性时更需关注。例如在体内微核试验中，由于低生物利用度或特定的组织器官分布，某些物质可能不会到达骨髓，只有在确切证据表明受试物质以及相关的活性代谢物可以到达骨髓时，体内微核试验的阴性结果才有意义。当体内和体外结果不一致时，应根据具体情况分析差异出现的原因。

每个遗传毒性试验都有特定的检测终点，但也有出现假阳性和假阴性的可能。国内外一致认为只有使用几种试验方法的组合，结合多项资料按证据权重法进行综合判断，才能对化学物的遗传毒性做出较为可靠的评价。此外，关于生殖细胞遗传毒性，ICH 认为在作定性评估时绝大多数能够导致生殖细胞突变的诱变剂也可对体细胞产生遗传毒性，因此对体细胞进行的试验结果可代表对生殖细胞试验的结果。EFSA 也持相似观点，认为体内体细胞测试呈阳性的物质通常也能到达生殖细胞成为生殖细胞诱变剂，对后代有潜在危害；而体内体细胞测试为阴性的物质也不会特异性地对生殖细胞产生致突变性。因此，无须对生殖细胞遗传毒性进行常规检测。

（二）遗传毒理学试验的意义

遗传毒性评价是化学物毒理学评价的一个重要部分。遗传毒理学试验可以用来鉴定化学物是否有致突变性，预测化学物是否有潜在致癌性，也可用于化学物致突变作用的机制研究，为化学物的遗传毒性评估提供数据。

化学物的致突变性与多种疾病的发生密切相关，其中与癌症关系的研究最为深入。致癌作用是一个复杂、多阶段、多基因参与的长期过程，致突变作用是目前公认的癌症发生主要机制之一，如突变导致的原癌基因激活和抑癌基因的失活，现已明确肿瘤多数是由体细胞中多基因突变累积的结果。这些致癌物同时也是致突变物，称为遗传毒性致癌物。然而，有些致突变物在经过充分的致癌性研究后发现其并不具有致癌性，此时根据遗传毒理

学试验结果预测其致癌性会出现假阳性的判断，这些致突变物并不是致癌物。

除致突变机制外，肿瘤的发生还有许多非致突变机制。化学物可通过表观遗传修饰、细胞持久增生、内分泌干扰、免疫抑制、受体介导等多种途径促成肿瘤发生，这类致癌物的致癌作用与致突变性无关，称为非遗传毒性致癌物。由于非遗传毒性致癌物并不是致突变物，无法通过遗传毒理学试验检出。

致癌物检测方法有三大类，即短期试验、哺乳动物致癌试验和人类流行病学研究。其中人类流行病学研究是最直接、最可靠的方法，但癌症发生率低、潜伏期长，开展难度很大。哺乳动物致癌试验的准确性比较高，但由于试验动物数量有限，对弱致癌物检出能力差，且花费大、周期长，无法满足化学物快速增长的需要。遗传毒理学试验只是致癌物检测短期试验中的一大类，具有经济、快速、简便的特点，合理选择几项试验的组合可有效地应用于遗传毒性致癌物的筛选。尽管遗传毒理学试验在预测致癌性方面有不足之处，由于致突变作用与多种疾病的发生有关，体内遗传毒性仍可为化学物对机体产生不利影响提供明确证据。

（刘　珊）

本章小结

遗传和变异是生物繁衍和进化过程中普遍存在的生命现象。DNA 是生物遗传的物质基础。突变是遗传物质发生的可遗传的变异。致突变物可通过直接或间接损伤 DNA，诱导基因突变和染色体畸变，或通过影响细胞分裂，诱导染色体数目的异常。不同生物的 DNA 具有相似的基本特征，用非人类遗传毒性试验可以预测化学物对人类的遗传危害性，通常选择一组遗传毒性试验来提高化学物遗传毒性评价的可靠性。

🔍 思考题

1. 致突变作用的机制有哪些？
2. 致突变的主要类型有哪几种？
3. 致突变作用会产生哪些后果？
4. 列举几种常用的遗传毒性试验方法。
5. 选择遗传毒性试验组合的原则有哪些？
6. 用遗传毒性试验筛选致癌物有哪些利弊？

参考文献

[1] 马文丽，德伟，王杰．生物化学与分子生物学．北京：科学出版社，2018.

[2] 李寿祺. 毒理学原理与方法：第二版. 成都：四川大学出版社，2003.

[3] 周宗灿. 毒理学教程：第三版. 北京：北京大学医学出版社，2006.

[4] 张立实，李宁. 食品毒理学. 北京：科学出版社，2017.

第十章
生殖与发育毒性

社会发展带来了经济水平的大幅度提升，与之相伴的是国家在民生问题上给予更多的关注。经济条件改善会促进全社会对健康相关问题的重视，国力增强国家在医疗卫生领域的投入也会明显增多，这些变化促使人类的疾病谱发生改变。新生儿死亡是威胁一个新的生命体健康的重要问题，在卫生条件不好的地区，依然是一个重要的公共卫生问题。目前，我国婴儿死亡率已经从 1949 年的 20% 降低到 2018 年的 0.5%。婴儿死亡率下降，使得出生缺陷成为影响婴幼儿健康的重大公共卫生问题。据估计，全球每年大约有 790 万先天缺陷的婴儿出生，已确认的缺陷有 8000 多种。另外，人类出生缺陷的病因尚未明了，估计有 15%~25% 为遗传因素，母体状况和母体感染分别占 4% 和 3%，脐带阻断等机械问题占 1%~2%，能明确化学物或其他环境因素导致的不到 1%，另外还有高达 65% 为未知病因，推测可能与环境因子的暴露或是环境因子与遗传因子相互作用有关。可见，在获得完全正常的健康婴儿方面，人类仍面临着严峻的威胁，需要引起相关领域的专家高度重视。生殖发育毒性研究对于人类社会的可持续发展具有重大意义。

生命从在母体内形成起，进一步发育成一个成熟的具有完善的各种功能的新个体，其中包含着非常复杂的过程。在这个过程中受到不同外源性因素的干扰，会影响到新生命的各种结局。损害可能是在新个体自身内部发生，也可能是在孕育新生命的亲代发生，因此本章在介绍引起损伤的特征及机理时，将在不同个体出现的损伤合并在一起进行论述。

第一节　生殖毒性与发育毒性

一、概　　述

环境因素引起发育中的个体出现健康损害，表现出畸形和功能障碍。自 20 世纪以来，发生过多起相关的公害事件，对人类健康产生重大威胁，也给出现问题的家庭造成极大的痛苦和经济压力。这些危害有自然界生物性因素导致的，也有环境化学因素所致。1940 年澳大利亚发生风疹大流行，次年出生的婴儿中流行先天性白内障、耳聋、智力不全和先天性心脏病。2015 年，巴西寨卡病毒流行，约 4000 例感染寨卡病毒的孕妇分娩了小头畸形儿，与往年小头畸形的发生率相比上升了约 20 倍。这都是典型的生物因素影响胎儿在体内发育，最终形成器官和功能畸形的案例。除此之外，还有很多化学因素可能通过食物进入体内，影响到体内胚胎发育、性成熟个体的配子成熟和受精卵形成等环节，最终引起不同的毒性表现。20 世纪 50 年代，在日本出现了一起重大的公害事件，其起因是在日本熊本县水俣湾日本氮肥公司的一家企业进行产品的更新换代，从 1949 年起生产氯乙烯和醋酸乙烯，其生产过程中需要含汞的催化剂，随着生产规模不断扩大，工业生产的废水中汞污染明显增加。由于当时废水处理技术和手段落后，工业废水直接排放到附近的海湾——水俣湾。水俣湾是被九州本土和天草诸岛围起来的日本内海的一个海湾，海产丰富，是水俣镇成千上万的渔民赖以生存的主要渔场。几年后，当地出现了一种奇怪的现象，居民饲养的猫表现出步态不稳，抽搐以及麻痹的现象，有些病猫甚至跳海溺亡。随后附近的居民也出现了这些神经系统损伤的表现。除了成年人受到影响外，新生儿也多在出生 3 个月以后出现精神迟钝、协调障碍、行走困难、共济失调、吞咽困难、生长发育不良、肌肉萎缩等一系列健康受损的体征。通过多年的研究发现，这一公众损害事件的元凶是工厂排污中所含的汞。废弃污水中的汞是无机汞，不会直接产生类似的健康损伤效应，进一步的探索研究发现，水俣湾区域海水比较平静，入海的无机汞沉到海床，经过海底生物吸附、吸收，转化成甲基汞。由于甲基汞具有良好的脂溶性，易于在动物体内蓄积。海底藻类形成的甲基汞通过食物链传递给贝类、鱼类等生物并不断富集，最终使这些海产品的摄食者的暴露量大大提升，导致个体出现损伤。除此之外，1968 年秋，日本发生了因多氯联苯污染米糠油引起的中毒事故，由于外源性物质污染了食品，导致发育中的胎儿健康受损，中毒孕妇出现死产、早产或产下"油症儿"的现象。酒精是人们日常生活中经常接触的一种化学物，孕期酒精的暴露会引起胎儿酒精综合征，表现为眼睛小、人中平滑、嘴唇薄等面部特征，此外，还有宫内和产后生长迟缓、精神运动和智力发育障碍及其他畸形。

这些事件的发生让人们逐渐认识到，物理因素、化学因素、微生物及各种不良生活习惯等都能引起人类的不良妊娠结局。生殖发育过程十分脆弱，极易受到环境中有害因素的影响。Schardein 等在 1993 年的研究中提出，在普通人群的妊娠结局中，植入后妊娠丢失（包括流产和死产）等不利结局占 31%，并推测着床前丢失的比例可能更高，但由于不易检测而得不到准确数字，出生时可见的重大出生缺陷（例如外观形态结构畸形）占 2% ~ 3%，1 岁时由于诊断明确，其比例可上升到 6% ~ 7%。小的出生缺陷占 14%，低出生体重占 7%，1 岁前婴儿死亡率 1.4%，神经功能异常占 16% ~ 17%，只有不到 50% 的受孕能产生完全正常的健康婴儿。

化学品对生殖发育过程的损害作用不仅与妊娠母体有关，还与雄性有关，雄性动物的生殖细胞受到致畸因子的作用也会使胎仔发生畸形。例如，给雄鼠经口染毒反应停，使之与未染毒的雌鼠交配，其子代可发生严重的畸形；暴露于二硫化碳的焦炉男工，其配偶发生流产、早产或分娩畸胎儿的比例高于普通人群。某些化学物作用于妊娠前期还可导致亲代不育，而作用于胎期，可在出生后观察到子代发育、行为、代谢功能等的障碍或肿瘤发生率增高。所以，应综合考虑有害因素对父体和母体的影响，并将形态畸形与功能障碍结合起来进行观察，将生殖毒性和发育毒性结合起来进行研究。

环境因素造成的对亲代生殖功能及对子代发育过程的有害作用称为生殖发育毒性。尽管二者关系密切，但研究的侧重面有所不同，因此也应对生殖毒性和发育毒性的概念进行区分。

（一）生殖毒性

生殖毒性（reproductive toxicity）是指外源化学物对生殖过程的不良影响，主要指对生殖细胞的发生、卵细胞受精、胚胎形成、妊娠、分娩和哺乳过程的损害作用。

（二）发育毒性

发育毒性（developmental toxicity）指出生前后接触有害因素，在子代个体发育为成体之前，对发育过程产生的不良影响，包括对胚胎发育、胎仔发育及出生幼仔发育的损害作用。

二、 生殖与发育毒性效应、 靶器官及相关机制

生殖毒性既可发生于妊娠期，也可发生于妊娠前期和哺乳期。生殖毒性着重研究外源化学物对亲代的生殖功能的有害作用，例如生殖器官及内分泌系统的变化，对性周期和性行为的影响，以及对生育力和妊娠结局的影响等。生殖毒性既可能出现在雌性，也可能出现在雄性。生殖毒性的主要表现有：生殖细胞的发育异常，性行为的改变，合子形成障碍和早期胚胎死亡。

（一）生殖毒性的特点及靶器官

1. 雄性生殖毒性

雄性生殖毒性的效应相对局限，主要是对雄性生殖功能的影响，包括对精子发生、成熟、具备完善功能的全程影响，也包括对精子发育的全过程中支撑微环境的影响，此外对雄性性行为整个环节全要素的影响也是生殖毒性的研究范畴。

（1）睾丸 某些化学物具有亲性腺作用（性腺毒性），影响生殖器官的发育与性腺成熟，或造成性腺组织病理学改变。例如氯乙烯单体可使睾丸曲细精管萎缩；铅中毒患者易发生生殖细胞受损，导致精子数目减少、活动力降低和畸变率增加。

（2）附睾 精子获能和功能完善主要是在附睾完成，有些化学物可以导致附睾上皮细胞的损伤，干扰精子获能过程及精子的进一步成熟，导致精子活动能力下降。鬼臼毒素具有类似的损伤效应。

（3）性功能 过量暴露二硫化碳的男工多见性机能减退，表现为性欲下降、阳痿，影响性生活的顺利实施，最终影响子代的形成。

2. 雌性生殖毒性

（1）性腺 雌性动物的卵巢是卵子发生的器官，外源化学物可能通过影响卵巢的功能影响配子的发育，如氯化镉可引起小鼠卵巢出血，排卵抑制。某些化学物也可影响配子的发生、增殖和成熟，使生殖细胞数量减少，功能减退及突变。生殖细胞受损的结果可以表现为不育、流产、死胎、畸胎或其他先天缺陷。亲代生殖细胞遗传物质突变造成的子代异常与在妊娠期内暴露毒物所导致的子代异常不同，前者突变发生于父体或母体的性细胞中，

突变可引起子代异常，并可经子代的性细胞遗传给后代；而后者突变发生在胚胎的体细胞中，引起的异常不具有遗传性。已知的亲性腺毒物有多种，包括类固醇药物、化疗药物、有机磷农药、有机氯农药、镉、铅和汞等。

（2）胚胎　具有胚胎毒性（embryo-fetal toxicity）的化学物，可作用于胚胎，对胚胎发育产生有害作用。某些化学物可以引起胚胎的体细胞突变，引起的异常不具有遗传性。某些化学物可以降低胚体对必须营养素的利用度，例如乙二胺四乙酸（ethylenediaminetet-raacetic acid，EDTA）可降低胚体对微量元素的利用度；氨基蝶呤可降低胚体对叶酸的利用度。当母体暴露于这些化学物时，可导致与缺乏相应的必需营养素相似的胚体毒性。胚体毒性（embryotoxicity）和胎体毒性（fetotoxicity）是指由出生前暴露引起的对胚胎发育不同阶段的任何有害影响，包括结构异常和功能障碍，有些效应可能在出生后才有所表现。这些效应只与有害作用诱发的瞬间/时期有关，而不考虑检测的时间。

（3）胎盘　具有胎盘毒性（placental toxicity）的化学物，可对胎盘造成损失，改变胎盘血流量，降低胎盘对营养物质的转运，或特异性地干扰胎盘功能（如内分泌和代谢功能）。例如5-羟色胺使小鼠动、静脉狭窄，胎盘血流量减少，胎盘转运功能障碍，引起死胎或先天畸形；甲基汞改变人类胎盘滋养层微绒毛对不能代谢的氨基酸的摄取，从而导致胚胎多器官系统功能障碍，即先天水俣病，患儿表现为严重神经迟钝、共济失调、步行困难，语言、咀嚼、下咽困难和大发作性癫痫。

某些化学物还能经胎盘致癌（transplacental carcinogenesis）即致癌物经胎盘进入胚胎，造成胚胎期暴露，引发胚胎或出生后肿瘤发生。己烯雌酚是第一个被证实的人类经胎盘致癌物（transplacental carcinogen）。目前通过动物实验，已发现40多种经胎盘致癌的发育致癌物（developmental carcinogen）。

（二）生殖毒性的相关机制

1. 雄性生殖毒性

雄性生殖毒性涉及精子的正常发生和功能完善，也涉及雄性性行为相关的各种激素水平的维持。

睾丸支持细胞（sertoli cell）是构成血睾屏障的重要细胞，相邻两个支持细胞在靠近基底部为紧密连接，基底部又与曲细精管的基膜紧相贴。紧密连接的存在把曲细精管的上皮分隔为基底部与管腔部，在基底部的生精细胞较为幼稚，其营养靠间隙的血管供给，间质血管中的各种营养物质可以通过基膜直接供给基底部的生精细胞，并不是所有的物种都可以通过紧密连接到达管腔部位，促性腺激素与性激素、糖、脂肪酸、氨基酸等易通过，但是白蛋白、胆固醇难以通过。支持细胞与其他细胞一起构成的血睾屏障提供一个有利于生精细胞分化、发育的微环境，同时可以避免生精细胞发生自身免疫反应。睾丸支持细胞还具有分泌功能，分泌抑制素和雄激素结合蛋白，影响体内的激素调节。粮食中常见的一种真菌毒素玉米赤霉烯酮可以通过氧化应激稳态的破坏，影响支持细胞的线粒体或引起细胞死亡，并最终产生雄性生殖毒性。

睾丸间质细胞（leydig cell）细胞膜上存在黄体生成素受体能与黄体生成素（LH）高度亲和，催化 ATP 产生 cAMP，cAMP 作为第二信使引起类固醇激素合成急性调节蛋白（StAR）的表达。StAR 蛋白是胆固醇自胞浆跨膜转运至线粒体内的关键蛋白之一。P450 胆固醇侧链裂解酶（P450scc）将进入线粒体的胆固醇转变为孕烯醇酮。3β-羟基类固醇脱氢酶（3β-HSD）将孕烯醇酮在线粒体内转化为孕酮。17α-羟化酶及 17，20-裂解酶（CYP17A1）将孕酮转化为脱氢表雄酮，再经 3β-HSD 最终转化为雄烯二酮，最后经 17β-羟基类固醇脱氢酶（17β-HSD）作用转化为睾酮，因此睾丸间质细胞是睾酮生成的重要细胞。目前食物中存在植物生长调节剂残留可能会对人体的健康带来风险，矮壮素作为一种植物生长调节剂，在实验动物的体内和体外研究中均发现其会影响特定状态下的睾酮合成，产生一定的雄性生殖毒性。其作用环节可能主要是影响 cAMP 的生成。

附睾上皮细胞对于维持附睾管腔内酸性的微环境以及低 HCO_3^- 的浓度非常重要，而这种环境对于保持精子在静止的状态下完成成熟的过程具有非常重要的作用。附睾上皮细胞上 H^+-ATPase 和 Na^+/HCO_3^- 共转运体（NBC）则是维持微环境的重要分子。此外附睾上皮细胞产生的一些蛋白对于精子的获能至关重要。鬼臼毒素可以通过影响附睾上皮细胞的凋亡及线粒体损伤，影响精子的功能，降低雄鼠的生育能力。

此外，体内的神经内分泌轴的紊乱对于体内维持稳态的雄性激素水平产生干扰，也会通过激素水平的变化，影响到雄性生殖功能和雄性性行为。

2. 雌性生殖毒性

哺乳动物的卵巢是与生殖功能直接相关的最重要的器官，包含大量处于不同发育阶段的卵泡。原始卵泡的数目在一出生就限定了，卵巢内卵泡数目的下降会导致生殖衰老。一些外源化学物作用于雌性生殖系统可能导致卵巢周期紊乱或不孕，致使自发性流产率增加、子代发育异常、生育力下降等。影响卵巢损伤的机制可能包括以下几个方面。

自由基是细胞内存在的一类物质，其本身具有生理功能。但是当外源性物质引起细胞内的自由基水平明显升高，则会产生细胞毒性。邻苯二甲酸酯（DEHP）作为一种增塑剂被广泛使用于塑料制品之中，因此也成为食品中可能接触到的化学物质。其能够显著增加卵泡细胞的活性氧水平，降低超氧物歧化酶（SOD）的表达和活性。其代谢物 MEHP 也能影响到编码 Cu-Zn 超氧化物歧化酶 SOD1 和线粒体呼吸链蛋白 ND1 亚型基因的调节活性，同时引起卵细胞活力明显降低。

雌激素（孕激素）及其受体的变化，是影响雌性生殖功能的重要因素。动物性成熟后，雌激素分泌的增加会使生殖器官质量增加，促进细胞增殖和分化，雌激素减少导致子宫和阴道萎缩。雌激素受体属于转录因子的核受体，并通过与细胞内的雌激素相结合发挥作用。小鼠阴道上皮细胞的增殖和分化受到卵巢分泌雌激素的调控。给予雌性大鼠全氟烷基酸（perfluoroalkyl acid，PFDoA）会显著降低血清雌二醇的水平，它通过影响类固醇急性调节蛋白、胆固醇侧链清除酶和 17-β-羟甾类脱氢酶干扰雌激素合成，同时还会降低雌激素受体 α 和 β 的表达水平。

调节生殖器官发育的相关基因甲基化异常会干扰基因功能，引起生殖器官发育异常，最终影响雌性生殖功能。围产期暴露己烯雌酚（DES）后会影响雌激素的分泌，导致上皮细胞 DNA 甲基化异常。例如米勒管中的 c-fos 和乳铁蛋白基因的脱甲基作用，引起核小体结合蛋白 1 基因的甲基化异常。HoxA9 基因与输卵管分化发育密切相关，HoxA10 在哺乳动物甚至人类个体的发育中参与副中肾管分化、构建正常形态子宫内膜、影响子宫内膜容受性，在妊娠调控中起着重要的作用。HoxA11 在胚胎期子宫的发生和发育、内膜周期性变化以及胚泡着床过程中都起着重要作用。暴露 DES 会改变 Hox 基因在米勒管中的表达，原本 HoxA9 在输卵管中表达，但是子宫暴露己烯雌酚后 HoxA9 转移到子宫中去表达，进而减少子宫中 HoxA10 和 HoxA11 的表达。小鼠敲除 Wnt7a 基因会导致子宫腺发育不全和不孕。Wnt7a 突变体会造成输卵管和子宫畸形，子宫内膜上皮细胞多层。因此，幼年小鼠暴露 DES 会引起 Wnt 和 Hox 基因的改变，最终导致输卵管和子宫畸形。

（三）发育毒性的特点及靶器官

发育毒性主要是针对新形成的个体由受精卵到一个性成熟个体的过程中所出现的各种毒性损害效应及特征，包括结构的损害和功能的改变。

1. 发育毒性的表现

发育毒性的主要表现在以下方面。

（1）发育生物体死亡（death of the developing organism）　指受精卵未发育即死亡，或胚泡未着床即死亡，或着床后生长发育到一定阶段时死亡。早期死亡被吸收或自子宫排出（即自然流产），晚期死亡成为死胎。

（2）生长改变（altered growth）　一般指生长迟缓（growth retardation）。能引起胚胎死亡和畸形的毒物多数能引起生长迟缓。一般认为胎儿的生长发育指标比正常对照的均值低 2 个标准差时，即可定为生长迟缓。胎鼠胸骨及枕骨骨化迟缓及低出生体重等是生长迟缓的较敏感指标。生长迟缓造成的局部发育不全可视为畸形，如脑小畸形和眼小畸形等。

（3）结构异常（structural abnormality）　指胎儿形态结构异常，即畸形，包括外观畸形、内脏畸形和骨骼畸形。

（4）功能缺陷（functional deficiency）　包括生理、生化、免疫、行为、智力等功能的变化。功能缺陷往往在出生后经过相当时间才能诊断，如听力或视力异常、行为发育迟缓、生殖功能障碍等。近年来提出肥胖和糖尿病等成年期功能性疾病可能也源于胚胎时期。另外，研究较多的还有发育过程中出现的免疫功能和神经行为功能相关异常，已逐渐形成新的毒理学分支学科——发育免疫毒理学和发育神经毒理学。

2. 发育毒性的特点

发育中的个体较其他系统或功能对某些化学物的毒作用更为敏感。在成体系统毒性的 NOAEL 胚胎即可受到影响。例如妊娠期暴露过不足以引起肿瘤的低剂量二乙基亚硝胺（diethylnitrosamine），仔鼠成年后再次暴露，则肿瘤发生率增加。再比如妊娠早期暴露于不足以引起成体系统毒性的沙利度胺，1/3 的子代可发生明显畸形。

毒性效应损伤可能影响多代，损害作用不仅表现在暴露化学物质的机体本身，还可影响其后代。例如母鼠暴露于高浓度二硫化碳引发致畸作用，其子一代即使不再暴露于二硫化碳，交配后所生的子二代仔鼠也出现与子一代仔鼠几乎完全相同的畸变类型。值得注意的是并非所有的外源化学物都有此特点，只有当化学物使亲代生殖细胞中的遗传物质带有致畸因子时，其损害作用才可能遗传多代。

3. 发育毒性的靶器官

发育毒性的靶器官涵盖人体的各个器官和系统，除了比较关注的中枢神经系统、心脏、四肢、颜面部（眼、牙、唇、腭、耳等）、外生殖器等之外，机体的其他重要器官也都可能出现发育中的结构畸形和功能异常。

（四）发育毒性相关机制

发育涉及发育个体的器官形成及功能完善，因此任何影响到发育中个体细胞迁移、细胞融合和细胞存活的因素以及维持功能细胞的正常状态受到干扰，都会产生不同的发育毒性。

1. 细胞毒性作用及基因表达改变

细胞内正常基因表达谱对于细胞的存活和细胞的迁移具有重要作用，在器官形成的过程中细胞在时间和空间的移动及增殖是形成完整结构的重要条件。当一些基因受到影响，如视黄酸（维生素 A 在体内的代谢产物）影响到 GABA 受体和 AHR 的表达，可能影响到腭板的正常形成，从而出现腭裂。

2. 基因和染色体损伤

环磷酰胺可以诱发 DNA 断裂和染色体畸变，因此在发育过程中，通过损伤不同部位的细胞，引起脑积水、露眼、腭裂、小颌畸形、四肢畸形等。

3. 细胞与细胞的交互作用

细胞间的相互作用通过细胞缝隙连接、膜表面接触通讯及受体介导的细胞信号转导系统来完成，细胞与细胞间的通讯紊乱，会影响时空要求的细胞增殖和细胞迁移，影响正常结构的形成。

4. 营养素缺乏

营养素缺乏会影响细胞的正常增殖，同时特定营养素的缺乏与结构的畸形有密切的联系，如叶酸缺乏会明显提高神经管畸形的患病率，而通过孕期叶酸补充的干预，能明显降低人群神经管畸形的发病率。

5. 非特异性的细胞损伤

如线粒体损伤引起线粒体功能障碍、引起 ATP 合成异常，都会引起功能障碍，导致发育迟缓、结构畸形等损伤。

第二节　致畸作用

发育毒理学（developmental toxicology）研究出生前暴露于环境有害因子导致的异常发育结局及有关的作用机制、发病原理、影响因素和毒物动力学等。不良妊娠结局（adverse pregnancy outcomes）指妊娠后不能产生外观和功能正常的子代，包括流产、死胎、死产、宫内生长迟缓、发育异常、新生儿和婴幼儿期死亡等所有的不良结果。在环境因子的有害作用影响下，一部分不良妊娠结局表现为活产的出生缺陷（birth defect），指婴儿出生前即已形成的发育异常，包括畸形和功能障碍。与营养缺乏和环境有害因子有关的出生缺陷，常见的有先天性心脏病、唇腭裂、神经管畸形、尿道下裂和低出生体重等。畸形（malformation）为出生缺陷的一种，指发育生物体解剖学上形态结构的缺陷，可分为严重畸形和轻微畸形，前者对外观、生理功能和（或）寿命有明显影响，后者则只有轻微影响或没有影响。广义的致畸效应包括形态致畸和功能致畸，本节主要关注形态致畸。

一、　致畸物和致畸性的概念

（一）致畸物

能引起畸形的环境因子称为致畸物或致畸原（teratogen），它是在出生前暴露可诱发永久性结构异常的物质。致畸物可以是物理因素（主要是电离辐射）、感染和疾病、药物和化学品等，在毒理学研究中，主要关注外源化学物质。

（二）致畸性

致畸物引起畸形的特性称为致畸性（teratogenicity）。对于外源化学物来讲，是指其作用于妊娠母体，干扰胚胎及胎儿的正常发育过程，使胎儿出现形态结构异常的性质。

二、　致畸作用的影响因素

致畸作用受多种因素影响，主要包括敏感期、遗传类型、剂量、母体毒性和其他因素等。

（一）接触致畸物的时间

在受精卵发育过程中，不同器官和系统的形成和发育并不完全同步，而是速度不同、有先有后的。致畸物作用于不同发育阶段，可产生不同的效应。因此，孕体在发育的不同阶段接触致畸物所引起的发育毒性表现也不一样。最容易引起畸形的阶段是器官形成期（organogenesis period），是指孕体着床后直到硬腭闭合的整个时期，它是胚胎发育过程中，最易于发生形态结构异常的时期，也称为致畸作用关键期（critical period）或致畸敏感期。人的器官形成期是受精卵形成之后的第3~8周，大鼠和小鼠为妊娠第6~15d，家兔为妊娠第6~18d。器官形成的迅速变化需要细胞增殖、移动，细胞之间交互作用和形态发生的组织改造。迅速改变细胞分裂速度对畸形发生是极为重要的，因为增加复制速度即增加了突变的可能性。器官形成期正是细胞分裂极其旺盛的时期，例如大鼠在妊娠第8~10d，有10次细胞有丝分裂，产生 $N×2^{10}$ 个新细胞（N 表示器官形成期开始时的细胞数）。20世纪60年代发生的反应停药物致畸事件，多是由于孕妇在妊娠第20~35d服药后发生的，在无一般毒性的剂量1mg/（kg·d）下，有的母亲甚至在此期间只服过一次药，也产下了短肢畸形儿。大多数器官对致畸作用有其特殊的敏感期，即"靶窗（target windows）"。形态畸形和功能缺陷的敏感期也不同。致畸试验的染毒时间必须安排在器官形成期，才有可能观察到形态结构畸形的致畸效应。由于各物种妊娠期长短不同，器官形成期的长短也不同，致畸试验的染毒时间需随动物种属而异。器官形成期暴露也可能引起胚胎死亡，一胎多仔动物（如啮齿类）胚胎死亡后被吸收，称吸收胎（resorption），人和其他灵长类动物则表现为流产（abortion）。在这一时期外源化学物发育毒性的表现以结构畸形最为突出，也可以有胚胎死亡和生长迟缓。

（二）物种差异

发育毒性尤其是致畸作用与遗传类型有关，存在明显的物种差异。这种差异是因不同物质的代谢变化、胎盘种类、胚胎发育的速度和方式不同引起的。致畸物各有其易感物种（species）和品系（strains），易感性取决于机体的基因型。化学物在生物体内转化成活性中间产物的速度和途径与生物体的遗传类型有关，而畸形仅发生在那些能够将化学物转化成活性代谢物的物种中。例如 4000mg/kg 反应停对大鼠和小鼠均无致畸作用，而 0.5～1.0mg/kg 就能对人产生极强的致畸作用，在其他灵长类和家兔体内也有很强的致畸作用。这是由于人、其他灵长类以及家兔均能将其代谢成具有活性的中间产物（可能是一种极性代谢物或一种芳烃氧化物），而大鼠和小鼠则不能。相反，一些对啮齿类动物有强烈致畸作用的化学物，却没有对人类致畸的作用。例如农药敌枯双（polyglycolic acid）是大鼠和小鼠的强致畸物，虽然人类也有接触，但至今没有对人类致畸的直接证据。

一种化学物在不同物种中的致畸作用可能不同，表现为对不同动物并不一定都有致畸性，或引起的畸形类型不同。例如，杀虫剂西维因对豚鼠有致畸作用，但对家兔和仓鼠并不致畸。杀虫剂二嗪农和除草剂草完隆对豚鼠和家兔致畸，但对仓鼠未见致畸作用。因此在做致畸物的筛查时，强调必须采用包括啮齿类和非啮齿类在内的两种动物进行试验，以减少因实验动物不敏感而导致的假阴性。一般首选大鼠和家兔。

（三）接触致畸物的剂量

因为哺乳动物的胚胎有较高恢复健康的生长潜力，细胞有自我平衡机制，母体有代谢防御机制，因此通常认为哺乳动物的发育毒性是一种有阈值的效应，假定的阈值是低于它就不出现发育毒性的母体剂量。各种致畸物也都有其引发致畸作用的阈剂量。目前在人类健康的风险评估中，一般也按有阈值的效应来评价外源化学物的发育毒性。但是发育毒性是否有阈值还有争论。首先，很难用实验找出一个发生率很低的剂量-反应关系，因为那需要很大的样本数，如每个剂量组几百到几千窝；其次，多数发育毒性机制还不清楚，有的已知机制支持阈值的存在，而有些机制则不支持。如基因突变导致发育异常，理论上，只要一个分子能到达胚胎中的一个原始细胞，一次击中一个关键基因，导致一个点突变，就可能导致基因产物的有害改变，出现发育异常，而其他机制往往是有阈值的。

不同致畸物有不同类型的剂量-效应关系，反映了不同外源化学物胚胎毒性作用的特点。一般来说，所用的剂量高于该化学物致畸作用的阈剂量时，可使致畸范围扩大、程度加重、靶窗延长，再增大则出现胚胎死亡，而由于有缺陷的胚胎死亡，畸形率反而会降低。剂量再进一步增大，则可造成母体毒性甚至母体死亡。典型致畸作用的剂量-反应曲线的斜率很大，从 NOAEL 到胚胎 100% 死亡的剂量只差 2～4 倍。例如给怀孕小鼠腹腔注射环磷酰胺 5～10mg/kg，未见畸形发生，而 40mg/kg 几乎引起胚胎 100% 死亡。从 NOAEL 到胚胎死亡剂量间的剂量带，称为致畸带。致畸带越宽的致畸物，其致畸危险性越大，这是因为在更广的剂量范围内，致畸物能够在不引起胚胎死亡的情况下，导致更多胚胎畸形。掌握致畸作用中剂量-反应关系的规律，对致畸试验中确定适当的剂量具有重要意义。剂量过低，不足以显示确实存在的致畸作用；剂量过高，引起大量胚胎死亡，畸胎数反而减少；或对母体毒作用过强，不能辨明是致畸物的作用，还是母体毒性的继发作用，均可能影响结果的正确判断。

（四）母体因素和母体毒性

1. 母体因素

影响发育的母体因素主要包括遗传、疾病、营养、应激等，也可以通过胎盘毒性影响发育。

（1）遗传 孕母的遗传特征是影响发育结果的决定因素之一。如唇腭裂的发病率依赖于母体的而非胚胎的基因型，白人的发病率比黑人更高。A/J 品系和 CL/Fr 品系小鼠自发唇腭裂率分别为 8%~10% 和 18%~26%。

（2）疾病 母体未控制的疾病（例如糖尿病）和某些感染及其导致的发热，可经过疾病相关的母体变化或直接经胎盘感染对胚胎产生不利影响。如巨细胞病毒感染与胎儿死亡、小头畸形、智力发育迟缓、先天性失明和耳聋等有关。过高热为某些实验动物的强致畸因子，在人类妊娠最初三个月内，母体发热与子代中枢神经系统畸形有关。

（3）营养 已知蛋白质、热量、维生素、微量元素及辅酶因子缺乏等都可能对妊娠产生不利影响。中国营养学会提出，从受孕前一个月至孕后三个月，妇女每天坚持服用 400μg 叶酸，可使后代出现神经管缺陷的风险降低 50%~70%。

（4）应激 环境因素诱导出的生理学应激反应可能对子代产生发育毒性。例如在大鼠和小鼠的整个妊娠期中给予噪声影响，可因母体应激而产生发育毒性。

（5）胎盘毒性 胎盘是母体和胚胎进行物质交换的重要结构，其为胚胎提供营养、气体交换和废物转运。胎盘还能产生维持妊娠状态的关键激素，以及代谢和存储外源化学物等。胎盘可成为毒作用的靶器官，对胎盘的毒作用可能影响其上述功能，从而对胚胎产生有害效应。

2. 母体毒性

母体毒性（maternal toxicity）是指受试物对妊娠母体的有害效应，表现为增重减缓、功能异常、出现临床症状甚至死亡。在发育毒性试验中常用母体增重减缓和死亡率来表示。母体毒性可直接（特异）或间接（非特异）影响发育过程，导致发育毒性。母体毒性和发育毒性之间的关系常见以下几种类型。

（1）具有发育毒性但无母体毒性 表示发育毒性有其特定的机制，与母体毒性无关。如反应停，能在对亲代无一般毒性的剂量下引发严重的子代畸形，这类化学物最容易被忽视也最危险。

（2）具有发育毒性同时伴有母体毒性 尤其当发育毒性的存在需要母体毒性为前提时，发育毒性可能是母体毒性间接导致的，往往不具有特定的致畸机制。例如以发育毒性剂量的二氟尼柳染毒家兔，能够引发严重的母体贫血和红细胞 ATP 损耗，通过引起胚胎缺氧进而导致子代中轴骨缺失。苯妥英能影响实验动物母体对叶酸的代谢，从而导致相关畸形。许多已知的人类发育毒物，例如乙醇和可卡因，主要在母体毒性水平对胚胎/胎儿产生有害影响，其发育毒性可能部分归因于母体生理学紊乱的继发效应。如嗜酒者通常营养状态不良，且酒精可能影响营养物质经胎盘转运的过程，从而增强对胚胎的直接效应。

（3）具有母体毒性，但不具有发育毒性 这类物质在妊娠期容易引起警觉，从而避免接触。

（4）在一定剂量下，既无母体毒性也无发育毒性。

要证明发育毒性是继发于母体毒性的，必须首先明确，表现出发育毒性的胚胎，其母体也同时表现出母体毒性，而且发育毒性的严重程度和发生率与母体毒性相关。一般认为胚胎死亡和生长迟缓是母体中毒剂量水平引起的胚胎毒性表现，但先天畸形是否继发于母体毒性还有争论。1984 年 Khera 提出各种化学物的母体毒性与致畸作用之间有三种关系：①母体毒性不伴致畸作用；②母体毒性伴有包括腭裂在内的多种畸形；③母体毒性伴有特征性致畸谱。判断第二类化学物的致畸性很困难，因为腭裂是小鼠在妊娠期禁食和禁水即能诱发的最主要的畸形，同时也是糖皮质激素等多种致畸物在不引起母体毒性的剂量水平下所能诱发的特异性畸形。为了区别腭裂是化学物的特异性致畸作用还是继发于母体毒性的非特异性毒性作用，就需要观察孕鼠的饲料和饮水消耗量、体重及内稳态改变情况（包括组织病理学、肝肾功能、血液学改变、药理作用及其他可能的毒性作用）。第三类化学物引起的特征性畸形包括露脑、开眼、融合肋、缺肋、多肋及胸骨融合。这些缺陷的严重性和发生率与母体毒性直接相关，无母体毒性的剂量水平不出现或罕见畸形。Khera 认为这些缺陷是来源于母体毒性，并不反映受试物的致畸性，但多数学者认为母体毒性只能引起肋骨和胸骨的微小畸形，而不应引起露脑和开眼等重要畸形。

目前已经有许多关于特定母体毒性对发育影响的研究，有的认为某些化学物对母体的毒性加剧了其发育毒性，有的认为某种化学物的母体毒性直接导致其发育毒性。文献报道的不完整以及目前对于母体毒性和发育毒性尚缺乏统一的衡量标准，使得人们很难确定母体毒性与发育毒性的确切关系。要准确描述间接的母体毒性与直接的胚体/胎体毒性之间的关系仍然很难。

（五）其他因素

化学物的致畸作用还与其理化性质、染毒途径和对雄性的作用有关。

外源化学物及其代谢产物的分子质量越小、极性越低、脂溶性越高、与血浆蛋白结合越少，越容易穿透胎盘屏障，到达胚胎体内。在染毒途径方面，大鼠受孕第 7 天至第 14 天经口给予 EDTA，可引起 70%胎鼠畸形，但以同样剂量皮下注射时，其对母体毒性增加，却未见明显的胎鼠畸形。同样是经口染毒，灌胃和经饲料、饮水染毒在毒物代谢动力学方面也有差别。例如苯菌灵对孕鼠灌胃染毒时可致畸，而经饲料染毒则否；反应停对大鼠灌胃染毒时无致畸作用，而经饲料染毒时几乎对全部胚胎致死。

过去一般认为发育毒性主要为母体在妊娠期间接触环境有害因子所致，近年来发育毒性的概念得到延伸，越来越多的人群流行病学研究发现，某些出生缺陷也与男性因素有关，被称为父源性出生缺陷（paternal/male-mediated birth defect），主要与男性的遗传缺陷、年龄因素和外界暴露因素（包括职业和环境暴露、化疗和放疗、其他药物以及饮酒、吸烟等不良嗜好）等有关。父源性暴露可以引起流产、死胎、低出生体重、畸形、功能障碍等，甚至可能与儿童期肿瘤相关。父源性发育毒性和出生缺陷的机制还不清楚，一般认为与环境因子造成的雄性生殖细胞发育异常有关，尚待进一步深入研究。

三、 致畸作用主要机制

在个体发育过程中，要经历胚胎细胞增殖、凋亡、分化、识别、迁移和功能表达，以及组织和器官的形成等。这些变化具有复杂和精密的规律，具有严格的时间顺序和空间关系，特异性或非特异性地影响这些过程都可能引起畸形或其他发育毒性表现。虽然胚胎有代偿机制可能弥补这些影响，但是否产生畸形取决于致病过程中每个环节损伤和修复之间的平衡。人类和动物接触的化学物多种多样，因其性质不同，致畸作用机制也十分复杂，多数还不清楚。有的化学物具有几种不同的机制，且不同机制之间并非完全独立，而是相互交叉影响的。

（一）基因突变和染色体畸变

胚胎发育过程受众多基因的调控，这些基因在时间和空间上高度有序地表达，各种发育相关基因都可能成为某些发育毒物的靶。已知的诱变剂往往有潜在致畸性，如电离辐射、烷化剂（例如环磷酰胺，常作为动物致畸试验的阳性物）、亚硝酸盐等；多数致癌物可以引起基因突变和染色体畸变，同时也有致畸作用。有报道称染色体畸变占人类发育缺陷原因的 3% 左右，而实际情况可能要更高，这是因为常染色体数目改变通常直接导致孕体死亡，其中着床前丢失难以被发现，自然流产的胚胎中至少有 50% 存在染色体畸变。两性生殖细胞中各种染色体结构、数目异常导致的流产、死胎、畸形、智力低下或功能障碍已为人们所知。目前无创产前基因检测技术已经广泛应用，可以发现胎儿非整倍体和其他类型的 DNA 异常。

（二）细胞凋亡与死亡

在胚胎发育过程中，细胞增殖、分化、和死亡之间存在着精密的平衡，任何过程的抑制或过度都可能影响胚胎的正常发育，其中细胞死亡，尤其是细胞凋亡、自噬与发育毒性关系的研究相对较多。高温、电离辐射、化学致畸物、病毒感染等均可以通过不同机制影响细胞凋亡，干扰正常发育，引起胚胎畸形。典型的致畸物反应停就是一种强烈的致凋亡物，可以诱导胚胎细胞凋亡，并能通过抑制胰岛素样生长因子 1（IGF-1）及纤维母细胞生长因子（FGF）的基因复制来组织其表达，从而抑制血管生成，导致胎儿畸形。另外，全反式视黄酸、环磷酰胺、甲基汞、酒精、生长激素等的致畸作用也与促进细胞凋亡有关。

胚胎发育过程中，胚胎细胞的增殖速度很快，主要是由于细胞周期较短。一些致畸物，例如环磷酰胺，可以通过氧化损伤和 DNA 断裂，引起细胞周期阻断。如果 DNA 损伤被修复，细胞周期可能恢复正常，如果损伤太广泛或细胞周期抑制太久，则可能引发凋亡。DNA 损伤修复过程可以诱导 p53 等蛋白的合成，而 p53 蛋白又能促进细胞凋亡和细胞周期阻滞。

（三）干扰细胞与细胞间交互作用

研究发现胚胎发育的各个阶段都有不同的细胞通讯方式存在，包括缝隙连接（gap junction）通讯、膜表面分子接触通讯等直接的细胞间通讯，和由受体介导的细胞信号转导系统。细胞通讯受到破坏就可以影响正常的细胞生物学过程，引起畸形或其他发育毒性。

目前已证实多种致畸物，如灭蚊灵、杀鼠灵、苯巴比妥、氯丙嗪、苯妥英钠、多种烷基乙二醇醚和乙醇等，都可以抑制细胞缝隙连接通讯。反应停的代谢活化产物能阻碍发育过程中细胞与细胞和细胞与基质之间的相互作用，干扰了细胞之间的通讯，从而导致肢芽结构异常。视黄酸等致畸物引起的胚胎细胞凋亡和胚胎畸形也都涉及对细胞信号转到系统的影响。

(四) 通过胎盘毒性引起致畸作用

已知对胎盘有毒性的毒物至少有 46 种，包括镉（Cd）、砷、汞、香烟烟雾、乙醇、可卡因、内毒素和水杨酸钠等。例如 Cd 在妊娠中晚期通过引起胎盘坏死和血流减少导致发育毒性。此外，Cd 还能在胎盘诱导金属硫蛋白（MT）生成，MT 对必需元素锌（Zn）有高亲和力，可在胎盘中结合 Zn 从而干扰胎盘对 Zn 的传送，导致孕体 Zn 缺乏而产生发育毒性。

(五) 干扰母体稳态

某些化学物的发育毒性继发于其母体毒性，或在母体出现毒性时，其发育毒性明显增强，说明这类化学物的发育毒性及致畸作用是通过干扰母体稳态而实现的。

二氟尼柳在致畸剂量下可引起怀孕家兔严重的母体贫血，并损耗红细胞 ATP 水平造成胚胎缺氧，在子代中引起中轴骨骼缺陷。苯妥英能影响母体对叶酸的代谢，还可降低母鼠心率，导致胚胎缺氧从而致畸。羟基脲可提高妊娠家兔的收缩压、改变心率、降低心输出量，严重减少子宫血流量，造成胚胎缺氧从而致畸。

金属、乙醇、丙戊酸、6-巯基嘌呤、乌拉坦、常春藤皂苷、氨基甲酸乙酸、内毒素、烷化剂、高或低血糖、电离辐射等诸多理化因素，以及糖皮质激素、某些细胞因子等内源性调节剂，均可诱导 MT 合成，降低血浆 Zn 浓度，使孕体 Zn 缺乏而导致发育毒性。

孕妇缺乏代谢前体或基质也是致畸机制之一。膳食中某些营养素缺乏，特别是维生素和无机盐类缺乏易导致生长迟缓、畸形或胚胎死亡。我国因孕期母体碘缺乏或新生儿缺碘导致的智力低下儿童近 1000 万，因此目前政府已推广食用加碘盐。

环境内分泌干扰物可以影响内源性激素的水平，改变母体内环境稳态，引起发育毒性，如干扰妊娠、引起流产等，还可引起畸形。其机制包括模拟内源性激素的作用、改变类固醇激素代谢酶水平、扰乱下丘脑-垂体激素释放等。

第三节　生殖与发育毒性评价

外源化学物生殖与发育毒性的评价方法有：①哺乳动物生殖与发育毒性试验；②人群流行病学调查；③发育毒性初筛和替代试验。另外，化学物的结构与活性资料对其安全性评价也有一定帮助。在一些新药或新化学品开发初期，显然不能得到人群流行病学方面的相关资料，因此首先要靠动物实验来预测它们的生殖与发育毒性。从 20 世纪 70 年代起，我国已开始了对药物、食品添加剂、农药和环境污染物的致畸研究，并把致畸试验、生殖毒性试验列为新药、食品添加剂、农药及首次进口化学品的安全性毒理学评价的重要组成部分。目前，针对不同来源和用途的化学品，各个国家和国际机构均发布了不同的试验准则，例如：评价药品和医药相关产品的生殖发育毒性时，应采用人用药品注册技术要求国际协调会议（The International Council for Harmonization，ICH）指南，我国原国家食品药品监督管理总局（现国家药品监督管理局）规定的新药生殖发育毒性试验也基本参照此方案，主要是在一代内即可完成的三段生殖毒性试验；评价人体可能长期接触的食品添加剂及食物相关成分的生殖发育毒性时，应采用 GB 15193 系列标准食品安全性毒理学评价程序和方法中的相应方法进行检测。

一、 哺乳动物的生殖与发育毒性试验

生殖发育过程是完整连续的过程，联合进行研究时，应注意在动物成年期和从受孕到幼仔性成熟的发育各阶段暴露。为测定暴露所致的速发和迟发效应，应观察一个完整的生命周期，即从亲代受孕到子一代受孕。为方便试验设计，人为地将这一完整过程分为以下 6 个阶段。

（1）从交配前到受孕（检查成年雄性和雌性生殖功能、配子的发育和成熟、交配行为、受精）；

（2）从受孕到着床（检查成年雌性生殖功能、着床前发育、着床）；

（3）从着床到硬腭闭合（检查成年雌性生殖功能、胚胎发育、主要器官形成）；

（4）从硬腭闭合到妊娠终止（检查成年雌性生殖功能、胎仔发育和生长、器官发育和生长）；

（5）从出生到断奶（检查成年雌性生殖功能、幼仔对宫外生活的适应性、断奶前发育和生长）；

（6）从断奶到性成熟（检查断奶后发育和生长、独立生活的适应能力、达到性成熟）。

无论是三段生殖毒性试验还是一代和多代生殖毒性试验，在动物选择和受试物暴露等方面均有共同注意事项应提前了解。

在动物选择方面，必须以哺乳动物为实验对象。为避免进行额外的预试验，一般要求使用与其他毒理学研究中相同的物种和品系。原则上实验动物对受试物的毒动学、毒效学及其他有关参数应与人类接近，如代谢过程与生物转化应与人相近，胎盘结构与人相似。另外，实验动物还应具备健康、生育力强、多产、孕期短、自发畸形率低、廉价、易得和操作方便等特点。实际上，没有一个固定的物种可通用于精确模拟人类的生殖发育毒性研究。在毒理学评价程序中，若借助毒动学、药理学和其他毒理学资料，能显示所选物种是人的生殖毒性的恰当实验模型，则用一种动物就够了。生殖发育毒性试验的首选动物为啮齿类大鼠，因在其他一般毒性和特殊毒性试验中也常用大鼠，因此生殖发育毒性试验获得的结果与用大鼠获得的其他实验结果更有可比性，且在多年的毒理学研究中，人们已为大鼠积累了大量背景资料。在胚体-胎体毒性试验（致畸试验）中，传统上要求用第二种哺乳动物进行试验。家兔因其背景资料也较丰富且比大鼠更接近人的代谢类型，而作为优先使用的非啮齿类实验动物。在测试多巴胺类兴奋剂或降低催乳素水平的化合物时，大鼠不是好的动物模型，因为大鼠需要催乳素来维持早孕，在这种情况下使用家兔可能更好。但家兔的孕期长短不定（32~36d），有时缺乏毒性资料，且对某些抗生素和消化道紊乱有易感性，因此在除致畸试验以外的其他生殖发育毒性研究中较少用。

在剂量选择方面，应依据所有已进行过的药理学、一般毒性以及毒动学研究中所得到的资料，并且若要得到所观察效应的剂量-反应关系，应至少设置三个剂量水平和适当的

对照组。高剂量应能在母体中产生轻度毒性，如体重增长速度改变（与扰乱了内环境的稳定有关）、特异的靶器官毒性、药理学反应增强（如镇静、惊厥）、阴道出血、流产等。低剂量不应有任何可归因于受试物的有害作用。中剂量应在高、低剂量之间按等比级差设置，且应引起最小有害作用，即观察到 LOAEL。如果三个剂量的设计方案对预期结果的把握不大，应增加第四个剂量，以免剂量间隔过大。试验结果应能提供 NOAEL，否则应对该受试物重新进行研究。

毒动学研究能够帮助决定低毒化学物全身暴露的最高剂量，当剂量增加不再引起血浆和组织中受试物浓度增加时，继续增加染毒剂量则没有意义。在大多数情况下，受试物的最高限量剂量为 $1g/(kg \cdot d)$。在测试低毒物质时，若剂量达到 $1g/(kg \cdot d)$ 时仍不产生胚胎毒性或致畸作用，则没有必要再进行更高剂量水平的研究。另外在对食品或食品成分（如新食品原料、保健食品）进行评价时需要考虑人体摄入量的因素。假如在高剂量进行的初步研究中，有明显的母体毒性证据而未显示对胚胎的有害作用，也没有必要进行其他剂量水平的研究。

在对照组的设置方面，应给予和试验组相同的最大容量的溶剂或赋形剂。当溶剂或赋形剂可能有不良影响（如减少食物的摄取和利用）或干扰受试物的作用时，应再设未处理对照组。致畸试验除阴性对照外，还应设阳性对照，大鼠、小鼠的阳性物可用乙酰水杨酸、环磷酰胺或维生素 A，家兔可用 6-氨基烟酰胺。阴性和阳性对照的作用分别是为自发畸形的发生和试验体系的敏感型提供资料。

在暴露途径与频率方面，应与人的暴露途径相同，如果采用其他暴露途径，必须有毒动学证据支持；暴露频率一般是一日一次，每日在相同时间染毒，并定期按体重调整染毒剂量。

（一）致畸试验

目前我国食品中相关化学物质的致畸性评价是根据现行的 GB 15193.14—2015《食品安全国家标准　致畸试验》执行。

本节主要是对该试验涉及的关键要素进行简要介绍。首先针对拟检测的受试物，要求使用原始样品，不能使用原始样品时，应该按照受试物处理原则进行适当处理。实验动物啮齿类首选大鼠、非啮齿类首选家兔；对于实验动物的数量要求获得足够的胎仔进行致畸效应评价，一般大鼠每个剂量妊娠动物不少于 16 只，家兔每个剂量不少于 12 只。

受试物的剂量设计要考虑各方面的因素，受试物本身的溶解性、实验动物的可接受量、灌胃操作的可及性、受试物的母体毒性等因素。一般高剂量原则上应该使部分动物出现某些发育毒性或母体毒性，但是不至于引起死亡或者严重的疾病；如果出现母体动物死亡，死亡率不应超过母体动物数的 10%。低剂量组不应出现任何可观察到的母体毒性或发育毒性。剂量设计可以参考急性毒性、28d 经口毒性或者 90d 经口毒性试验的剂量以及人体实际摄入量来进行考虑。对于可以获得 LD_{50} 的物质，根据其剂量反应曲线斜率设计高剂量组的受试剂量；无法获得 LD_{50} 的物质，可以根据 28d 经口毒性或者 90d 经口毒性试验的结果，如果观察到有害作用，则以 LOAEL 作为本试验的最高剂量，如果未观察到有害作用，则以研究中未观察到有害作用的 NOAEL 作为本试验的最高剂量。在外推最低剂量时需要考虑人体的实际摄入量，最低剂量不能低于人体实际摄入水平。

致畸试验一般设置五个受试组，三个不同的受试物剂量组、一个阴性对照组（给予溶剂）和一个阳性对照组。阳性对照对于本试验结果的解释非常重要，阳性对照保证试验系统的正常（包括各种相关的试剂、各种操作、动物的敏感性等各方面的因素），通过阳性对照和阴性对照的结果来判断受试物结果的真实性和可靠性。常用的阳性物为敌枯双、五氯酚钠、阿斯匹林、维生素 A 等，各实验室需要根据自己的条件开展相应的阳性物试验研究，建立自己实验室比较稳定的阳性物试验结果。阳性物的剂量可能会受到试剂的厂家、批号的影响，需要形成自身实验室比较稳定的阳性物采购来源。

致畸试验对于受试物给予时间有明确的规定，即在器官形成期给药，大鼠孕 6~15d、家兔孕 6~18d 是相应动物的器官形成期，给药每天一次，灌胃体积要考虑动物的胃容量。

观察指标包括对母体的观察及胎仔的观察，母体体重改变、一般特征、中毒症状、黄体数、着床数、早死胎、晚死胎、活胎数、子宫连胎重。胎仔性别、体重、身长、外观、内脏、骨骼畸形和发育情况。试验截止点为妊娠动物分娩的前一天，一般大鼠为第 20d，家兔为第 28d 处死妊娠动物，进行相应的检查。

通过本试验研究，可以判断受试物在孕期经口重复暴露后，是否具有子代致畸性和发育毒性，为食品安全性评价提供依据，为食品安全管理决策提供支持。

（二）生殖毒性试验

目前我国食品中相关化学物质的生殖毒性评价是根据现行的 GB 15193.15—2015《食品安全国家标准　生殖毒性试验》执行。

本试验主要是对雄性和雌性生殖功能或能力的损害及对后代有害影响的评价。能引起生殖机能障碍的物质，会干扰配子的形成或使生殖细胞受损，其结果表现为影响受精卵形成、影响受精卵着床导致不孕，影响胚胎的发生和发育，引起胚胎死亡导致的自然流产或者胎仔发育迟缓、胎仔畸形、出生后的发育异常等。

对于本试验受试物的要求同致畸试验。

受试动物首选大鼠，7~9 周龄，实验动物数量考虑时要关注有足够的雄鼠和雌鼠交配，能产生约每组 20 只受孕雌鼠，因此开始时两种性别的亲代大鼠（F0）各需要 30 只。

实验组设计一般为四个组，三个剂量组和一个对照组。最高剂量应使 F0 代动物出现明显的毒性反应，但不引起动物死亡；中间剂量可以引起轻微的毒性效应；低剂量不引起亲代及子代动物任何毒性反应，可以选在最大未观察到有害作用剂量的 1/30 或者人体推荐量的 10 倍。

受试物采取每天一次的给予方式，一般在交配前雌性和雄性亲代动物至少暴露于受试物 10 周，并继续暴露，直至子一代（F1）断乳。子一代的雄鼠和雌鼠分为暴露受试物组和非暴露受试物组继续饲养，根据同样的原则对 F2 代（F1 交配生产的下一代）和 F3 代（F2 代交配生产的下一代）采取同样的暴露模式。根据不同代次繁殖试验的要求，对 F1 代、F2 代和 F3 代分别进行不同的试验组合进行观察。观察的主要内容包括：亲代暴露对子代（F1、F2 和 F3）的重要器官结构发育的影响（畸形）及功能发育的影响，其中包括多代暴露的累积效应，亲代暴露对子代生殖功能的影响，包括多代累积效应。

观察指标包括：动物的一般健康状况、受试物引起的各种相关体征改变，相关的行为改变、分娩困难或延迟、死亡、雌鼠的发情周期；摄食量、饮水量；孕鼠的体重变化、仔鼠的窝重、仔鼠发育过程中的体重变化、各代雄鼠的精子活动度和精子形态；每窝仔鼠的数量、性别、死产数、活产数及肉眼可见的异常；仔鼠阴道开放和包皮分开的日龄、性成熟情况；实验结束时 F0 代和 F1 代动物的脏器称重［子宫（含输卵管和子宫颈）、卵巢、睾丸、附睾、脑、肝、肾、脾和可能已知的毒性靶器官］；F0 代做大体解剖和组织病理学检查，特别注意生殖器官。

一代生殖毒性试验是指仅亲代（F0 代）动物直接暴露于受试物，子一代（F1 代）在母体子宫内及经哺乳暴露于受试物。假如在这种研究中包括了胚体-胎体期检查，即部分孕鼠正常分娩和继续暴露受试物至子代断乳，并对子代进行生理、生化和行为的评价。另一部分在分娩前一天处死，进行胎鼠形态与结构检查。如在足够高的暴露剂量下得到明确的阴性结果，则没有必要在啮齿类动物中进行进一步研究，但需要提供另一种非啮齿类动物的致畸试验的结果。

两代生殖毒性试验是指仅对两代动物成体进行染毒，即 F0 代直接暴露于受试物，F1 代既有直接暴露，也有通过母体的间接暴露，第三代动物（子二代，F2 代）在子宫内和经哺乳暴露于受试物。三代及多代的研究也照此规定类推。

通过本研究可以了解受试物生殖毒作用的特点、剂量反应关系，并且得出生殖毒性的 NOAEL 和（或）LOAEL。

二、　发育毒物初筛和替代试验

常规的整体动物生殖与发育毒性试验耗费大量的时间、动物、资金和人力，很难满足对大量投放市场的化学品进行生殖和发育毒性评价的需要。多年来人们一直在寻求简单、快速的体内或体外替代方法，用来评价化学物的生殖和发育毒性。由于生殖和发育过程十分复杂且涉及多个阶段，只用一两种简单的方法难以全面反映受试物的生殖发育毒性。因此，生殖发育毒性试验的完全替代目前尚无可能，已开发出的替代方法更多用于发育毒物的初筛和毒作用机制的探讨。近年来已有一些体内外初筛和替代试验方法相对成熟，且经过了国际权威机构组织的验证，显示有较好的预测价值，有的在国外已被列入化学品安全性评价规范。

（一）体内初筛试验

哺乳动物生殖或发育毒性的体内预筛试验（reproduction/developmental toxicology screening test）于 1982 年由 Chernoff 和 Kavlock 提出，又称 C. K. 试验，可用大鼠或小鼠。1995 年被列入 OECD 化学品测试准则（TG421），推荐用大鼠。本试验是依据大多数出生前受到的损害将在出生后表现为存活力下降和（或）生长障碍。因此在仔鼠出生后，观察其外观畸形、胚胎死亡、生长迟缓等发育毒性表现，而不进行常规试验中内脏和骨骼的检查，就可以达到初筛的目的。本试验所用动物数少、检测终点少、试验周期短，但能提供有关化学物对生殖和（或）发育可能影响的初步信息，被认为是一种比较理想的生殖发育毒性体内预筛试验。该试验方法分别于 2015 年和 2016 年经过修订，增加了内分泌干扰作用的相关检测指标。但由于提供的信息有限，筛选结果即使是阴性也不表示受试物对生殖发育绝对安全，但若暴露剂量明显低于 NOAEL 剂量，则受试物可能对生殖发育过程是安全的；

筛选结果为阳性且缺乏其他的生殖发育毒性资料时，有助于决定是否应进一步试验。OECD 强调该方法不能替代一代和多代生殖毒性试验。

（二）体外初筛试验

近年来发展了一些发育毒物体外预筛试验。例如小鼠卵巢瘤试验、人胚胎盘间叶细胞试验、啮齿类动物全胚胎培养试验、大鼠胚胎细胞微团培养试验、小鼠胚胎干细胞试验、鸡胚视网膜神经细胞培养试验等。这些方法相对简单，可严格控制试验条件，试验结果与没有母体毒性的整体动物致畸试验有较好的相关。其中大鼠全胚胎培养试验、大鼠胚胎肢芽微团培养试验和小鼠胚胎干细胞试验已得到公认。欧洲替代方法验证中心（European Alternative Method Validation Center，ECVAM）已提出用这三项试验替代上述大鼠体内预筛试验（OECD TG421）。可利用这些试验进行发育毒物的初筛，预测受试物对整体动物的致畸性，发现致畸作用的靶器官，或阐明致畸物的作用方式和机制等。但这些体外试验系统缺乏整体动物发育过程的复杂性，不能肯定某种效应是否确实存在，试验结果外推到人时比常规动物试验更加困难，对危险/暴露评价的意义有限，因此不能完全替代整体动物发育毒性试验。

1. 大鼠全胚胎培养（whole embryo culture，WEC）试验

从孕第 9.5 天的大鼠子宫中取出胚胎，剥去 Reichert 膜，放入含有雄鼠血清的培养液中，加入受试物，在含 O_2、CO_2、N_2 的环境中旋转培养 48h，观察胚胎发育情况。以胚胎是否存在心跳和血液循环作为存活的指标，以卵黄囊直径、顶臀长、头长、体节数和胚胎质量作为胚胎生长发育的指标，根据 Brown 评分对器官形态分化进行评价。此方法体外培养的大鼠胚胎，其生长发育和形态分化与体内同日龄胚胎生长发育和形态分化之间的差异无显著性，且此时期的胚胎正处于器官形成期，对外源化学物的致畸性极为敏感。培养过程中接触胚胎毒性化学物可导致胚胎生长发育迟滞或器官畸形的出现。可以通过对器官形成期胚胎器官分化和生长发育的影响来判定化学物的胚胎毒性和致畸性。此方法可以测试化学物的发育毒性、探讨其剂量反应关系和作用机制。

WEC 的优点十分明显：①它是一个完整的生物体模型系统，可以很好地对暴露产生反应；②能在短期（48h）内评估体内胚胎发育；③隔离母体影响（代谢和毒性），可以单独检测其代谢产物，在需要考虑母体作用时又可选择性地加入某些母体因素到培养系统中（如给药动物的血清及已知的母体代谢物）；④是直观、动态、快速的体外发育毒性替代法。但它还不能替代体内生殖发育毒性试验，由于其无法呈现母体-胎儿相互作用；无法选择在某一特定的妊娠阶段暴露孕体；发育暴露窗较窄（2~3d），使其无法捕捉到某些生殖发育毒性的表现。

2. 胚胎细胞微团培养（micromass culture，MM）试验

从孕第 11d 的大鼠胚胎中取得原代中脑区、肢芽区或其他区的细胞微团，放入含有适宜培养液的培养皿中，加入不同浓度的受试物，与高密度胚胎原代细胞共同培养 5d。此方法能够较好地模拟体内发育过程。在培养过程中，均匀分散的细胞逐渐聚集形成细胞团集落，在此期间细胞对化学毒物的作用非常敏感，毒物可以抑制细胞的增殖和分化，从而使细胞集落和细胞数目减少。培养 5d 后，用中性红染色判断细胞存活情况；用苏木素染色判断中枢神经细胞分化数量；用阿利新蓝染色判断肢芽软骨细胞分化数量。分别求出影响各

终点的 IC_{50}。通过观察对细胞增殖和分化的影响，分析评价化学物的细胞毒性和发育毒性，探索化学物的致畸作用，研究化学物的致畸机制。

胚胎细胞微团培养的最大优点在于简化了环境条件，排除了整体动物实验中复杂的干扰因素；另外，通过人为地改变培养条件，有利于应用不同的技术手段观察和研究细胞结构及生化功能的变化，便于从细胞水平揭示外源化学物的致畸作用机制；此外，它还有花费少、周期短、操作简单、准确性高、重现性好等优点。其主要缺点是缺少体内代谢环境和母体因素，与体内试验一致性较差。

3. 小鼠胚胎干细胞试验（embryonic stem cell test，EST）

小鼠胚泡内细胞团衍生的胚胎干细胞，在特定条件下可定向分化成机体的多种细胞，因此可作为生物测试系统，用于哺乳动物细胞分化、组织形成过程的发育毒性研究。试验使用两种小鼠的永生化细胞系：①代表胚胎组织的小鼠胚胎干细胞 D3，它可分化成各种类型的细胞，包括心肌细胞、内皮细胞、胰岛细胞、神经细胞等；②代表成体组织的成纤维细胞 3T3。本试验是将受试物对干细胞分化的抑制，以及胚胎组织与成体对受试物细胞毒性敏感性的差异结合起来进行研究。通过比较受试物抑制干细胞分化的浓度和抑制干细胞以及 3T3 细胞生长的浓度来评价其胚胎毒性。

本试验具有如下优点：①可以直接评估分化程度和细胞毒性/增殖，能帮助鉴定化学物的体内生殖发育毒性，而无须使用动物；②胚胎干细胞具有定向分化为多种细胞的潜能，对模拟早期胚胎发育具有很强的代表性，因此能评估多种与胚胎发育相关的事件。但 EST 周期较长，价格昂贵，形态学终点（以心肌细胞搏动为例）不易判断也缺乏特异性，缺少母体因素，代谢能力有限，预测能力也有待提高。

近年来，基于人胚胎干细胞（human embryonic stem cell，hESC）的生殖和发育毒性测试替代方法得到迅速发展。动物模型预测致畸性无法与人直接相关，但 hESC 与人类发育在生理上相关，因此同时应用 hESC 和代谢组学来研究生殖发育毒性生物标记物的预测模型成为研究者们关注的重点。此方法不仅能准确且特异地预测人的生殖发育毒性，还能提供相关机制的信息，揭示损伤的生物途径。但 hESC 也有自身缺陷：细胞培养程序复杂；体外系统无法完全模拟体内吸收、分布、代谢、排泄（ADME）过程；也不能完全模拟胎儿-母体相互作用和器官发生的复杂过程。但最主要的问题还是人权、道德等伦理学问题，从而限制了人胚胎干细胞研究的进一步发展。

因此，胚胎干细胞的应用还面临一些机遇和挑战。一是更好地应用自动化技术和分子标记物来加速化学物测试和毒性分析；二是建立一个能模拟体内代谢特征的代谢系统，但代谢系统本身对干细胞没有毒性；三是可以比较人和鼠的干细胞反应以及当两者结果不一致时探讨其机制。

（三）模式生物初筛试验

哺乳动物试验费时、费力、敏感性低，难以对大量化学物质进行发育毒性评价，且不符合毒理学 3R 原则。人和哺乳动物细胞体外试验又存在代谢转化能力低、缺乏整体调节、不能观察行为学指标等缺点。近年来，非哺乳动物整体试验模型得到快速发展。采用的模式生物包括果蝇、线虫、海胆、水蛭、非洲爪蟾、斑马鱼等。

斑马鱼胚胎毒性模型（zebrafish embryo toxicity test，ZET）是目前最受关注的致畸筛选模型。将斑马鱼受精卵在一个简单而快速的培养系统中培养，在其发育成熟前通过斑马鱼形态评分系统（GMS）对其结构和器官畸形情况进行分级，从而对致畸物进行分类。由于斑马鱼具有胚胎透明、易于形态学观察、便宜易得、模型简单、试验周期短、某些发育过程与人类相比具有遗传保守性、与人的药物作用靶点同源性高、基础资料齐全、对致畸作用敏感等特点，近年来得到广泛应用，尤其在神经发育毒性和致畸性方面已有大量研究报道。但此模型的胚胎暴露方式、代谢和活化能力与哺乳动物不同，且其发育缺陷往往较大，形态学观察也比较主观。

到目前为止，上述模式生物初筛试验方法大多还没有被国际权威机构认可正式作为化学物发育毒性的规范化评价方法。

（魏雪涛）

本章小结

本章介绍了生殖毒性和发育毒性的基本概念，生殖毒性的特点、作用靶点及相关的机制；发育毒性的特点、主要表现及损伤机制。在生殖和发育毒性中着重强调了致畸作用，介绍致畸作用概念、致畸作用的影响因素和致畸作用的主要机制。在了解损伤效应和机制的基础上，介绍了各种损伤效应相关的评价方法，包括国标中的法规毒理学评价方法和用于化学物潜在发育毒性初筛的体内评价方法、体外评价方法和模式生物评价方法，通过本章学习，能够对外源性物质引起的生殖毒性和发育毒性有基本的认识和了解，对与相关研究和评价的方法有概括的认识，为进一步深入该领域的研究奠定基础。

🔍 思考题

1. 生殖毒性和发育毒性的概念是什么？
2. 生殖毒性作用的靶器官和损伤机理是什么？
3. 发育毒性的靶器官和损伤机理是什么？
4. 发育毒性有哪些主要表现？
5. 致畸作用的影响因素有哪些？如何根据影响因素来合理设计致畸试验？
6. 如何利用体外替代方法预筛外源化学物的致畸性？

参考文献

[1] 周宗灿. 毒理学基础：第二版. 北京：北京医科大学出版社，2000.

[2] 周宗灿. 毒理学教程：第三版. 北京：北京大学医学出版社，2006.

[3] 孙志伟. 毒理学基础：第七版. 北京：人民卫生出版社，2017.

[4] 庄志雄，曹佳，张文昌. 现代毒理学. 北京：人民卫生出版社，2018.

［5］彭双清，郝卫东．药物安全性评价关键技术．北京：军事医学科学出版社，2013.

［6］沈英娃，孙锦业．化学品 GHS 分类实用指南．北京：中国环境出版社，2014.

［7］Klaassen CD. Casarett & Doull's toxicology：the basic science of poisons. Ninth edition. New York：McGraw-Hill Education，2018.

第十一章
致癌作用

第一节　概　　述

　　肿瘤是严重危害人类健康的疾病，《2018 全球癌症数据报告》对全球 185 个国家和地区，36 种癌症数据进行了统计，结果显示，2018 年估计有 1810 万新癌症和 960 万癌症死亡病例。另据我国国家癌症中心 2019 年 1 月的研究报告显示，2015 年恶性肿瘤发病约392.9 万人，死亡约 233.8 万人，占我国居民全部死因的 23.91%。肿瘤的发生通常是环境因素与遗传因素相互作用的结果。人类肿瘤的发生 90% 与环境因素有关，环境因素包括物理因素、生物因素、化学因素等。

　　早在 18 世纪末期，英国外科医生 Pott 就指出煤烟和煤焦油是引起烟囱清扫工发生阴囊癌的病因。Hill 也发现使用鼻烟可致鼻癌。19 世纪末，德国外科医生 Rehn 又发现苯胺染料生产厂工人膀胱癌发病率高。到 20 世纪初，人们开始通过动物实验来显示化学物的致癌性。1915 年，日本人市川和山极用煤焦油涂抹兔耳诱发皮肤癌成功。1937 年，美国人Huepper 用狗做实验证明苯胺工人接触的联苯胺和 2-萘胺可致膀胱癌。Higginson（1969）从肿瘤患病率的地区差异与环境化学污染的相关性出发，认为 60%~90% 的人类肿瘤是环境化学污染所致。Boyland（1977）更指出："人类肿瘤由病毒等生物因素引起的不足 5%，放射线和紫外线等物理因素引起的也不超过 5%，约有 90% 是化学物引起"。

　　食品生产、加工、保藏、运输和销售过程中各个环节都会涉及很多可能诱发癌症的化学因素，常见食物中的致癌物有：①多环芳香烃：又称多环碳氢化合物，存在于烟草燃烧的烟雾中、烤制和熏制的鱼肉中；②亚硝胺类：存在于熏烤的肉类、咸鱼、油煎食品、酸菜中。环境中还存在很多可合成致癌性亚硝胺的前提物质，在人体内可以合成大量的亚硝胺，是消化系统癌症的重要致癌物质；③霉菌毒素是某些霉菌的代谢产物，可以致癌，如黄曲霉毒素等，被黄曲霉菌污染的食品可能与肝癌有关。

一、　基本概念

　　肿瘤（tumor）为机体细胞在不同致瘤因素长期作用下，基因发生了改变，失去对其自身生长的正常调控，从而发生过度增生及分化异常而形成的新生物，其外形通常表现为肿块状。肿瘤按其生物学特性及其对机体的危害性的不同，可分为良性肿瘤和恶性肿瘤两大类。良性肿瘤生长缓慢，与周围组织界限清楚，不发生转移，对人体健康危害不大；恶性肿瘤生长迅速，具有转移性和浸润性，可转移到身体其他部位，还会产生有害物质，破坏正常器官结构，使机体功能失调，威胁生命。恶性肿瘤又包括以下 3 种，起源于上皮组织的恶性肿瘤称为癌（cancer），起源于间叶组织（包括结缔组织和肌肉）的恶性肿瘤称为肉瘤（sarcoma），原发于淋巴结和其他器官中淋巴组织的恶性肿瘤称为淋巴瘤（malignant lymphomas）。

肿瘤的特征：①瘤细胞是来源于正常细胞，又有别于正常细胞的"新生物"，其本质是细胞生物学遗传特性的改变，因此可被免疫活性细胞"识别"而排斥；②肿瘤是以细胞异常增生为基本特征的病变；③肿瘤是一大类疾病，必须是机体对致瘤因子的反应；④肿瘤细胞常形成具有异常结构的肿物，其代谢和生长能力非常旺盛，与周围组织的生长不相协调，它的细胞分化程度较低，是一种不可逆的进行性变化，即使在致瘤因素的作用被去除以后，也不会恢复正常。

良性肿瘤与恶性肿瘤之间具有本质的区别，但并不是绝对一成不变，很多良性肿瘤如不及时治疗，可转变为恶性肿瘤（如卵巢肿瘤可恶变为卵巢癌），个别恶性肿瘤也可转变为良性肿瘤（如儿童的神经母细胞瘤可转变为良性的节细胞神经瘤）。

致癌作用（carcinogenesis）是指环境致癌物引起或诱导正常细胞发生恶性转化并发展成为肿瘤的过程。化学致癌作用是指化学物质引起或诱导正常细胞发生恶性转化并发展成为肿瘤的过程。具有这类作用的化学物质称为化学致癌物。一般认为致癌物使正常体细胞遗传物质 DNA 的结构和功能发生改变，引起基因突变；或不改变 DNA 结构，但使基因调控失常，体细胞失去分化能力所致。

二、 肿瘤相关基因

（一）癌基因

细胞基因组中能够使正常细胞发生恶性转化的基因称为癌基因（oncogene），属于人类或其他动物细胞（以及致癌病毒）固有的基因，又称转化基因，激活后可促使正常细胞癌变、侵袭及转移。目前已发现的癌基因有 100 多种（表 11-1）。人类正常细胞的基因组中，就已存在一种与细胞恶性转化有关的基因，但是，在一般情况下，这类基因处于不表达状态，或其表达水平不足以引起细胞的恶性转化，或其野生型蛋白的表达不具有恶性转化作用。当癌基因被激活后其数目增多或功能增强，使细胞过度增殖及获得其他恶性特征，从而形成恶性肿瘤。

化学致癌物诱导癌基因的激活多涉及 ras、fos、myc、erb 等原癌基因的激活，如乳腺癌中多有 erbB2、myc 和 H-ras 的激活；肝癌中 c-myc、N-ras 和 c-ets2 等基因的激活；肺癌中 erbB1、H-ras 和 7nyc 等基因的激活；在黑色素瘤中主要为 H-ras 基因的激活。肿瘤的组织类型与激活的癌基因种类有一定关系，如上皮组织肿瘤（皮肤癌、乳腺癌、食管癌）与 H-ras 基因被激活有关，而间叶组织肿瘤（淋巴瘤、纤维肉瘤、肾间质瘤）与

K-ras或 N-ras 基因被激活有关。但目前尚难以对不同化学致癌物与各种癌基因激活之间的关系作出规律性结论。

表 11-1　　　　　　　　　　　　人类肿瘤的常见癌基因及其分类

癌基因	活化机制	人类的肿瘤
生长因子		
sis	过渡表达	星形细胞瘤、骨髓瘤、乳腺癌等
hst-1	过渡表达	胃癌、胶质母细胞瘤
Int-2		膀胱癌、乳腺癌、黑色素瘤
受体蛋白-酪氨酸激酶类		
erbB1	过渡表达	肺鳞癌、脑膜瘤、卵巢癌等
erbB2	扩增	乳腺癌、卵巢癌、肺癌、胃癌等
erbB3	过渡表达	乳腺癌
fms	点突变表达	白血病
max1	基因重排	皮肤癌
膜 G 结合蛋白类		
H-ras	点突变	甲状腺癌、膀胱癌
K-ras	点突变	结肠癌、肺癌、胰腺癌等
N-ras	点突变	白血病、甲状腺癌
非受体酪氨酸激酶		
abl	易位	慢性髓性及急性淋巴细胞性白血病
核转录因子类		
c-myc	易位	Burkitt 淋巴瘤
N-myc	扩增	神经母细胞瘤、肺小细胞癌
L-myc	扩增	肺小细胞癌

（二）原癌基因

基因激活或异常表达后可使细胞发生恶性转化的基因称为原癌基因（proto-oncogene），是一类存在于生物正常细胞基因组中的癌基因。正常情况下，存在于基因组中的原癌基因处于低表达或不表达状态，并发挥重要的生理功能。原癌基因在生物进化过程中高度稳定，原癌基因编码的蛋白质多是对正常细胞生长很重要的生长因子和生长因子受体、重要的信号转导蛋白质及核转录因子等，因此它们的存在不仅对细胞无害，而且在控制细胞生长和分化中起重要作用。但在某些条件下，如病毒感染、化学致癌物或辐射作用等，原癌基因可被异常激活，转变为癌基因，诱导细胞发生癌变。这类癌基因的激活表达是许多肿瘤细胞发生发展的重要机制。

（三）病毒癌基因

病毒癌基因（viral oncogene）是存在于病毒（大多是逆转录病毒）基因组中能使靶细胞发生恶性转化的基因。它不编码病毒结构成分，对病毒无复制作用，但是当受到外界的条件激活时可产生诱导肿瘤发生的作用。基本上每一种细胞中的癌基因，都能在相应的病毒基因组中发现其同源基因。

（四）肿瘤抑制基因

肿瘤抑制基因（tumor suppressor gene），又称抑癌基因和隐性癌基因。是一类存在于正常细胞中的、与原癌基因共同调控细胞生长和分化的基因。其作用与癌基因相反，它们在正常细胞中起着抑制细胞增殖、促进细胞分化的作用，一旦发生丢失或功能改变（二倍体细胞中两个等位基因都失活），可导致正常细胞恶性转化。

已发现的肿瘤抑制基因有几十种（表11-2），其中研究最多的是 p53、Rb，它们的产物都是以转录调节因子的方式控制细胞生长的核蛋白。由于点突变或丢失可使这些基因失活，引起蛋白表达的异常，从而导致细胞生长失控、恶变，突变造成抑癌基因的缺失是活化的癌基因发挥转化作用的必要条件。其他肿瘤抑制基因还有神经纤维瘤病-1基因、结肠腺瘤性息肉基因、结肠癌丢失基因和 Wilms 瘤-1 等。约有30种家族性肿瘤综合征与肿瘤抑制基因失活有关。

表 11-2　　　　　　　　　　常见抑癌基因及其分类

基因	染色体定位	肿瘤
跨膜受体类		
PTCH	9q22.3	基底细胞癌
DCC	18q	结直肠癌
胞质调节因子或结构蛋白		
NF1	17q11	内癌、神经胶质瘤
NF2	22q12	神经鞘瘤
APC	5q21	结肠癌
PTEN	10q23.3	成胶质细胞瘤
转录因子和转录调节因子		
MADR2	18q21	结直肠癌
DPC4	18q21.1	胰腺癌
RB1	13q14	内瘤、成视网膜瘤
WT1	11p13	维尔姆斯瘤
P53	17p13.1	内瘤、神经胶质瘤、乳腺癌
VHL	3p25	嗜铬细胞瘤、胃癌
细胞周期因子		
p16	9p21	
P15	9p21	成胶质细胞瘤

续表

基因	染色体定位	肿瘤
P21	6p21	前列腺癌
DNA 损伤修复因子		
BRCA1	17q21	乳腺癌、卵巢癌
BRCA2	13q12	乳腺癌、胰腺癌
MSH2	2p22-2p21	遗传性结肠直肠癌、卵巢癌
MLH	3p21.3	遗传性肠癌、2型贲门癌、白血病
PMS2		
ATM	11q22-q23	乳腺癌
其他		
NBI	1p36	成神经细胞瘤
MLM	9p21	黑色素瘤
MEN	11q13	垂体瘤
BCNS	9q31	成神经管细胞瘤、皮肤瘤
RCC	3p14	肾癌
Maspin	18q21.3	乳腺癌

（五）肿瘤转移相关基因

肿瘤转移相关基因（metastasis-relatedgene）是指某基因改变和表达能够促进或导致肿瘤转移的基因。主要指一些编码细胞表面受体的基因，它们的突变或失活会导致细胞黏附能力的下降，促使肿瘤的发生和转移。

癌基因、肿瘤抑制基因和其他癌相关基因在正常细胞的功能是参与信号转导、细胞周期调控及 DNA 复制和修复中 DNA 保真性的控制。

癌基因和肿瘤抑制基因比较见表 11-3，近年的研究表明，正常细胞必须通过肿瘤相关基因遗传改变的积累才能形成癌细胞，遗传改变的多样性和复杂性导致癌细胞的各种表型如自主性增殖、脱离细胞周期控制点、细胞和结构的非典型性、侵袭和转移等。

表 11-3　　　　　　　　　致癌过程中涉及的两组基因比较

原癌基因	肿瘤抑制基因
①涉及细胞生长和分化	①功能不清楚，但可能涉及生长和分化（负调节？）
②存在基因家族	②存在基因家族
③在癌中被活化或扩增	③在癌中被灭活或丢失
④因点突变、染色体易位或基因扩增而活化	④因染色体丢失、染色体缺失、点突变、转换、体细胞重而灭活
⑤几乎没有证据与遗传性癌有关	⑤有明显证据涉及遗传癌和非遗传癌

第二节　化学致癌过程

癌基因、肿瘤抑制基因和其他癌相关基因在正常细胞的功能是参与信号转导、细胞周期调控及 DNA 复制和修复中 DNA 保真性的控制。已知有 300 多个遗传特征与癌发生率有关，80 多个基因在癌细胞中发生改变，30 多个基因与人的肿瘤高易感性有关。这些数据及癌细胞表型的变化，说明致癌过程是一种多态现象，是由多种途径组成的。因此肿瘤的发生是多因素、多基因综合作用的多阶段过程。

目前认为多阶段化学致癌可分为启动、促癌和进展三个阶段，即不可逆的细胞改变（引发），启动细胞的克隆增殖（促长）以及侵犯性和转移表型的获得（进展）三个阶段。癌变的阶段学说起源于 20 世纪 40 年代，Rous，Mottram 和 Bemblum 等分别研究利用多环芳烃和巴豆油诱发小鼠皮肤乳头瘤，提出化学致癌的两阶段学说，即引发和促长两个阶段。其试验证据是用亚致癌剂量（即在实验期间不引起肿瘤发生的剂量）的多环芳烃涂抹小鼠皮肤一次，20 周后不发生乳头瘤或很少发生。但如在使用剂量相同的致癌物之后再用巴豆油涂抹同一部位（每周 2 次，共 20 周）则有约 1/3～1/2 的小鼠发生乳头瘤。单独使用巴豆油或在涂抹致癌物之前使用巴豆油都不引起乳头瘤。据此提出化学致癌的引发和促长两阶段学说，将所用的多环芳烃称为引发剂（initiator），巴豆油称为促长剂（promotor），巴豆油中具有促长作用的有效成分经鉴定为佛波醇酯。癌变的阶段学说在肝、膀胱、肺、胃肠道等癌症发生和体外细胞转化试验中得到证实。进一步的研究证明，癌变过程是多阶段过程，从良性肿瘤向恶性转变的过程称为进展阶段。化学致癌过程的主要阶段见图 11-1，在引发和进展阶段有细胞基因组（DNA）的结构改变。在促长阶段虽不涉及细胞基因组的结构改变，但依赖于基因的表达改变。

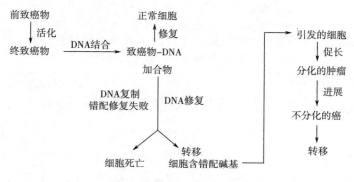

图 11-1　化学致癌过程的主要阶段

一、引发阶段

引发阶段是指化学物或其活性代谢物（亲电子剂）与细胞 DNA 靶点作用，导致细胞突变成引发细胞的阶段，是化学致癌作用的第一步。在引发阶段，细胞在各种致癌因素作用下，发生基因突变或表观遗传变异，导致异常增生的单个克隆癌细胞的生成，从而引发致癌过程。

引发阶段历时很短，引发作为一个突变事件，需要一次或多次细胞分裂来"固定"引发事件，引发所确定的基因型和/或表型是不可逆的。引发细胞在形态上与正常细胞很难区别。引发是不可逆的，但并非所有的引发细胞都将构成肿瘤，因其中大多数将经历程序性细胞死亡（凋亡）。引发细胞不具有生长自主性，因此不是肿瘤细胞。引发剂本身有致癌性，大多数是致突变物，没有可检测的阈剂量，引发作用是不可逆的并且是累积性的。引发剂主要作用于原癌基因和抑制基因。引发阶段的个体变异、物种差异及亲器官特征是取决于细胞对致癌物的代谢、DNA 修复及细胞增殖/凋亡的平衡。

二、促长阶段

促长（promotion）阶段是单克隆的癌细胞在一种或多种促癌物质的不断作用下，表型发生了改变，恶性肿瘤细胞的各种性状得以表达的过程，是引发细胞增殖成为癌前病变或良性肿瘤的过程。这个过程涉及选择性地促使启动细胞增殖的某些遗传或非遗传的改变。促长剂是通过刺激细胞增生使启动的细胞发展进入促长阶段，促长剂本身无或仅有极微弱的引发作用，但反复使用能刺激细胞分裂，形成肿瘤，或在引发剂后使用发挥促长作用。促长剂通常是非致突变物，存在阈剂量和最大效应，其剂量反应关系呈"S"状曲线。促长剂影响引发细胞的增殖，导致局部增殖并引起良性局灶性病理损害如乳头瘤、结节或息肉，仅少数细胞发生进一步突变引成恶性肿瘤。促长剂可能经特异的受体介导干扰细胞信号转导途径、改变基因表达；也可能在细胞和分子水平通过改变细胞周期调控，选择性促进引发细胞的增殖；促长剂还可能抑制细胞凋亡。促长阶段历时较长，早期有可逆性，晚期为不可逆的。促长阶段的另一个特点是对生理因素调节的敏感性，衰老、饮食和激素可影响促长作用。

现已发现的促癌剂，如巴豆油及其提纯的有效成分佛波酯、煤焦油中的酚类化合物、BHT 等，其作用范围较广，对皮肤癌、肝癌、膀胱癌、肺癌、甲状腺癌、肾癌等都有相对特异的作用。其中最经典的是佛波酯，它通过激活蛋白激酶 C 刺激细胞增生发挥促癌作用。小鼠多阶段皮肤诱癌试验研究显示：一些致癌剂虽能致突变，但不能诱导肿瘤发生，但用佛波酯处理突变细胞，即可诱导细胞增生并形成肿瘤。

三、进展阶段

进展（progression）阶段是指由引发细胞群（癌前病变、良性肿瘤）转变为恶性肿瘤，并进一步演变成更具恶性表型或具有侵袭特征的肿瘤的过程。进展阶段是不可逆的过程。主要的表现是细胞自主性和异质性增加、生长加速、侵袭性加强、出现浸润和转移的恶性生物学特征。当细胞开始失去维持核型稳定的能力并出现染色体畸变时，它们即进入进展期。核型不稳定性进一步促进肿瘤细胞的生长和恶性表型的发展，同时引起细胞代谢调节功能的改变，并赋予肿瘤细胞逃避机体的免疫监视等功能。核型不稳定性的原因是多方面的：既有 DNA 的破坏和基因突变的修复机制缺陷，也有癌基因、抑癌基因或细胞周期调节基因表达水平的改变。进展期是一个动态的过程，其与促长期的主要区别是出现核型不稳定性及由它演变而来的染色体异常。

引发、促长和进展阶段的形态学和生物学特征见表 11-4。兼有引发剂、促长剂和进展剂作用的化学致癌物可称为完全致癌物（complete carcinogen），否则为不完全致癌物。

表 11-4　　　　　　　　　　　　多阶段致癌的形态学和生物学特征

引发	促长	进展
①不可逆性	①在基因表达和细胞水平上有可逆性	①不可逆性
②经引发的"干细胞"在形态学上不能鉴定	②持续给以促长剂才可维持促长细胞群	②核型不稳定性导致细胞基因组结构的形态学改变
③对外源化学物及其他化学因子敏感	③对衰老、饮食和激素因子敏感	③在进展阶段早期，已改变的细胞对环境因子敏感
④引发细胞可能自发（内源性）发生	④内源性促长剂可起"自发性"促长作用	④在进展阶段观察到良性或恶性肿瘤
⑤需经细胞分裂"固定"	⑤剂量-反应关系显示有阈值和最大作用	⑤进展剂使已促长的细胞进入此期
⑥剂量-反应关系没有易于确定的阈值	⑥以能否有效地扩大引发细胞群来确定促长剂的相对强度	
⑦经规定的促长阶段后，定量癌前病变来确定引发剂的相对强度		

虽然化学致癌通常分为三个阶段，但实际上是一个漫长复杂的过程，受体内、外多种因素的共同影响，不同的癌所发生遗传学改变的关键基因种类、数目和顺序都是可以不同的。这些都提示可能存在多种基因功能异常的途径或模式导致癌变。

第三节 化学致癌作用机制

对化学致癌作用的机制研究已有多年的历史，虽然目前还未彻底阐明，但一致认为：化学致癌是多因素（包括机体的免疫能力、各种生长因子和生物活性物质）、多基因参与的多阶段过程。在化学致癌机制研究中主要有体细胞突变学说和非突变致癌学说。前者认为，外来致癌因素引起细胞基因的改变或外来基因整合到细胞基因中，从而导致癌变。后者认为癌症的发生是由于非基因改变机制引起的。目前普遍认为外源化学致癌物诱导的肿瘤发生可能是上述两种主要机制共同作用的结果，两者协同作用，共同控制细胞癌变的过程。

一、 体细胞突变学说

斯拉德根据电离辐射能引起基因突变，并缩短动物的寿命的实验现象提出了体细胞突变学说。核心是肿瘤是从单个细胞，经突变积累的多阶段过程而形成，每一个癌细胞均具有形成癌的能力，是化学致癌机制学说中最经典的学说。其主要依据是：①致癌物代谢活化后生成的 DNA 加合物诱导基因突变；②大多数的致癌物在致突变实验中呈阳性；③DNA 修复缺陷可以导致肿瘤发生，如着色性干皮病、毛细血管扩张性共济失调等；④在许多肿瘤组织中发生染色体畸变或基因组不稳定性；⑤肿瘤细胞来源于单细胞克隆；⑥癌基因的突变以及抑癌基因突变或缺失在肿瘤细胞中普遍存在，而且突变的基因型可以通过细胞分裂传递给子代细胞。

大多数的化学致癌物进入体内，需经代谢活化转变为化学性质活泼、带电荷的亲核或亲电子物质，才具有致癌活性。这些活化了的致癌物与生物大分子如 DNA、RNA、蛋白质等进行共价或非共价的结合并导致损伤效应。其中与 DNA 碱基的共价结合所形成的 DNA 加合物（DNA adduct），是 DNA 损伤的重要形式。DNA 加合物形成后可导致碱基突变、缺失、插入、交联等后果，严重的甚至发生 DNA 链断裂，这些 DNA 改变成为体细胞突变机制的分子基础。N–甲基–N'–硝基–N–亚硝基呱（MNNG）和 N–甲基–N–亚硝基脲（MNU）属于单功能烷化剂，常作为典型的模式化学诱变剂和致癌剂用于研究 N–亚硝基类致癌物的致癌机制。MNNG 和 MNU 能与 DNA 及蛋白质等生物大分子形成加合物，在 DNA 上引起多种甲基化损伤，从而造成碱基颠换、点突变、染色体异常和细胞死亡。

致癌因素引起细胞的遗传学改变包括基因突变、基因扩增、染色体重排和非整倍性。大量的研究报道指出，基因点突变和染色体重排在某些肿瘤中使原癌基因激活或使抑癌基因失活；同样也观察到基因扩增和染色体数目改变在许多肿瘤的发生发展中起重要的作用。一般认为，致癌因素诱发基因突变或染色体畸变（如缺失、插入、易位、拷贝数和数目改变等）的逐渐积累是肿瘤形成的必要条件。

许多证据可证明肿瘤的克隆特性。通过白血病和淋巴瘤的分子分析表明所有的淋巴瘤细胞都有相同的免疫球蛋白基因或 T 细胞受体基因重排，提示它们来自单一起源的 B 细胞或 T 细胞。而体细胞突变和克隆选择模式也说明肿瘤在构成上是单克隆的，女性 X 连锁基因的分析为肿瘤克隆特性提供了最初的证据。

在环境有害因素作用下，部分原癌基因发生改变，引起异常激活而成为癌基因。已发现的癌基因有一百多种，虽然它们的产物功能各不相同，但大体上可归纳为生长因子、生长因子受体、信号转导分子、蛋白激酶或转录因子等几大家族。与肿瘤发生关系密切的另外一类基因——抑癌基因，是细胞内一类能对抗肿瘤作用的基因，抑癌基因往往在细胞癌变或恶性变的过程发生突变或纯合缺失、染色体易位导致基因功能丧失或表达阻抑。通常情况下，抑癌基因在控制细胞生长、增殖等过程起负调控的作用，而在诱导细胞分化及诱导细胞凋亡的过程则发挥正向调节的功能。点突变和染色体重排使原癌基因激活或过度表达，抑癌基因突变或失活导致细胞增殖失控，而 DNA 修复功能缺陷进一步促进基因组的不稳定性和增加患肿瘤的概率。

体细胞突变理论对现代分子生物学和肿瘤学的发展影响重大，具有重要意义。

二、 非突变致癌学说

细胞突变不是致癌的唯一机制，目前研究发现在正常的体细胞转变为癌细胞的过程中，细胞并没有发生突变。因此除了传统上致癌过程中致癌因素对 DNA 所引起的一系列启动作用，还有对其他的因素起作用引起的致癌过程称为非突变致癌机制，这类学说也分为很多种，如表观遗传学说、细胞异常增生、肿瘤免疫监视、免疫抑制、内分泌激素失衡、过氧化酶体增殖剂激活受体、癌干细胞理论等。

（一）表观遗传学说

近年来的研究证据表明，表观遗传改变在化学物致癌过程中也起着重要的作用。表观遗传学（epigenetic）是指研究 DNA 序列不发生改变的情形下基因表达发生的可遗传改变，以及该种改变在有丝分裂和减数分裂过程中如何遗传给子代的学科。在生物体内，遗传学信息提供了生命所必需的蛋白质的模板，而表观遗传学的信息则提供了何时、何地以何种方式应用遗传学信息的指令，在时空顺序上控制基因的表达，它不涉及 DNA 序列改变但又可以通过细胞分裂遗传给子代细胞。研究表明，表观遗传修饰参与了机体内外环境化学物所诱发的致癌过程，而目前已知的与化学物致癌相关的表观遗传机制主要包括 DNA 甲基化、组蛋白修饰和非编码 RNA 调控等，其中研究较多的是 DNA 甲基化。DNA 甲基化是指在甲基转移酶的催化下，DNA 的 CG 二核苷酸中的胞嘧啶被选择性的添加甲基，形成 5-甲基胞嘧啶，常见于基因的 5′-CG-3′序列。DNA 甲基化的位置主要集中在基因 5′端的非编码区，DNA 高度甲基化首先会影响 DNA 结构，进而阻遏基因转录，引起基因沉默。肿瘤中普遍存在 DNA 甲基化状态的改变，其特点是总体甲基化水平的降低与局部甲基化水平的升高。在肿瘤细胞中，癌基因处于低甲基化状态而被激活，抑癌基因处于高甲基化状态而被抑制。在环境应答状态下，上述几种调控模式相互作用，形成特定的表观遗传调控网络。表观遗传调控最重要的特点是可逆性，且在配子发生和早期胚胎发育中经历重编程过程。

表观遗传改变代表着致癌作用的非遗传毒性机制，它可能是独立于或伴随着遗传毒性改变的发生而发生的。而且，表观遗传现象可能直接影响化学物的遗传毒性和致癌作用潜能。例如，有研究表明，活性化学物优先结合于 DNA 内带有特定组蛋白修饰标记和/或 DNA 甲基化模式的区域。组蛋白是细胞核内与 DNA 结合的碱性蛋白质的总称，为 DNA 折叠提供线轴，是染色质的主要蛋白质。组蛋白可通过乙酰化、甲基化、磷酸化、泛素化、生物素化和 ADP-核糖基化等修饰及其不同的排列组合构成组蛋白密码来影响细胞的生物学行为，如调节着细胞的分裂与分化、细胞凋亡、细胞周期和 DNA 损伤修复等。研究表明许多化学致癌物可以导致表观遗传模式改变，如砷、镍、苯、苯并（a）芘、二噁英、烟草提取物、大气颗粒物、焦炉逸散物等，可引起细胞全基因组的低甲基化和特定基因的高或低甲基化；金属镍、砷或铬可以改变组蛋白的修饰而影响基因的表达。

无论在整体动物试验还是人体肿瘤细胞中都发现表观遗传变异的一些共同的特征，包括全基因组的低甲基化、某些抑癌基因和 DNA 修复基因的高甲基化以及印记丢失等。除了 DNA 甲基化修饰，非编码 RNA（ncRNA）与肿瘤发生发展密切关联的证据越来越清晰。目前对短链 ncRNA 如 siRNA 和 miRNA 的研究较为透彻，通过与靶基因互补序列的结合抑制靶基因的转录表达，间接发挥"促癌"或"抑癌"的作用，调控细胞的生物学功能。总之，表观遗传修饰改变通过调控重要通路的关键基因表达影响 DNA 损伤修复、氧化应激、细胞周期调控或凋亡等过程，参与化学致癌过程。

（二）细胞异常增生

肿瘤是正常细胞在致癌因素长期作用下，出现过度增生或异常分化而形成的新生物。与正常细胞相比，肿瘤细胞具有超常的增生能力。增生可分为良性增生与异常增生（恶性增生），前者常有明显的刺激因素，且增生限于一定程度和一定时间，一旦刺激因素消除，增生则停止，但如超越一定限度，发生质变，也可演变为恶性增生。恶性增生的特点是细胞不受任何约束和控制，呈无规律的迅速生长，以致破坏正常组织器官的结构并导致功能紊乱。许多因素如慢性炎症和感染可以诱导局部组织的增生，反复的炎症刺激可使良性增生发展为异常增生，是人类肿瘤发生的重要因素之一。例如胃幽门螺旋杆菌感染与胃癌、乙肝病毒和丙肝病毒慢性感染与肝癌、人乳头瘤病毒感染与宫颈癌等关系密切。环境致癌物的长期刺激也可以导致慢性炎症，适度的炎症是机体对环境刺激做出的防御反应，对组织的损伤修复、再生等起重要作用。但如果机体处在长期的慢性炎症状态下，炎症又是潜在有害的。研究表明慢性炎症与肺癌、胃癌、结肠癌、肝癌、前列腺癌等癌症均密切关联。临床研究发现细胞增生是许多癌前病变的共同特征，纤维化增生是慢性炎症促进肿瘤发生的一个重要的中间环节，例如乳腺囊性小叶增生、黏膜白斑病、慢性溃疡、大肠多发性息肉病、肝硬化等与恶性肿瘤发生密切相关。一般认为诱发与致癌过程相关的细胞增殖的机制主要有两种：一是再生细胞增殖和促有丝分裂剂引起细胞增殖。在再生增殖情况下，由于癌前损伤的细胞比正常细胞更能耐受毒性效应，癌细胞有生长增殖的优势；二是促有丝分裂剂引起的细胞增殖是指某些化学物能直接诱导细胞增殖，而且这种增殖常具有组织特异性。细胞增生促进癌前细胞灶优先生长，这种刺激作用在肿瘤发展阶段起重要作用。

（三）免疫抑制

肿瘤的发生与机体的免疫状态密切相关。例如胸腺摘除动物和胸腺先天发育不良患者，由于细胞免疫缺陷，恶性肿瘤发病率升高；原发性和继发性免疫缺陷患者，淋巴造血系统恶性肿瘤发病率上升；大剂量化疗、放疗、免疫抑制剂的使用，降低了机体的免疫监视功能，也易引起肿瘤发生；艾滋病患者由于免疫缺陷，伴发 Kaposi 肉瘤和淋巴瘤很常见。当机体免疫功能增强时，肿瘤可自行消退，如神经母细胞瘤、恶性黑色素瘤、绒毛膜上皮癌等均有少数自行消退的报告。由于肿瘤免疫原性非常弱以及主要组织相容性复合体和肿瘤细胞协同刺激分子表达异常等原因，难以诱发机体产生有效的抗肿瘤免疫应答。此外，肿瘤细胞可破坏宿主的免疫功能，以保护肿瘤细胞免受宿主细胞的攻击，使肿瘤细胞能继续生长、扩散，并发生转移，这就是"避免免疫摧毁"效应。原因可能与以下多种因素有关，包括肿瘤抗原的缺陷和抗原调变，MHC 抗原的表达异常，肿瘤细胞抗原的"封闭"或"覆盖"，肿瘤抗原的加工、处理和提呈障碍，肿瘤细胞协同刺激分子表达异常，肿瘤细胞的"漏逸"和"免疫刺激"，肿瘤细胞分泌免疫抑制性因子等。免疫抑制过程从多方面影响肿瘤形成。硫唑嘌呤、6-巯嘌呤等免疫抑制剂或免疫血清均能使动物和人发生白血病或淋巴瘤，但很少发生实体肿瘤。环孢素是近年器官移植中广泛使用的免疫抑制剂，现已查明，使用过该药的患者淋巴瘤的发生率增高。一些化学致癌物如多氯联苯、二噁英（TCDD）、7，12-二甲基苯蒽、三甲基胆蒽、苯并（a）芘、镉、砷等具有免疫抑制作用。因此外源化学物可能通过抑制免疫功能促进肿瘤的发生。

（四）内分泌激素失衡

研究发现长期使用激素可导致肿瘤发生。在动物实验中观察到雌激素或孕酮可诱导大鼠和小鼠发生垂体和乳腺肿瘤；许多人群流行病学资料表明长期使用激素类药物会增加肿瘤发生的危险。一些药物如己烯雌酚、抗甲状腺类药物、抗肾上腺类药物等在治疗过程中也会导致内分泌系统的失衡继而诱发肿瘤。例如，孕妇接触己烯雌酚可导致后代睾丸癌发生率上升。一些外源化学物质可通过影响体内激素的产生、合成、释放、转运、代谢或清除，与相应的受体结合，干扰血液中激素正常水平的维持，模拟或干扰天然激素的生理、生化作用。这类物质统称环境内分泌干扰物。研究表明接触环境内分泌干扰物不仅与生殖障碍、出生缺陷、发育异常、代谢紊乱等相关，还与人类肿瘤的发生密切关联。许多环境内分泌干扰物如多氯联苯、农药 DDT、TCDD 等是明确的致癌物，也是典型的环境雌激素，被证明具有诱发人类某些肿瘤如乳腺癌、睾丸癌、前列腺癌、卵巢癌等的作用。有关内分泌干扰物的致癌机制目前尚未明确，可能与干扰激素的正常代谢，与激素受体结合而发挥拟激素作用，与大分子物质形成加合物，影响神经、免疫等系统功能相关。

（五）过氧化酶体增殖剂激活受体

过氧化酶体是一种单层膜的亚细胞器，在细胞代谢中发挥重要作用，其功能除了清除分子氧和降解过氧化氢外，还参与甘油酯的合成、胆固醇生物合成和降解（胆酸形成）及脂肪酸氧化等过程。一些化学物有刺激肝脏过氧化物酶体增生的作用，这类物质统称为过氧化酶体增殖剂，包括降脂药氯贝丁酯（安妥明）、异丙酯、吉非贝齐、哌磺氯苯酸、除草剂乳氟禾草灵、增塑剂苯二甲酸等。过氧化酶体增殖剂通过受体介导的模式刺激过氧化酶体的增殖，在细胞内通过与一种雌激素样核受体——过氧化酶体增殖物激活受体 γ（PPAR-γ）结合并激活该受体。PPAR-γ 是一类由配体激活的核转录因子，为核激素受体超家族中的成员，通过与特异的 DNA 反应元件作用控制基因表达，在调节脂质代谢、糖代谢等方面起重要的作用。临床发现许多肿瘤如乳腺癌、结肠癌、胃癌等细胞中有 PPAR-γ 的高表达；动物实验中也观察到过氧化酶体增殖剂 WY14643 和氯贝特有促进肝肿瘤发生的作用。目前认为过氧化体增殖剂诱发肿瘤的原因可能与诱导氧化应激状态，导致过氧化氢的产生和降解失衡，损伤细胞内膜或 DNA，继而诱导 DNA 复制、干扰细胞周期调控，影响分化和增生有关。

第四节　与化学致癌相关的分子事件

除了体细胞基因突变和基因异常表达，与化学致癌关系密切的重要分子事件有很多，其中包括端粒调控、细胞永生化、细胞周期紊乱、细胞凋亡以及细胞自噬。

一、　端粒调控与细胞永生化

端粒和端粒酶是真核细胞染色体末端的一种特殊结构，由端粒 DNA 和端粒蛋白质组成。正常动物细胞 DNA 的端粒随着细胞分裂而缩短，当缩短到一定长度时细胞将停止增殖并死亡。端粒酶是一种特殊的核糖核酸蛋白质聚合物，是依赖于 RNA 的 DNA 聚合酶，它能以自身 RNA 为模板，在 DNA 3′端合成端粒重复序列，以弥补复制造成的端粒缩短，使细胞不会因端粒耗尽而出现凋亡。端粒的长度与有丝分裂次数相关，所以端粒又有细胞"有丝分裂钟"之称。端粒酶的激活可使端粒长度保持相对稳定，从而使细胞获得无限增殖的能力。永生化指体外培养细胞自发或受外界因素的影响从增殖衰老危机中逃离，从而具有无限增殖能力的过程。细胞永生化过程是细胞恶性转化的必经阶段，因为所有的肿瘤细胞都具备无限分裂的特性。原代培养的人上皮细胞在体外分裂 40~60 次以后，就停止生长，进入老化阶段 M 期，如果此时细胞中的抑癌基因 p53 和 Rb 失活，细胞就能暂时逃脱老化的威胁而继续分裂，但由于染色体端粒随着细胞的分裂而逐渐地缩短，这些细胞最终都进入以细胞死亡为特征的危机阶段 M 期，如果在这个危机点细胞的端粒酶被激活，端粒长度得到维持，细胞就获得了不断增殖分裂的能力而成为永生化细胞。因此抑癌基因 p53 和 Rb 的失活以及端粒酶的激活是人体细胞获得永生化的必要条件。这就是所谓的"端粒假说"。大多数肿瘤组织中可以检测到端粒酶的活性以及端粒酶激活可能发生在肿瘤的早期阶段的实验证据有力地证明端粒酶的激活与恶性肿瘤的发生密切相关。

二、　细胞周期调控紊乱

细胞增殖过程由细胞周期循环来实现，细胞由一次分裂结束到下一次分裂结束，都经历相同的变化阶段（即 G1→S→G2→M）周而复始地进行。细胞周期调控的核心成员是细胞周期素，周期素依赖性蛋白激酶（CDKs）和 CDK 的抑制性蛋白（CDKI）。上述几种不同分子与其他相关调控蛋白精确调控细胞周期的每一个关卡。其中重要的是 G1-S 转换和 G2-M 转换关卡，前者是肿瘤形成最为关键的控制点。细胞周期调控依赖两大机制：一是细胞周期驱动机制；二是细胞周期监控机制。从功能上看，细胞周期有 DNA 损伤检测点和时相次序检测点两大类，这些检测点对细胞周期进程进行严格监控，确保 DNA 复制和有丝分裂准确地执行。细胞周期监控包括 DNA 损伤感应、细胞生长阻滞、DNA 修复和细胞凋亡启动等功能，对维持细胞基因组的稳定性具有重要的意义。上述任何一个环节发生障碍，就有可能使正常细胞的周期调控遭到破坏。许多癌基因或抑癌基因也在细胞周期调控过程扮演重要角色，如 p53、Rb、p21、p16、cyclinD1、BRCA1、c-Myc 等基因。在肿瘤发生过程中，这些抑癌基因多因基因改变而失活，造成细胞周期监测点功能缺陷，导致各种错误被带入细胞周期，例如 DNA 复制错误和染色体分离紊乱等，并造成基因组的不稳定性，通常表现为基因突变、基因缺失、基因重排和易位，以及中心体扩增和染色体畸形。基因组不稳定性将导致基因组紊乱程度进一步恶化，其结果是细胞周期制动机制（监控机制）失活并伴随细胞周期驱动机制强化，从而产生细胞失控性增殖，导致肿瘤的发生。因此，细胞周期调控紊乱是肿瘤发生的重要分子事件，细胞周期的驱动能力增强，正常时监控能力下降，是导致细胞进入失控生长状态的分子基础。

三、 细胞凋亡

细胞凋亡（apoptosis）是指细胞在一定的生理或病理条件下，遵循自身的程序，自己结束其生命的过程。由于细胞凋亡受到严格的由遗传机制决定的程序性控制，所以也被称为细胞程序性死亡。它是一个主动的、高度有序的、基因控制的、一系列酶参与的过程。细胞凋亡与由于极端的物理或化学因素以及严重的病理性刺激引起的细胞坏死截然不同，细胞坏死时影响到周围细胞，引起炎症反应，而细胞凋亡过程比较平稳，无炎症反应。细胞凋亡是生物体存活的正常现象，在发育过程中和成熟组织中细胞发生凋亡的数量非常惊人，例如，健康的成人体内，在骨髓和肠中每小时约有 10 亿个细胞凋亡。在成熟生物体组织中，细胞的自我更新，被病原体感染细胞的清除也通过细胞凋亡来完成。当细胞凋亡失调，会导致各种疾病，例如各种肿瘤、艾滋病以及自身免疫疾病等。一般认为恶性转化的肿瘤细胞是因为失控生长，过度增殖，从细胞凋亡的角度看则认为是肿瘤的凋亡机制受到抑制不能正常进行的结果。肿瘤细胞中有一系列的癌基因和原癌基因被激活，并呈过表达状态。这些癌基因及其表达产物也是细胞凋亡的重要调节因子，许多种类的癌基因表达以后，即阻断了肿瘤细胞的凋亡过程，使肿瘤细胞数目增加。因此，从细胞凋亡角度来理解肿瘤的发生机制，是由于肿瘤细胞的凋亡抑制，肿瘤细胞减少受阻所致。因此，通过细胞凋亡角度和机制来设计对肿瘤的治疗方法就是重建肿瘤细胞的凋亡信号转导系统，即抑制肿瘤细胞的生存基因的表达，激活死亡基因的表达。

四、 细胞自噬

自噬（autophagy）作为细胞内一种正常的生物学过程，广泛存在于真核生物的细胞中，作为细胞一种程序化死亡途径，在细胞死亡等过程中发挥着重要作用。自噬的正常发生有利于机体内物质的及时清除以及回收利用，对维持细胞内环境稳态极为重要。其主要的功能物质的自噬所形成的自噬小体，自噬小体可通过包裹细胞内的待降解成分（比如蛋白或受损细胞器等），通过与溶酶体融合后消化内容物，从而实现清除细胞内有害物质，回收利用有益物质的目的。外源物质的刺激、营养缺失等因素均会导致自噬水平的改变。自噬的发生过程包括起始、延伸、成熟以及降解四个阶段，每一个阶段均受到多个自噬基因（ATG）或信号通路的严密调控，是一个高度保守的过程。

随着研究的深入，在多种恶性转化细胞或肿瘤中均观察到了自噬水平的异常，提示在肿瘤的发生发展过程中，自噬可能参与其中并发挥重要作用。但自噬与肿瘤的相互关系目前仍没有明确的定论。一方面，自噬的自我供给能力可以在一定程度上保护肿瘤细胞以维持其营养供给；另一方面，自噬作为细胞程序性死亡方式之一，可以诱导肿瘤细胞死亡，从而抑制肿瘤的形成。

第五节　化学致癌物分类

化学致癌物种类繁多，分类方法也各异。本节主要介绍依据化学致癌物的作用机制、对人类和动物的致癌性等方面进行的分类。

一、按照化学致癌物的作用机制分类

根据化学致癌物对细胞的作用及其致癌机制的不同，可把它分为遗传毒性致癌物和非遗传毒性致癌物。

（一）遗传毒性致癌物

大多数化学致癌物进入细胞后与 DNA 共价结合，引起基因突变或染色体结构和数目的改变，最终导致癌变。由于其作用的靶部位一般是机体的遗传物质，故称为遗传毒性致癌物（genotoxic carcinogens）。

1. 直接致癌物

直接致癌物（direct carcinogens）进入机体后，不需体内代谢活化即具有亲电子活性，能与电子密度高的亲核分子（包括 DNA）共价结合形成加合物。如二甲氨基甲酰氯、β-丙烯内酯、氮芥、烯化环氧化物（如 1，2，3，4-丁二烯环氧化物）等。

2. 间接致癌物

间接致癌物（indirect carcinogens）进入机体后需经代谢活化成亲电子剂后才能与 DNA 反应，从而发挥其致癌作用，它往往不能在接触的局部致癌，而在其发生代谢活化的组织中致癌，大约 95% 以上的化学致癌物均属于间接致癌物。如黄曲霉毒素 B_1、多环芳烃、2-乙酰氨基芴、联苯胺、亚硝胺类、氯乙烯等还有很多。未经代谢活化的间接致癌物称为前致癌物（pre carcinogens），在体内经过初步代谢转变为化学性质活泼但寿命短暂的间接致癌物称为近致癌物（proximate carcinogens）。近致癌物进一步代谢活化，转变为能与 DNA 发生反应的带正电荷的亲电子物质，称为终致癌物（ultimate carcinogens）。

3. 无机致癌物

无机物致癌物（inorganic carcinogens）致癌机制有两个方面，一方面有些无机物也是亲电子剂，很容易通过共享电子对的方式与 DNA 分子中富含电子的原子反应；另一方面是通过选择性改变 DNA 复制保真性，导致 DNA 的改变，如镍、钛、氡、铬、镉、镭、钴、铍、二氧化硅等。

（二）非遗传毒性致癌物

少数化学致癌物没有直接与 DNA 共价结合的能力，而是间接地影响 DNA 的结构和功能，促进基因型改变，它们的致癌作用机制主要是促癌细胞的过度增殖和抑制恶变细胞的凋亡而发挥致癌作用。这类物质并不直接作用于遗传物质，故称为非遗传毒性致癌物（non-genotoxic carcinogens）。

1. 促癌剂

促癌剂本身无致癌作用，在给予亚致癌剂量的遗传毒性致癌物之后再用促癌剂处理可增强致癌物的致癌作用，也可促进"自发性"转化细胞发展成癌。常见促癌剂见表 11-5。

表 11-5　　　　　　　　　　常见的几种促癌剂及其靶组织

促癌剂	靶组织
佛波酯（TPA，12-O-十四烷酰佛波-13-醋酸酯）	皮肤
2，3，7，8-四氯二苯-对二噁英（TCDD）	皮肤、肝
雌激素与雄激素	肝、乳腺
抗氧化剂（BHT，二丁基羟基甲苯；BHA，丁基羟基茴香醚）	肝、肺、胃
苯巴比妥	肝
多肽营养性激素和生长因子（催乳激素，高血糖素）	肝、皮肤、乳腺
石蜡（脂肪族烃）	膀胱
煤焦油（酚类）	皮肤、肺
DOT	肝

2. 内分泌调控剂

内分泌调控剂主要改变内分泌系统平衡及细胞正常分化，常起促长剂作用。如己烯雌酚、雌二醇等。使用人工合成的己烯雌酚给孕妇保胎时，可能使青春期女子阴道透明细胞癌发生率显著增高。发病机理尚不清楚，但很可能与促癌作用有关。

3. 免疫抑制剂

免疫抑制剂或免疫血清的使用均能使白血病或淋巴瘤的发生率增加，但实体肿瘤的发生率无明显改变。如免疫抑制剂环孢素 A、硫唑嘌呤、6-巯基嘌呤等。

4. 细胞毒剂

细胞毒剂可能引起细胞死亡，导致细胞死亡的物质可引起代偿性增生，以致发生肿瘤。例如，细胞毒剂三氯甲烷及次氨基三乙酸等。次氨基三乙酸可致大鼠和小鼠肾癌和膀胱癌，其作用机理是将血液中的锌带入肾小管超滤液，并被肾小管上皮重吸收。由于锌对这些细胞具有毒性，可造成损伤并导致细胞死亡，结果是引起增生和肾肿瘤形成。

5. 过氧化物酶体增殖剂

过氧化物酶体是由一层单位膜包裹的异质性的细胞器，过氧化物酶体普遍存在于真核生物的各类细胞中，但在肝细胞和肾细胞中数量特别多。具有使过氧化物酶体增生的各种物质都可能诱发肝或肾肿瘤。常见的能使过氧化物酶体增生的物质，如哌磺氯苯酸、苯酸降脂丙酯、安妥明（对氯苯氧异丁酸乙酯）和有机溶剂 1，1，2-三氯乙烯。

6. 固体物质

化学致癌活性较弱的固态物质，其物理性状适宜（如片状光滑物）时会提高癌症发生率。作用机理可能是固态物质可刺激上皮成纤维细胞的过度增殖。例如，塑料、石棉等。

（三）暂定不明机制致癌物

还有一些物质的致癌机制尚未十分清楚，它们在致突变试验中表现为阴性或可疑，而且生物转化过程非常复杂，所以暂时不能确定其能否直接作用于 DNA。如卤代烃类的四氯化碳、氯仿、某些多氯烷烃和烯烃；硫脲、硫乙酰胺、硫酰胺类等。遗传毒性致癌物和非遗传毒性致癌物有明显区别（表 11-6），但并不绝对。有些化学物达到一定剂量时，既具有启动剂（遗传毒性）的作用同时也具有促癌剂（非遗传毒性）的活性。如苯并（a）芘和甲基胆蒽，大剂量就兼有启动剂和促癌剂的作用，而小剂量仅有启动剂的作用，因此，必须随后有促癌剂的作用，才可表现出致癌作用。

表 11-6　　　　　　　遗传毒性致癌物和非遗传毒性致癌物的区别

遗传毒性致癌物特征	非遗传毒性致癌物（促癌剂）特征
①本身是致癌的（单剂量接触可以启动）	①单独不致癌，必须在始发因子处理后给予才起作用
②分子结构决定其活性	②分子结构决定其活性
③没有可察觉的剂量阈值，作用是积累的，不可逆的	③每一次暴露的作用是可逆的，不积累，必须重复暴露才能保持其作用
④大多数需要代谢活化，并与生物大分子共价结合	④有时并不需要代谢活化或与大生物分子结合
⑤大多数为诱变剂	⑤不是诱变剂，但可促进已引起的突变的表达
⑥对增殖组织的作用较强	⑥通常引起靶组织的增生（虽然增生不是一个足够的促进刺激）
⑦迅速地改变细胞的生物学潜能	⑦所引起的变化是进行性的，在呈现恶化以前可见到各个稳定的过渡阶段

二、 根据对人类和动物的致癌性分类

世界卫生组织下属国际癌症研究机构（International Agency for Research on Cancer, IARC）根据人类致癌性资料（流行病学调查和病例报告）和对实验动物致癌性资料，将化学物分为4级：致癌性证据充分、致癌性证据有限、致癌性证据不足以及证据提示缺乏致癌性。

IARC（2017年）对已有资料报告的1003种物质根据其对人的致癌危险分成4级，具体分级标准如下：

1级：人类致癌物（carcinogenic to humans），对人类确认致癌，120种。确证人类致癌物的要求：①有设计严格、方法可靠、能排除混杂因素的流行病学调查；②有剂量反应关系；③另有调查资料验证或动物实验支持。

2级：对人类很可能致癌物或致癌能力不确定的物质又分为两类，2A级和2B级。

2A级：对人很可能致癌，81种。此类致癌物对人类致癌性证据有限，对试验动物致癌性证据充分。

2B级：对人致癌能力可疑，299种。此类致癌物对人类致癌性证据有限，对实验动物致癌性证据并不充分；或对人类致癌性证据不足，对实验动物致癌性证据充分。

3级：对人的致癌性尚无法分类，即现有证据无法对人类致癌性分类，502种。

4级：对人很可能不致癌，仅1种（己内酰胺）。

第六节　化学致癌作用评价方法

一、 短期筛选试验

（一）定量构效关系分析

定量结构活性关系（QSAR）是利用数学模型来描述分子结构和分子的某种生物活性之间的关系，是集生物、化学和统计学为一体的综合技术，它的理论基础为影响化学反应速率的程度将体现为不同的活性或可量化的响应指数。相似的元素构成和空间结构以及相似的生物活性构效关系分析多从一种同系物着手，找出该系物质化学结构中与致癌性关系最密切的结构成分，以及其他结构成分改变时所产生的影响。因此在预测外源化学物质产生的健康危害作用时，可以首先从有害物质的化学结构特点来预评估化合物潜在的致癌风险。通过对数百种多环芳烃类化合物的小鼠皮肤癌诱发试验结果与构效关系的分析表明，致癌性的强弱不仅与化学结构的微小变化相关，而且受其立体结构变化的影响。

对于具有诱导遗传毒性的环境致癌物，通常是一些亲电试剂，包括碳正离子、正氮离

子、环氧化物、氧离子、醛、β 不饱和物、过氧化物、自由基和酰化中间体等。一些因素也决定着化学物的致癌特性，如分子质量、物理性状、亲水性、化学活性等。与 DNA 分子易发生反应的化合物通常是空间构型趋于平面的，带有亲电基团的。另外了解代谢途径有利于构效关系模型的建立。尽可能地掌握化合物毒性效应的机制，有助于选择合理的表征参数，使多元特征的数据在低维空间中较直观地表现出来。上述特性的引入在目前开发的一些预测软件如 Derek 和 Oncologic 中得到了体现。随着 QSAR 理论及统计方法的迅速发展，反映更加丰富信息的 3D-QSAR 法得到了广泛应用。

（二）遗传毒性试验

遗传毒性（致突变）试验是指用于检测通过不同机制直接或间接诱导遗传学损伤的环境化合物的体外、体内试验，这些试验主要检测 DNA 损伤效应，效应终点包括基因突变［鼠伤寒沙门氏菌回复突变试验（Ames 试验），培养哺乳动物细胞 TK 或 HPRT 正向突变试验］、染色体畸变（体外细胞系细胞遗传学分析，小鼠骨髓微核试验，大鼠骨髓染色体畸变试验）、原发性 DNA 损伤［DNA 加合物，链断裂，DNA 修复诱导（细菌 SOS 反应，大鼠肝 UDS 诱导），SCE 试验］。遗传毒性试验具有方法简单、快速、费用低、无须特殊检测仪器等优点，但是缺点是无法检出非遗传毒性致癌物。致突变试验阳性结果提示受试物可能是遗传毒性致癌物，也可能是具有致突变性的非致癌物；而阴性结果提示受试物为非致突变性的非致癌物，也可能为非致突变性的致癌物。

（三）细胞恶性转化试验

IARC 归类为 1、2A 和 2B 组的致癌物中有 120-/0 为非遗传致癌物，因此需要建立筛查非遗传毒性致癌物的方法。细胞转化（cell transformation）是指外源因素对体外培养的细胞所诱发的恶性表型改变，是一个多阶段的过程，具有体内致癌过程的某些特点，最终产生在形态学、生长方式和生物化学上发生改变的细胞克隆。例如，成纤维细胞体外转化的表型改变：在等基因宿主或裸鼠体内形成肿瘤；细胞的估计寿命无限长（永生化）；核型改变；细胞形态改变；生长杂乱；失去锚定依赖性生长特性，可在软琼脂中形成集落；能在低血清培养液生长；丢失某些表面蛋白；具有纤维蛋白溶解活性；可为刀豆球蛋白 A 及麦胚芽酯酶凝集；在半固体培养基中集落形成；细胞表面微绒毛增加等。其中最重要的特征是在敏感宿主中的成瘤性，在半固体培养基中形成集落及细胞交叉重叠、成杂乱生长。目前，还特别着重发展上皮细胞特别是在人体上皮细胞的转化试验。体外转化试验的终点仍属形态转化或恶性前期转化，此种转化可能发展为真正的肿瘤，也可能停滞在此阶段，不进一步恶化。因此对体外转化试验阳性结果的解释应慎重，阳性结果仅提示受试物有致癌可能性。细胞恶性转化试验的观察终点是细胞恶性变，因此既可以筛查遗传毒性化学物，也可以检测非遗传毒性化学物，这是致突变组合实验所不具备的。

细胞恶性转化试验主要采用动物原代细胞如叙利亚仓鼠胚胎细胞（syrian hamster embryo，SHE 细胞），动物细胞系如 BALB/C-3T3、C3H10T1/2 和 BHK-21，病毒感染的永生化细胞如大鼠 RLV/RE 细胞和仓鼠 SA7/SHE 细胞等。细胞选择的主要原则：①体外容易培养和传代，阴性细胞克隆背景较低；②细胞自发突变率低或自发转化能力很弱，动物裸鼠试验呈阴性；③已获无限生长能力，但仍保持接触抑制而无致瘤性的细胞系。细胞转化试验阳性说明受试物具有诱导细胞恶性变表型、生长特性发生改变的能力，提示受试物具有致癌的潜能。但是体外细胞转化试验有一定局限性，因为测试细胞中代谢酶活性相对低下，降低了系统对间接致癌物的检测敏感性。

欧洲替代方法验证中心（ECVAM）已经把细胞转化试验研发为致癌试验的替代试验，其中叙利亚仓鼠胚胎 SHE 细胞形态转化试验是比较成熟的方法，其敏感性为 87%，特异性为 83%，和动物致癌性试验的一致率达 85%。近年 ECVAM 还推出了 BALB/c 3T3 成纤维细胞以及 Bhas 42 细胞转化试验，后者采用转染了 v-Ha-ras 癌基因的 BALB/c 3T3 细胞株，试验的特异性及与致癌试验一致率与 SHE 细胞转化试验相近。体外转化实验虽然可作为化学品致癌性的早期筛查试验和致癌机制探讨，阳性结果仅提示受试物有致癌可能性，但不能直接用于致癌性的确定。

二、 哺乳动物短期致癌试验

哺乳动物短期致癌试验又称为有限动物试验。国内外目前应用较多的短期致癌试验有四种：①小鼠肺肿瘤诱发试验；②雌性 SD 大鼠乳腺癌诱发试验；③大鼠肝转变灶试验；④小鼠皮肤肿瘤诱发试验。一般情况下，短期致癌试验适用于按照构效关系能预测靶器官的受试物。由于观察的终点不是病理确认的恶性肿瘤，而是以癌前病变如腺瘤、瘤性增生结节为主，因此大大地缩短了实验周期。肺和肝是最常发生肿瘤的器官，也是众多致癌物的靶器官，所以多数试验选用小鼠肺肿瘤诱发试验和（或）大鼠肝转变灶试验。进行短期致癌试验时，除特定要求外，应遵从长期动物致癌试验的一般要求。任一试验的阳性结果，其意义与长期动物致癌试验相当。由于实验期短，又未检查其他器官和系统，特别是皮肤肿瘤和乳腺癌的诱发试验仅适用于较小范围的化学物质类型，所以哺乳动物短期致癌试验阳性结果意义较大，而阴性结果的意义较弱。

三、 哺乳动物长期致癌试验

哺乳动物长期致癌试验又称哺乳动物终身试验，此试验是确认动物致癌物较为可靠的方法。在啮齿动物中，进行 1.5~2 年的试验即相当于人类大半生的时间，而且动物试验能严格控制实验条件，排除混杂因素的影响。因此哺乳动物长期致癌试验在毒理学安全性评价中的地位是任何其他体外试验所不能替代的。但是动物试验也有它的局限性，除了上面提及的花费大、周期长、动物使用数量大外，动物试验的暴露水平往往超过人体的实际接触剂量，染毒的方式也不能完全模仿人类的实际暴露途径，因此试验结果外推到人存在一定不确定性。试验方案参照国外和国内组织机构发布的致癌试验指导原则，结合受试物的特点，制定试验系统的选择、剂量设计、检测指标、终止条件等方案。

（一）动物选择

在致癌试验中，动物物种、品系、年龄、性别、肿瘤自发率、靶器官特异性等因素非常重要。一般选用断乳或断乳不久的动物，雌雄各半，除非已有证据说明该受试物的作用具有明显的性别差异，或者观察的靶器官是性腺时，才选择单一的性别。目前通常选用两种动物（大鼠和小鼠）进行试验。

（二）动物数量

每组动物数应较一般毒性试验为多，一般每组至少有雌雄各 50 只动物，希望在出现第一个肿瘤时，每组还有不少于 25 只动物。当对照组肿瘤自发率越高，或染毒组肿瘤发生率越低时，所需动物数应增加。

（三）剂量设计

为观察剂量-反应关系，一般设计三个或以上剂量。各剂量组按等比下推，如分别为上一个剂量的 1/2 或 1/3。最高剂量一般参照最大耐受剂量。低剂量组应略高于人的实际接触剂量，一般不低于高剂量的 10%。

（四）试验期限与染毒时间

原则上试验期限要求长期或终生。一般情况下小鼠至少 1.5 年，大鼠 2 年，条件允许时分别延长至 2 年和 2.5 年。染毒时间通常是从实验开始直至实验结束反复多次染毒。

（五）结果的观察、分析和评定

实验过程中密切观察动物，及时发现濒死动物并进行病理学解剖。记录发现第一例肿瘤时存活的动物数，作为实验终结时的有效动物数，体表及体内各组织器官均应肉眼观察，找出可疑肿块并进行组织病理学检查。

主要的分析指标如下：①肿瘤发生率：肿瘤发生率是最重要的指标，需要计算肿瘤（良性和恶性）总发生率、恶性肿瘤总发生率、各器官或组织肿瘤发生率和恶性肿瘤发生率，以及各种病理类型肿瘤发生率；②多发性：肿瘤的多发性是化学致癌的显著特征。多发性是指一只动物出现多种器官肿瘤或一个器官出现多个肿瘤，一般计算每一组的平均肿瘤数和每一组中出现 2、3 个或多个肿瘤的动物数或比例；③潜伏期：从接触致癌物到各组出现第一个肿瘤的时间作为该组的潜伏期，这种办法只适用于能在体表观察的肿瘤，如皮肤肿瘤或乳腺肿瘤，对于内脏肿瘤的潜伏期，则需分批剖杀，计算平均潜伏期。

WHO（1969）指出机体对化学致癌物可能产生下列反应形式的一种或多种：①与对照组比较，相同类型肿瘤的发生率增高；②发生对照组所没有的肿瘤类型；③发生肿瘤的时间比对照组的早；④平均肿瘤数比对照组多，即多发性增高。目前已普遍把这四种反应作为化学物能否诱发肿瘤的判断标准。两个物种两种性别的动物试验，其中有一种任何一项指标与对照组有差异并存在剂量-反应关系时，可判定为阳性结果。两个物种两种性别的动物试验结果均为阴性时，可判定为阴性结果。

四、　转基因动物致癌试验

转基因动物是指借助基因工程技术把外源目的基因导入生殖细胞、胚胎干细胞和早期胚胎，并与受体染色体稳定整合，使之经过各种发育途径得到能把外源目的基因传给子代的动物个体。转基因动物还包括利用同源重组或 RNA 干扰等方法获得基因剔除动物。近些年来，转基因动物模型已经得到了广泛的使用，并且受到了越来越多的关注。

转基因动物致癌试验的优势在于：①时间更短，一般只需要 6 个月；②有益于动物福利，可以减少实验动物用量，以及优化（减少与年龄相关的死亡率和实验动物的痛苦）；③节约大量的药品；④节约大量的人力物力；⑤较低的肿瘤自发率和较高的动物存活率；⑥可以开展机制研究。

转基因动物致癌检测模型主要包括两种类型：抑癌基因敲除动物模型和癌基因高表达动物模型。LEDER 等将激活的 V-Ha-Ras 肉瘤病毒癌基因转入到小鼠体内，发现该小鼠自发肿瘤率和由化学物质引起的肿瘤发病率比野生型小鼠均高，发病时间快，这种模型可以用来筛查促癌因素和抑癌因素。转基因动物致癌检测模型还能用于模拟人类发生率高的肿瘤，它可以识别引起基因突变和致癌作用早期阶段的机理和途径，阐明自发肿瘤或者化学物致癌中 DNA 修复基因、原癌基因、肿瘤抑制基因、促癌因素等作用。

五、 人群癌症流行病学分析

癌症流行病学调查是确定人类致癌物的重要手段。已知的许多环境致癌物都是通过人群流行病学调查发现的。近些年来，我国癌症发生率呈逐渐上升趋势，受到社会各界人士的广泛关注。由于化学致癌的潜伏期很长，在人类短至几年，长达 20~30 年，采用人群流行病学调查方法来确定一种新化学物是否为致癌物，往往需要追踪观察的时间很长。而且肿瘤发生的病因复杂，人群的环境接触以多因素、长期、低剂量的暴露为特征，因此对于绝大多数的外源化学物，相关的流行病学研究资料是有限的，基于人群流行病调查确定癌症具有很多缺陷，多种方法综合评价化学物的致癌性将是一个重要发展趋势。

（赵　文）

本章小结

本章介绍了致癌作用基本概念、肿瘤相关基因、化学致癌过程、化学致癌作用机制、与化学致癌相关的分子事件、化学致癌物分类与化学致癌作用评价方法，重点阐述了化学致癌过程与作用机制以及与化学致癌相关的分子事件。

致癌作用是指环境致癌物引起或诱导正常细胞发生恶性转化并发展成为肿瘤的过程。化学致癌作用是指化学物质引起或诱导正常细胞发生恶性转化并发展成为肿瘤的过程。化学致癌过程是多因素、多基因综合作用的多阶段过程，其作用机制主要有体细胞突变学说和非突变致癌学说。与化学致癌关系密切的重要分子事件除了体细胞基因突变和基因异常表达外，主要有端粒调控、细胞永生化、细胞周期紊乱、细胞凋亡以及细胞自噬。人类肿瘤的发生 90% 与环境因素有关，环境因素主要包括物理因素、生物因素（病毒）和化学因素，而其中由化学因素引起的又占 90%。因此，研究化学致癌物及其相关的致癌机制及评价方法，对于阐明癌症的本质、减少或控制食品中的致癌物、防癌、抗癌和降低癌症发病率等方面具有重要意义。

🔍 **思考题**

1. 简述化学致癌物的概念及分类。
2. 论述肿瘤发生的多阶段多基因过程。
3. 论述化学致癌的体细胞突变和表观遗传变异学说。
4. 与化学致癌关系密切的重要分子事件有哪些?
5. 如何评价一种化学物质的致癌作用?

参考文献

[1] Bray F, Ferlay J, Soerjomataram I, Siegel RL, Torre LA, Jemal A. Global cancer statistics 2018: GLOBOCAN estimates of incidence and mortality worldwide for 36 cancers in 185 countries. CA Cancer J. Clin. 2018, 68 (6): 394-424.

[2] 赵文. 食品安全性评价. 北京: 化学工业出版社, 2006.

[3] 孙志伟. 毒理学基础: 第七版. 北京: 人民卫生出版社, 2017.

[4] 曾磊, 王国平. 中国癌症流行病学与防治研究现状. 世界最新医学信息文摘, 2016, 16 (87): 36-37.

[5] Gonzalez M, Nampoothiri S, Kornblum C, Oteyza AC, Walter J, Konidari I, Hulme W, Speziani F, Schöls L, Züchner S, Schüle R. Mutations in phospholipase DDHD2 cause autosomal recessive hereditary spastic paraplegia (SPG54). Eur. J. Hum. Genet. 2013, 21 (11): 1214-1218.

[6] Xin Y, Jiang F, Yang C, Yan Q, Guo W, Huang Q, Zhang L, Jiang G. Role of autophagy in regulating the radiosensitivity of tumor cells. J. Cancer Res. Clin. 2017, 143 (11): 2147-2157.

第十二章
免疫毒性

第一节　免疫学基础

免疫系统是维持机体稳态，免于罹患感染性疾病并且清除自身异常细胞的一个重要系统，对于维护机体的健康发挥重要作用，在体内发挥着免疫防御、免疫监视和免疫自稳的作用。免疫防御主要是针对外界侵入机体的微生物发挥识别和杀伤作用，保证机体最终能够清除或者抵御入侵微生物引起的损伤；免疫监视为针对体内自身发生变化的细胞，如恶变的细胞，由于发生恶性转化后，细胞表面会表达一些新的分子，体内的免疫细胞给予识别，并当作外源性物质进行消灭和清除；免疫自稳主要指免疫系统清除体内受损失的或衰老的细胞，以维持机体的生理平衡和自身稳定。免疫应答是完成免疫系统功能的途径。由于免疫应答需要一系列精密的、复杂的、平衡的调节，其中任何一个环节异动就可能导致机体出现异常。

一、　免疫系统的基本组成

免疫系统由若干不同类型的细胞、组织和器官构成，其中许多细胞组成存在于机体不同部位的淋巴器官或腺体。由于微生物侵入可出现在机体的很多不同部位，所以免疫系统有支在血流中流动的细胞"部队"以备攻击无论自何处侵入机体的微生物。尽管免疫系统的许多细胞是彼此分离的，但它们彼此通过细胞接触和由它们分泌的分子保持通讯，因此免疫系统也被比作"神经系统"。类似机体的其他系统，免疫系统只在出问题时才表现出异常，并可导致严重的、有时是不可抵抗的感染甚至死亡。免疫缺陷是功能障碍的一种形式，它可由引起 AIDS（acquired immunodeficiency syndrome，AIDS）的人类免疫缺陷病毒（human immunodeficiency virus，HIV）感染所致。另一方面，免疫系统可能对微生物（或某种物质如花粉）过敏，而过敏可能引起严重的组织损伤，甚至导致死亡。因此，免疫系统在产生防御应答和引起严重组织损伤反应之间必须达到平衡。这种调节作用通过免疫系统的细胞和分子，以及从外部通过非免疫细胞、组织及其产物来维持。

（一）免疫器官

1. 中枢性免疫器官

（1）骨髓 在胎儿发育早期，在卵黄囊的间充质中产生血细胞。当胎儿生长发育时，肝和脾接替这一任务。仅在胎儿发育的最后几个月，骨髓才成为血细胞生成（血细胞形成）的主要部位。骨髓由填充在脂肪细胞之间的各种谱系和成熟度的造血细胞、薄的骨组织带（骨小梁）、胶原纤维、成纤维细胞和树突细胞组成。所有造血细胞都起源于多能干细胞，多能干细胞有分化出多种细胞组织的潜能，如分化生成存在于组织中和外周血中的淋巴细胞。

（2）胸腺 胸腺是淋巴细胞丰富的、有两叶被囊的、位于胸骨后心脏上前方的器官。胸腺是由胚胎生命期间第三和第四咽囊衍生出来，并通过趋化分子吸引循环中源于骨髓造血干细胞（hemopoietic stem cell，HSC）的 T 细胞前体。在胸腺内，这些前体在胸腺基质细胞和细胞因子影响下，分化成有功能的 T 淋巴细胞。尤其是在胸腺皮质内，胸腺细胞与其发育中至关重要的皮质上皮抚育细胞结合。胸腺细胞大约每 72h 完全更新一次，然后移到髓质进一步的分化和选择。每天胸腺中产生的大部分胸腺细胞经细胞凋亡而死亡，只有 5%~10% 存活下来。胸腺作为初级淋巴器官的主要功能包括：①产生足够数量（数百万）不同的 T 细胞，各自表达独特的 T 细胞受体（产生多样性），这样在每一个体内，至少有一些细胞对环境中的每个外源抗原可能是特异的；②以将自身免疫应答的机会减少到最小的方式选择得以存活的 T 细胞。重要的是 T 细胞在胸腺内的发育是不依赖外源（外来的）抗原的。

2. 外周免疫器官

（1）脾脏 脾的大动脉遍布脾脏，它们的分支被淋巴组织（白髓）所包围。白髓在含有红细胞、巨噬细胞和浆细胞（红髓）的网状纤维的网眼内形成"岛"。小动脉周围淋巴鞘内主要含有滤泡树突细胞（follicular dendritic cell，FDC）和 B 细胞构成的初级淋巴滤泡。在免疫应答期间，这些滤泡发展成生发中心（即变成次级滤泡）。含有巨噬细胞（macrophages，MØ）和 B 细胞的边缘区将小动脉周围淋巴鞘与"红髓"分隔开。脾脏的主要免疫学功能是截留血源性微生物，并与之产生免疫应答来过滤血液，它也去除损伤的红细胞和免疫复合体。那些脾切除的个体对有荚膜细菌的感染有更大的易感性，并处于增加严重疟疾感染的危险中，这表明脾脏在免疫中较大的重要性。此外，脾脏还起红细胞储存器的作用。

（2）淋巴结 淋巴结具有被膜下淋巴窦、皮质、副皮质区和髓区。皮质含有许多滤泡，并在抗原刺激时随生发中心而增大。滤泡主要由 B 细胞和滤泡树突细胞构成。副皮质（胸腺依赖）区含有大量 T 细胞和散在其中的交错突细胞淋巴结的主要作用是过滤淋巴，然后产生针对截留的微生物/抗原的免疫应答。

3. 黏膜相关淋巴样组织

第三级淋巴组织微生物进入机体的主要部位是通过黏膜表面，因此整个机体 50% 以上的淋巴团与这些表面相关，这些统称为黏膜相关淋巴样组织（mucosa-associated lymphoid tissue，MALT），包括 NALT、BALT、GALT 和与泌尿生殖系统有关的淋巴组织。

（1）鼻相关的淋巴样组织　鼻相关的淋巴样组织（nasal-associated lymphoid tissue，NALT）是由鼻后部（咽扁桃体和其他组织）的淋巴组织和与沃尔德艾尔环（腭扁桃体和舌扁桃体）有关的淋巴组织组成。抗原和外源颗粒被捕获在 NALT 的淋巴上皮的隐窝深处，它们从此处被运送到淋巴滤泡。滤泡主要由被 T 细胞包围的 B 细胞组成，并且滤泡内的生发中心是抗原依赖的 B 细胞增生的部位。

（2）肠道相关淋巴样组织　肠道相关淋巴样组织（gut-associated lymphoid tissue，GALT）的主要作用是保护机体免受经肠道进入机体的微生物侵害。它主要由淋巴团聚体和上皮细胞之间以及固有层内淋巴细胞（intraepithelial lymphocytes，IEL，即上皮内淋巴细胞）组成。

（3）支气管相关淋巴样组织　支气管相关淋巴样组织（bronchus-associate tissue，BALT）与派尔集合淋巴结类似。它主要由组成滤泡的淋巴细胞团聚体构成，滤泡在所有肺叶中均可见到，并且主要位于支气管的上皮之下。滤泡中大多数的淋巴细胞是 B 细胞。抗原采集通过黏膜表面的上皮细胞，并通过将抗原运输到下面的 APC 的途径来实现。

（二）免疫细胞

1. 固有免疫系统的细胞

（1）单核巨噬细胞　包括单核细胞和巨噬细胞。单核细胞存在于血流中，而巨噬细胞停留在组织中。这些吞噬细胞被吸引到感染的部位（趋化性），与微生物结合（黏附）、摄食（吞噬）并杀伤微生物。包被微生物的分子（如补体或抗体）增强对微生物的接触和摄食调理作用。

（2）自然杀伤细胞　自然杀伤细胞（natural killer cell，NK）遍及全身组织，但主要在循环中，并对保护机体不受病毒和某些肿瘤的侵害中是重要的。病毒感染的结果引起细胞表面分子改变，致使 NK 细胞得以与受感染的细胞结合，并通过释放穿孔素和诱导细胞凋亡来杀伤受感染的细胞。另外，在与受病毒感染的细胞结合时，NK 细胞分泌 γ 干扰素（interferon-γ，IFNγ），可保护邻近的细胞免受病毒感染，并有助于激活 T 细胞介导的免疫。

（3）肥大细胞和嗜碱性粒细胞　肥大细胞（在结缔组织中）和嗜碱性粒细胞均在骨髓中产生，并有类似的形态学和功能。这些细胞被激活时脱粒，释放出引起血管舒张、增加血管通透性和白细胞迁移的药理介质。

（4）树突细胞　树突细胞主要有朗格汉斯细胞、交错突细胞、滤泡树突细胞三种。它们代表固有和获得性免疫系统之间的临界界面，其作用是通过先天受体识别微生物抗原，并将其加工的肽呈递给获得性免疫系统的 T 细胞。在淋巴样组织的特化区域，滤泡树突细胞保持未修饰的抗原，以便 B 细胞识别。

（5）固有免疫系统的其他细胞　包括嗜酸性粒细胞、血小板和红细胞等多种细胞，它们在免疫防御中起重要作用。嗜酸性粒细胞是颗粒白细胞，它们通过释放毒素（主要是碱性蛋白）攻击和杀伤寄生虫。血小板活化时，释放活化补体的介质，吸引白细胞。红细胞可结合并去除小的免疫复合物。固有淋巴养细胞（innate lymphoid cells，ILCs）是新发现的一组免疫细胞，主要通过分泌细胞因子影响免疫细胞的应答，但它们不表达抗原受体，缺乏重组活化基因（RAG1 和 RAG2）的表达。根据表型及功能特征，目前 ILCs 被分为三群：①包括 ILC1 和 NK 细胞的 ILC1 群主要分泌 IFNγ，在消化道的自身免疫反应炎症中发挥作用；②ILC2 群主要分泌 IL-5、IL-13、IL-4 和 IL-9 等，在哮喘、过敏和溃疡性结肠炎中发挥作用；③包括 LTi、ILC17 和 ILC22 的 ILC3 群主要分泌 IL-17 和 IL-22 等，在淋巴样组织的发育和溃疡性结肠炎中发挥作用。

2. 获得性免疫应答细胞

（1）T 细胞　数百万个各自带有对不同抗原特异性受体的 T 细胞是由多种遗传的种系基因经基因重排而产生的。胸腺产生的每个 T 细胞都只有一种由其抗原受体编码的特异性。T 细胞一旦在胸腺中产生，就经受用它们新产生的受体进行选择。带有与主要组织相容性复合体（major histocompatibility complex，MHC）分子较弱结合受体的 T 细胞被选择出来，而带有与 MHC 和自身抗原较强结合受体的细胞则经细胞凋亡（对自身的中枢耐受）而死亡，并被有吞噬作用的巨噬细胞除去。在选择过程中存活下来的 T 细胞，成熟为功能上截然不同的亚型。这些细胞迁移到外周淋巴组织，在那里完成其功能上的成熟以防御侵入的微生物。有些 T 细胞则暂时存留于组织的 T 细胞依赖区。T 细胞可用对特征分子如 T 细胞受体（T cell receptor，TCR）或 CD3 特异的单克隆抗体来鉴别。这些细胞有助于控制细胞内微生物和对 B 细胞（抗体）的应答。两种不同种类的 T 细胞，T 辅助（Th）细胞和 T 细胞毒性（Tc）细胞均参与这些功能。Th 细胞通过向 B 细胞表面发送信号，和通过产生对 B 细胞生长和分化都很重要的细胞因子来帮助 B 细胞。除 TCR 和 CD3 外，Th 细胞也表达细胞表面 CD4 分子，此分子与 MHC Ⅱ类分子结合（细胞被抗原激活所需的一种相互作用）。Th 细胞根据它们辅助产生不同免疫应答的能力被进一步再分为 Th1、Th2 和 Th17 等亚型细胞，而不同的免疫应答又与它们的细胞因子谱有关。T 细胞毒性（Tc）细胞介导杀伤受感染的细胞，主要是病毒感染的细胞。这些细胞除了表达 TCR 和 CD3 外，还表达细胞表面分子 CD8，该分子与 MHC Ⅰ类结合，并且对这些细胞与病毒感染的细胞有效地相互作用是重要的。

（2）B 细胞　B 细胞最初是在胎肝的微环境中由造血干细胞产生，出生后在骨髓中产生，并在骨髓中发育成熟的特异性免疫细胞。骨髓作为初级淋巴器官的两个主要功能是：①产生大量的、各自都有独特抗原受体（抗体）的 B 细胞，因此总体上有足够的 B 细胞多样性以识别环境中所有的抗原（产生多样性）；②消除带有自身分子的抗原受体的 B 细胞。B 细胞发育的早期阶段（像 T 细胞发育的情况一样）是不依赖外源抗原的。成熟的 B 细胞离开骨髓，并经血流迁移到次级淋巴器官或组织，可在淋巴组织中疏松的团聚体（初级滤泡）内或在界限明确的增生灶（生发中心）内发现它们。骨髓中已确定有两种 B 细胞（B1 和 B2），B2 细胞产生（常规的 B 细胞），并在 Th 细胞辅助下产生 IgG、IgA 和 IgE 抗体。然而，B1 细胞在个体发育中较早发生，主要表达由种系抗体基因编码的 IgM 抗体，成熟不依赖骨髓，一般识别微生物多聚糖或脂质抗原，并且是不依赖胸腺的。B 细胞被抗原激活时，且在大多数有 T 细胞辅助的情况下增生并且成熟为记忆细胞或浆细胞。记忆细胞只产生在其细胞表面表达的抗体，如抗原再次进入，记忆细胞仍能与之应答。相反，浆细胞没有细胞表面抗体受体。更确切地说，这些细胞起抗体工厂的作用，它们产生和分泌大量与受刺激的 B 细胞的抗原受体有同样特异性的抗体。浆细胞的形态学与它的主要功能，高速率糖蛋白（抗体）合成是一致的。包括广泛的内质网、线粒体和高尔基体。应注意到一个浆细胞只产生一种特异性、一种类型和一种亚型的抗体。

（三）免疫相关分子

在获得性免疫发生之前，有多种分子介导防御微生物。这些分子与各种微生物所共有的特殊结构起反应，因此它们与许多不同的表达这些结构的微生物起反应。固有免疫系统的分子包括补体、急性期蛋白和细胞因子，尤其是干扰素和抗微生物的肽。其中，补体系统的分子对获得性免疫系统是尤为重要。

1. 补体系统

补体系统由 20 多种互相依赖的蛋白质组成，它们在依次活化时可介导防御微生物感染。由肝细胞和单核细胞合成的蛋白质能通过旁路途径被微生物直接活化，并在固有免疫中起关键性的作用。这一系统也可以通过经典途径被与微生物结合的抗体（获得性免疫）活化。活化的补体系统的作用包括：①引发（急性）炎症；②将嗜中性粒细胞吸引到微生物攻击部位（趋化性）；③增强微生物对吞噬细胞的附着（调理作用）；④杀伤微生物。

2. 急性期蛋白

急性期蛋白是一组异质性血浆蛋白，它们在对抗微生物（主要是细菌）的固有防御中和减少因感染、创伤、恶性肿瘤和其他组织损伤中起重要作用。急性期蛋白包括 C-反应蛋白（C-reactive protein，CRP）、血清淀粉样蛋白 A（serum amyloid protein A，SAA）和甘露糖结合蛋白（mannose-binding protein，MBP）。

3. 细胞因子

细胞因子（cytokine）是在细胞间发送信号、诱导生长、趋化、活化、增强细胞毒性和/或调节免疫的小分子物质。如果它们主要由白细胞产生，则被称为白细胞介素，如果由骨髓细胞产生，则被称为单核因子，如果由淋巴细胞产生，则被称为淋巴因子，而如果它们引导细胞迁移，则被称为趋化因子。

（1）干扰素（IFNs） 干扰素在应答病毒感染时产生并能抑制蛋白质合成。I 型 IFNs（IFNα 和 IFNβ）由许多不同的细胞产生。II 型干扰素（IFNγ）主要由 Th1 细胞和 NK 细胞产生，诱导 Th1 应答，增加抗原呈递，活化吞噬细胞和 NK 细胞以增强杀伤作用。

（2）淋巴因子 淋巴因子是淋巴细胞的生长因子，并影响免疫应答的性质。IL-2 是由 T 细胞产生的 T 细胞生长因子，IL-3 对血细胞生成是重要的。IL-4 由 Th2 细胞和肥大细胞产生，并且是 Th2 细胞和 B 细胞的生长与分化因子。IL-5 也由 Th2 细胞和肥大细胞产生，并且对 B 细胞的活化和 IgA 的产生是重要的。IL-10 由 Th2 细胞和巨噬细胞（MØ）产生，诱导 Th2 应答。

（3）单核因子 单核因子对免疫防御和炎症有重要活性。IL-1、肿瘤坏死因子 α（TNFα）和 IL-6 活化淋巴细胞，升高体温、激活和转移吞噬细胞和激活血管内皮细胞，TNFα 也活化巨噬细胞（MØ），IL-8 是趋化 PMN 的。IL-12 激活 NK 细胞产生 IFNγ。

（4）趋化因子 趋化因子是许多类型的细胞对感染或身体损伤应答时产生的小分子细胞因子。它们活化并引导表达相应趋化因子受体的效应细胞到组织损伤部位，并调节白细胞迁移到组织中。CC 趋化因子是趋化单核细胞的，而 CXC 趋化因子是趋化 PMN 的。

（5）其他细胞因子 其他细胞因子包括集落刺激因子（colony-stimulating factor，CSF）可驱动髓系细胞发育、分化和扩增，粒细胞-巨噬细胞集落刺激因子（granulocyte-macrophage colony stimulating factor，GM-CSF）诱导祖代细胞定型为单核细胞或粒细胞谱系，粒细胞集落刺激因子（granulocyte colony stimulating factor，G-CSF）和单核细胞/巨噬细胞集落刺激因子（monocyte/macrophage colony stimulating factor，M-CSF）分别诱导祖代细胞定型为粒细胞系和单核细胞系。转化生长因子β（transforming growth factor β，TGFβ）抑制巨噬细胞活化和 B 细胞与 T 细胞的生长。肿瘤坏死因子β（tumor necrosis factor β，TNFβ）具有细胞毒性。

二、 特异性免疫应答及非特异性免疫应答

哺乳动物的免疫应答可分为两个功能部分：固有免疫应答和获得性（适应性）免疫应答。固有免疫应答不具有记忆性，再次接触后，反应的强度是不变的；而获得性免疫应答具有记忆性，再次接触后，反应强度增强。

（一）固有免疫应答

固有免疫充当抵抗感染因素的一线防御，在发生明显感染之前清除大部分的潜在病原体。非特异的宿主抗性涉及两类普通型的细胞：自然杀伤细胞（natural killer cell，NK）和消化性吞噬细胞。

像其他的免疫细胞，NK 细胞由骨髓干细胞演化而来。NK 细胞能识别在细胞表面的病毒性感染和恶性改变，像识别抗体包被靶细胞的 IgG Fc 片段一样，后者的识别在细胞介导的免疫中发挥作用；通过表面受体，NK 细胞结合和经过细胞胞浆重新定向以便细胞吞噬颗粒（穿孔素和酶蛋白）集中在靶细胞附近。这些颗粒被排除到靶细胞的表面。此过程导致靶细胞的凋亡（DNA 断裂、细胞膜出泡和细胞崩裂）。

吞噬细胞包括多型核细胞（PMN、嗜中性粒细胞）和单核及巨噬细胞。巨噬细胞和PMN 的前体细胞由已发育成髓系细胞的多能干细胞分化而来。PMNs 能透过血管细胞膜并执行对感染因素的一线防御，单核细胞最终分化成巨噬细胞。所有组织中均可发现巨噬细胞。绝大部分巨噬细胞是分布在肝脏、肺、脾和大脑。肝巨噬细胞，即 Kuffer 细胞，主要负责清除血液中的微粒和微生物。它们高水平表达 MHC II分子，是活化的吞噬细胞，并释放几类可溶性的介质。因此，它们也是急性期反应的主要细胞。肺泡巨噬细胞从肺泡腔清除外源性的颗粒物，并能自我更新，有特别长的寿命。这些细胞可以通过支气管肺泡灌洗收集并能活跃地分泌蛋白水解酶和杀细菌酶，如溶菌酶。脾脏的巨噬细胞同样能吞噬血液和组织中的颗粒物和多糖，不过与其他组织中的巨噬细胞不同，它们在组织中有更多的变化，MHC II类分子的表达水平和分化期依赖于巨噬细胞所在的脾脏部位的结构。在中枢神经系统（central nervous system，CNS）的单核吞噬细胞被认为是小胶质细胞，并在 CNS 免疫性疾病中负责抗原的呈递，小胶质细胞的更新时间非常慢，因此，在 CNS 炎症区域的单核细胞恢复也慢。

除了固有免疫系统的可溶性分子外，模式识别受体（pattern recognition receptor，PRR）、甘露糖受体、CD14、清除受体以及 Toll 样受体不仅作为防御多种传染性生物的第一道防线起作用，而且对适应性免疫应答的发展也是重要的。

（二）获得性免疫应答

1. 体液免疫应答

当抗原被引入个体后，具有该抗原受体的 B 细胞与之结合，使之内在化至内体中，并加工和在 MHC Ⅱ类分子上呈递给辅助 T 细胞。这些 B 细胞被激发增殖，产生大量的子细胞克隆。其中一些扩增克隆的细胞用作记忆细胞，其他的分化成为产生和分泌大量特异性抗体的浆细胞。

2. 细胞免疫应答

细胞介导的免疫是由于 T 细胞的直接作用，这把它与由抗体介导的免疫（体液免疫）区别开来。T 细胞已进化到保护机体不受细胞内微生物（病毒和某些细菌）的侵害，同时辅助 B 细胞（抗体）应答抵抗细胞外微生物。T 细胞通过监查机体细胞对外源抗原进行防御。宿主细胞中的外源抗原被破碎成线性肽（加工），并通过其细胞表面上表达主要的组织相容性复合体（MHC）显示。与识别抗原的三维空间抗体不同，T 细胞受体（TCR）仅识别与 MHC 分子结合的线性抗原，即 T 细胞不能直接识别或结合微生物或其未加工的分子。辅助（CD4$^+$）T 细胞识别由树突细胞、巨噬细胞和 B 细胞表达的 MHC Ⅱ类分子中的肽抗原。细胞毒性（CD8$^+$）T 细胞识别与 MHC Ⅰ类分子结合的肽。对 CD4 和 CD8 的不同需求与 CD4 和 CD8 分别附着于 MHC Ⅱ类和 MHC Ⅰ类分子的非多态（非–变异）部分的实际情况有关。

第二节　免疫毒理学的定义及研究内容

外源化学物是可能引起免疫应答异常的重要因素，其与免疫系统各组分之间的交互作用已成为目前人们关注的主要领域之一，因为往往在机体的其他器官和系统还未受到影响的剂量水平之下，免疫系统已经表现出失常的现象，继而会引起一系列继发的损伤效应。基于免疫系统的特殊性，免疫应答失衡，无论是免疫应答的抑制或者免疫应答的亢进或者免疫应答精准性的改变（针对自身抗原的应答）都会导致相关的疾病出现。免疫抑制（免疫力降低）可能导致反复的、长期的感染和肿瘤的发生；免疫亢进可能引起超敏反应；免疫应答精准性的改变可能引起自身免疫性疾病。由于这种免疫系统平衡和精密性的破坏所引起的损伤，就需要人们了解产生这些效应的细胞和分子水平上的变化，在此基础之上，进行进一步的生物标志筛选，用于危害监测，也可为化学物的安全性评价提供新的指标，同时可以为损伤发生后的进一步治疗提供物质基础。

一、　免疫毒理学定义

免疫毒理学（immunotoxicology）是毒理学的一个分支学科，主要研究外源性的因素对人体和实验动物免疫系统产生的有害作用及其机制，免疫毒理学是在免疫学和毒理学的基础上发展起来的。

二、 免疫毒理学研究内容

（一）免疫毒性损伤的识别

通过整体动物实验，确认外源性物质在以一定的暴露水平接触后，能否引起免疫系统的损伤及引起免疫损伤的类型，包括免疫抑制、超敏反应和自身免疫反应。免疫系统损伤包括功能性的损伤及器质性的损伤。

（二）阐明免疫毒性及其机制

利用整体动物实验和体外毒理学试验从整体、系统、器官、细胞和分子水平研究外源物质对机体产生的免疫毒性效应机制，通过损伤机理的研究，建立特定免疫毒性损伤的不良结局通路（AOP），为新的评价方法建立和免疫毒性治疗药物的开发提供更多的途径。

（三）进行免疫毒性的危险度评价

在前述免疫毒性研究的基础上，进一步研究外源物质对实验动物和人群免疫毒性的特点及剂量反应规律，探讨适用于人群危险度评价的免疫毒性试验的观察终点，建立合理的外推模型，分析各种免疫毒性的人群易感性及不同免疫损害作用的可接受危险度水平等。

（四）完善和发展免疫毒性评价方法

针对目前已经相对完善的免疫抑制的评价方法，进一步发现和建立更适用于人群免疫抑制监测的生物标志物及建立新的体外替代性的评价方法；针对过敏性的毒性效应，完善呼吸道致敏和消化道致敏的评价方法，通过各种生物学新技术的组合提高致敏物筛选的灵敏度和特异度；针对自身免疫毒性效应，需要开发真正有效的、能有筛选和预测确定能够引起人类自身免疫毒性的外源物的方法，避免产生该类健康风险。

三、 免疫毒性损伤的特点

（一）反应的灵敏性

很多外源化学物对免疫系统造成的不良反应的剂量往往低于它们产生的一般毒性的剂量。如小鼠长期接触低剂量的甲基汞、四乙基铅和砷酸钠在表现出明显的毒性反应之前，就会出现免疫功能的变化。前苏联学者研究大气和水体中的化学污染物毒性时，发现许多污染物引起超敏反应的浓度比出现一般毒性的浓度低若干数量级。

（二）反应的复杂性

免疫系统是由多种细胞构成，其细胞种类繁多，因此在免疫应答的过程中，抗原接触的时间不同，化学物引起的免疫损伤效应就可能不同。如小鼠先暴露于镉，其后接触抗原，表现出抗体生成细胞的数量增加；但是如果先接触抗原，两天后再暴露于镉，则会表现出抗体生成细胞数量降低。农药马拉硫磷急性经口暴露表现出体液免疫和淋巴细胞增殖能力增强，但是人单核细胞及小鼠脾脏细胞的体外研究却表现出淋巴细胞增殖能力降低剂细胞毒T淋巴细胞生成受到抑制。

（三）反应的双向性

大多数系统或者器官收到外源性因素引起损伤后，往往表现出功能下降或者抑制，但是免疫系统却表现不同，在外源化学物作用后，免疫系统可能表现出体液免疫、细胞免疫和非特异性免疫功能的抑制，也可能表现出免疫应答或者免疫功能的亢进，出现过敏性损伤或者自身免疫性损伤。因此外源性物质作用与免疫系统的损伤主要是导致失衡，既可能出现功能抑制，也可能出现功能亢进，最终都会导致组织或者器官受损。

（四）反应的选择性

很多化学物在影响免疫系统的时候，会选择性地损伤免疫应答的某一个方面或者是损伤某种细胞的亚型。皮质类固醇激素损伤辅助 T 细胞，环孢菌素则对各类 T 细胞均有损伤作用；环磷酰胺主要对活化增殖的细胞有毒性，而且对 B 细胞的毒性比 T 细胞强；大气颗粒物中的固型成分有机碳代表黑碳作用于 T 细胞会影响 Treg 细胞的分化，但是对于其他亚型未见明显影响。

第三节　化学物引起的免疫抑制

一、化学物引起的免疫抑制损伤

流行病学研究及动物试验研究显示，许多天然或人工合成的外源物质以一定剂量暴露后，会引起免疫系统的功能抑制，常常表现为条件致病菌的感染、特定肿瘤的发生及各种炎症的多发。临床上也利用某些具有免疫抑制效应的化学物作为特殊类型药物，用于肿瘤的治疗和器官移植后防止移植排斥的药物。包括具有免疫抑制效应的糖皮质激素，也在临床上用于免疫细胞功能的抑制。

外源物质对免疫功能的抑制作用包括体液免疫功能抑制、细胞免疫功能抑制、巨噬细胞功能和 NK 细胞功能的抑制以及机体宿主抵抗力的下降。

人群中由于免疫抑制剂治疗某些自身免疫性疾病、结缔组织病、慢性炎症和防止移植排斥，可能引起细菌、病毒、真菌及寄生虫感染导致的合并症。通过对大量存活 10 年以上的肾移植病人的调查，几乎有 50% 的病人发生癌症。在这些癌症中皮肤癌、唇癌的发生率较一般人群高 21 倍，非何杰金氏病高 28~49 倍，卡波齐氏肉瘤高 400~500 倍，颈部癌症高 14 倍，这些资料均表明免疫抑制与特定癌症发生之间的关系。

二、免疫抑制损伤机理

免疫系统和免疫功能的各环节受到影响都可能引起免疫抑制。外源物质引起免疫抑制的机制各不相同，但可归结为两大类。第一类是对免疫系统的直接毒性作用，外源化学物可直接损伤机体免疫器官和免疫细胞，影响免疫系统的正常功能，从而抑制免疫应答。第二类是影响机体的其他系统及营养和代谢，通过间接作用引起免疫抑制。

（一）直接作用

外源性物质进入体内后，可能通过化学物原形或者代谢产物直接损伤免疫细胞，引起细胞死亡（凋亡或者坏死）；通过细胞表面受体、细胞内受体抑制或者激活不同的信号通路，引起细胞增殖的改变或者细胞因子生成的变化；通过引起细胞内亚细胞结构的损伤（线粒体、内质网、溶酶体、高尔基体）等，影响细胞能量供应、蛋白质合成后的修饰、细胞因子的外泌过程等；引起细胞内自由基水平升高，超过细胞内适应水平，造成不同生物分子的氧化损伤，引起一系列后果。

1. 免疫引起细胞功能的改变

免疫细胞都是由骨髓的多能干细胞分化而来，无论是髓系前体细胞还是淋巴系前体细胞都需要有一个成熟和发育的过程，这个过程受到干扰，就会影响到具有特定功能的成熟细胞，如糖皮质激素和环孢菌素 A 会抑制细胞的成熟和发育，TCDD 会抑制 T 细胞在胸腺的成熟，表现出免疫功能的抑制。

免疫应答过程中，无论是体液免疫应答还是细胞免疫应答都需要有一个能够识别特异性抗原的 T 细胞或者 B 细胞的克隆扩增，这种特定细胞的大量增殖是完成免疫应答的基础。同时在免疫应答过程中，CD4$^+$T 细胞的分化也会影响到应答过程，如 Th1 细胞会增强细胞免疫应答过程，而 Th2 则会增强体液免疫应答过程。环磷酰胺、氨甲喋呤和硫唑嘌呤会影响到细胞的增殖和细胞分化，因此在机体也会表现出免疫抑制的效应。

针对特异性免疫应答抗原递呈和识别是最重要的启动环节，抗原递呈细胞吞噬和加工抗原，将加工后的抗原分别与 MHC I 类分子和 MHC II 类分子结合，传送到细胞表面，与相应的 T 细胞和 B 细胞结合，同时在共刺激信号存在的情况下激活相应的淋巴细胞，启动应答过程，如果这个过程受到干扰，则针对特异性抗原的识别不能顺利完成，会表现出针对细菌、病毒和肿瘤细胞的宿主抵抗力下降，表现为免疫功能受到抑制。

免疫细胞分泌的细胞因子在免疫应答和炎症反应中发挥重要的作用，免疫细胞在正常状态下受到激活，会分泌各自相应的细胞因子，但是当化学物进入细胞干扰细胞因子生成的信号通路，抑制促进免疫应答相关细胞因子的生成，如 IL-2、IL4、IL5、IL6、IL12 和 INF-γ 等，或者促进抑制应答的相关细胞因子生成，如 IL-10 和 TGFβ 等，那同样会引起免疫功能的抑制。如环孢菌素 A 可以通过抑制钙调磷酸酶抑制 IL-2 的表达。

能干扰通用的信号通路或者免疫系统特异性信号通路的化学物，会导致细胞表面分子及细胞因子表达、细胞分化和细胞活化的改变。外源化学物通过非受体介导和受体介导的机制发挥效应，如糖皮质激素受体、多环芳烃受体和大麻素受体等。钙调素抑制、重金属和一些农药可能会通过非经典受体途径来引起免疫损伤。免疫细胞的细胞分化和功能应答都依赖于许多不同的特异性信号通路，包括 MAPK（丝裂原活化蛋白激酶）、NK-κB、STAT（信号传导和转录活化因子）、NFAT（活化 T 细胞钙调素/核因子）及其他通路等。化学物可能作用于各种不同的信号通路，也就是说通过形成蛋白加和物、抑制酶的催化域、作为配体直接活化或者抑制膜及细胞内的受体。受体本身是维持体内细胞正常功能的重要结构，与免疫系统密切相关的受体包括模式识别受体（PRRs）、TOLL-样受体（TLRs）、补体受体、Fc 受体以及 B 细胞和 T 细胞受体；外源化学物引起免疫损伤相关的受体有糖皮质激素受体（GR）、芳香烃受体（AhR）、大麻素受体、雌激素受体、过氧化物酶增殖体受体（PPARs）等。

还有一类通过非受体介导的效应是环孢菌素 A、他克莫司以及其他钙调蛋白抑制剂引起的免疫抑制作用，这种效应是基于钙调蛋白信号改变的，这个过程在抗原诱导的 T 细胞分化早期发挥作用，并且导致 T 细胞活化的阻断。目前最常使用的一类免疫抑制药物就是钙调蛋白抑制剂，钙调蛋白是一种对于 T 细胞功能非常重要的特异性酶，同时是一种促进 NFAT 分子由胞浆向胞核转运的关键磷酸酶，这种转运会调节多种细胞功能，如增殖、分化和发育，NFAT 是由一个转录因子家族构成，包括五个家族成员，其中四个调节 Ca^{2+} 信号，当活化后，细胞浆中的 Ca^{2+} 浓度升高，钙调蛋白酶活化，并且使 NFAT 去磷酸化，使得 NFAT 转运到核内，其后调节基因表达，涉及的因子包括 IL-2、IFN-γ、IL-4、IL-10 等。较新的一些研究也表明钙调蛋白/NFAT 信号对于先天免疫和调节先天免疫细胞稳态发挥作用。髓样细胞，包括巨噬细胞、肥大细胞、巨核细胞和破骨细胞中 TLR4 和树突状细胞相关性 C 型植物血凝素 1 活化会促进钙调蛋白/NFAT 信号的活化。

2. 引起细胞及组织结构的改变

免疫细胞表面受体或配体结构及表达量的改变，都会影响到免疫应答过程的正常开展。如前所述 T 细胞的活化，需要有抗原递呈细胞上的 MHC 分子和抗原肽结合作为第一次及信号，同时还需要 CD28 及 CD80/CD86 相结合作为共刺激信号，只有二者同时存在的情况下，T 细胞才能够被激活，引发后续的免疫应答过程，当 CD28 或者 CD80/CD86 的表达受到抑制后，T 细胞活化就会受到影响，从而抑制特异性免疫应答。他克莫司可以引起 CD28 的表达抑制，而青藤碱会抑制 CD80/CD86 表达，从而在体内表现出免疫抑制效应。

淋巴器官在组织病理学方面出现萎缩，最终也会引起免疫功能的抑制。较低浓度的有机锡就可引起胸腺萎缩，皮质区胸腺数目减少；非致死剂量二噁英可引起胸腺萎缩，在未成年动物伴随免疫抑制；玉米赤霉烯酮会引起小鼠的脾脏红髓肿胀和白髓萎缩，导致脾脏中淋巴细胞的功能出现抑制。

3. 引起细胞组成成分的改变

脾脏、淋巴结、第三极淋巴组织等外周免疫器官和组织中不同类型的免疫细胞具有一定的比例。如果脾淋巴细胞 $CD3^+/CD4^+$、$CD3^+/CD8^+$、$B220^+$ 和 Ig^+、$CD11^+$ 细胞比例出现变化，则会引起免疫应答异常，特定亚型细胞的减少和缺失会影响到特定免疫功能的正常状态。

4. 直接的细胞毒作用

化学物直接杀死免疫细胞，引起骨髓毒性和免疫抑制。那些能够损伤骨髓的化学物往往也是免疫毒性物质。这是因为骨髓损伤会减少免疫细胞的供应，无法正常完成免疫应答。这类物质包括：抗肿瘤化药、苯等。

（二）间接作用

间接作用往往是指化学物进入机体后，并不是直接作用于免疫系统，而是通过与其他系统或者组分发生交互作用，其后引起免疫功能抑制。

1. 代谢活化

有些化学物进入机体后其化学物原形并不会对免疫细胞造成损伤，而是通过肝脏的代谢活化后，产生具有活性的代谢产物，进一步引起免疫细胞或者免疫系统的损伤。如苯并（a）芘就是经过肝脏细胞色素 P450 单加氧酶活化后，其代谢产物 7，8-二羟基-9，10-环氧苯并芘表现出明显的免疫抑制作用。

2. 其他器官损伤的继发效应

肝脏是很多外源物质作用的靶器官之一。正常情况下在肝脏受到微生物刺激的结果或对由活化的巨噬细胞和 NK 细胞释放的细胞因子 IL-1、IL-6、TNFα 和 IFNγ 应答时产生 C 反应蛋白，这些蛋白最大限度地活化补体系统和调理侵入微生物。当肝脏功能受损，C 反应蛋白产生受到抑制，就会表现出机体的素质抵抗力下降，表现为免疫抑制。

3. 对神经内分泌的影响

外源物质对下丘脑-垂体-肾上腺轴（HPA）的激活，可以促进内分泌激素及生物活性物质的分泌，如糖皮质激素、儿茶酚胺、乙酰胆碱、性激素、内啡肽、甲状腺素、生长激素等。这些内分泌激素对于免疫系统均有调节作用，其中研究最多的是糖皮质激素，它几乎对所有的免疫细胞都有抑制作用，包括淋巴细胞、中性粒细胞、巨噬细胞和肥大细胞等。

4. 对营养和代谢的影响

机体的营养状况会影响到免疫功能，营养不良可使免疫系统一级和二级淋巴器官的大小、质量、结构及细胞组成出现明显的改变。营养不良时，体液免疫和细胞免疫均降低，增加感染的易感性。单一营养素的缺乏也会影响到免疫功能，如维生素 A 缺乏可引起脾脏、胸腺退化，外周血淋巴细胞数减少，NK 细胞数明显下降，抗体生成减少。维生素 D 在较大剂量下，表现出类似于糖糖皮质激素的效应。

三、 免疫抑制评价方法

（一）免疫病理学检查

1. 免疫器官的组织病理学检查

实验动物暴露于受试物规定期限后，处死动物，摘取免疫器官，进行称重，计算脏器系数，其后固定相应的组织，制作石蜡切片，HE 染色，观察免疫器官的组织学结构是否发生变化。较为常见的受查器官包括胸腺、脾脏和淋巴结，对于淋巴结的观察会考虑受试物的暴露途径，如消化道暴露，更为关注肠系膜淋巴结，呼吸道暴露，更为关注肺门淋巴结，而皮肤暴露更为关注局部回流淋巴结。当 HE 染色发现某些结构发生变化，而希望了解更多信息时，可以采用免疫组化的方式，确定发生改变的亚细胞类型。

2. 免疫细胞学检查

通过流式细胞仪，对标记有不同荧光染料抗体结合的不同免疫细胞亚型进行分类和计数是了解免疫细胞组成的一种常用方法，该方法不仅可用于外周血的检测，也可用于免疫器官的检测。

细胞表面抗原可以特异的与相应的单克隆抗体结合，将针对细胞表面抗原单克隆抗体，用单一的荧光素标记（如 CD4 单抗-FITC）或两种标记抗体（如 CD4 单抗-FITC 及

CD8 单抗–PE），根据不同荧光物质的最大激发和发射波长不同，可定量每种荧光物质强度，从而推出相应细胞表面抗原的表达量，也可以检测特定抗原阳性的细胞比例。

（二）免疫功能测定

1. 细胞免疫功能测定

（1）迟发型变态反应（delayed type hypersensitivity，DTH）　将受试物暴露于实验动物规定期限后，利用绵羊红细胞（sheep red blood cell，SRBC）作为抗原，免疫小鼠，免疫4d 后再次由足跖部注入抗原 SRBC。当致敏 T 细胞再次接触相同抗原后，可引起局部的致敏淋巴细胞释放多种淋巴因子，导致发生以单核细胞浸润为主的炎症，表现为皮肤红肿、硬结，这种反应一般在抗原激发后18h 出现，24~48h 达高峰，称迟发型变态反应。通过测量再次抗原攻击前小鼠足跖部的厚度及注射24h 后，相同部位的厚度，利用厚度差可以表明 T 细胞针对外源抗原的应答能力，反应细胞免疫功能的强弱。

（2）ConA 刺激的 T 淋巴细胞增殖实验　将受试物暴露于实验动物规定期限后，取出小鼠脾脏，制备脾脏单个细胞悬液，调整细胞至一定的浓度，用 T 淋巴细胞丝裂原 Con A 刺激后，T 细胞会出现增殖。利用活细胞特别是增殖细胞通过线粒体水解酶将 MTT（4，5–dimethy1–thiazo1–zyl2，5–diphenyl tetrazolium bromide）分解为蓝紫色结晶被称为甲䐶（formazane）的特性，通过比较刺激孔与未刺激孔的吸光度值的差异，判断细胞的增殖能力。

2. 体液免疫功能测定

（1）空斑形成细胞实验（plaque forming cellassay，PFC）　将受试物暴露于实验动物规定期限后，利用绵羊红细胞作为抗原，免疫小鼠，免疫 4~5d 后取小鼠脾脏制成单个细胞悬液，在半固体介质琼脂糖中与 SRBC 混合，在玻片上铺成薄层，置37℃温育一定时间，待 B 淋巴细胞释放溶血素（抗羊红细胞抗体），然后加入补体。抗原与抗体结合后，在补体参与下，使周围 SRBC 溶解，形成一个肉眼可见的透明溶血区，即为溶血斑。本法检出的细胞为 IgM 空斑形成细胞，每个空斑代表一个空斑形成细胞。通过比较空斑数量的多少，判断体液免疫功能是否发生改变。

（2）血清溶血素测定（HC50 法）　将受试物暴露于实验动物规定期限后，用绵羊红细胞免疫动物，其淋巴细胞产生抗 SRBC 的抗体（溶血素），释放到外周血，免疫一定时间后，去动物外周血，分离血清。将免疫动物血清稀释到一定的浓度便于实验，在体外与 SRBC 一起温育，有补体参与下，可发生溶血反应释放血红蛋白，通过测定血红蛋白量反映动物血清中溶血素的含量。血红蛋白可以直接与都氏剂反应生成红色氰化血红蛋白，通过分光光度计比色可知溶液中血红蛋白的量。

3. 非特异性免疫功能测定

（1）巨噬细胞吞噬功能测定　巨噬细胞的吞噬功能对于其完成非特异性免疫防御功能非常重要，可以通过从小鼠腹腔直接获得巨噬细胞，然后在体外将巨噬细胞与荧光胶珠按照一定的比例混合培养。由于其先天具有的吞噬特性，荧光胶珠会被吞噬到巨噬细胞内，再将巨噬细胞上流式细胞仪进行检测，可以测得具有荧光信号（吞噬了荧光胶珠）的细胞的比例和细胞内荧光信号的强弱，由此来判断巨噬细胞吞噬能力的大小。

（2）碳粒廓清实验　巨噬细胞具有非特异性的吞噬功能，当血循环中存在有一定大小的颗粒物质（印度墨汁），肝脏、脾脏及体内网状内皮系统的巨噬细胞能够将其吞噬，通过测定碳粒注射后不同时间，血液中异物颗粒的浓度，了解固定时间内异物颗粒清除的量，可以知晓单核巨噬细胞系统的非特异性吞噬功能。血液中异物颗粒浓度可以通过分光光度计进行检测。

（3）NK 细胞活性测定 活细胞的胞浆中含有乳酸脱氢酶（LDH），正常情况下乳酸脱氢酶不能透过细胞膜。当细胞（靶细胞）受到 NK 细胞的杀伤后，细胞膜的通透性发生改变，LDH 释放到细胞外（培养液中），这时，将含有 LDH 的培养液与基质液混合，LDH 可以使基质中的乳酸锂脱氢，从而使氧化型辅酶I（NAD）变成还原型辅酶I（NADH），后者再通过递氢体-吩嗪二甲酯硫酸盐（PMS）还原碘硝基氯化四氮唑（INT），INT 接受氢离子被还原成紫红色甲臜类化合物。在酶标仪上用 490nm 比色测定。通过测定培养液中释放的 LDH 量的多少，了解 NK 细胞对靶细胞的破坏能力。

将用同位素^{51}Cr 标记的靶细胞（K562 或 YAC-1 细胞）与 NK 细胞共同培养一段时间，当靶细胞被 NK 细胞杀伤后，同位素便从被破坏的靶细胞中释放出来，其^{51}Cr 释放的量与 NK 细胞的活性成正比，检测培养液上清中的放射性强度即可反映 NK 细胞的活性。

（三）细胞因子测定

细胞因子是蛋白质类分子，因此具有免疫原性，可以通过正对细胞因子的抗体，分别利用酶联免疫吸附试验或者 westernblot 方法，测定外周血、组织匀浆中目标细胞因子的浓度，检测方法根据二抗标记的特征来进行测定，标记荧光素的可以用荧光分光光度计，标记酶可以用显色法，利用可见光分光光度计进行测定。Westernblot 则常规使用酶显色法进行测定。

第四节 化学物引起的过敏

一、 化学物引起的过敏损伤

过敏性损伤又称为超敏反应或者变态反应，是机体对于某些抗原产生无意义的或者强烈的免疫应答，在抗原收到攻击的同时，机体自身的组织由于炎性介质或者免疫分子及细胞介导产生病理学改变，引起损伤。根据临床上出现的不同超敏反应介导的免疫分子或者细胞及临床特点，将超敏反应分成四种类型，分别为I、II、III和IV型。

（一）可诱发超敏反应的外源化学物质

生活中可以引起超敏反应的物质种类很多。从大类上分，可以分为药物、食品成分、化妆品、工业化学品、植物、混合有机体等，这些物质引起的超敏反应表现为异质性，即并不是所有个体都接触后都出现超敏反应，超敏反应的强弱与接触剂量没有明确的剂量反应关系。

（1）药物 头孢类、青霉素类、磺胺类、新霉素、哌嗪、螺旋霉素、盐酸安普罗胺、抗生素粉尘、抗组胺药、奎尼丁、麻醉药、血浆代用品等。

（2）食品成分 大豆、花生、乳类、蓖麻子、生咖啡豆、木瓜蛋白酶、胰腺提取物、谷物和面粉、食品添加剂、真菌等。

（3）化妆品 美容护肤品、香水、染发剂、脱毛剂、指甲油、除臭剂等。

（4）工业化学品 乙二胺、邻苯二甲酸酐、偏苯三酸酐、二异氰酸酯类（TMI、HDI、MDI、TDI）、金属盐类、有机磷、染料（次苯基二胺等）、重金属（镍、汞、铬酸盐等）、抗氧化剂、增塑剂、鞣革制剂（甲醛等）等。

（5）植物 毒常青藤、橡树、漆树、豚草、花粉等。

（6）混合有机体 棉尘、木尘、动物产品。

（二）化学物引起的超敏反应的表现

机体接触外源性能够致敏的化学物质后，可能出现的特征各不相同，临床表现因人而异，病情轻重也不尽相同，轻者出现瘙痒、风团、哮喘、腹泻，重者危及生命。常见的表现有过敏性皮炎和哮喘。

1. 过敏性皮炎

过敏性皮炎对于过敏原的暴露途径没有明确的限定，可以是皮肤接触，也可以是呼吸道接触、消化道接触或者注射途径的接触，主要表现为皮肤表面的红肿、皮疹和水疱体征，同时往往伴有瘙痒。该超敏性损伤可能包括Ⅰ型和Ⅳ型超敏反应。职业接触性皮炎占其中的很重要的一部分，可由多种外源化学物如油漆、染料、农药、化妆品、药物、金属及二硝基氯苯、二硝基氟苯等引起。

光过敏性皮炎也是一类特殊的过敏性皮肤损伤，某些药物和食物由于其含有光敏性的代谢产物或者原形化学物，一般性摄入并未产生明显的损伤效应，但是在一定波长光线，尤其是紫外线照射，会通过光化学反应使得这些物质成为半抗原，引发光过敏性反应。常见的光敏性物质有芹菜、芥菜等食物，磺胺类、四环素、萘啶酸、氯丙嗪等药物和血卟啉、荧光染料、煤焦油等多种物质。

2. 过敏性哮喘

过敏性哮喘主要是由吸入花粉、尘螨、真菌、动物毛屑等变应原或发生呼吸道感染而引起。此外也可由在生产作业环境中吸入某些外源化学物所引起，称之为职业性哮喘（occupational asthma，OA），它是一类以肥大细胞反应和嗜酸性细胞浸润为主的慢性呼吸道炎症。引起过敏性哮喘的外源化学物有异氰酸酯类如甲苯二异氰酸酯、多胺类和铂盐等，属于Ⅰ型超敏反应。

3. 药物过敏

药物引起的过敏反应往往是比较复杂的，从Ⅰ型到Ⅳ型都有可能，如青霉素过敏，典型的青霉素皮试为Ⅰ型超敏反应，表现为皮疹和风团，其引起的过敏性哮喘及休克也为Ⅰ型超敏反应，但是反复大量静脉注射时可引起溶血性贫血（Ⅱ型超敏反应）；局部注射可致 Arthus 反应（Ⅲ型超敏反应）；反复局部皮肤用药可致接触性皮炎（Ⅳ型超敏反应）。磺胺类也可引起过敏性休克、固定性红斑甚至剥脱性皮炎等多种超敏反应。

（三）超敏反应的类型和特点

1. 速发型超敏反应（Ⅰ型）

该型反应的主要表现有哮喘、鼻炎、胃肠道反应、荨麻疹和过敏性休克等，主要参与反应的分子和细胞包括 IgE、肥大细胞和嗜碱性粒细胞，局部组织学特征为抗原与抗体结合，促使肥大细胞和嗜碱性粒细胞释放血管活性物质，增强毛细血管通透性，引起腺体分泌增加、平滑肌收缩等改变。

2. 细胞毒型超敏反应（Ⅱ型）

该型反应的主要表现有溶血性贫血、粒细胞减少、血小板减少性紫癜、输血反应等，主要参与反应的分子与细胞有 IgG 或 IgM、补体、巨噬细胞、NK 细胞等，局部的组织学特征为 IgG 或 IgM 与靶细胞（血液中的细胞）结合，活化的补体、巨噬细胞、中性粒细胞和 NK 细胞通过 ADCC 杀伤作用破坏靶细胞。

3. 免疫复合物型超敏反应（Ⅲ型）

该型反应的主要表现有慢性肾小球肾炎、超敏性肺炎等，主要参与反应的分子与细胞有 IgG、IgM 或 IgA、补体、巨噬细胞、NK 细胞和中性粒细胞等，局部的组织学特征是 IgG、IgM 或 IgA 的抗原抗体复合物沉积在肾小球毛细血管壁或者肺毛细血管壁，活化的补体、巨噬细胞、中性粒细胞和 NK 细胞在对抗原抗体复合物攻击破坏时，血管内皮细胞同时受到损害。

4. 迟发型超敏反应（Ⅳ型）

该型超敏反应主要表现为接触性皮炎、湿疹、移植排斥反应等，主要参与的细胞与分子有 Th1 细胞、抗原递呈细胞、细胞毒 T 细胞（CD8$^+$）、巨噬细胞、中性粒细胞、嗜酸性粒细胞等，局部的组织学特征是抗原递呈细胞激活细胞 Th1 细胞，释放各种细胞因子，趋化因子，诱导各种类型的细胞在抗原接触局部进行聚集，消灭抗原。

二、过敏性损伤的机理

小分子物质（<1000ku）进入机体会与蛋白质结合，形成完全抗原，使得自身抗原被误认为异源性抗原，促进机体免疫系统异常识别，引起过敏及自身免疫损伤。目前已经发现有 3000 种以上的化学物会引起皮肤致敏，超过 30 种以上的化学物会引起呼吸道过敏。而引起自身免疫损伤的物质有汞、硅、左旋多巴、青霉胺、普鲁卡因、某些农药等。

雌激素受体对于先天免疫应答和获得性免疫应答都有明显的作用，内分泌干扰物会影响细胞因子、免疫球蛋白和其他炎症介质的合成，它们还会影响到免疫细胞的活化及存活，导致免疫抑制、过敏或者自身免疫性疾病。

一些流行病学研究揭示了内分泌干扰物的暴露与过敏性疾病及哮喘的发生之间存在关联，可能的解释是内分泌干扰物会影响抗原递呈细胞，并且通过减少抗原递呈细胞分泌的 IL-12 和增加 IL-10 的产生诱导 Th2 细胞极化。有数据表明，免疫系统的雌激素受体可能不是通过经典的配体启动的雌激素受体结合到启动子区域雌激素应答原件来发挥作用的。环境内分泌干扰物会改变免疫系统，影响针对微生物、疫苗抗原、异源抗原、自身抗原和肿瘤抗原的免疫应答。

　　化学物诱导皮肤致敏的一个重要关键分子事件是蛋白质半抗原化（化学物对自身抗原的修饰），对于皮肤致敏的有效诱导需要首先发生蛋白体和溶酶体将蛋白切成不同肽段。化学致敏物是活性外源物质，可以对皮肤蛋白进行化学修饰，使其具有免疫原性，这样就可以激发特异性 T 细胞介导的免疫应答，另外一种可能是机体的蛋白与小分子质量化学物结合后，改变其可供蛋白酶水解的位点，导致隐藏肽段（由于 T 细胞在胸腺成熟和分化的过程中没有受到过该抗原的训育，因此成为新的抗原）的呈递，可能导致自身免疫性疾病。

　　很多致敏化学物本身并不具有免疫原性，但是可能通过空气氧化，或者在皮肤中代谢形成半抗原，从而具有致敏的作用。大多数接触致敏物是亲电子的，目前发现有 5 中反应存在，包括 S_N2 反应、S_NAr 反应、席夫碱形成、micheal 加成和乙酰化反应。目前人们已经提出抗原形成的自由基机制，许多常用的化学物在空气中氧化后，形成氢过氧化物，表现出很强的致敏性。许多有机化学物，包括松节油和芳香萜烯（即柠檬油精、芳樟醇、香叶醇）可以发生自氧化，形成氢过氧化物（ROOH），这种过氧化物很容易通过部位定的 O-O 键打断，形成自由基，自由基可能与蛋白质直接结合，或者重排暴露部位，形成半抗原-载体复合物（亲电子性半抗原）。第三种接触致敏物是金属离子，镍、铬和钴与蛋白质形成稳定的结合复合物，使得新复合物被免疫细胞识别为异物。

　　与半胱氨酸的巯基结合是常见的一种致敏物形成模式，其后它可以导致谷胱甘肽耗竭及氧化应激、组织损伤和增加炎症。有学者发现在人单核细胞来源的树突状细胞，化学致敏物可以引起氧化应激反应，GSH/GSSG 的比值降低，同时 CD86 表达上调、p-38 MAPK 活化，这些变化提示化学致敏物的亲电子特性可能被树突状细胞识别为一种危险信号，从而促进树突状细胞的成熟。

　　目前还需要更多的研究来阐明化学物（抗原）诱导的氧化应激、活化的信号通路及其在接触性致敏中发挥作用的机制。目前的数据可以清晰表明在化学物致敏中 ROS 发挥的重要作用，化学致敏物通过线粒体、蛋白激酶 C 活化增加 ROS 的产生，其后活化 NADPH 氧化酶，进一步细胞的氧化还原状态失衡，会激活很多信号通路，如 MAPK（SAPK/JNK，ERK1/2 和 p38）、NF-κB 或 Akt/ASK1 或 Keap1/Nrf2 信号通路，导致共刺激分子、细胞因子、趋化因子、I 相解毒酶的产生。

　　还有一种非受体介导的毒性效应涉及氧化应激的参与，这是一种毒物引起的常见特征，依据氧化应激假设，低水平的氧化应激与诱导抗氧化物和解毒酶产生相关，这个过程收到转录因子 Nrf-2 的控制。在较高水平的氧化应激时，这种保护反应被炎症和毒性效应打败。炎症起始于前炎症信号链（即 MAPK 和 NF-κB）的活化，然而线粒体扰动和释放前凋亡因子导致程序化细胞死亡。有机锡、砷化物、硅树脂、硅胶、石棉、颗粒物和纳米颗粒诱导的免疫毒性在一定程度上与 ROS 的产生有关，且 ROS 与过敏过程中完全抗原的形成也有一定的关联。一些证据表明，ROS 可能作为细胞内第二信使并且 H_2O_2 可以活化 NF-κB 也是得以证明的，而 NF-κB 会调节许多免疫和炎症因子的表达，包括肿瘤坏死因子（TNF）。吞噬细胞，包括单核细胞中 ROS 的一种重要来源是在吞噬过程中 NADPH 氧化酶的活化。受到吞噬刺激后膜相关 NADPH 氧化酶复合物将电子从 NADPH 转移到还原态的 O_2，形成阴离子超氧化物，胞浆中的超氧化物歧化酶迅速将阴离子超氧化物转化成 H_2O_2 和

O_2。另外，抗氧化物通过他们的清除能力发挥免疫调节作用，并且阻止氧化还原反应敏感的转录因子的活化，例如，抗氧化物可以通过阻断 IKK 活化来阻止 $I\kappa B$ 的降解、$NF-\kappa B$ 的核转位以及前炎症基因的活化。

三、　化学物致敏性的评价方法

（一）局部淋巴结试验（LLNA）

化学物引起致敏过程中，首先会发生淋巴细胞的大量增殖，同时相关的细胞因子释放，从而引起一系列的细胞转移、聚集的变化，出现过敏反应。当致敏物涂抹到小鼠耳表面皮肤后，通过皮肤吸收，引起结缔组织中免疫相关细胞致敏，当再次接触该化学物后，由于记忆细胞作用，会促进接触局部回流淋巴结（对于耳部皮肤，回流淋巴结为耳淋巴结）内的 T 淋巴细胞大量增殖。通过测定受试物耳部涂抹后，耳淋巴结细胞的增殖程度强弱，就可以预测该化学物致敏性的强弱。淋巴结增殖程度可以用不同的方法来进行观察，包括淋巴结重量、细胞数量以及细胞增殖时 DNA 合成量的增加来测定。

（二）巨噬细胞体外培养试验

化学物引起皮肤和呼吸道致敏过程中，首先皮肤及黏膜中的郎罕氏细胞（巨噬细胞）接触化学物，进行抗原和处理加工，然后将抗原呈递给 T 细胞进行识别和反应，在此过程中，巨噬细胞会促进一些蛋白的合成 ［HLA-DR、CD54（ICAM-1、细胞间黏附分子），CD86（主要组织相容性复合物共刺激分子）］，而这些蛋白与 T 细胞识别抗原，或者过敏局部细胞的聚集都有一定的关系，另外由巨噬细胞分泌的一些细胞因子如 $IL-1\beta$、IL-8、IL-18、$TNF\alpha$、$IFN\gamma$ 也都与皮肤局部的过敏反应有密切关系，因此通过观察巨噬细胞在体外接触化学物后，引起的特定蛋白和细胞因子水平变化来预测其潜在的致敏性强弱。

第五节　化学物引起的自身免疫损伤

一、　化学物引起的自身免疫性损伤

自身免疫（autoimmunity）是机体免疫系统对自身细胞及组织的抗原产生免疫应答的现象，机体对自身组织的免疫耐受异常可造成正常组织细胞的免疫性损伤，产生全身性或器官特异性的疫病，称为自身免疫病（autoimmune disease）。

（一）可以引起自身免疫的外源化学物

（1）引起全身性系统损伤的物质　肼苯哒嗪、青霉胺、氯丙嗪、抗惊厥药、异烟肼、普鲁卡因酰胺等。

（2）引起红细胞损伤的物质　甲基多巴、青霉素、苯妥因、磺胺药物。

（3）引起血小板损伤的物质　甲基多巴、氯噻嗪、利福平、氨基水杨酸。

（4）引起肝损伤的物质　氟烷、六氯苯。

（5）引起硬皮病的物质　氯乙烯、石英。

（6）引起肾脏损伤的物质　汞及其他重金属。

（7）引起甲状腺炎的物质　多氯联苯、多溴联苯。

（二）自身免疫损伤的表现

自身免疫疾病可能是组织特异性的，这种损伤发生在特异性的组织或特定器官；这种损伤也可能是非特异性的，这时的体征和症状与多种组织和多个器官有关系。自身免疫性疾病所累及的器官或者组织与引起损伤的化学物相关，所涉及的分子、细胞或者组织包括：细胞核（特异性针对组蛋白或者单链 DNA）、线粒体、免疫球蛋白（主要是 IgG）、红细胞、淋巴细胞、中性粒细胞、血小板、横纹肌（胆碱能受体）、平滑肌、皮肤（基底膜）、结缔组织（关节滑膜）、甲状腺（甲状腺蛋白）、肾脏（肾小球和肾小管基底膜）、中枢神经系统（髓鞘）、肺和肝脏。在引起自身免疫损伤中细胞免疫应答及体液免疫应答都参与其中。

不同外源化学物质引起的自身免疫性损伤类型不同，涉及的自身免疫性疾病包括：系统性红斑狼疮、免疫复合物型肾小球肾炎、溶血性贫血、血小板减少性紫癜、硬皮病、天疱疮、甲状腺炎、重症肌无力、多发性硬化和类风湿性关节炎等。不同疾病受攻击的抗原不同，举例如下：①重症肌无力，主要涉及的是胆碱能受体，尤其是与神经肌肉接头部位相关的胆碱能受体收到免疫系统的攻击；②多发性硬化，神经纤维的髓鞘受到攻击；③类风湿关节炎，主要是结缔组织，关节腔内的滑膜受到攻击。

二、　自身免疫性损伤的机理

有关自身免疫疾病发生的机理研究提示，在该类疾病中出现两种主要的细胞类型，一种是主要表达 CD5 的 B 细胞，这种细胞主要在胚胎期出现，但是发生自身免疫性疾病后，这类细胞增加，这类细胞产生高水平的 IgM，而且大多数是自身抗体。而不表达 CD5 的 B 细胞在受到经抗原刺激活化的 T 细胞作用后，主要产生 IgG、IgA 和 IgE。另一种是能够针对自身抗原有所识别的 T 细胞，正常状态下，大多数此类细胞在胸腺中经过阴性选择，凋亡清除。有少数可以存活，并且进入到外周，但是基本上以一种无活性的状态存在。

自身免疫损伤的出现一般认为是两种情况出现，一种是出现新的抗原，这种抗原在 T 细胞选择过程中在胸腺没有遇到过，往往可能有佐剂活性的物质与抗原肽结合，例如甲状腺出现的甲状腺球蛋白，这时 T 细胞能够被激活，产生免疫应答。另一种是无能的自身识别细胞的激活，也就是自身耐受破坏，往往是体内发挥免疫抑制功效的细胞因子或者细胞数量减少、功能降低。如 Treg 细胞活性降低或者数量减少，IL-10、TGF-β 等抑制性细胞因子水平下降。

芳香烃受体可能是一些化学物引起免疫耐受破坏的一个环节。亲脂性的配体通过被动扩散穿过细胞膜进入细胞后，配体与胞浆中的 AhR 结合，配体与受体结合会引起受体构型改变，暴露出核定位序列，复合物进入到细胞核，在核内 AhR 与芳香烃受体核转录因子

（ARNT）在目标基因的上游结合并且在二噁英应答元件（DREs）的指导下影响转录。AhR可能通过以下机制影响 Treg 的分化，降低 T 细胞 CD62L 的表达，调节 FoxP3 的表达，调节树突状细胞抗原的递呈。树突状细胞的抗原递呈过程在初元 T 细胞向调节 T 细胞转化的过程中发挥重要的作用。TCDD 诱导的 AhR 活化引起 T 细胞 CTLA-4 的表达增加，这会诱导耐受性树突状细胞形成，在缺乏适当的细胞因子环境下，树突状细胞会诱导克隆清除、失能或者耐受性调节 T 细胞，另外来源于 AhR 的信号会上调 TGF-β 信号，增强调节 T 细胞的扩增和功能。

AhR 在 Th17 细胞的分化中也发挥重要的作用，Th17 细胞会促进免疫应答，而 Treg 细胞降低免疫应答活性，因此 Treg/Th17 细胞的平衡在有效的免疫应答和维持自我耐受以免出现慢性感染和自身免疫中是很重要的，很多研究也都证实 AhR 通过调节细胞因子环境来影响 Treg/Th17 细胞的平衡，这也跟 Treg 和 Th17 细胞的分化条件有关，TGF-β 会诱导Treg 的分化，但是 TGF-β 和 IL-6 同时存在会诱导 TH17 的分化，因此不同的细胞因子环境会影响到初元 T 细胞向不同类型细胞亚型的转化。

另外在体外研究中，雌激素受体对于免疫细胞主要表现出抗炎效应，相反，对于体内的研究却发现，雌激素受体缺乏对系统性红斑狼疮具有保护作用。在一些动物模型中，雌激素受体促进 B 细胞介导的自身免疫性疾病，与雄激素去除的效果类似，雌激素通过诱导选择性 T 细胞低反应性和 B 细胞的高反应性来扰乱 T 和 B 细胞的平衡。

自身免疫性损伤的效应过程类似于 II 型和 III 型超敏反应，当免疫系统活化后，激活 CD8+ 细胞毒 T 淋巴细胞（CTL）细胞，CTL 细胞直接破坏和溶解组织细胞的细胞膜。活化的免疫细胞会释放细胞因子，如 TNF-β 杀伤敏感细胞；IFN-γ 增加抗原递呈细胞表面MHC I类分子的表达，这有助于进一步活化 CTL 细胞；趋化因子会吸引巨噬细胞达到损伤部位，进一步释放前炎症因子直接或者间接的破坏组织细胞。在这个过程中，细胞的损伤是多种途径引起的，包括抗体依赖的细胞毒作用、补体依赖抗体介导的细胞毒作用以及CTL 的直接和间接作用。

三、 诱发自身免疫的评价方法

机体在外源性物质的干扰下，出现自身免疫性疾病，在临床上可以清晰的诊断，但是由于这个过程的机理不清，而且发生自身免疫性疾病可能与机体的遗传易感性有关，因此目前还没有完善的动物模型可以模拟出完整的病理过程。与免疫抑制不同，仅仅是免疫系统部分或者全部的激活并不是导致自身免疫性损伤的全部前决条件，所以科学家们正在通过部分模拟自身免疫疾病发生过程中局部特征性的改变来筛选可能引起自身免疫性损伤的物质，这些方法依然在研究和讨论中，并没有形成共识性的评价方法和模型。

腘窝淋巴结实验（PLNA）是目前研究较为广泛的一个实验，将待检测物质皮下注射到小鼠或者大鼠的足跖部，6~8d 后，取出腘窝淋巴结（PLN）并与对照侧的淋巴结进行对比，淋巴结质量和细胞数量的增加表明该物质具有刺激免疫活化的效果。在过去的 20 多年间，对 130 多种化学物进行了测定，但是目前依然没有完全获得验证和认可。目前还有一些学者改进形成报告抗原 PLNA 法，在这个方法中，将受试物与报告抗原同时给与动物，其后除了检测腘窝淋巴结的变化外，还会检测报告抗原的抗体，作为判定自身免疫性损伤的依据。利用三硝基苯和三硝基苯卵白蛋白结合物来分别代表非 T 细胞依赖性抗原和 T 细胞依赖性抗原，用以区分待测化学物究竟是佐剂活性、刺激活性还是免疫致敏。

完整动物模型的应用也还在进一步深入研究中，认为具有遗传易感性的实验动物有非肥胖糖尿病小鼠（NOD）、新西兰黑小鼠（NZB）和新西兰白小鼠（NZW）杂交的子一代（F1）以及 MRL/lpr 小鼠。此外，自身免疫性脑脊髓炎是一种研究自身免疫性损伤的额模型，病理损伤类似于多发性硬化，但是对于筛选具有自身免疫性损伤活性的化学物应用还不多。BN 大鼠也是一种目前应用于研究的模型，给予氯化汞能够诱导出层粘连蛋白和胶原蛋白Ⅵ的自身抗体，模拟自身免疫性肾小球肾炎。

第六节　免疫毒性评价方案

由于免疫系统组成的复杂性和免疫细胞及免疫分子的功能多样性，加上免疫毒性化学物种类繁多、结构各异、毒性机制复杂，目前尚无一种免疫毒理学试验方法能够充分满足对外源化学物免疫毒性的检测需要。为全面准确地检测外源化学物的潜在免疫毒性和研究其免疫毒性机制，不同国家或组织分别设计了多个检测免疫毒性的体内/体外试验组合方案，如美国国家毒理学规划委员会（national toxicology program，NTP）的小鼠免疫毒性检测方案、美国食品与药物管理局（FDA）评价和研究中心（CDER）的免疫毒理学评价方案和世界卫生组织（WHO）推荐的人群免疫检测方案等。各方案检测对象和检测目的不同，试验组合项目各有侧重。尽管在免疫毒性检测项目中传统的毒理学终点如器官重量、免疫细胞构成及细胞亚类的数目仍然占有重要地位，但最敏感的指标还是激发各类免疫细胞对外源刺激产生应答功能方面的试验。

一、　美国国家毒理学计划推荐的方案（NTP 方案）

主要用于免疫抑制检测。采用分级检测形式，一级试验主要用于筛查和鉴定潜在的免疫毒性化学物；二级试验则用于进一步证实其免疫毒性或进行机制研究。检测项目见表 12-1。

表 12-1　　　　　美国 NTP 推荐的小鼠免疫毒性检测方案（1988）

试验分级	检测项目	检测内容
一级		血液学——白细胞总数及分类
	免疫病理	脏器质量——体重、脾脏、胸腺、肾、肝
		组织细胞学——脾脏、胸腺、淋巴结

续表

试验分级	检测项目	检测内容
	体液免疫	对 T 细胞依赖性抗原的（sRBC）IgM 抗体生成细胞数
		对有丝分裂原 LPS 的反应
	细胞免疫	对有丝分裂原 Con A 的反应及混合淋巴细胞反应
	非特异性免疫	NK 细胞活性
二级	免疫病理	脾脏 T、B 细胞数
	体液免疫	对 T 细胞依赖抗原的（sRBC）IgG 抗体生成细胞数
	细胞免疫	细胞毒 T 细胞（CTL）溶细胞作用和迟发型变态反应（DTH）
	非特异性免疫	巨噬细胞功能
	宿主抵抗力	对不同肿瘤和感染因子的抗性

二、 WHO 推荐的评价方案

主要用于人群免疫毒性检测，内容包括七个方面，对于外源化学物的人体健康危险度评价有十分重要的意义。此外 20 世纪 80 年代美国国家研究委员会（national research council，NRC）也提出过一个人群免疫毒性检测的三阶段方案：所有接触免疫毒物的人均需进行第一阶段检测，对在第一阶段检测中发现异常的人及部分接触人群进行第二阶段检测，第二阶段检测中发现有异常的人再进行第三阶段检测。

对于暴露于环境或工作场所中免疫毒性化学物的患者需要进行临床检测以协助诊断，项目包括：检测血清免疫球蛋白含量；T 细胞和 B 细胞亚群分析；T 细胞和 B 细胞对某些特定刺激物如血凝素、刀豆蛋白 A 和脂多糖等的反应性增殖能力；血清自身抗体或抗核抗体等。然而因免疫系统的复杂性和多种检测正常范围的难以界定性，这种诊断并非易事，首先要排除感染等引起的免疫功能紊乱，其次要考虑各种药源性免疫功能失调，还要注意年龄、性别等因素造成某些免疫检测指标的波动或变化，应设立适当的对照，避免因某一次测定结果异常而匆忙定论。

三、 ICH 推荐的评价方案

根据新药研究的特点而制定，主要特点：①采取依照研究目的和进展循序渐进的策略，分阶段确定是否需要进行相应的免疫毒性检测或研究项目，具有较大的灵活性，可在确保研究质量的前提下减少或避免一些不必要的试验项目，加快新药研究速度。②研究项目上除检测免疫抑制、超敏反应和自身免疫外，还要求检测药物的免疫原性（immunogenecity）和不良免疫刺激性（adverse immunostimulation）。前者指药物及其代谢产物无须与其他蛋白质大分子偶联就能诱导机体产生特异性免疫应答的能力。药物的免疫原性越大（如蛋白质和多肽类药物），越有可能引起超敏反应或自身免疫病。此外一些具有免疫原性的药物可引起抗药免疫反应（antidrug immune response），影响药物在体内的药效学或药动学过程。例如某些糖尿病患者体内可产生抗胰岛素抗体，降低外源性胰岛素的疗效。药物的不良免疫刺激指药物对免疫系统某些成分产生的抗原非特异性的不当或难以控制的刺激，可能与药物具有一定的免疫佐剂作用或引起慢性炎症等有关。由于经皮或经呼吸道给药时的药源性超敏反应较多，因此对采用上述 2 种给药途径的药物均应进行致敏性试验。在免疫抑制毒性检测方面，若在常规的非临床毒理学研究中发现下列潜在性免疫毒性表现，应怀疑有免疫抑制作用并进一步研究：①骨髓抑制如白细胞减少、淋巴细胞减少、全血细胞减少等；②免疫器官质量或组织学改变如胸腺、脾脏、淋巴结或骨髓细胞过少；③血清球蛋白降低；④感染或肿瘤发生率增加。FDA/CDER 方案要求注意区分免疫毒性是药物本身的药理作用还是不良反应并区别对待，这是药物与其他外源化学物免疫毒性评价中的不同之处。

四、 我国推荐的实验动物免疫毒性检测方案

从参考国外学者推荐的免疫毒性检测方案，根据我国实践工作的具体情况，北京医科大学薛彬教授领衔的团队于 1991 年推荐了国内进行免疫毒性检测的方案，如表 12-2 所示。

表 12-2　国内推荐的实验动物免疫毒性检测方案（北京各医科大学毒理室，1991）

项目	检测内容
病理毒性	脏器质量——体重、脾脏、胸腺
	一般血液学检查——白细胞总数及分类
体液免疫	对胸腺依赖抗原——羊红细胞的抗体空斑反应（PFC）
	血清抗体滴度（血凝法、ELISA 法）
	用有 D 丝分裂原（LPS）刺激淋巴细胞转化
细胞免疫	T 细胞数
	用有丝分裂原（Con A、PHA）刺激淋巴细胞转化
	迟发型变态反应（DTH）
巨噬细胞功能	单核巨噬细胞对碳粒的廓清能力
	腹腔巨噬细胞吞噬功能
宿主抵抗力	对肿瘤细胞的敏感性（TD_{10-20}）
	对内毒素的过敏反应（LD_{10-20}）

（魏雪涛）

本章小结

本章首先介绍了免疫系统的基本构成及功能发挥的重要环节，为下一步理解外源性物质引起免疫系统的损伤奠定基础。其后介绍了免疫毒理学的概念、免疫毒理学的主要研究

内容和免疫毒性损伤的特点。进一步分别针对免疫抑制、过敏和自身免疫损伤从损伤效应和表现、损伤机理和损伤评价方法等几个环节进行介绍和阐述。最后介绍了目前常用的几种免疫毒性评价方案。

🔍 **思考题**

1. 构成免疫系统的主要器官、细胞和分子类型是什么？
2. 免疫毒理学的概念和研究内容是什么？
3. 免疫毒性的表现和损伤特点是什么？
4. 免疫毒性损伤的机理是什么？
5. 免疫抑制评价的主要方法是什么？
6. 过敏和自身免疫损伤的评价方法是什么？
7. 目前常见的几种免疫毒性评价方案的特点是什么？

参考文献

[1] 周宗灿. 毒理学基础：第二版. 北京：北京医科大学出版社，2000.

[2] 周宗灿. 毒理学教程：第三版. 北京：北京大学医学出版社，2006.

[3] 孙志伟. 毒理学基础：第七版. 北京：人民卫生出版社，2017.

[4] 庄志雄，曹佳，张文昌. 现代毒理学. 北京：人民卫生出版社，2018.

[5] Klaassen CD. Casarett & Doull's toxicology：the basic science of poisons. Ninth Edition. New York：McGraw-Hill Education，2018.

[6] Corsini E, Loveren HV. Molecular immunotoxicology. Weinheim：Wiley-VCH. 2014.

[7] Bal-Price A, Jennings P. In vitro toxicology systems. New York：Humana Press. 2014.

第十三章
神经行为毒性

近三十年来，随着神经科学、免疫学、分子生物学、细胞生物学等各学科的发展，以及许多先进技术的产生及应用，各种神经实验模型和检测神经行为表现方法的建立，促进了人们对神经科学的认识，也使毒理学的一个分支——神经行为毒理学得到长足的发展。神经行为毒理学广泛应用在药理、化学物毒性的评价中。食品神经行为毒理学主要研究食品中有害成分或各种污染物及其代谢产物对神经系统及行为表现的毒性效应与毒理学机制，探索预防与救治措施。

第一节 概 述

一、 神经系统组成及功能

神经系统为机体对生理功能活动的调节起主导作用的系统，机体所有的器官、系统的功能只有在神经系统直接或间接的调控下，才能成为协调的功能整体。

神经系统主要分中枢神经系统和周围神经系统两大部分。中枢神经系统（central nervous system，CNS）包括脑和脊髓。脑和脊髓在机体的中轴位，它们的周围有颅骨和脊椎骨包绕。在中枢神经系统内大量神经细胞聚集在一起，有机地构成网络或回路，其主要功能是传递、储存和加工信息，产生各种心理活动，支配与控制动物的全部行为。外周神经系统（peripheral nervous system，PNS），也称周围神经系统，包括脑神经、脊髓神经和自主神经。

神经系统的细胞组成包括神经细胞和神经胶质细胞。神经细胞又称神经元（neuron），是神经系统的结构和功能单元，主要包括细胞体和突起两部分。神经元的突起一般包括一条长而分支少的轴突和数条短而呈树枝状分支的树突，轴突以及套在外面的髓鞘称为神经纤维，神经纤维末端的细小分支称为神经末梢，神经末梢分布在全身各处。神经元具有接受刺激和迅速传导神经冲动的能力。神经胶质细胞数量比神经元大得多，神经元实际处于神经胶质细胞包围之中，神经胶质细胞及细胞外组分共同构成神经元的微环境。神经元实际上处于神经胶质细胞的包围之中，神经胶质细胞及细胞外组分共同构成神经元的微环境。

神经系统主要功能是：①对外，使人和动物接受外界环境的变化，并做出相应的反应；②对内，协调机体的各器官、各系统的活动，使之成为一个功能整体。

神经毒性（neruotoxicity）为外源化学物引起神经系统结构与功能损害的能力。神经毒理学（neruotoxicology）为研究外源物质对神经系统结构、功能产生有害作用及其作用机制，是神经科学与毒理学相结合的一门综合学科。作为毒理学领域的重要分支学科，神经毒理学近年来发展迅速。

二、 神经行为毒性作用特点

神经毒物对神经系统及行为学毒性作用具有以下特点：

（1）神经毒性可受毒物的直接或间接作用产生　部分神经毒物如金属铝可直接进入神经系统，与神经细胞或神经胶质细胞接触，造成神经系统的损伤，进而引起神经系统功能的改变，导致神经毒性症状和体征的出现。神经系统新陈代谢快（质量占体重的 2.5%，耗氧量占 20%，需血量占 15%），不仅受外源化合物的直接作用，也可能因缺氧、缺血和低血糖而间接受损。

（2）损伤具有长期性　神经系统生长缓慢，再生能力差，一般认为成年个体的神经元特别是 CNS 神经元由于高度分化几乎完全丧失再生能力，不再进行细胞分裂。中枢神经系统中受损伤的轴突的再生能力很差，外周神经系统中轴突的再生也非常缓慢，即使再生后功能也不完全。受损伤的神经系统功能的恢复主要依赖于受损的神经分支的再生长和存活细胞的再连接。因此，一旦神经系统损伤，其功能的丧失可能是长期甚至终生性。

（3）发育中的神经系统对某些类型的损伤特别敏感　神经毒性可发生在生命周期中的任何阶段，神经毒物对发育中神经系统的损害，后果可能在发育成熟以后才表现出来。

（4）神经系统受毒物攻击的靶部位多　大部分神经毒物的神经毒性靶点并不单一，可通过多种机制作用于多个靶标。

三、 神经毒物的分类

神经毒物泛指引起机体神经系统功能或结构损伤的外源化学物。根据神经毒物的理化性质分类，一般可分为以下几类：

（1）金属及类金属类　引起神经毒性的重金属及相应化合物有铅、汞、砷、镉；非必需金属及化合物有铝、镍、锡、铊、钡、金、铍、锑、铋；必需金属及其相应化合物如铬、铜、铁、镁、锰、钴、钾、硒、锌。

（2）溶剂类　引起神经毒性的溶剂类物质包括脂肪族烃类如烷烃、烯烃、炔烃；脂肪族环烃类如松节油、环丙烷、正己烷、环丁烷等；卤化物如氯仿、四氯化碳、氯甲烷、氯乙烯等；醇类物质如甲醇、乙醇、异丙醇、乙二醇等；酚类物质如甲酚、六氯酚；其他如甲醛、丙酮、甲基丁酮、环氧化合物等。

（3）气体类　气体类的神经毒物常见有一氧化碳、氨、硫化氢、氰化氢、一氧化氮、汽车尾气等。

（4）农药类　农药类神经毒物如 DDT、敌百虫、拟除虫菊酯、有机磷、有机氯等。

（5）治疗用药物　一些药物如吗啡、咖啡因、阿霉素、链霉素、奎宁、可卡因可引起神经毒性。

（6）天然毒素　蛇毒、蝎毒、蜂毒、河豚毒、海葵毒素等天然毒素也会导致神经毒性。

四、 神经毒性的表现

神经毒性的表现有结构改变、功能损伤及行为变化。

（一）结构改变

结构改变指神经毒物作用后神经组织的胞体、轴索、髓鞘发生的器质性改变。

1. 血–脑及血–神经屏障损伤

血脑屏障系基于脑毛细血管壁与神经胶质细胞相互作用形成的血浆与脑细胞之间的屏障，能够有效阻止有害外源物由血液进入脑组织。脑微血管内皮细胞相互联结很紧密，外源性分子想进入脑组织就必须通过内皮细胞的细胞膜，而不是通过内皮细胞之间的间隙。故血脑屏障损伤增加其通透性的机制包括：紧密连接的开放、主动转运的增强及内皮细胞的损害。

2. 神经元损伤

神经毒物对一种神经元或一些神经元呈特异性损伤，严重时可致其凋亡。神经元损伤一般表现为细胞数量、形态的改变，如农药百草枯一直被视为有效的杀虫剂和除草剂而广泛应用于农业，但其对中枢神经系统尤其是神经元的毒性作用日渐受到关注。百草枯处理能导致小鼠海马神经元 HT-22 细胞存活率下降，形态改变明显，细胞皱缩成团，随着百草枯刺激时间的增加，细胞内 ROS 快速增加，DNA 单链损伤明显，caspase3/9 等凋亡通路蛋白的表达量上调。且研究发现神经元受损伤后会使树突、轴索和髓鞘均出现变性，这些改变逐渐扩散至周围神经及中枢神经系统。

3. 轴索损伤

神经元的轴突和感觉神经元的长树突被称为神经轴索。轴索常作为神经毒物的作用靶点，使得轴索某点产生"化学性切断"。断点远端的轴索在生物学上即与神经元胞体分开，不能接收来自胞体的能量与信息，进而发生变形、坏死。轴索损伤后会出现髓鞘松解、分层、紊乱、内突或外突。且研究证实，轴索损伤后的病理变化并不局限在神经纤维本身，也会诱发相应神经元死亡及胶质细胞空泡化。致轴病的神经毒物很多，许多工业化学毒物、农药、某些食物添加剂、治疗用药物、重金属均能引起轴索损伤，如有机磷三磷甲苯磷酸酯引起的中枢周围远端轴病。中枢神经系统的轴变性与周围神经系统的轴变性完全不同，在同样的损伤条件下后者可部分修复，轻症时可完全修复，但前者则不可修复。

4. 髓鞘损伤

髓鞘是包裹在神经细胞轴突外面的一层膜，其作用是绝缘，防止神经电冲动从神经元轴突传递至另一神经元轴突。神经毒物对髓鞘细胞直接毒作用可导致髓鞘板层部分松解，局部形成囊泡，剂量加深出现板层分离，髓鞘向轴浆内卷曲或选择性丢失致脱髓鞘。一般在节段性脱髓鞘后，在周围神经系统常见自我修复，在中枢神经系统却仅见有限的范围进行再髓鞘化。

（二）功能改变

神经毒物导致的功能改变主要是在引起神经细胞的结构和生化改变的基础上引起的感觉、运动等功能性紊乱。神经性变化包括心率、呼吸频率、体温、血压及出汗显著增加；运动系统改变包括去大脑或去大脑皮质姿势，肌张力下降、强直及痉挛。可通过临床检查、肌电图、感觉和运动神经传导速度进行确定。

（三）行为改变

神经毒物作用后可引起脑的各种精神活动能力改变，如抽象思维、记忆与学习、情绪表现、觉醒状态、感觉的感受能力、注意力等的改变，是中枢神经系统的综合功能变化。由于这些精神活动能力改变，导致各种精神障碍或行为缺陷。这些改变涉及大脑网状结构、基底核、边缘系统和大脑皮层等结构。由于神经结构受损，导致意识丧失、学习记忆下降、兴奋或抑制、情绪性格等改变。这些改变可用行为毒理学方法检查。部分神经毒物对人类神经毒性的常见表现效应见表 13-1。

表 13-1 部分神经毒物对人类神经毒性的效应

代表神经毒物	对人类的神经毒性效应
铅	抑郁和焦虑头痛、心悸、腹泻；儿童多动、注意力不集中、贫血、发育迟缓
汞蒸气	面部抽搐、失眠、震颤、弱势、运动紊乱
镉	嗅觉丧失
砷	感觉过敏
锰	运动行为失调、认知功能降低、记忆损害
丙烯酰胺	头晕、睡眠异常、精细动作困难、共济失调
二硫化碳	嗅觉丧失、抑郁、瘫痪、焦虑、精神病
DDT	抑郁焦虑、神志不清、记忆损害、共济失调
甲基汞	肌肉痉挛、共济失调、失眠
蛇毒	语言障碍、瘫痪、瞳孔反应异常
蝎毒	头晕、嗜睡、麻、痒
苯并（a）芘	运动活动减退、生理及自律行为异常

五、 迟发型神经毒性

迟发性神经毒性（delayed toxicity）是指某些有机磷酯类化合物（如敌敌畏、敌百虫等）使动物或人类发生急性中毒症状之后约 8~14d，再出现的更为严重持久的神经中毒症状。表现为弛缓性麻痹或轻瘫，从腿的远端开始，扩增到大腿、上肢、脊髓。体征出现运动型共济失调和强直。神经细胞损伤的特点是轴突变性，引起继发性髓鞘脱落。迟发性神经毒性损伤多由长神经纤维的远端和直径较大的外周神经开始，如坐骨神经、腓骨神经、胫骨神经，但极少涉及脑组织。

常见的迟发性神经毒物主要有三磷甲苯磷酸酯、丙胺氟磷、丙氯磷、对溴磷、三硫磷、苯硫磷、脱叶磷、草特磷、敌敌畏和敌百虫等。只有有机磷化合物在体内靶部位蓄积达到阈剂量才能引起迟发性神经毒性作用的一系列中毒体征。影响迟发性神经毒性的因素主要有以下四点：①有机磷化合物的种类及剂量大小，接触频率和持续的时间；②染毒方式（经口或经皮）；③有机磷化合物生物体内转化及代谢动力学的不同；④试验动物的物种、性别、年龄和发育状况等个体因素。不同物种对同一化学物敏感性的差异主要由此化合物在不同物种体内代谢动力学差异造成。如对溴磷在大小鼠体内代谢转化快，代谢产物能迅速经尿排出，但母鸡及猫体内转化及排出速率只有小鼠的 1/31，所以母鸡及猫就比较敏感。现多采用母鸡（如来享鸡）为实验对象来进行迟发性神经毒性试验。

第二节　神经毒性作用机制

神经行为毒性毒物种类繁多，所致神经系统的损伤效应也很复杂，不同的神经毒物毒性作用靶点及机制不尽相同，神经行为毒性的一般机制主要包括信号转导异常、神经递质紊乱、干扰受体及离子通道、引起炎症反应及细胞凋亡等。通常情况下，神经毒物毒性作用过程中可能是多种机制交织并存，并在行为、形态、代谢、蛋白、基因水平表现出来。

一、神经递质紊乱

神经递质是指由突触前神经元合成并在末梢处释放，经突触间隙扩散，特异性地作用于突触后神经元或效应器细胞上的受体，引致信号从突触前递质到突触后的一些化学物质。神经递质的合成、贮存、释放与受体作用和失活等一系列过程为一个复杂和精细的过程，神经毒物对其中任何一个环节的影响均可能引起神经传导功能的改变，造成神经毒性。

（一）乙酰胆碱

乙酰胆碱（acetyl choline，ACh）为第一个被确认的神经递质，由胆碱和乙酰辅酶 A 在胆碱乙酰转移酶的催化下于胞质中合成，合成后被输送到末梢储存在囊泡内。外周运动神经、自主神经系统的节前纤维和副交感神经的节后纤维也能合成和释放 ACh。乙酰胆碱是中枢胆碱能系统中重要的兴奋性神经递质之一，中枢胆碱能系统与学习、记忆密切相关，其主要功能是维持意识的清醒，在学习记忆中起重要作用。同时，ACh 还广泛参与睡眠和觉醒、温度和皮肤感觉等生理过程，以及多种神经系统疾病如阿尔茨海默病、帕金森病等病理过程。

肉毒毒素是由厌氧的肉毒梭菌在生长繁殖过程中产生的一种细菌外毒素，是一种强烈的胆碱能神经毒素。根据毒素抗原性的不同，肉毒毒素分为 A、B、C、D、E、F 和 G 7 个型别。其中 A、B、E、F 型为人中毒型别，C、D 型为动物和家禽的中毒型别。在体内肉毒毒素特异性的与胆碱能神经末梢突触前膜的表面受体相结合，然后由于吸附性胞饮而内转进入细胞内，使囊泡不能再与突触前膜融合，从而有效地阻抑了 ACh 的释放。与此同时，毒素与突触前膜结合，还阻塞了神经细胞膜 Ca^{2+} 通道，从而干扰了细胞外 Ca^{2+} 进入神经细胞内以触发胞吐和释放乙酰胆碱的能力。ACh 释放的抑制，有效地阻断了胆碱能神经传导，尤其是神经-肌肉接头部位冲动传导受阻，引起全身随意肌松弛麻痹等神经功能障碍，甚至因为呼吸肌麻痹致死。

食品中残留或污染的氨基甲酸酯类和有机磷农药，可抑制乙酰胆碱酯酶活性和乙酰胆碱受体功能，从而影响 ACh 的清除，导致突触间隙 ACh 蓄积，胆碱能神经元过度兴奋，最终因呼吸抵制导致死亡。

（二）氨基酸类神经递质

CNS 内存在大量的氨基酸，这类物质具有独特的神经递质作用，在 CNS 感觉信息传导和完成运动指令等信息传递过程中发挥重要作用。兴奋性氨基酸类神经递质是指具有 2 个羧基和 1 个氨基的酸性游离氨基酸，如谷氨酸（Glu）与天冬氨酸（Asp），尤其 Glu 是中枢神经系统中含量最高、分布最广、作用最强的兴奋性神经递质。γ-氨基丁酸（GABA）和甘氨酸（Gly）是脑内主要的抑制性神经递质。两类氨基酸在体内维持神经系统兴奋性和抑制性的平衡与稳定中起着至关重要的作用。当兴奋性神经递质的合成增加/失活减少时，将会引起细胞损伤或死亡，这也是多数神经元中毒的机制。人长期低剂量膳食暴露铝，会使内源性的 Glu 前体谷氨酰胺（Gln）合成受阻，Glu 含量下降，Glu 与 N-甲基-D-天门冬氨酸（NMDA）受体的亲和力减弱，长时程增强形成受阻；高剂量铝会引起兴奋性神经毒性，其原理是大鼠海马体 Glu 和 Asp 水平会受高剂量铝影响而显著升高，增加 Glu 与 NMDA 结合力，上调一氧化氮合成酶（NOS）活性，导致一氧化氮（NO）过量合成，产生兴奋性神经毒性。Glu 也是酒精依赖形成中重要的递质之一。急性酒精中毒大鼠脑部各区 Glu 含量明显降低，长期酒精接触干扰了 Glu-NO-cGMP 信号通路的转导，导致细胞受损，产生神经毒性。GABA 参与神经突触传递，对各类神经毒物导致的神经毒性中对神经元损伤具有保护作用。

（三）单胺类神经递质

单胺类（monoamines）神经递质由儿茶酚胺类和 5-羟色胺等组成。儿茶酚胺主要包括多巴胺、肾上腺素和去甲肾上腺素。儿茶酚胺生物合成由酪氨酸开始。酪氨酸羟化酶作用生成多巴，再进多巴脱羧酶作用生成多巴胺，经多巴胺羟化酶的作用生成去甲肾上腺素，再经苯乙醇胺氮位甲基移位酶作用进一步生成肾上腺素。5-羟色胺是色氨酸在色氨酸羟化酶作用下，羟化为 5-羟色氨酸，再经 5-羟色氨酸脱羧酶的作用转化而成。单胺类神经递质多由单胺氧化酶氧化降解，在单胺类递质代谢过程中所涉及的单胺氧化酶及其他代谢酶常是神经毒物作用的靶点。外来化学毒物，如铅、镉、铝、锰等重金属，苯并（a）芘等多环芳烃类化学物等可直接干扰单胺类神经递质的合成、储存、释放和分解中的一个或多个环节，从而引起神经行为功能的改变。

（四）肽类及其他神经递质

肽类神经递质是由神经元分泌的具有生物活性的一类肽类物质，一般由 5~10 个氨基酸组成，分子质量在 500~5000ku。主要包括速激肽（P 物质、神经激肽 A、神经激肽 B）、内阿片肽（内吗啡肽、脑啡肽、β-内啡肽、强啡肽、孤啡肽）、增血糖素相关肽、胆囊收缩素样肽、内膜素等。一些肽类神经递质兼具激素作用，不仅存在于神经组织，还存在于其他组织。有实验证据表明酒精对机体强化作用部分是通过改变内源性阿片系统的神经传导功能实现的，酒精成瘾患者血浆中 β-内啡肽明显降低，酒精对阿片系统的作用可以通过直接改变阿片受体的结合形状或改变内源性阿片类递质的释放和合成。

一氧化氮被普遍认为是神经递质，它不以胞吐的方式释放，而是凭借其溶脂性穿过细胞膜，广泛存在于 CNS 的大脑皮层、纹状体、海马、中脑、小脑、下丘脑中，通过化学反应发挥作用并灭活，在突触可塑性变化、长时程增强效应中起到逆行信使的作用，与学习记忆、神经发育、睡眠、神经元死亡等有关。因此，一氧化氮是一个神经元间信息沟通的传递物质，但 NO 也是氧自由基，与一般递质有区别：①它不贮存于突触小泡中；②它的释放不依赖于出胞作用，而是通过弥散；③它不作用于靶细胞膜上的受体蛋白，而是作用于鸟苷酸环化酶。一氧化氮与突触活动的可塑性可能有关。神经毒物多通过改变或干扰 NO 合酶、鸟苷酸环化酶的活性而间接影响 NO 的神经信号传递，或通过氧化应激的形式表现出神经毒性。

此外，组织胺也可能是脑内的神经递质。

二、 毒物受体介导及干扰神经递质受体

毒物受体特指能识别环境中特定的外源毒物，首先特异性与之结合，并通过中介的信息转导与放大系统，触发随后的毒性反应的细胞蛋白组分。毒物与受体具有高度亲和力，多数毒物配体在 1 pmol/L~1 nmol/L 的浓度即可引起细胞的毒性反应，反应之所以灵敏主要是靠后续的信息传导系统，如细胞内的第二信使的放大、分化及整合功能。酶、载体、离子通道及核酸可与外源化学毒物直接作用，但这些物质本身具有效应力，严格说来不应被认为是受体。外源化学毒物与受体之间的相互作用是毒性作用机制研究的重点之一。

毒物受体除了能与外源毒性物质特异结合外，一些毒物受体有些具有明确的内源性配体。外源性毒物与受体的结合相对于内源性配体而言常具有优先性、高效能性和竞争性。吗啡受体是最先发现的毒物受体，除了与吗啡类物质高亲和力特异性结合外，还能与内源性的多肽类神经递质阿片肽结合。在正常机体内，阿片受体及其阿片肽系统通过多种复杂的神经体液机制调节着体内众多的神经递质、调质及内分泌的作用，维持着体内各系统之间的功能平衡。但外源的吗啡类物质进入机体，吗啡作用于阿片受体及阿片肽系统引起一系列适应性变化，从而建立新的平衡机制。迄今为止，仍有许多神经毒物没有发现相应的配体，如河豚毒素、二噁英、拟除虫菊酯类毒物等受体，能与相应的毒物高亲和力结合，表现出强烈的神经毒性，且难以解毒，但它们的内源性配体目前仍不清晰。

许多毒物的靶点也是神经递质的受体。中枢神经系统的受体有 G 蛋白偶联受体、离子通道偶联的门控受体、别构位点电压门控受体、细胞内甾体受体四种。

一些外源性神经毒物可模拟内源性配体如神经递质与受体结合，从而干扰神经系统的正常功能。毒物分子也可能与受体结合，但不激活受体，仅使受体产生变构效应，从而阻断内源性配基的作用。有些毒物不是结合于内源性配基的同一位点，而是结合于生物大分子的相邻部位，这种作用可引起构象变化而影响受体与神经递质的结合。

神经毒物除了与受体直接作用外，在一些情况下，神经毒物可能由于引起神经细胞的损伤，神经系统通过代偿机制，使相应受体表达增加，或由于长期的毒物刺激，使受体数目减少，从而发挥神经毒性效应。

三、 第二信使介导的信号转导异常

（一）Ca^{2+}信号

人体的钙99%存在于骨骼和牙齿，分布于血浆和组织细胞内的钙不到1%。人体细胞外Ca^{2+}浓度约为1~2mmol/L，细胞内Ca^{2+}在细胞核占50%，线粒体占30%，浓度约为0.6mmol/L，内质网/肌浆网占14%，约0.28mmol/L，细胞质膜占5%，约0.1mmol/L，细胞在非激活（静息）状态时，胞浆游离Ca^{2+}约为0.1μmol/L，不但远低于细胞外液，而且低于内质网/肌浆网和线粒体内的Ca^{2+}浓度。当细胞处于兴奋状态时，胞浆Ca^{2+}浓度能达到1mmol/L，与静息状态相差一万倍。

Ca^{2+}作为第二信息将细胞外信号传到细胞内，参与调控细胞内许多重要的生物学效应，尤其在CNS中，钙信号的作用备受关注。神经元的不少关键过程，如短期效应，包括神经递质的释放、细胞电兴奋、收缩和分泌功能、膜对特种离子的通透性的调节、细胞膜的稳定性、轴浆流、神经可塑性、酶活性及基因表达、长期效应，如细胞增殖、分化以及死亡都可能由胞内或膜内、外Ca^{2+}的分布的改变来调节的。

胞浆内的Ca^{2+}来源于两个方面，即近乎无限的外钙内流和相对有限的胞内钙库钙的释放。神经毒物导致的胞浆Ca^{2+}浓度升高的主要来源有：①外钙进入。细胞膜上有三种主要的钙进入通道，即电压依赖性钙通道（VOCs），受控门控性钙通道（ROCs）和储存开启性钙通道（SOCs）的开放，产生Ca^{2+}内流。其中，VOCs和ROCs受刺激开放后常产生短暂、高强度的Ca^{2+}内流，SOCs的开放由储存钙的充盈状态决定，当胞内钙排空时，SOCs开放，钙进入，反之关闭。最近发现非选择性阳离子通道蛋白6（TRPC6）在细胞内钙升高过程中具有重要作用，其介导细胞外钙内流及钙瞬变过程，也介导突触的可塑性。②内质网和线粒体作为细胞的钙库，当神经毒物作用于细胞，导致线粒体和内质网功能失调或结构受损会引起贮存钙的释放。

作为钙信号的媒介，钙离子结合蛋白在细胞信号传导特别是在CNS的生理与病理过程中尤为突出。钙离子结合蛋白与Ca^{2+}结合后，激活钙/钙调蛋白依赖性蛋白激酶或磷酸酯酶，从而调节神经递质的胞外分泌，建立突触后神经细胞兴奋和胞内时间整合之间的联系，控制突触强度、基因表达和记忆功能，影响神经元-神经胶质细胞环路信息的传递和整合。

（二）ROS信号

大脑是人体代谢速率最高的器官，其代谢所需的能量依靠氧化代谢所供给。大脑需要的能量越多，消耗的O_2越多，产生的氧自由基（reactive oxygen species，ROS）越多。此外，神经组织多不饱和脂肪酸含量高，抗氧化系统比较脆弱，因而对氧化应激比较敏感。在神经毒物的刺激下，神经组织外源的神经毒物如有机农药、重金属、真菌毒素导致的神经毒性过程中 ROS 水平上升的主要原因：①线粒体氧化磷酸化失调和线粒体功能紊乱导致 ROS 异常增加；②定位于细胞质膜 NADPH 氧化酶被激活，将分子氧通过单电子还原产生 O_2^-，进而产生其他二级产物如 H_2O_2，OH^- 等 ROS；③抗氧化酶系统如超氧化物歧化酶（SOD）、过氧化氢酶（CAT）、过氧化物酶（POD）、谷胱甘肽过氧化物酶（GPx）、谷胱甘肽还原酶（GR）等抗氧化酶系统受到抑制，导致 ROS 清除受阻；④一氧化氮合酶、单胺氧化酶、酪氨酸羟化酶、脂氧合酶、环氧酶、黄嘌呤氧化酶及 L-氨基酸氧化酶等被激活，催化生成过多的 ROS；⑤抗坏血酸、维生素 E 及谷胱甘肽（GSH）等非酶抗氧化剂过度消耗。因此，ROS 产生及清除的动态平衡被打破，ROS 急剧增加，过量的 ROS 可以直接攻击细胞、脂质、蛋白、DNA、核苷酸和碱基，与细胞内生物分子直接交互作用，从而改变细胞的结构与功能，导致细胞氧化应激损伤，严重时会导致死亡。

此外，在神经损伤过程中，氧化应激和兴奋性毒性相互联系，可同时或相继发生，也可相互加强。胞浆内 Ca^{2+} 是两者相互联系的纽带，神经细胞过度兴奋会引起胞内 Ca^{2+} 浓度增加，进而抑制氧化磷酸化，干扰线粒体功能，或激活黄嘌呤氧化酶等酶类，刺激 ROS 的生成。反过来，ROS 也可通过①动员内质网、线粒体等胞内钙库释放 Ca^{2+}，直接引发兴奋性神经毒性；②直接抑制兴奋性氨基酸 Glu 高亲和力转运体，促进 Glu 的囊泡释放或非特异流出，使胞外 Glu 浓度过高，过度刺激突触后的 Glu 受体；③通过抑制 GABA 功能间接促进兴奋毒性。

（三）环核苷酸信号

环磷酸腺苷（cAMP）与环磷酸鸟苷（cGMP）合称环核苷酸。环核苷酸是中枢神经细胞中儿茶酚胺、前列腺素与肽类激素的第二信使，对于中枢神经系统活动起着重要的调节作用。cAMP、cGMP 对中枢神经的调节作用是相互对应并相互关联的，人体内 cAMP 和 cGMP 保持一定比例，可以维持中枢神经系统的正常放电，当比例发生改变时，会产生异常放电，导致神经毒性的发生。特别是 cAMP 在神经组织中合成和分解速度远高于其他组织，cAMP 在脊椎动物脑中含量比非神经组织高 10 倍，磷酸二酯酶含量也比其他组织高 10~20 倍，cAMP 在调节神经元生长、突触信号传递、脑细胞活化、学习记忆等方面具有重要作用。一些神经毒物如茶和咖啡中生物碱高浓度时可通过抑制磷酸二酯酶活性，干扰 cAMP 和 cGMP 水平，从而改变 CNS 功能。

（四）磷脂酰肌醇信号

磷脂酰肌醇信号系统是一个由受体、G 蛋白和效应物组成的细胞调节系统，调控细胞的生命活动。G 蛋白偶联的受体和胞外的信号分子（如神经毒物）结合后与 G 蛋白相互作用，激活的 Gq 蛋白（一种 G 蛋白）可激活磷脂酶 C，使质膜上 4，5-二磷酸磷脂酰肌醇（PIP_2）水解成两个第二信使 1，4，5-三磷酸肌醇（IP_3）和甘油二酯（DAG）。IP_3 与内质网上的 IP_3 配体（IP_3R）门钙通道结合，开启钙通道，使胞内 Ca^{2+} 浓度增加。神经毒物如异氟醚可经 IP_3R 引起内质网 Ca^{2+} 释放，促进钙超载，进而触发一系列有害代谢反应促进神经元细胞凋亡。

（五）酪氨酸激酶信号

蛋白酪氨酸激酶（receptor protein tyrosine kinase，RPTK）是细胞信号转导过程中一类具有酪氨酸激酶活性的蛋白质，按结构可分为受体酪氨酸激酶及非受体酪氨酸激酶，参与CNS 的发育及神经细胞增殖、分化，并与脑肿瘤、缺血缺氧等相应的病理过程密切相关。受体酪氨酸激酶与相应的信号分子结合后，形成膜上受体的二聚化，同时激活胞内蛋白激酶催化功能，引起一系列磷酸化级联反应。非受体酪氨酸激酶，本身不是受体，其可以与激活的受体结合后具有酪氨酸激酶活性，一般存在于细胞内，主要有 JAK 家族，FAK 和Tec 家族，广泛参与细胞的增殖、凋亡以及免疫调节等过程。如 JAK/STAT 信号通路参与调控兴奋性氨基酸谷氨酸诱导的神经元细胞凋亡。

四、炎症反应

中枢神经系统中的小胶质细胞是脑内免疫反应的抗原递呈细胞和主要的免疫效应细胞。正常情况下，小胶质细胞是处于静止状态，形态表现为胞体较小、突起较长的分枝状。但在神经毒物的作用下，小胶质细胞被异常激活，激活后小胶质细胞形态发生改变，表现为胞体变大、突起缩短的"阿米巴状"。激活的小胶质细胞在 CNS 炎症反应中被分为两类：促炎型（M1）和抗炎型（M2）。M1 态小胶质细胞主要分泌促炎因子如肿瘤坏死因子-α（TNF-α）、白介素-6（IL-6）、白介素-1β（IL-1β）、干扰素-γ（IFN-γ）及活性氧（ROS）等。这些小分子物质能够作用于神经元或胶质细胞，从而增强神经元的兴奋性或进一步级联放大胶质细胞介导的炎症反应，导致相关神经元损伤。此外，活化的小胶质细胞还能招募外周巨噬细胞穿过血脑屏障进入中枢神经系统吞噬清除变性死亡的神经元。而在炎症后期，M1 型小胶质细胞可在 IL-13、IL-10、TGF-β 等因子的作用下向 M2 型极化，从而发挥抗炎作用，促进神经元细胞的损伤修复。如在锰的神经毒性过程中，小胶质细胞被活化，IL-1β、IL-18 等炎性因子大量生成，进而对神经元造成损伤效应。

五、细胞凋亡

细胞凋亡是由多种因素联合调控的复杂的细胞死亡过程，神经元凋亡涉及氧化应激、细胞内钙稳态失调及细胞凋亡通路的激活，主要表现为在神经毒物的作用下，神经元为维持内环境稳定而程序性自杀的过程。当外源毒物作用于机体时，会引起体内新陈代谢发生紊乱，影响能量代谢、电子传递、信号转导、线粒体膜电位的变化等过程的正常进行，进而导致相关神经元损伤。凋亡特征主要有核质浓缩、核碎裂、DNA 片段化、凋亡小体的形成等。

总的来说，神经元凋亡过程大致分为四个阶段：①凋亡信号转导；②凋亡基因激活；③凋亡的执行；④凋亡细胞的清除。首先细胞接受凋亡信号，然后凋亡分子之间相互作用，激活凋亡相关基因，接着发生 caspase 凋亡酶的活化并启动执行凋亡程序，最后巨噬细胞吞噬分解凋亡细胞。凋亡信号对于细胞的刺激所经过的信号转导途径是不同的。根据起始caspase，主要分为两种类型：一种为外源性途径，是由 Fas 等细胞表面的死亡受体或肿瘤坏死因子受体家族蛋白（TNF-R）引起；另一种为内源性途径（或线粒体途径），由多种应激条件、化学试剂和药物引发，最终导致凋亡。

目前对神经元凋亡的分子机制和细胞机制已有一定研究，但仍需采用新的方法如组学技术、转基因模型等去继续探索。

第三节　神经毒理学研究方法

神经毒理学的研究方法有形态学、生理学、电生理学、生物化学、分子生物学及脑成像等方法。通过现代研究方法的全面系统的研究，明确毒物是否造成损伤，毒物的剂量阈值，靶组织，靶细胞及作用机制等。行为是人体及动物各系统功能相互配合的一种综合表现。行为的任何改变都可以反映神经系统功能的状况，是神经毒物在神经系统内在损害的外部表现，包括感觉、运动、学习、记忆、情绪和性功能等。因此行为毒理学改变是神经毒理更为敏感且相对特异的评价指标，尤其对长期慢性低剂量毒物作用于神经系统的早期亚临床表现的发现非常重要，已成为评价化学物质安全性的重要方法。

一、　研究对象

神经毒理学的研究包括整体实验（体内试验）、离体实验（体外试验）。体内、体外实验互为补充，相辅相成。

（一）体内试验

体内实验又称为整体动物实验。多采用哺乳动物，常用的有大鼠、小鼠、家兔、豚鼠、仓鼠、狗、雪貂和猴8种动物模型。另外有用斑马鱼、线虫等非哺乳类动物，其结果原则上可外推到人。

（二）体外试验

利用游离器官、培养的细胞进行，多用于外源化学物对机体急性毒作用的初步筛检、作用机制和代谢转化过程的深入研究。体外试验系统缺乏整体毒物动力学过程，并且难以研究慢性毒作用。

（三）人体观察

人体观察（急性中毒事故、受控的临床实验）可以直接获得关于人体的毒理学资料，临床毒理学研究仅限于低浓度、短时间的接触，并且毒作用应有可逆性。另外在一些意外事故的急性毒物暴露，可获得毒物对人体影响的直接研究数据。

（四）流行病学研究

流行病学是研究疾病分布规律及影响因素，借以探讨病因，阐明流行规律，制定相应对策和措施的科学。通过对流行病学的调查与研究可以取得动物实验所不能获得的资料，最大优点是接触条件真实。但流行病学研究干扰因素多。

二、 神经行为毒理学研究方法

（一）神经毒性评价

1. 病理学形态学方法

神经病理形态或组织化学改变是确认神经损害及其病变可逆性程度的重要手段，也是确认神经毒性的最经典方法。一般研究思路，先进行肉眼观察，辅以脑的绝对和相对质量；其次，在光学显微镜下观察基本病变，确定病变的脑区后，可进一区取材做电镜检查。为了进一步确认神经毒性的细胞特异性及某些特殊生化过程的影响，可用神经系统组织化学等方法检查。

可用光镜、电镜、激光扫描共聚焦显微镜、免疫组织化学、原位杂交法，受体定位法、荧光素示踪技术对神经系统进行形态学观察和功能活动形态定位，明确神经毒性作用部位和机制。神经元胞体、轴突的远端和近端、髓鞘、星形胶质细胞、内皮细胞等。

（1）普通染色 普通的染色方法为神经形态检测的常用手段，具有操作简便、省时省力、成本较低等特点。根据浸染组织的不同，将神经组织染色分为尼氏染色、神经元染色、神经胶质细胞染色、髓鞘染色、突触染色和神经纤维染色6种。①尼氏染色：通过对神经细胞内尼氏体的染色而清晰辨别尼氏体以及胞核、核仁，且很容易区分轴突和树突，但该法仅应用于脑、脊髓等尼氏体较为丰富的组织；②神经元染色：用于观察神经元树突和树突轴的形态，主要分为镀银染色和FJ染色；③神经胶质细胞染色：包含了Cajal法选择性浸染星形胶质细胞、碳酸银法浸染小胶质细胞、delrio-hortega's改良法浸染少突胶质细胞；④髓鞘染色：常用髓鞘染色方法有媒染法，利用铬酸与类脂质的特殊反应和油溶性染料浸染法3种；⑤突触染色：目前有两种显示神经突触的方法。镀银染色法通常采用Cajl染色法和Golgi染色法来显示突触，其主要根据突触的嗜银性而使突触着色。但由于过程繁琐，染色结果不稳定而未被广泛使用。磷钨酸染色法是利用重金属浸染神经突触，然后通过电镜观察突触结构及数量变化。缺点是组织固定时需采用铬酸，毒性较强，且价格昂贵；⑥神经纤维染色：神经纤维染色也是依据神经纤维对银离子的特殊吸附性，但方法不同。

（2）组织化学染色 免疫细胞化学又称免疫组织化学，包括免疫荧光（immunofluorescence）、酶标记抗体法（enzyme-labeled antibody）、原位杂交组织化学（*In situ* hybridization histochemistry，ISHH）和免疫电镜（immunoelectron microscopy）的化学染色。它是利用抗原抗体反应与形态学结合，对组织中的抗原做定性、定量、定位检测，具有操作简单，灵敏度高的特点。缺点是抗原活性容易丢失，或者存在非特异性染色而影响结果判定。其常用标记物有荧光素、酶、胶体金、生物素、铁蛋白、放射性同位素等。免疫电镜技术是免疫化学技术与电镜技术结合的产物，是在超微结构水平研究和观察抗原、抗体结合定位的一种方法学。根据标记方法的不同，分为免疫铁蛋白技术、免疫酶标记技术和免疫胶体金技术。胶体金是目前应用最广的免疫电镜标记物，该技术是将胶体金作为抗体的标记物，用于细胞表面和细胞内多种抗原的精确定位。

（3）神经束路示踪法 神经束路示踪法是研究神经元之间纤维联系的最常用的方法，包括利用神经纤维损伤后发生溃变和神经元轴浆运输原理来进行追踪，而后者在各个方面存在明显的优势。常用的追踪剂有辣根过氧化物酶（horseradish peroxidase，HRP）、PHA-L、生物素葡聚胺（biotinylated-dextranamine，BOA）、霍乱毒素 B（choleratoxin B，CTB）以及荧光素追踪剂（如 FG、Oil 等）。

2. 神经影像技术

（1）电子计算机断层扫描　电子计算机断层扫描（computed tomography，CT）此技术利用精确准直的 X 线束与灵敏度极高的探测器一同围绕被扫描部位作一个接一个的断面扫描，通过计算机对各种组织 X 线吸收的系数不同显示脑的病理改变。具有扫描时间短，图像清晰等特点。

（2）单光子发射计算机断层成像术和正电子发射断层成像术　单光子发射计算机断层成像术（single-photon emission computed tomography，SPECT）和正电子发射断层成像术（positron emission tomography，PET）为核医学的两种 CT 技术，由于它们都是对从病人体内发射的医用 γ 光子或可发射正电子的放射性核在体外应用相应的显像设备进行探测成像，故统称发射型计算机断层成像术（emission computed tomography，ECT）。其定位准确，断层图不受临近层面核素干扰，能获得活体三维解剖影像，并能定量计算病变部位的大小、体积及局部血流量等。

（3）核磁共振成像　核磁共振成像（nuclear magnetic resonance imaging，NMRI）也称磁共振成像（MRI），它采用静磁场和射频磁场使人体组织成像，在成像过程中，既不用电离辐射，也不用造影剂就可获得高对比度的清晰图像。由于人体各种组织含有大量的水和碳氢化合物，所以氢核的核磁共振灵活度高、信号强是人体成像的首选核种。利用 H 质子在主磁场中被激发产生的共振信号经图像处理重建得到的影像，从而分析脑结构的病理改变。

（4）功能性磁共振成像　功能性磁共振成像（functional MRI，fMRI）利用磁振造影来测量神经元活动所引发之血液动力的改变，非单纯的形态学检查方法，是能反映脑功能状态的 MRI 技术。

3. 电生理检查

神经组织的生物电活动十分密集，电生理检查可明确神经毒性作用的病理生理变化，进一步明确作用机制。神经电生理学方法包括诱发脑电图、电位、肌电图、膜片钳、斑片钳、神经传导测定等技术。

（1）脑电图　脑电图（electroencephalogram，EEG）为一种无损型研究方法。神经毒物暴露早期就可以引起 EEG 的异常变化，对 EEG 的分析可以用来检测化学物引起的功能障碍和进行化学物神经毒性判断。在 EEG 分析中特别要注意的是，当有惊厥样行为伴随的异常 EEG 出现时，该 EEG 可作为化学物具有神经毒性的证据。

（2）诱发电位　诱发电位（evoked potential，EP）指中枢神经系统在感受内在或外部刺激过程中产生的生物电活动，可根据 EP 变化的特点对神经毒性进行评判。常用的有躯体感觉诱发电位（SLSEP）、脑干听觉诱发电位（BAEP）和视觉诱发电位（VEP）、运动诱发电位（MEP）。SLSEP 对周围神经病、脊髓病变、脑干、丘脑和大脑半球病变、中枢脱髓鞘病有诊断及鉴别诊断作用，对昏迷预后及脑死亡有协助诊断作用。BAEP 为一项脑干受损较为敏感的客观指标，是由声刺激引起的神经冲动在脑干听觉传导通路上的电活动，能客观敏感地反映中枢神经系统的功能。VEP 也是研究人类的感觉机能、神经系统疾病、行为与心理活动等的重要手段，其最有价值之处是发现视神经的潜在病灶。MEP 是刺激运动皮质在对侧靶肌记录到的肌肉运动复合电位，检查运动神经从皮质到肌肉的传递、传导通路的整体同步性和完整性，是一种无创伤性的检测手段。

（3）肌电图　肌电图（electromyography，EMG）是将针电极插入肌肉记录电位变化的一种电生理检查。目的是了解下运动神经元即脊髓前角细胞、周围神经（根、丛、干、支）、神经肌肉接头和肌肉本身的功能状态。

（4）膜片钳　膜片钳是一种通过记录离子电流来反映细胞膜单一的或多个的离子通道分子活动的技术，神经毒性研究中最常用的是全细胞膜片钳记录和脑片膜片钳记录。根据膜片钳记录到的通道电流的变化情况，能够分析化学物对通道功能的可能影响以及作用位点，可用于细胞水平化学物神经毒性的评价和毒性机制的研究。

（5）斑片钳　斑片钳是记录离子通道开放瞬间的电流脉冲，直接测量单通道参数，这种方法对电压依赖性离子通道和受体调控性通道都适用，是目前先进的电生理测定离子通道的技术，它不仅可在完整细胞时记录，还可对内面向外，或外面向内的游离斑片膜进行记录。

4. 生化方法

检查与神经病理变化密切相关的神经生化指标变化，主要包括神经组织中能量代谢、糖、蛋白质、脂肪、DNA、RNA、神经递质水平、脑磷脂等的含量变化。

采用的方法一般包括离心、电泳、色谱、质谱、放射性免疫法。离心技术一般用于体外培养细胞的收集、细胞器的分离提取、组织细胞蛋白和核酸的提取、神经突触体的分离制备等。聚丙烯酰胺凝胶电泳和琼脂糖凝胶电泳分别用于不同分子质量的蛋白质和核酸的分离、鉴定和纯化。色谱法利用不同物质在不同相态的选择性分配，以流动相对固定相中的混合物进行洗脱，混合物中不同的物质会以不同的速度沿固定相移动，最终达到分离的效果。质谱法的原理是使样品中的各种组分在离子源中电离生成不同荷质比的带电离子，经加速电场作用形成离子束，然后在电磁场的加速下按质荷比分离、鉴定，被用于样品定性分析和分子结构研究。放射免疫法是利用同位素标记的与未标记的抗原，同抗体发生竞争性抑制反应的方法，研究机体对抗原物质反应的发生、发展和转化规律。

5. 分子生物学方法

神经生物学研究常用的分子生物学方法有基因的分子克隆，克隆后的基因在人工体外系统或细胞中的表达，PCR 技术、原位杂交技术、Western blot、基因芯片、蛋白芯片、DNA 重组、组学技术。在毒物暴露后常使用 PCR 技术、原位杂交技术、western blot 测定神经系统特定基因的 mRNA 和蛋白表达水平变化。基于基因芯片和蛋白芯片高能量优势，可用于检测和分析暴露毒物后神经系统发生改变的大量基因序列或蛋白。在针对特定基因功能的神经毒理学研究中，可用 DNA 重组技术将分离纯化或人工合成的目的基因 DNA 序列导入神经细胞中，使之表达和扩增；或采用 RNA 干扰技术（RNA interference，RNAi）使细胞表现为特定基因表达关闭，从而导致基因转录后水平沉默，实现对神经系统特定基因的表达和功能进行深入探讨，在分子水平上阐明神经系统相关病变发生的机制，为寻找基因诊断和药物治疗靶点提供了重要的手段。

分子神经生物学研究中常用的实验动物模型有大鼠、小鼠、斑马鱼、线虫等，近年来转基因动物在神经毒理学中的应用也越发受到重视。继人和小鼠之后，斑马鱼模型已被列为第三大模式生物，与人类基因的相似度高达87%，其信号传导通路、生理结构与功能等均与哺乳动物高度相似。秀丽隐干线虫的基因遗传学操作便捷，实验周期短，而且还是第一个完成基因组测序的动物。线虫约20000个基因中和人类基因具有40%相似性，能够揭示所有细胞的身世和命运的细胞谱系图已经绘制完毕。转基因动物在神经毒理学中的应用也逐渐得到拓展，如α-synuclein转基因小鼠、parkin基因敲除小鼠、APP/PS1转基因小鼠等转基因动物模型已被广泛使用于神经毒物诱导帕金森病（Parkinson's disease，PD）、阿尔兹海默病（Alzheimer's disease，AD）等神经系统疾病机制的研究中。另外，转基因动物还可用于研究外源化学物对相关蛋白分子如神经受体、神经递质、神经因子、炎性因子等的影响，明确其在毒性效应中的作用。

（二）行为毒性研究

行为发育毒性研究一般可分为动物实验和人体功能测试两类。由于神经系统结构的复杂性及中枢神经系统具有较强的代偿能力，所以不能用单一的实验来揭示某种毒物对机体行为的影响，必须采用成组的实验方法。国际上常用的成组实验包括感觉、运动、认知等不同的测试方法组合。嗅觉定向试验主要用于研究幼鼠的寻窝能力和嗅觉发育状况。

1. 动物实验

（1）感觉行为测试　感觉系统包括视觉、听觉、味觉、嗅觉、提问调节、自体感觉（压力、轻触、四肢位置）和伤害性知觉（痛觉刺激），针对不同的感觉指标设计专门的仪器设备及不同的测试方法。

伤害性知觉测试用于研究毒物对中枢神经系统的兴奋和抑制或麻醉作用的程度。常用的有小鼠热板实验，实验选用雄性小鼠用热板测痛仪测量小鼠的痛阈（即痛反应情况潜伏期，指小鼠触热板至舔后足的时间），对照组的痛阈按100%计算，求出给药组的痛阈提高率。将动物放置在一个温热的表面上（小鼠55 ℃或大鼠52.5 ℃）并测量时间（一般为10~30s），直到动物舔身体、起身、摇它的爪子，或企图跳下热疼痛测试仪。类似的试验还包括使尾部接触高温表面，将其浸在热水中或使用发光热源，以用来评估逃避时间。

操作性自体感觉辨别试验用于测试实验动物对一种固定刺激（如光、气味、噪声）的反应，通过改变刺激方式，测量动物的辨别能力。听觉惊吓反射、惊吓反射弱刺激抑制和听觉辨别试验用于测量动物的听觉。

（2）认知功能测定　认知功能的研究包括学习能力和记忆能力两个方面。一般通过迷宫、穿盒等进行动物试验观察，也是条件反射的一种方法。

①Y型迷宫试验：电刺激Y迷宫测试应用于检测实验动物空间辨别的学习记忆能力。Y迷宫由3个相同的臂组成，分别称为Ⅰ区、Ⅱ区、Ⅲ区。通常把下臂（Ⅰ臂）定为起步区，左侧（Ⅱ臂）为安全区，右侧（Ⅲ臂）为电击区，三臂相交处为隔离区（0区）。在迷宫底铺以铜棒，可以通电刺激。三臂顶端各装有15W的信号灯。实验前先将大鼠放入迷宫，让其适应5min，训练组大鼠或小鼠在起步区予以电击致其逃至安全区，灯光持续15s，然后熄灯休息45s，开始下一次操作。每次实验在每只老鼠上重复20次为一轮。实验在黑暗、安静的环境中进行。凡老鼠受电击后10s内一次性从起步区逃至安全区的反应称为

"正确反应"，否则为"错误反应"。以连续 10 次电击中正确反应达 9 次或以上定为学会标准。达到学会标准所需的电击次数表示学习记忆成绩，电击次数少说明学习能力强。

大小鼠跳台试验在一个开阔的空间，动物大部分时间都在边缘与角落里活动。在方形空间中心设置一个高的平台，底部铺以铜栅，铜栅通电。当把动物放在平台上时，它几乎立即跳下平台，并向四周进行探索。如果动物跳下平台时受到电击，其正常反应是跳回平台以躲避伤害性刺激。多数动物可能再次或多次跳至铜栅上，受到电击后又迅速跳回平台。观察指标为首次跳下平台的潜伏期、一定时间内受电击的次数（错误次数）、24h 后受电击的动物数、第一次跳下平台的潜伏期和一定时间内的错误总数。

②大小鼠避暗试验：该实验是利用小鼠或大鼠具有趋暗避明的习性设计，其装置一半是暗室，一半是明室，中间有一小洞相连。暗室底部铺有通电的铜栅。动物进入暗室即受到电击。观察指标为首次受电击的潜伏期、24h 后进入暗室的动物数、潜伏期、一定时间内受电击的次数。

③大小鼠穿梭试验：穿梭箱回避实验属于主被动回避试验，是利用动物的好暗避光（明暗穿梭）、对厌恶刺激（如足电击）的恐惧和记忆而建立起来的。将大鼠或小鼠放入明箱，10s 后，将明暗箱之间的门打开。多数品系的老鼠有很强的探究行为，喜暗恶光。因此，动物会很快进入暗箱。四肢完全进入暗箱后，立即将中门关上，并给予一次电击。电击强度为能引起老鼠退缩和发声的最小电流。根据老鼠品系不同，电流范围为 0.2~0.8mA（100V，60Hz AC），持续 1~2s。让动物在暗箱内停留 10s（以使让动物形成箱与电击之间的关联），将老鼠放回笼内。清洁操作箱，然后进行下一只动物的训练。电刺激训练 24h 后，将老鼠放回明箱，中门打开，但不给电击。观察指标为动物在第一天训练和第二天测试的两天中到达安全区域所需要的时间，及错误（未能到达安全区）次数。

④水迷宫试验：这是一种小鼠、大鼠能够学会在水箱内游泳并找到藏在水下逃避平台的实验方法。由于没有任何可接近的线索以标志平台的位置，所以动物的有效定位能力需应用水箱外的结构作为线索。迷宫由圆形水池、自动摄像及分析系统两部分组成，图像自动采集和处理系统主要由摄像机、计算机、图像监视器组成，动物入水后启动监测装置，记录动物运动轨迹，试验完毕自动分析报告相关参数。实验程序包括：第一步，定位航行实验（place navigation），用于测量小鼠对水迷宫学习和记忆的获取能力。实验历时 4d，上下午各训练 1 次，共计 8 次。实验观察和记录小鼠或大鼠寻找并爬上平台的路线图及所需时间，记录其潜伏期和游泳速度。第二步，空间搜索实验（spatial probe test），用于测量学会寻找平台后，对平台空间位置记忆的保持能力。定位航行实验结束后，撤去平台，从同一个入水点放入水中，测其第一次到达原平台位置的时间、穿越原平台的次数。

（3）运动功能测试　动物运动功能的研究包括测试动物的体格发育、活动度测试、动物的反射及感觉功能、神经运动协调能力、耐力测试、神经肌肉成熟等。

①活动度测定：自主的活动度在啮齿类动物主要用于行为药理及行为毒理，此种方法很少能应用于人。单一项活动度测试在现代毒理学仅测定一般活动及行为评价，现已能进行定量评价。在特定环境装有定位的红外线光束，从而记录动物于固定的时间内活动时切断光束的次数。它可监测垂直的及水平位的动物活动次数，每 10min 测一次，计 3 次，合计 30min。正常的啮齿类动物典型表现为活动度逐渐减少。其他有用的迷路装置如 8 字型

迷宫。

②运动协调功能测试：运动协调功能测试主要有转棒、游泳耐力、倒挂网格、后肢撑力实验。转棒试验是最常用的行为学实验模型，实验选用的动物为小鼠。小鼠在旋转的棒上为保持身体平衡不致跌下，需要向转动棒的反方向移动，并保持四肢肌肉协调运动，否则将从棒上落下，运动障碍或者协调性不好的小鼠会更快地跌落下来。通过统计分析小鼠的跌落时间的量化指标，可以评价小鼠运动障碍或障碍缓解的情况，测试动物的协调运动能力。游泳耐力实验是根据大鼠游泳时身体姿势及四肢利用情况对其游泳能力进行评价。倒挂网格实验和后支撑力实验都是用于检测动物运动和肌张力变化。

不同的受试物应使用不同的神经行为测试实验组合，研究者要根据需要进行测试方法组合，常见的神经毒物行为学测试组合见表 13-2。

表 13-2　　　　　　　　　　　　　　动物行为毒性研究组合

感觉行为	
反射及感觉功能	平面翻正
神经运动协调	空中翻正
听觉	听觉惊愕、听觉辨别
躯体感觉运动	断崖回避负趋地性
视觉	视觉定位
嗅觉	归巢、嗅觉定向实验
痛觉	夹尾、热板、缩肢反应
运动和协调功能	
运动发育	握力、后肢支撑力
耐力	前肢悬挂、爬绳
神经肌肉成熟	转棒、游泳、后肢撑力、空中翻正
活动度	开阔场地踏轮、昼夜自主活动量、转轮活动笼
认知能力	
近期记忆	T 型迷宫、Y 型迷宫、水迷宫、跳台、放射状迷宫、T 迷宫
学习能力	主动回避反射，被动回避反射，光鉴别，运动鉴别
社会行为	
性功能	交配试验
群体行为	群居/隔离测试

2. 人体的行为功能测定

（1）韦氏成人智力量表（WAIS-RC）　韦氏成人智力量表为一种经典的智力测验方法，由韦克斯勒于 1939 年编制而成，1986 年引入中国，能够比较准确、全面地反映智力的整体和各个侧面。该量表共有三套，成人（WAIS）、儿童（WISC）和幼儿（WPPSI）。其中，韦氏成人智力量表适用于 16 岁以上的成人；韦氏儿童智力量表适用于 6~16 岁儿童；韦氏幼儿智力量表适用于 4~6.5 岁儿童。测验包括语言测验和操作测验，测验时两种交替实施，每个分测验结束时都记录 1 个原始分数，最后再将原始分换算为智商。其中，韦氏儿童智力量表语言测验包括常识、类同、算术、词汇、理解和背数，操作测验包括填图、图片排列、积木、拼图、译码和迷津；韦氏学龄前及学龄初期智力量表语言测验包括常识、词汇、算术、类同词和理解，操作测验包括图画补缺、迷津、几何图案、木块图案等。

（2）韦氏记忆量表 韦氏记忆量表（WMS）是一个供临床使用的较为简单的记忆测验量表，WMS 自 1945 年发行以来，至 2008 年已修订到第四版，而目前国内广泛应用的是 1980 年龚耀先等修订的韦氏记忆量表中国修订本（Wechsler memory scale-revised of China, WMS-RC）。WMS-RC 测验内容分为长时记忆、短时记忆和瞬时记忆。长时记忆包括 3 个分测验：个人经历、时间空间（定向）和数字顺序关系。短时记忆包括 6 个分测验：视觉再认、图片回忆、视觉再生、联想学习、触摸测验和理解记忆。瞬时记忆包括顺背和倒背数目。

（3）世界卫生组织核心测验组合（WHO-NCTB） 世界卫生组织核心测验组合是 1983 年 WHO 拟定出的一套用于职业人群的神经行为核心测验方法，具有较好的信度、效度及灵敏度，操作简便、易于比较、受文化背景影响小。它包括情绪状态测验、简单视觉运动反应时间测验、数字广度测验、手敏感度测试、视觉保留测试、数字译码测试、目标瞄准追击试验，主要反映短时记忆力、反应速度、注意力、运动协调能力和情感状态等方面的行为功能。

由于行为学研究实验对象对于内部和外界环境变异性的敏感性不同，不同模型间、不同动物间和动物个体间的结果存在很大的差异，因此采用适当的实验方法才能对神经毒物的行为功能作出恰当的评价。而且，行为学评价需要与神经毒性评价如电生理学、脑成像技术相结合，进行综合评价。目前，神经行为学方法大多建立在啮齿类动物基础上，开发更接近于人类的非人灵长类动物模型和评价方法为未来的研究方向。

3. 计算机化神经行为功能评价方法

（1）FIOH 测试组合 芬兰职业卫生研究所（Finland's Institute of Occupational Health, FLOH）临床心理学家 Haninnen 等于 20 世纪 60 年代起开始对有机溶剂等神经毒物接触者进行神经行为功能的评价，FIOH 也是世界上最早采用该技术对早期职业伤害开展神经行为测试评价的。在经过不断完善后，于 1979 年编撰成册，并取名为《用于毒性心理研究的行为测试组合》（behavioral test battery for toxic psychological）。该组合由反映智力、记忆、认知、心理运动以及情感和个性等 16 个行为功能的分测试项目组成。

（2）WHO-NCTB 测试组合 WHO-NCTB（neurobehavioral core test battery, NCTB）是由 WHO 专家组经过反复研究、挑选编组，于 1986 年正式出版。NCTB 共包含 7 项分测验，分别反映情感、注意力/反应速度、听记忆、手工操作敏捷度以及心理运动等诸方面神经行为功能，由于该组合操作简便，使用成本低廉，因此在世界多个国家得到推广和应用。

（3）NES 方法 NES（neurobehavioral evaluation system, NES）是 1986 年 Lets 和 Baker 提出的一组利用计算机进行测试的测试组合，NES 方法的出现使神经行为测试真正实现了程序化、规范化和记录的自动化，不仅提高了检测工作的效率，还大大地提高了神经行为测试结果的信度和不同检测结果之间的可比性。目前，上海浦东疾控徐黎明老师在原上海医科大学公共卫生学院梁友信教授和陈自强教授引进吸收 NCTB 组合的基础上，不断改进，研发出伯乐–神经行为测试评价系统（Bole. neurobehavioral evaluation system for Chinese, B. NESC）。

虽说神经毒理学的研究方法很多，但是这些方法互为补充，有些指标也只有在结合其他相关指标时才能很好地予以解释。实际上，由于神经系统的复杂性，单一的指标是不可能全面评价神经毒性，因此将不同指标组合起来进行成套实验是神经毒性评价的主要研究方向。

（彭晓丽）

本章小结

本章在神经系统组成及功能基础上，对神经行为毒性作用特点、毒物分类、毒性表现及迟发性神经毒性进行了概述，重点对神经毒物毒性作用机制及神经行为毒理学研究方法进行了阐述。由于行为毒性往往是神经毒性的外在表现，因此，本章将神经毒理学和行为毒理学综合论述。

神经系统是机体对生理功能活动的调节起主导作用的系统，神经毒物常造成血–脑及血–神经屏障损伤，直接或间接作用于神经元、轴索、髓鞘或神经传导，引起神经递质紊乱、通过毒物受体介导毒效应及干扰神经递质受体、第二信使介导的信号转导异常、炎症反应或引起细胞凋亡，导致神经系统在结构、功能及行为上发生改变，表现出神经毒性。

神经毒理学一般通过对体内、体外、人体观察及流行病学进行研究，采用现代研究方法的全面系统的评估，明确毒物是否造成损伤、毒物的剂量阈值、靶组织、靶细胞及作用机制等。病理学形态方法、神经影像技术、电生理检查、生理生化方法及分子生物学方法已在神经毒理学研究中普遍应用。

行为学改变是神经毒素在神经系统内在损害的外部表现，已成为评价化学物质安全性的重要方法。对实验动物或人体的行为功能检测，以及计算机化的神经行为评价系统现已成为行为毒理学研究常用技术手段。然而，由于神经系统的复杂性及中枢神经系统具有较强的代偿能力，神经与行为毒理学研究不能用单一的实验来揭示某种毒物对机体行为的影响，必须针对研究的目的、内容及对象对多种实验手段进行综合选择和分析评价。

（彭晓丽）

🔍 思考题

1. 神经系统的主要组成与功能是什么。
2. 神经行为毒性作用有什么特点？
3. 神经毒物的毒性作用机制有哪些？
4. 神经毒性研究方法有哪些？
5. 常用的行为发育毒性研究有哪些研究方法？

参考文献

［1］刘宁, 沈明浩. 食品毒理学. 北京: 中国轻工业出版社, 2005.

［2］单毓娟. 食品毒理学. 北京: 科学出版社, 2013.

［3］张立实, 李宁. 食品毒理学. 北京: 科学出版社, 2017.

［4］赵超英, 姜允申. 神经系统毒理学. 北京: 北京大学医学出版社, 2009.

［5］曹佩, 徐海滨. 神经行为毒理学的研究内容和实验组合. 毒理学杂志, 2011, 25 (4): 304-306.

［6］任雁, 董田甜, 邹莉波, 李增刚, 王捷. 神经发育毒性体内及体外评价方法. 毒理学杂志, 2011, 25 (1): 61-64.

［7］Sachan A, Hendrich S. Food toxicology: current advances and future challenges. Oakville: Apple Academic Press, 2017.

［8］Bowler RM, Lezak MD. Neuropsychologic evaluation and exposure to neurotoxicants. Handb. Clin. Neurol. 2015, 131: 23-45.

［9］Maurer LL, Philbert MA. The mechanisms of neurotoxicity and the selective vulnerability of nervous system sites. Handb. Clin. Neurol. 2015, 131: 61-70.

第十四章
其他器官毒性

当外源化学物进入机体后会与机体发生交互作用，导致机体不同的组织、器官发生反应与损害。这种交互作用既包括外源化学物（或其代谢物）对机体的作用，也包括机体对外源化学物侵入的应答。一般情况下，外源化学物被吸收并分布到全身，引起全身毒效应，但其对机体各器官、组织的损害程度并不相同，通常只对一个或几个器官产生较严重的损害，这样的组织器官称为靶器官（target organ）。因而器官毒性又可称为靶器官毒性。

外源化学物对机体靶器官存在选择毒性的原因可能与以下因素有关：①血流供应的多少。体内的骨髓与肾和肝脏相比，血流供应少得多，因此不易受到外来化学物作用。②器官的位置与功能。胃肠道、呼吸道处于外来化学物的进入途径，肾和肝则是排泄途径，因此易受外来化学物的损伤。③代谢转化能力及其活化-解毒系统平衡。肝脏的代谢能力强，其活化能力也高，因此对特定外来化学物的活化-解毒能力不平衡时，即可受损。而某些组织虽然活化能力低于肝脏，但对特定外来化学物的活化能力特高或解毒能力极低甚至缺乏，则反较肝脏易受损伤。一些外源化学物虽从肺外途径吸收，却仍选择肺为靶器官，就是与肺脏的特定代谢条件有关。例如丁基羟基甲苯，既能诱导肺中的混合功能氧化酶，又受这些酶活化，而其活性代谢物在肺中与大分子共价结合的能力大于在肝脏。④不同组织器官对外源化学物或其毒性代谢物的蓄积能力不同。如骨骼对某些重金属（如铅和氟）的蓄积能力均很强，易受其损害。⑤存在特定的酶或生化过程。例如，哌替啶（杜冷丁）的杂质 1-甲基-4-苯基-1，2，3，6-四氢吡啶（MPTP）攻击多巴胺神经元引起帕金森病的机制，在于其亲脂性便于透过血脑屏障进入中枢神经系统的星形细胞。在星形细胞中被活性特高的单胺氧化酶 B 所氧化，形成 $MPDP^+$ 并进一步氧化为 MPP^+。后者不能通过血脑屏障排出，而进一步被多巴胺能神经元摄入，并依赖载体浓缩于这些神经元的线粒体中，进而发挥其毒作用。⑥存在特殊的摄入系统。⑦对损伤的脆弱性与特化程度，特化程度高而又生命攸关的组织，如中枢神经系统，与特化程度低的脂肪组织相比更易受损。⑧能否与组织器官中的大分子结合。⑨不同组织器官对外源化学物所造成损害的修复能力存在差异。如皮肤的自我修复能力最强，骨骼、肝脏的修复能力也较强，而神经组织则修复能力很差。

第一节　血液毒性

血液系统涉及血液、骨髓、脾和各种淋巴组织。血液作为物质的主要转运方式为各器官之间营养物质、代谢物等交换的介质。血液系统是机体各器官之间营养物质和代谢物等交换所必需的主要转运方式，而且外源化学物进入机体后，也随血液系统转运到全身各器官，所以血液系统在机体的防御和修复中具有关键性作用。同时，血液系统本身也是某些外源化学物毒作用的靶器官，经常受到外源化学物的直接损害。毒物影响血液的形成及其功能，称为血液毒性（hematotoxicity）。

一、　血液系统的构成及特点

血液系统由血液组织和造血器官组成，其中，血液组织由血浆和血细胞两部分组成，通过循环系统与全身各个组织器官密切联系，参与机体各项生理功能活动，维持机体正常代谢和内外环境平衡，并为机体防御反应提供必要的免疫功能因子。造血器官是指血细胞生成的器官，其中骨髓是人体最大的造血器官。骨髓含有造血干细胞，当造血干细胞受到相应信号分子刺激时分化成定向干细胞，定向干细胞经增殖、分化、直至成为各种成熟血细胞，包括红细胞、白细胞和血小板。白细胞包括粒细胞、淋巴细胞和单核细胞，其中粒细胞又分为中性粒细胞、嗜酸性粒细胞和嗜碱性粒细胞。通过这一过程，各种成熟血细胞释放到外周血中，从而满足机体对氧气运送、防御和修复、维持血液的动态平衡等重要功能的生理需求。

处于不同发育、分化阶段的各种血细胞对化学物和其他环境因素敏感性较高。因此血液系统可能比机体的其他组织器官更容易受到损伤。血液生成血细胞的重要功能以及这种高度增生性组织对中毒的敏感性，使得造血系统像肝脏和肾脏那样在危险度评价中成为最重要的靶器官之一。

二、　骨髓毒性

骨髓是细胞增殖最快、最活跃的器官，也是毒物最易伤害的靶器官。新生儿全部骨髓都参与造血；儿童时，长骨已经含有脂肪细胞；成年人，造血部位主要局限于躯干骨，如脊椎骨、盆腔骨骼、肩胛骨、颅骨等。骨髓造血干细胞有多向化能力，在一些因素的作用下能分化形成不同的造血祖细胞。这些祖细胞再大量分化、增殖为各种原始和成熟血细胞，最后这些成熟血细胞进入血液，发挥各自的生理作用。

（一）干细胞毒性

在生理再生状态下，骨髓中约10%的多能干细胞具有活性，因此，干细胞的减少可迅速得到补充。然而，多能干细胞数目降至正常的 10% 以下时，就会发生全血细胞减少。电离辐射、抗代谢药物、烷化剂、氯霉素、乙内酰脲衍生物、吡唑酮、苯、砷复合物、吩噻嗪（抗蠕虫药）、甲巯咪唑（抗甲状腺药）、磺胺类药物等均具干细胞毒性，引起造血干细胞损伤。慢性苯暴露导致骨髓抑制，表现为外周血的白细胞的计数降低，严重者可导致再生障碍性贫血、髓性白血病等疾病。

（二）成熟骨髓细胞受损

毒物也可作用于发育后期骨髓细胞，致骨髓多数细胞无异常、个别细胞分化异常。叶酸拮抗剂的存在（如抗肿瘤药甲氨蝶呤，抗疟药乙胺嘧啶、氯胍、甲氧苄啶与异噁唑的联用等），叶酸、维生素 B_{12} 的缺乏等均可影响幼红细胞的成熟。于是，外周血中出现体积增大的卵圆形红细胞，骨髓中出现大量的巨幼红细胞（巨幼红细胞性贫血）。药物如保泰松可能妨碍骨髓细胞成熟，从而干扰粒细胞发生。骨髓细胞成熟障碍主要由 DNA 合成障碍所致。

（三）再生障碍性贫血

再生障碍性贫血（简称再障）通常指原发性骨髓造血功能衰竭综合征，主要表现为骨髓造血功能低下、全血细胞减少和贫血、出血、感染。苯及其衍生物和再障关系已为许多实验研究所肯定，苯进入人体易固定于富含脂肪的组织，慢性苯中毒时苯主要固定于骨髓，苯的骨髓毒作用是其代谢物所致，后者可作用于造血祖细胞，抑制其 DNA 和 RNA 的合成，并能损害染色体。苯的活性代谢物与 DNA、RNA、蛋白质的共价结合是其毒作用的主要机制。

药物性再障最常见是由氯霉素引起的。据国内调查，半年内有服用氯霉素者发生再障的危险性为对照组的 33 倍，并且有剂量-反应关系。氯霉素的化学结构含有一个硝基苯环，其骨髓毒作用与亚硝基-氯霉素有关，它可抑制骨髓细胞内线粒体 DNA 聚合酶，导致 DNA 及蛋白质合成减少，也可抑制血红素的合成，幼红细胞浆内可出现空泡及铁粒幼细胞增多。氯霉素的另一种代谢物脱氢氯霉素可被骨髓细胞还原为相应的亚硝基脱氢氯霉素，其毒性与亚硝基氯霉素相似。肠道菌群可还原氯霉素为亚硝基氯霉素或将其氧化为脱氢氯霉素，后者经硝基还原为亚硝酸脱氢氯霉素，可能产生骨髓毒性代谢物。因此，不同人群对氯霉素敏感性的差异可能与饮食习惯及相应肠道菌群的变异有关。因此口服氯霉素病例再生障碍性贫血的发生率更高。

三、 红细胞毒性

红细胞的发生历经原红细胞、早幼红细胞、中幼红细胞、晚幼红细胞，后者脱去胞核成为网织红细胞，最终成为完全成熟的红细胞。成熟红细胞寿命较长（120d），与其他细胞及体液（小于 0.2nmol/L）相比，氧含量极高（就氧合血红蛋白而言，约 25mmol/L）。因此，成熟红细胞暴露于氧化应激的机会较多。同时，红细胞含有抗氧化应激的防御体系，主要是高活性的抗氧化酶系统，如超氧化物歧化酶、谷胱甘肽过氧化物酶和过氧化氢酶等，它们可共同作用清除 ROS、H_2O_2、有机氢过氧化物等自由基，防止氧化损伤。但是，机体一旦发生抗氧化酶的遗传性缺陷，如高铁血红蛋白还原酶缺陷、过氧化氢酶缺陷、谷胱苷肽还原酶和谷胱苷肽过氧化物酶缺陷、葡萄糖-6-磷酸脱氢酶异常，则会破坏红细胞的抗氧化防御体系，导致氧化损伤的发生。此外，一些外源化学物也会对红细胞造成氧化损伤或其他损害，其对红细胞的毒作用主要有两种类型，血红蛋白氧结合的竞争性抑制和红细胞膜被破坏过多引起的溶血。

（一）高铁血红蛋白血症

正常红细胞通过一些反应机制将血红素中高铁离子还原为亚铁离子，从而使血液中高铁血红蛋白（MetHb）浓度维持在不超过总 Hb 的 1%，即在正常生理条件下，人体 MetHb 占 Hb 总量 0.5%~2%。其主要反应机制是细胞色素 B_5 高铁血红蛋白还原酶（又称 NADH-黄递酶）催化还原型烟酰胺腺嘌呤二核苷酸反应和还原型烟酰胺腺嘌呤二核苷酸磷酸黄递酶（NADPH-黄递酶）催化还原核黄素，后者可还原 MetHb。该反应通常仅能还原 5% 左右的 MetHb，这一调控系统出现障碍将导致 MetHb 比例提高，从而发生高铁血红蛋白血症。大多数高铁血红蛋白血症是由外源化学物产生 MetHb 的速率超过其还原速率而所致。具有氧化作用的外源化学物使红细胞氧化作用超过红细胞内的抗氧化和还原能力，则产生高铁血红蛋白血症。如亚硝酸钠、硝酸甘油、三硝基甲苯、利多卡因、非那西丁、毛果芸香碱等。

（二）中毒性溶血

红细胞的氧化性损伤不仅仅表现为高铁血红蛋白的形成。活性氧化剂可进一步氧化高铁血红蛋白，攻击铁-卟啉复合体及球蛋白基质，产生一些绿色色素。高铁血红蛋白生成剂如对苯二酚、氨基苯酚、苯二胺所产生的醌类化合物和硝基苯的中间代谢物易与红细胞膜、酶蛋白、血红蛋白上的 —SH 共价结合，从而损害其功能，红细胞膜流动性、柔韧性降低，其通过毛细血管的能力下降。

膜脂质过氧化或膜蛋白以二硫键相连也可降低细胞膜流动性，还可能影响到关键的离子泵。离子及水的转运障碍通常引起细胞水肿，继之进入脾并被清除或直接发生血管内溶血。如果机体抗氧化和修复功能缺陷，这些毒性物质在可耐受的剂量下即引起溶血，生成 Heniz 小体。就葡萄糖-6-磷酸脱氢酶缺陷者而言，几乎所有的致高铁血红蛋白血症复合物均产生溶血，伴有或不伴有 Heina 小体形成。

铅盐中毒时，亚铁血红素生物合成的各阶段都被抑制，同时，红细胞寿命缩短。慢性低水平铅暴露常引起小细胞性（有时为正常细胞性）贫血。此类贫血的特征是红细胞嗜碱斑点，由典型的大而不规则颗粒组成，这种细胞称为点彩红细胞。但斑点红细胞也并非铅中毒所独有。血红蛋白合成障碍及红细胞破坏的增加是铅引起贫血的主要原因。地中海性贫血病人对铅中毒尤其敏感。

蛇毒素、去污剂和皂角苷也均含有溶血性物质。

（三）免疫性溶血性贫血

免疫介导的溶血性贫血是通过一种不同于直接氧化应激的机制引起的。与免疫活性蛋白结合后，红细胞在通过脾、肝、骨髓时被吞噬，或由 IgM 抗体，补体所溶解。这种类型的溶血多发生于血型不合如输血时，偶尔也可由外源化学物引起，其机制十分明确。①免疫复合物的形成。外源化学物或其蛋白加合物诱导产生的 IgM 抗体附着于红细胞形成免疫复合物后，补体结合，细胞溶解。此种情况下，外源化学物并不与细胞膜以化学形式结合，抗体也并不直接作用于红细胞。红细胞作为"无辜的旁观者"被免疫复合物所攻击。一些药物，如弟波芬、奎宁、奎尼丁、氯磺丙脲、安他唑啉等均可引起这种现象；②外源化学物与红细胞膜结合。可由 IgM 抗体所识别的形成于红细胞外膜的稳定复合物，最终可引起溶血。青霉素、头孢菌素、四环素类等均以这种形式引起溶血。有假说认为，溶血也可能是这些复合物消除 T 细胞的抑制所引起的。

四、 白细胞毒性

白细胞是血液有形成分中最复杂的体系，包括粒细胞（中性粒细胞、嗜酸性粒细胞、嗜碱性粒细胞）、淋巴细胞和单核细胞，正常成人白细胞数为（4~10）×10⁹个/L。其中以中性粒细胞最多，其次为淋巴细胞，其他的白细胞很少。其主要功能为防御外来物的侵袭。这种功能通常涉及两种机制，即吞噬作用和由免疫系统产生抗体的作用。

（一）粒细胞毒性

粒细胞系的发生经历原粒细胞、早幼粒细胞、中幼粒细胞、晚幼粒细胞，进而分化为成熟的杆状核粒细胞和分叶核粒细胞释放入外周血，其中主要是中性粒细胞，在血液的非特异性细胞免疫系统中起着十分重要的作用，它处于机体抵御微生物病原体，特别是在化脓性细菌入侵的第一线，当炎症发生时，它们被趋化性物质吸引到炎症部位。由于细胞内含有大量溶酶体酶，因此能将吞噬入细胞内的细菌和组织碎片分解，这样，入侵的细菌被结合、包绕，形成吞噬体，可防止病原菌在体内扩散。

外源化学物对粒细胞的毒性表现为骨髓粒细胞生成不足或破坏过多而使循环血液中粒细胞数量减少，影响粒细胞的生理功能。当粒细胞总数降至 $3×10^9$ 个/L 称为粒细胞减少；粒细胞数 $1×10^9$ 个/L 时，易发生感染；粒细胞降至 $0.5×10^9$ 个/L 时，极易发生严重感染。粒细胞缺乏是指边缘池和骨髓中均缺乏中性粒细胞（也称中性粒细胞减少）。粒细胞减少症是化学物诱导骨髓损害的最常见的表现，毒物可作用于干细胞、前体细胞及成熟粒细胞。

（二）白血病

白血病是一类起源于骨髓中单个干细胞或始祖细胞的单克隆性疾病，全称为骨髓增生异常综合征，是常见的造血系恶性肿瘤。白血病细胞具有增殖能力，但失去了分化成熟能力，因此白血病细胞在骨髓内积累，抑制正常的造血功能而发生贫血、出血和感染。其特征为白血病细胞在骨髓及其他造血组织中呈恶性、无限制地增生，浸润全身各组织和脏器，产生不同症状；周围血液血细胞有量和质的变化。根据增生细胞类型，可分为粒细胞性、淋巴细胞性和单核细胞性白血病三类。

接触苯及其衍生物的人群白血病发生率高于一般人群，该病发病急，发病前数月多出现贫血、中性粒细胞减少、血小板减少，表明骨髓功能异常。亚硝胺类、保泰松及其衍生物、氯霉素等也可诱发白血病。某些抗肿瘤的药物如氮芥、环磷酰胺、甲基苄肼、VP16、VM26 等，都公认有致白血病的作用。

可能的机制为：①母体化合物代谢活化生成活性中间物，破坏骨髓正常的生理活动（干扰有丝分裂中纺锤体的形成），抑制拓扑酶，形成 DNA 加合物；②使染色体异常，活化癌基因。淋巴细胞和骨髓细胞一般出现不可逆性染色体畸变，且多发生在 5 号、7 号染色体；变化的骨髓祖细胞增殖会导致靶细胞群分裂增多，从而由于非连接不良而导致杂合性的克隆丢失，如粒细胞，巨噬细胞集落刺激因子基因单纯性不足而使得在异常克隆中细胞转化率增高、细胞异常成熟及无效造血，随后，其他原癌基因激活，导致在以后的亚克隆及 AML 进展中引起细胞迅速增殖及独立性存活；③抑癌基因失活等。

五、 血小板毒性

血小板是最小的血细胞成分（直径 $1\sim3\mu m$），在血涂片上呈圆盘形碎片。血小板含有许多种血管活性物质，具有非常活跃的生物学作用，主要表现为止血功能。如吸附于破损的血管表面，激活凝血系统和相关程序，这些程序能使血管修复，保持健康状态下的血液动态平衡以及病理状态下的血栓形成。

正常止血最少需要约 50×10^9个/L 的血小板。当血小板计数<2.0×10^9个/L 时，称为血小板减少症。最常见的表现是极小的损伤后出现紫癜，也可见到瘀斑。

外源化学物可通过两种机制引起血小板减少症：一是致骨髓中生成血小板的巨核细胞减少。如癌症患者、器官移植接受者等长期使用骨髓抑制药物，易出现血小板减少症；使用免疫抑剂的病人也有类似情况发生；苯、煤油、四氯化碳等也有清除骨髓的特性。二是引起外周血中血小板的破坏增加。这种破坏可能是外源化学物直接作用于外周循环中的血小板，也可能是诱导一种免疫应答，产生抗体并与血小板膜上的靶蛋白结合，引起血管内和/或血管外血小板破坏。如一些抗肿瘤药物（顺铂、苏拉明、硫脲嘌呤、环孢菌素 A 等）偶尔有抗体介导的破坏血小板的作用；有些人在接触二乙基己烯雌酚后会罹患急性血小板减少症，提示这种药物会破坏循环中的血小板。

乙醇对血小板的抑制表现为降低血栓素 A2 的形成，与乙酸水杨酸同时使用，可增加其对环加氧酶的抑制作用。相反，戒酒可增加血栓素 A2 的合成及血小板的聚集。cGMP 浓度升高也可抑制血小板的聚集。生成 NO 的药物（如三硝酸甘油和硝普钠）抑制血小板聚集，从而活化可溶性血小板鸟苷酸环化酶，这可能是 cGMP 浓度升高抑制血小板聚集的缘故。

六、 血液毒性的研究方法

外周血液学和骨髓组织学分析是评价造血组织的主要方法。此外，还常选择动物模型评价外源化学物的血液毒性。

（一）血常规检查

血常规检查是对血液中的有形成分（红细胞、白细胞和血小板）的数量和质量进行检测。包括红细胞计数（单位体积的红细胞数，RBC）和血红蛋白（单位体积血红蛋白量，Hb）测定，白细胞计数（WBC）和白细胞分类计数（DC），血小板计数。

（二）骨髓检查

骨髓检查主要用于造血系统疾病的诊断，分为骨髓穿刺和骨髓活检两种。前者是抽取少量骨髓进行检查，主要是细胞形态学检查；后者是用一个特制的穿刺针取一小块大约

0.5~1cm 长的圆柱形骨髓组织来做病理学检查，能够弥补骨髓穿刺术的不足，而且活检取材大，不但能了解骨髓内的细胞成分，而且能保持骨髓结构，恶性细胞较易认识，便于病理诊断。

骨髓涂片主要观察：骨髓有核细胞总数、骨髓巨核细胞及分类、骨髓粒细胞系统、骨髓红细胞系统、骨髓粒细胞与有核红细胞比值（M/E）、骨髓单核细胞系统、骨髓浆细胞系统、骨髓其他细胞（巨核细胞、网状细胞、内皮细胞、巨噬细胞、组织嗜碱细胞、组织嗜酸细胞、脂肪细胞、分类不明细胞）。

（三）外源性脾结节测定方法

脾结节是造血干细胞增殖和分化的结果，每个脾结节包含一个造血干细胞及其增殖和分化的大量幼稚骨髓细胞和成熟红细胞。同时，受体小鼠脾脏上生成的脾结节与移植的骨髓或脾脏细胞数之间成正比关系。脾结节测定方法为研究多向造血干细胞以及化学毒物或电离辐射等对造血干细胞损伤效应的定量研究方法。

（四）体内扩散盒琼脂培养技术

造血细胞在适当刺激因子作用下，可以在琼脂培养的条件下逐步生成由粒细胞或单核巨噬细胞组成的脾结节。体内扩散盒琼脂培养法是将体外琼脂培养技术与体内扩散培养法结合起来的一种方法。其优点为：造血细胞在比较接近于体内的条件下生成，生成的细胞团可在显微镜下直接计数。

（五）骨髓微循环观察方法

骨髓微循环是骨髓完成造血功能、输送血细胞不可缺少的条件。要认真认识骨髓造血及其在化学毒物影响下的变化，观察骨髓微循环是一种很有用的实验方法。骨髓微循环活体观察方法较常用的是刮薄骨皮质。实验动物麻醉后，暴露尺骨（小鼠）或腓骨（兔）；然后将尺骨或腓骨的两侧用小刀片细心刮薄，直到剩下很薄的一层骨皮质及骨内膜，置于有透射光的显微镜下用低倍镜进行观察。

结果表示的有骨髓静脉窦的形态、静脉窦的数量、血管的直径及血液流速等。可以做摄影或录像记录。

七、 食品中的血液毒性物质

通过环境污染食品的有毒金属铅，在相对较轻的铅中毒中，低血色素贫血是易出现的早期症状，因为铅可降低红细胞的寿命并抑制血红素的合成；铅也使红细胞膜的脆性增加，导致溶血和红细胞寿命缩短，使血细胞比体积及血红蛋白价值降低。在慢性铅中毒的第二阶段，贫血现象非常常见。

有研究表明，高浓度（2mmol/L）抗坏血酸作用 3.5h 可诱发离体红细胞溶血，当抗氧化酶抑制剂存在时，由于其降低了红细胞的抗氧化能力，使其对抗坏血酸诱发溶血的敏感性增强，0.5mmol/L 的抗坏血酸作用 3.5h 也可表现出明显的促溶血作用。此外，人红细胞的抗氧化能力随年龄的增长而下降，其对高浓度抗坏血酸诱发溶血的敏感性也随之显著增加。广泛应用于食品和饮料中的焦亚硫酸钠（SM），也能引起红细胞产生的溶血作用，随着浓度的增加，SM 对红细胞的膜损伤加重，红细胞膜表面粗糙度增加。主要由于 SM 对红细胞膜产生了损伤作用，增大了细胞膜的通透性，细胞内容物外泄所致。

食物中毒性白细胞缺乏症又称败血病疼痛，是一种由霉菌中毒引起的严重疾病。这种疾病主要是因食用了被镰刀菌属的三线镰刀菌和拟枝孢镰刀菌污染的谷物所引起，与该霉菌产生的 T-2 毒素有关。该病在 1913 年和 1932 年有过两次暴发性流行。该病的暴发性流行通常是突发的，死亡率往往高于 50%。人患病的症状包括发热、出疹，鼻咽和牙龈出血、坏死性疼痛等，持续性中毒可使血液中的白细胞和粒细胞数减少、凝血时间延长、内脏器官出血和骨髓造血组织坏死。

另外，食品添加剂亚硝酸盐和木薯中的亚麻仁苦苷可致高铁血红蛋白血症，乙醇对血小板有一定的抑制作用。

第二节 胃肠毒性

胃肠道是一个十分复杂的系统，它由许多类型的组织组成并具有多种功能。它是消化系统的一部分，小肠是消化和吸收的主要部位。成年人的小肠长约 5~7m，小肠的黏膜层是人体器官与环境接触面积最大的组织之一。瓣状环行皱襞、绒毛和微绒毛使小肠的表面积扩大 600 倍，总面积超过 200m²。小肠的黏膜层几乎是连续不断地接触食物中有害的外源物质，是许多外源化学物作用的靶器官。

一、 胃肠道与胰腺组织的结构与功能

（一）胃肠道的结构与功能

胃和小肠、大肠等共同组成胃肠道。其主要生理功能是摄取食物，进行物理或化学性消化，吸收分解后营养物质，排出消化吸收后剩余的食物残渣。此外，胃肠道尚有清除有毒物质和致病微生物的能力，参与机体的免疫功能，分泌多种激素参与消化系统和全身生理功能的调节。胃肠道具有共同的结构特点，都具有 4 层结构，从内向外依次为黏膜层、黏膜下层、肌层和外膜：①黏膜层又分为上皮、固有膜和黏膜肌层。胃肠道上皮为单层柱状上皮，利于消化和吸收。固有膜内为结缔组织，内有丰富的淋巴组织，小消化腺、血管及少量平滑肌。黏膜肌层为一薄层平滑肌，这层肌肉收缩可改变黏膜的形态，利于营养物质的吸收、腺体的分泌和血液的运行。②黏膜下层由疏松结缔组织构成，内有较大血管、淋巴管和黏膜下神经丛。③肌层由平滑肌组成，内层环行，外层纵行，其间有神经丛，伸缩时形成胃肠的蠕动。④外膜为薄层结缔组织，起到与其他器官互相联系固定的作用。胃肠道内还含有一系列广泛分布的产生多肽的内分泌细胞，这类细胞能在细胞质中浓缩已经制成的生物胺，如肾上腺、5-羟色胺等。

肠道是人体重要的消化器官，也是人体最大的排毒器官。肠包括小肠、大肠和直肠三大段。大量的消化作用和几乎全部消化产物的吸收都是在小肠内进行的，大肠主要浓缩食

物残渣，形成粪便，再通过直肠经肛门排出体外。肠的运动有两类，一类是混合运动，主要作用是使食糜与消化液充分混合，并使食糜不断地更新与黏膜的接触面；一类是推进运动，主要是将肠内容物从十二指肠向肛门端推动。混合运动主要由小肠的节律性的分节运动、摆动和绒毛舒缩运动来完成。肠道具有以下功能：

（1）消化作用　进入肠腔中的消化液有小肠液、大肠液、胰液和胆汁等，这些消化液含有各种消化酶，它们把营养物质分解为可被吸收和利用的形式。小肠液由小肠腺分泌，小肠液中含有多种酶，如淀粉酶、肽酶、脂肪酶、麦芽糖酶等。这些酶对营养物进一步分解为最终可被吸收的形式具有重要作用。此外，小肠液还含有激活胰蛋白酶原的肠激酶。有人认为，除肠激酶和淀粉酶外，小肠液内的其他各种酶并不是小肠腺所分泌，而是存在于小肠上皮细胞内的酶，随着上皮细胞脱落而进入小肠液。大肠上皮主要分泌黏液，人大肠内的菌群还可利用食物残渣合成一些维生素，如 B 族维生素和维生素 K。

（2）调节作用　肠的运动和消化腺的分泌功能受神经和体液因素的调节，其中副交感神经对肠的运动和消化腺的分泌有兴奋作用，而交感神经一般来说则有抑制作用。另一类是肠壁内神经的调节，肠壁内位于纵行肌层和环行肌层之间有肌间神经丛，位于肠壁黏膜下层有黏膜下神经丛，肠腔内容物的刺激通过这些神经丛可以完成对肠功能的"局部反射"性调节。体液调节主要有小肠黏膜细胞分泌的促胰液素和胆囊收缩素。前者作用于胰腺导管的上皮细胞，促使其分泌大量的水分和碳酸氢盐，后者促使胆囊收缩和胰酶分泌。小肠黏膜还可分泌抑胃肽、胃动素、血管活性肠肽、胰高血糖素及生长抑素等。20 世纪 70 年代以来，在胃肠道黏膜中发现不下 20 余种肽类胃肠激素，它们由胃肠道黏膜中的不同内分泌细胞所分泌，有的进入血液循环，通过血流到达靶器官以调节其活动，有的通过组织间隙，局部扩散到邻近的靶细胞而发挥其调节作用，故这些胃肠激素也称为调节肽。胃肠道是含调节肽最多的器官。

（3）吸收功能　营养物几乎全部在小肠内吸收，大肠只吸收水分和一些无机盐。

（二）胰腺的结构与功能

胰腺分为外分泌腺和内分泌腺。外分泌腺由腺泡和腺管组成，腺泡分泌胰液，腺管是胰液排出的通道。胰液中含有胰蛋白酶原、脂肪酶、淀粉酶等。胰液通过胰腺管排入十二指肠，有消化蛋白质、脂肪和碳水化合物的作用。内分泌腺由大小不同胰岛组成，胰岛主要有四种细胞：A 细胞、B 细胞、D 细胞、PP 细胞。

1. 腺泡

腺泡约占胰腺的 80%~85%，呈泡状或葡萄串状，是外分泌腺的功能单位。每个腺泡由 40~50 个腺泡细胞组成，它们都具有典型的浆液性细胞的形态特点。腺泡通过泡心细胞与导管系统相连接，泡心细胞是胰腺导管的闰管深入到腺泡内的部分，衬于腺泡腔的内表面。

2. 导管

胰腺导管类似树状结构。与腺泡泡心细胞相连接的细而长的胰腺导管称为闰管，为单层扁平细胞。腺泡的闰管汇合后形成由单层立方上皮组成的小叶内导管。小叶内导管汇集在小叶间结缔组织形成单层立方上皮或单层柱状上皮的小叶间导管。由许多小叶间导管汇合成主导管，主导管为单层柱状上皮，上皮间有杯状细胞，并偶有散在的内分泌细胞。主导管在胰头部与胆总管汇合，开口于十二指肠乳头，导管的主要功能是分泌胰液及腺泡分泌的酶原颗粒运输到十二指肠。

3. 胰岛

胰岛是分布于胰外分泌部腺泡间的内分泌细胞团，遍布于胰的各部，分布不均，以胰尾最多。胰岛大小不等，小的只有几个细胞，大的有数百个细胞。此外也有零散的内分泌细胞位于腺泡和导管附近。人约有胰岛 50 万个，占胰腺体积的 1%~2%。胰岛与胰外分泌部同源，由前肠尾端内胚层伸出的背胰芽和腹胰芽发生。两个胰芽中的大部分上皮细胞形成外分泌部；一部分细胞分散在外分泌部内，生成胰岛。胰岛有 4 种细胞：A（或 α）细胞，约占胰岛细胞的 60%~80%，分泌胰高血糖素；B（或 β）细胞，约占胰岛细胞的 24%~40%，分泌胰岛素；D（或 δ）细胞，约占胰岛细胞总数的 6%~15%，分泌生长抑素，以旁分泌的方式抑制 A、B 细胞的分泌；PP 细胞，约占胰岛细胞的 1%，分泌胰多肽，抑制胃肠运动、胰液分泌和胆囊收缩。

胰岛素的功能：①促进肝糖原和肌糖原的合成。此作用主要通过提高肝脏和肌肉中糖原合成酶的活性而完成；②促进葡萄糖进入肌肉和脂肪组织细胞内；③激活葡萄糖激酶，生成 6-磷酸葡萄糖；④抑制糖异生。

二、 胃肠毒性

胃肠道是毒物吸收的三大途径之一。与皮肤、呼吸道相比，胃肠道具有以下特点：①胃肠道内含有大量的细菌和丰富的消化酶，由此可改变外源化学物的毒性（增毒或减毒）；②环境化学物质损害肠上皮屏障，可激发一系列的病理反应；③外源化学物在体内的代谢转化，除肝肾代谢外，肠道上皮也起着重要的作用；④许多环境化学物质经胃肠道消化吸收和肝脏的初次代谢后，再随胆汁分泌至肠腔，这些中间产物可在肠腔内产生局部毒效应，如被重吸收，则可产生系统毒效应；⑤外源化学物在肠腔内的停留时间较长，即暴露时间延长，增加吸收机会；⑥胃肠上皮代谢旺盛，对环境诱变剂特别敏感；⑦被吸入的外源化学物清除至咽部后，可再进入肠腔吸收入人体；⑧外源化学物经肠黏膜吸收入人体通道的特异性不强，使得有害物质更容易经肠进入血液循环或淋巴循环。

许多外源化学物能直接或间接损伤胃肠道，其毒性及其机制主要表现如下。

（一）溃疡

溃疡主要是由于胃酸和胃蛋白酶对黏膜自身消化所形成的。而外源性有毒物质直接局部作用会引起胃肠道损伤。在小肠近端，局部产生溃疡开始于绒毛顶端，可导致绒毛的丧失。肠壁的出血和穿孔可以由肠道血管和肠壁肌肉层的侵蚀而引起的，这种损伤主要是由腐蚀性物质直接作用引起的。

腐蚀性物质如钠和钾的氢氧化物、氨水、各种碳氢化合物或磷酸盐是局部活性物质，在摄食后会引起呕吐、腹痛和出血性腹泻。酸性腐蚀物和氧化剂破坏黏膜层，主要是通过使蛋白质沉淀起作用的。碱性物质，主要是通过水解作用发挥损害作用，导致组织出现凝胶状的外观。醛类，如甲醛和丙烯醛，是另一种强烈的局部刺激物，能够在蛋白质的功能基团（如氨基）与氢氧根和巯基之间形成永久的交联物而损伤胃肠道的黏膜层。第四类腐蚀性物质是酚，能引起口腔、食管、胃和肠的组织损伤。

高浓度具有氧化性的金属离子，如铁和汞，会导致胃肠黏膜的溃疡和坏死。药物的铁制剂由于黏膜层受刺激能诱导恶心、胃灼热和腹痛。过量的铁中毒（>180mg/kg）开始出现胃肠道上部严重的溃疡和坏死，导致出血性腹泻和呕吐。

胃肠道缺血缺氧是导致黏膜受损的重要机制。研究表明，在各种应激状态下，胃肠道最早发生缺血，又最后得到恢复，易较早受损或衰竭。胃肠道缺血缺氧时，胃肠黏膜有效血容量减少，且胃肠黏膜缺血程度比胃肠血流量减少的程度更为严重，血液氧合作用障碍，儿茶酚胺分泌增加，血中儿茶酚胺浓度升高，胃肠富含血管的黏膜层和黏膜下层血管收缩，胃肠血管淤血，动-静脉短路开放，细胞缺氧，胃肠黏膜对各种有害因子的敏感性增加，导致黏膜缺血、坏死、糜烂，形成溃疡。

另外，胃肠黏膜缺血、缺氧，会产生并释放大量的自由基。自由基能迅速攻击组成生物膜的脂类、糖、蛋白质及细胞内的核酸，生物膜上的多不饱和脂肪酸和脂肪酸的丙烯链易受攻击，产生过氧化反应，破坏膜结构的通透性与完整性。

（二）肠道效应

乙醇、烷烃、一些芳香族化合物和有机溶剂会引起呕吐、腹部痛性痉挛、腹泻和便秘。类似于吸入的溶剂麻醉效应，推测肠道效应可能是由于非特异性膜效应和对 Na^+-K^+-ATP 酶的抑制。

环氧化物如狄氏剂和异狄氏剂、烷化剂如氮丙啶、顺铂和 N-甲基亚硝基脲会导致恶心、呕吐、腹泻和体重下降。这些物质表现出抑制细胞生长和细胞毒性作用，最为强烈的是快速分裂细胞组织，导致胃肠道黏膜显著变平，结果是肠的水吸收被破坏。

卤化脂肪族能有肠毒性，其代谢激活甚至能引起胃肠道肿痛的形成。小剂量的卤化脂肪族能引起人恶心，高剂量就会有食欲减退、呕吐、腹泻、腹痛和肠出血。卤化芳香族碳氢化合物如氯苯或溴苯也能引起肝脏和肠道的损伤如黏膜的过度增生，这些影响具有很强的种属特异性。

过量铅摄入后常见铅中毒性肠绞痛，并发恶心、呕吐和交替性腹泻或便秘。慢性铅中毒使得大鼠减少肠道葡萄糖和钠吸收，与交感和副交感反馈机制功能损害一样，胃肠道平滑肌痉挛和肠血管平滑肌痉挛为可能的作用机制。

（三）胃肠道肿瘤

1. 口腔和咽部肿瘤

口腔肿瘤最重要的影响因素是烟草，乙醇也是明确的危险因素。抽烟和喝酒协同作用比单个的危险因素增加 4~7 倍的危险度，如果同时间抽烟喝酒可增加 25~40 倍的危险度。在动物试验中，由烟草诱发的口腔癌症的危险度可因为之前感染单纯疱疹病毒而增高。除了诱发其他肿瘤之外，TCDD 增加大鼠腭和舌肿瘤的发生率。

2. 食管肿瘤

吸烟和喝酒是食管癌症重要的危险因素，还有营养状况也对食管癌症有影响。中国一些区域，由串珠镰刀菌产生的亚硝胺是食管肿瘤发生率上升的原因。在动物试验中，食管是亚硝胺最重要的靶器官，有着独立的作用途径。150 只实验大鼠大约一半（45%）由亚硝胺诱发食管肿瘤，目前还不清楚为何亚硝胺的靶器官是食管。可能是食管上皮细胞对亚硝胺代谢活力高，同时 DNA 修复能力较低可能是主要机制。长期的应激激发上皮细胞高转变是恶变过程的开始。在一些国家，习惯饮用热饮料导致食管时常烫伤，增加了食管肿瘤危险性。

3. 胃部肿瘤

亚硝胺、亚硝酸盐在胃里的浓度、pH、胃里增加的内源性营养物亚硝化反应被认为是胃部肿瘤的危险因素。组织变性是胃癌的早期阶段。这种相关性可以支持亚硝胺的假说。感染幽门螺杆菌也被认为是远端胃腺癌的一个危险因素，机制可能是慢性炎症导致细胞增生和产生自由基、N-亚硝基化合物。在瑞士的一个研究中，职业卡车司机胃癌危险性增加 2~3 倍，可能与暴露于汽车尾气的多环芳烃（PAH）和硝基-PAH 有关。流行病学研究表明人缺乏谷胱甘肽硫转移酶的同工酶可增加胃部肿瘤的危险性，这个酶在代谢灭活 PAH［如苯并（a）芘］中起重要作用。在动物试验中多卤代芳香烃可引起癌前增生，这个效应首次在关在墙壁涂有含多氯联苯（PCB）涂料的笼子中的猴子观察到的。进一步的试验表明，猴和猪的胃比大鼠的胃对 PCB 更为敏感。

4. 结肠肿瘤

结肠直肠肿瘤的病因学还不清楚。肼和氧化偶氮甲烷可作为结肠癌的诱发剂，然而，还不清楚它们在人类癌症发生起什么作用。FP12（fecapentaene 12）是一种不饱和的由醚连接的液体，在结肠的厌气微生物区系产生，西方人群很多人分泌。FP12 对新生小鼠具有遗传毒性和致癌作用，被认为是人结肠致癌作用的启动剂和促进剂。这些效应是由直接 DNA 烷基化和通过氧自由基诱发 DNA 损伤而介导的，可以被非固醇消炎药所阻滞，然而成年大鼠和小鼠的 FP12 致癌性研究得到的主要是阴性结果。因此，成年啮齿动物和人结肠可能有足够的生化防御机制保护低水平 FP12 暴露，甚至是连续暴露。

在内源性的因素中，胆汁酸分泌的增加，特别是脱氧胆酸和石胆酸，被证实可增加结肠癌的危险性。直肠癌一个特异的危险因素是饮用啤酒，可能是因为乙醛蓄积导致生成 DNA 加合物。

三、 胰腺毒性

胰腺是人体的第二大消化腺，是外源化学物及其代谢物毒作用的靶器官之一。外源化学物对胰腺造成的损伤主要是代谢解毒过程导致的。主要表现在以下几个方面。

（一）急性胰腺炎

胰腺炎是一种在全球范围内发病率和死亡率极高的胰腺炎症疾病，是多种病因导致胰酶在胰腺内被激活后引起胰腺组织自身消化、水肿、出血甚至坏死的炎症反应。临床以急性上腹痛、恶心、呕吐、发热和血胰酶增高等为特点。胆道结石、酗酒和先天性遗传疾病是急性胰腺炎的主要诱因。此外，外源化学物经代谢活化可能对胰腺造成损伤，一些挥发性的脂肪族/卤化碳氢化合物可经体内代谢酶途径代谢活化，同时这些物质可以产生酶诱导，能增加其对组织的损伤作用，如果人体接触这些化学物约 1h 后，再接触微量（30g）乙醇也可能会引起胰腺炎突发。

（二）慢性胰腺炎

慢性胰腺炎是由于各种不同原因造成的胰腺组织和功能持续性损害，其特征为胰腺的基本结构发生永久性改变，广泛纤维化，即使病因已去除仍常伴胰腺的功能性缺陷。临床表现为反复发作的腹痛，内、外分泌功能不全以及后期胰石和假性囊肿的形成。乙醇中毒、氰基苷、硝基咪唑硫嘌呤类药物、雌激素和2-丙基戊酸钠都是慢性胰腺炎的危险因素。乙醇是西方国家慢性胰腺炎的最主要原因，约70%由乙醇引起。虽然乙醇对正常胰腺和有慢性胰腺炎的病人没有毒性阈值，但事实证明每天饮用中等量的乙醇（150g）可使患病危险的对数直线上升。木薯可引起非乙醇性胰腺炎。木薯中含有亚麻仁苦苷、2-（β-D-吡喃葡糖氧基）-异丁腈和百脉根苷。研究证明这些毒性苷可以引起大鼠类似于人慢性胰腺炎的两阶段变化，即早期胰液和胆汁过量分泌，继而胰腺非蛋白硫醇损耗和酶原粒损耗，同时腺泡细胞胞质出现空泡和炎性水肿。

慢性胰腺炎还与经常接触烟气（柴火、汽车尾气或香烟）和石化产品密切相关。丙烯醛是引起胰腺损伤的重要物质，还有乙醛和烯丙醇也可以产生相应的毒性损伤。

（三）胰腺癌

胰腺癌是消化道常见的恶性肿瘤之一，多发生于胰头部。外源化学物经吸入途径进入机体可能与人的胰腺癌发病有关。含氟氯的碳氢化合物，如1，1-二氯-2，2，2-三氟乙烷给大鼠吸入暴露2年可诱导外分泌胰腺癌。使用N-亚硝基二（2-羟丙基）胺（BOP）可诱导仓鼠产生导管型胰腺肿瘤。激素和饮食因素对胰腺癌进展过程也有一定的影响。研究表明，高脂肪/高动物蛋白饮食、吸烟，是胰腺癌发病的危险因子。饮酒和咖啡与胰腺癌发病的关系仍在研究中。

四、 胃肠功能的评价方法

胃肠功能的评价方法包括体内试验和离体试验，根据研究目的选择。

（一）体内试验

体内试验可测量胃肠道吸收总量，是全面评价胃肠道吸收功能的方法，它是根据经口染毒后，测定体液中毒物的有效浓度来评价外源化学物的利用度，也可评价影响全身吸收的动力因素，还可作为研究外源化学物能否引起营养成分吸收障碍的筛选方法。因影响因素太多，该法对胃肠动力学研究不够精确。

1. 食物中营养物吸收障碍试验

碳水化合物吸收障碍试验分为单糖试验和双糖试验。单糖试验通过测定 D-木糖的吸收功能来评价近端小肠的吸收功能，双糖试验通过经口给予双糖后测定血中葡萄糖浓度来评价双糖的吸收情况，影响内分泌的毒物也会影响肠对糖的吸收。还有脂肪吸收障碍试验等。

2. 肠节段封闭技术

肠节段封闭技术是通过检测所给受试物在胃肠道的减少量来评价吸收功能，该技术设备要求少、易做，并可测出吸收率。

3. 肠灌注技术

肠灌注技术是以匀速向肠腔内灌注受试液，通过比较灌入量与流出量之差确定净吸收量来表示单位时间内的吸收量，该法特别适用于研究水的转运和研究毒物引起的机体代谢紊乱。通过检测肠腔内未吸收溶液的浓度变化来进行定量研究，^{14}C-聚乙烯乙二醇是最常用的标记物。

4. 动力学研究方法

Lyall 采用动力学研究方法发现镉与锌的吸收互为竞争性抑制。

（二）离体试验

离体试验避免了体内试验影响因素太多的缺点，可对某一特定因素进行研究，但只能在动物进行。翻囊技术是离体试验的一种，它将肠腔翻过来，两端结扎，囊内充满受试液，其吸收程度可通过测定囊内受试物量的变化来定量。此法缺点为试验时间不能太长。

研究化学物在机体吸收时的相互影响，还有化学平衡法、中子活化法等。近来又发展了肌细胞的分离技术，及单个肌细胞收缩能力的测定技术，它排除了神经因素的影响，可直接分析化学物质对这些细胞的作用，使我们能够阐明化学物对细胞膜受体、离子通道和兴奋收缩耦联机制的影响。

五、 食品中的胃肠毒性物质

产毒真菌污染食物后在一定条件下可能产生有毒代谢物，称为真菌毒素。很多真菌毒素具有胃肠毒性。动物试验表明，分别给大鼠和小鼠喂以含 T-2 毒素 $10\mu g/g$ 的饲料 4 周~ 1 年，均引起胃腺部分病变，包括鳞状上皮化增生、角化过度及棘皮症。脱氧雪腐镰孢菌烯醇（DON）可引起雏鸭、猪、猫、犬、鸽子等动物的呕吐反应，其中猪最为敏感；DON 还有很强的细胞毒性，可致胃肠道黏膜细胞损伤，并且抑制蛋白质的合成。高剂量的展青霉素对大鼠胃肠道有毒作用。

兽药和农药残留为我国目前主要的食品安全问题之一。过量抗生素残留的动物源性食品，会导致肠道菌群发生紊乱，造成一些非致病菌的死亡，使菌群的平衡失调，从而导致长期的腹泻或引起维生素的缺乏等反应，造成对人体的危害。而氨基甲酸酯类和有机磷类农药可引起腹绞痛、腹泻和呕吐。

食品添加剂中的漂白剂亚硫酸盐在生物体内氧化生成硫酸盐，硫酸盐又可以生成亚硫酸，亚硫酸十分容易刺激消化道的黏膜。亚硫酸氢钠在消化道产生的 SO_2，对消化道黏膜有刺激作用；护色剂硝酸盐和亚硝酸盐是具致癌作用的亚硝基化合物的前体物，可致食管癌的危险性上升；有些食用合成色素具有致泻性。

某些食物含有内源性生物毒素，是一种自我保护的表现。如马铃薯中含有龙葵碱，特别是发芽马铃薯的含量更高，大剂量可导致腹痛、呕吐、腹泻等胃肠症状；动物肝脏中含有胆酸，人类肠道内的微生物菌丛可将胆酸代谢为脱氧胆酸，脱氧胆酸对人类的肠道上皮细胞癌如结肠、直肠癌有促进作用；鲭鱼亚目的鱼类（如青花鱼、金枪鱼、蓝钱和飞鱼等）在捕获后易产生组胺，组胺对人胃肠道平滑肌有兴奋作用，从而导致呕吐和腹泻；豆类食物中含有胰蛋白酶抑制剂，生大豆脱脂粉可导致实验动物胰腺肥大、增生及胰腺瘤的发生；木薯中的有毒苷类可致慢性胰腺炎。

第三节　肝脏毒性

肝脏毒性（hepatotoxicity）是指外源化学物对肝脏的损害作用。由于肝脏在解剖上接近来自消化道的血液供应，是经消化道吸收的毒物的毒作用首当其冲的部位，肝脏还是机体最主要的代谢器官，具有代谢转化外源化学物的能力，在排泄外源化学物及其代谢物到胆汁过程中起重要作用。因此，当机体接触外源性毒物时，肝脏比其他器官更易受损。

一、　肝脏组织结构与功能

肝脏是体内实质性器官中供血量最大、物质代谢最旺盛的器官，成人的肝脏重量约占体重的 3%，肝脏表面覆以致密结缔组织被膜，内含丰富的弹性纤维。

肝组织的基本结构单位存在两种划分概念，即肝小叶与肝腺泡。肝小叶是以末端肝静脉即中央静脉为中心将肝脏划分为六角形肝小叶单位，在肝小叶的角是汇管区，由门静脉、肝动脉、胆管分支组成。通过门静脉和肝动脉进入汇管区的血液在渗透管中混合，再进入血窦，沿着肝实质细胞索渗透，最后流入末端肝小静脉，通过肝静脉流出肝脏。肝小叶可分为三个区即肝小叶中央区、中间带以及门静脉周边区。实际上能较好地表达肝组织功能性单位的概念是肝腺泡。肝腺泡是由门静脉的末端分支和从汇管区扩展来的肝动脉组成。肝腺泡有三个带，最接近血液流入的区域为Ⅰ带，接近末端肝静脉的区域为Ⅲ带，Ⅰ带与Ⅲ带之间为Ⅱ带。肝腺泡的三个区带大体上与肝小叶的三个区一致。

肝脏是一个具有众多生理生化功能的实质性器官，具有胆汁分泌与排泄、营养物质代谢、蛋白质与能量合成、外源化学毒物生物转化、凝血与免疫等多项功能。

胆汁是一种含有胆汁酸、谷胱甘肽、磷脂、胆固醇、胆红素以及有机阴离子、蛋白质、金属离子等成分的黄色液体。胆汁分泌是肝脏的一种特殊生物学功能，适当的胆汁形成对机体从小肠摄取脂类营养物、保护小肠免受氧化性损伤、排泄内源性与外源化学物是必不可少的。肝细胞通过胆汁分泌过程将胆汁酸、谷胱甘肽和其他物质包括外源化学物及其代谢物排到胆小管内，使水和电解质通过细胞连接间质和肝细胞上皮进行被动转运。

肝内有极其丰富的血窦，是人体内最大的贮血器官之一，血窦内含大量的巨噬细胞，能吞噬和清除血液中的异物。另外，肝脏还具有一定自我保护功能，包括免疫防御功能和解毒功能，如肝窦状隙壁上的库普弗细胞是一种特定的巨噬细胞，能吞噬从肠道来的各种有害异物，防止异物进入体循环。肝脏是一个含生物转化酶类最多的器官，是主要的生物转化器官，例如，乙醇在体内大部分（约 90%~95%）被肝细胞中的乙醇脱氢酶氧化为乙醛，再氧化为乙酸后进入三羧酸循环被进一步氧化成二氧化碳和水而排出体外。肝脏还可在某些重金属（如镉）的诱导下合成金属硫蛋白，后者可与重金属离子结合以减轻重金属离子的全身毒作用。但值得提出的是，有些外源化学物可在肝脏中可被代谢转化为毒性更大的代谢物，如苯并（a）芘、对氧磷、氯乙烯等。

二、 肝损伤及其机制

在毒理学研究领域，为了区别于病毒性肝炎，近年来将化学物引起的各种肝损伤统称为化学性肝损伤。化学性肝损伤按其损伤发生的快慢可分为急性肝损伤与慢性肝损伤。急性肝损伤一般是短期接触较大剂量肝毒物或肝功能不全时接触某种肝毒物引起，常表现为肝细胞内的脂质蓄积、肝细胞坏死、肝胆功能障碍；慢性肝损伤可因长期接触低剂量肝毒物引起，也可由一次急性坏死引起的后遗症，主要病理表现为肝硬化或瘤样改变。肝损伤有的可逆，有的不可逆。

（一）脂肪变性

肝脏脂肪变性，是指肝内脂肪含量增加，超过肝重的 5%。组织切片在光镜下检查可发现含有过多脂肪的肝细胞，脂肪以脂滴的形式在细胞质中呈圆形空泡。

脂肪变性是许多肝脏毒物急性暴露后最常见的反应，但其表现千差万别，一些毒物（如元素磷）所引起的脂肪积聚先见于或主要发生于周边带，而另一些毒物（如乙醇）则先见于或主要发生于中央带。肝脂肪变性可有两种表现，小泡性脂变，肝细胞充满许多微小脂滴，细胞核不受挤压，而另一些化学物（如乙醇）则引起大泡性脂变，其中大多数肝细胞含很大的脂滴，并把细胞核挤压至边缘。某些毒物能同时引起肝坏死和脂肪变性，有的以坏死为主（如 CCl_4、$CHCl_3$ 及鞣酸），脂变较不明显；另一些毒物（如元素磷）脂变较明显并伴有不同程度的坏死。

化学毒物引起肝脂肪变性的机制：①脂肪酸氧化减少。许多肝毒物如 CCl_4、乙醇、丙戊酸钠等可通过损害线粒体膜，使线粒体肿胀，导致脂肪酸 β-氧化降低，在线粒体未被氧化的脂肪酸可酯化为甘油三酯，并以脂质小滴形式堆积于细胞质中；有的化学物如乙硫氨酸则可竞争地与 ATP 发生共价结合，使 ATP 耗竭，影响甘油三酯的氧化与分泌过程，使甘油三酯蓄积于肝；②甘油三酯合成增加，如异丙嗪、巴比妥类药物引起的脂肪变性等；③运脂蛋白合成减少，如四环素、甲氨蝶呤等能抑制运脂蛋白的合成，从而使甘油三酯从肝细胞排出减少，导致脂肪变性；④肝外游离脂肪酸入肝过多，如 DDT、尼古丁、肼类等化学毒物可通过刺激垂体-肾上腺，导致脂肪组织释放游离脂肪酸过多地进入肝。

（二）肝细胞死亡

肝细胞死亡有两种不同的模式：坏死与凋亡。坏死过程中往往出现细胞肿胀、渗漏、核崩解和周围炎症细胞浸润。凋亡主要表现为细胞皱缩、核片段化、凋亡小体形成，但无炎症细胞浸润。凋亡在组织学上比坏死更难检测，因为受影响的细胞迅速被清除。而当大量细胞坏死时，溶解的坏死细胞碎片可持续保留数天。

凋亡可与坏死同时或先后出现。凋亡是主动的过程，伴有指导蛋白质合成所必需的基因的活化，这些蛋白质合成的目的是为细胞有程序的死亡做准备。可由外部信号或细胞损害启动，信号所诱导的凋亡可由启动死亡程序的分子（如胸腺细胞由糖皮质醇）引发，或抑制凋亡的分子（如分娩后亲子宫的胎盘激素）阻抑。而由细胞损害启动的凋亡是组织修复的一种手段，DNA 损害似乎是触发损伤细胞凋亡的核心事件。实际上，几种与 DNA 反应的因子，包括电离辐射，药物如烷化剂、核苷酸同类物和其他抗肿瘤药物均能诱导凋亡。具有 DNA 反应性的毒物和氧化应激也引起培养的细胞的凋亡。许多引起坏死的肝毒物如醋氨酚、四氯化碳、1，1-二氯乙烯和硫乙酰胺在低剂量或暴露早期引起凋亡，而在高剂量或暴露晚期出现坏死。

外源化学物引起肝细胞死亡的可能机制：①肝细胞脂质过氧化，如 CCl_4 等化学毒物在细胞色素 P450 系统作用下，产生三氯甲烷自由基，后者可使细胞质膜或亚细胞结构膜脂质发生过氧化，引起膜通透性增加，最终导致细胞死亡；②毒物及其代谢物与生物大分子发生结合，如 CCl_4 体内产生的三氯甲烷自由基可与生物大分子如蛋白质和不饱和脂质发生共价结合，使生物大分子功能丧失，导致细胞死亡；③影响肝细胞呼吸链中酶蛋白的合成，由于肝线粒体 DNA（mtDNA）编码电子传递链所需的酶蛋白，化学毒物如碱基类似物 fialuridine 可插入 mtDNA 链中，使其错误编码呼吸链中酶蛋白，或终止其酶蛋白合成，导致肝细胞呼吸链中酶蛋白的合成发生障碍、肝细胞内呼吸停止、细胞死亡；④由于细胞膜脂质过氧化，钙稳态失调，引起肝细胞死亡；⑤通过消耗谷胱苷肽（GSH）损伤肝细胞，GSH 是一种具有重要解毒功能的三肽物质，与化学毒物或其代谢物相结合，形成硫醚氨酸，经胆汁或尿液排出。GSH 还可参与消除游离自由基作用。化学毒物如 CCl_4 染毒，GSH 急剧耗竭，导致毒物中间代谢物与生物大分子发生共价结合，引起肝细胞死亡。

（三）胆汁淤积

胆汁淤积主要由胆汁分泌损害与胆汁流动障碍引起，常常表现为胆汁流形成障碍，胆汁分泌与排泄受阻，胆汁中的正常成分特别是胆盐和胆红素在血清中含量增加。当胆红素在胆道中排泄发生障碍时，胆红素在皮肤和眼睛中沉积，产生黄疸。同时胆红素可从尿液中排出，使尿液呈黄色或深褐色。胆汁淤积的组织学特征往往需要进行超微结构研究才能检测出来。结构的改变包括胆小管扩张以及胆管和胆小管中胆栓的存在。当胆汁淤积损害肝实质时，可伴有肝细胞肿胀、肝细胞死亡和炎症。化学物诱发的胆汁淤积可能是一过性的或慢性的，当数量多时，可能伴有细胞的坏死。许多不同类型的化学物，包括金属、激素、药物和生物毒素均可引起胆汁淤积，如利福平、氯丙嗪、环孢素 A、雌激素等和天然生物毒素如鬼笔环肽、微囊藻素等。

化学物可能通过以下几方面机制造成胆汁淤积：①损伤肝细胞膜的功能，如慢性给予雌激素，可使胆固醇乙酰辅酶 A 转乙酰酶活性升高，导致细胞质膜胆固醇酯的堆积，影响肝窦状隙膜的低流动性与 Na^+/K^+-ATP 酶活性，使胆汁流降低，胆小管分泌减少；②胆管壁上皮细胞通透性降低，如氯丙嗪的代谢物可损害胆小管上皮细胞，使胆汁流降低，发生胆汁淤积；③化学物在胆管内沉淀，胆栓形成，阻塞胆管，胆汁排泄障碍，胆汁淤积。

引起胆汁淤积的化学物并不一定仅在一个部位以单一机制起作用。比如雌激素的毒作用，问题出现在外源性雌激素及内源性雌激素代谢物，特别是 D-环葡萄糖醛酸结合物。雌激素通过它们对窦状隙膜的影响减少胆汁的摄取，包括减少胆汁酸穿质膜转运所必需的 Na^+/K^+-ATP 酶以及改变膜的脂质成分。在胆小管膜，雌激素减低谷胱甘肽结合物的转运，减少胆汁酸转运体的数目。

（四）肝纤维化与肝硬化

肝纤维化是指由各种原因所致肝内结缔组织异常增生，导致肝内弥漫性细胞外基质过度沉淀的病理过程。主要表现为广泛的纤维组织蓄积，特别是胶原纤维。化学性肝毒物的反复作用可导致纤维瘢痕代替受损的肝细胞。由于纤维蛋白的沉着，纤维瘢痕的连接可破坏肝的系统结构。当肝被纤维瘢分隔成小结节时，纤维化已发展成为肝硬化。肝硬化是慢性进行性肝损伤的最后阶段，常常具有致命性和不可逆性。肝硬化可分为两大类：①由化学物如四氯化碳和乙酰氨基芴慢性暴露引起的肝硬化；②由于胆碱缺乏引起的肝硬化。在这两种类型的肝硬化中，均存在小结节状增生、小梁样纤维化、肝细胞坏死和胆管增生。前者有点类似于坏死后性肝硬化，而后者更像人类乙醇性肝硬化所表现的微结节型。

肝纤维化的可能机制：①肝细胞坏死后，细胞被分解、吸收，成纤维细胞增生，合成胶原增多，胶原沉积形成纤维化；②肝细胞受损后，激活 Ito 细胞、胞内微丝增多，细胞内脂滴减少甚至消失，内质网增多，并产生原纤维，在细胞膜下出现平滑肌丝，Ito 细胞变成肌成纤维细胞，最后成为成纤维细胞，胶原合成增多。Ito 细胞也称星状细胞、脂肪储存细胞、脂细胞和窦状隙周边细胞，虽然它仅占肝脏总细胞数的 5%，但它是一种特殊状态的成纤维细胞，在几种肝毒物引起的肝损害中起重要作用，能使肝发生纤维增生性病变。在慢性乙醇中毒性肝硬化、四氯化碳中毒肝硬化的实验动物肝内，Ito 细胞 DNA 复制及增殖功能增强，细胞数量增多，肝内纤维增生。

（五）肝脏肿瘤

外源化学物诱导的肝脏肿瘤包括由肝细胞、胆管上皮细胞的肿瘤或罕见的高度恶性的窦状隙细胞血管肉瘤等。肝细胞肿瘤与摄入雄性激素药物以及食品中黄曲霉毒素污染密切相关。慢性肝炎可增加黄曲霉毒素的致癌性，流行病学前瞻性调查研究表明，慢性乙型肝炎患者接触黄曲霉毒素发生肝细胞癌的危险性要比无慢性肝炎者高 3 倍。偶氮染料、呋喃类和某些亚硝胺如 N-亚硝基吗啉可引起胆管肿瘤。氯乙烯、砷和二氧化钍的职业接触已证实与血管肉瘤的发生密切相关。另外乙硫氨酸、四氯化碳也可诱发肝恶性肿瘤。

外源化学物致肝脏肿瘤的机制主要是体细胞突变学说，许多化学致癌物能与 DNA 发生化学或物理化学反应，这种反应从理论上推导，必然会影响细胞的结构和功能，引起碱基置换型突变或移码型突变，且能把这一变异在细胞分裂增殖中延续下去，但具体细节还不清楚。肝致癌作用还受到一系列其他因素的影响，诸如性别、年龄，营养供给、内分泌状态以及肝硬化的存在与否等。

有研究表明，肝癌与肝硬化有密切关系。大多数肝细胞癌患者兼患肝硬化；而肝硬化患者中，肝细胞癌的发生率比非肝硬化患者高。肝细胞癌高发地区肝硬化亦高发。这些结果使人认为，肝硬化大概是一种癌前状态。也有人认为，硬化不过是肝癌发生的一种偶发现象，而不是癌的必然前体。两种损害可能出自同一病因，但不一定同时存在。有人还认为，肝硬化能增强或抑制化学物的致癌效应。

（六）特异体质肝损伤

特异体质肝损伤是由于机体存在遗传基因多态性，即某种遗传基因缺失或基因表达产物过少或过多而造成肝脏对某种外源化学物的毒性特别敏感。外源化学物诱导的特异体质肝损伤虽然少见，但它由于不可预测而造成严重肝脏损害具有潜在性。特异体质肝毒性是药物发出警告、限制使用，甚至药物从市场撤回最常见的原因。Kaplowitz 等认为一些药物如麻醉药氟烷、抗生素呋喃妥因、抗惊厥药苯妥英等可通过损伤机体免疫系统，引起过敏反应，从而诱发特异体质肝毒性，而另外一些药物如抗结核药异烟肼、抗惊厥药丙戊酸、抗糖尿病药曲格列酮等被认为具有非免疫特异体质肝毒性。另外，中草药制剂与食品补充剂使用者也可观察到特异体质肝毒性，其细胞损伤的机制目前不清楚。

（七）免疫介导性肝损伤

具有免疫特异体质或遗传易感体质的机体在环境因素（如病毒、生物毒素与化学药物等）诱导下可发生免疫介导肝损伤。免疫介导肝损伤系指发病机制与生物机体自身免疫介导有关的一种肝脏疾病，根据不同的损伤细胞类型可分为自身免疫性肝炎和自身免疫性胆管病，靶细胞分别为肝细胞和胆管上皮细胞。自身免疫性胆管病又分为原发性胆汁性肝硬化、原发性硬化性胆管炎和自身免疫性胆管炎。肝损伤除炎症反应以外，免疫介导反应也可严重损害肝脏。外源化学物如氟烷、替尼酸、双肼屈嗪等，均可通过激活机体免疫系统导致肝损伤。免疫介导肝损伤的特点：①仅发生在具有某种特异体质的人或家族；②损害不可预测性；③与环境因素暴露强度无关；④实验动物模型常无法复制；⑤具有免疫异常反应特征等。免疫介导性肝损伤的损伤反应具有启动延迟现象，需要机体反复暴露外源化学物（如药物或毒物）以及需要形成抗药物修饰肝蛋白抗体。

免疫介导肝损伤实际上是一种免疫介导特异体质肝毒性，其机制目前不十分清楚，目前有两种假说，即半抗原假说和危险假说。半抗原假说认为外源化学物及其活性代谢物捆绑到细胞的蛋白分子上，通过抗原提呈细胞摄取这种药物修饰蛋白，然后将其分解为多肽片段，形成 T 细胞的主要组织相容性复合体。其半抗原假说的支持证据是，在氟烷引起的肝炎病人或乙醇、替尼酸、肼屈嗪引起的肝损害患者的血清中可以检测到抗药物修饰蛋白抗体。危险假说认为受损的细胞释放危险信号，后者可以诱导 APCs 的免疫协同因子 B7 基因上调，免疫协同因子 B7 与 T 细胞 CD28 相互作用产生联合刺激信号。肝细胞毒性免疫反应仅仅在用抗原刺激 T 细胞受体并同时有 T 细胞非依赖性联合刺激信号时才发生。当联合刺激信号缺陷时，由药物修饰蛋白衍生的抗原诱导免疫耐受。肝窦状隙内皮细胞和 Kupffer 细胞作为肝脏中的抗原递呈细胞（APCs）发挥作用，同时也可以耐受半抗原诱导的免疫反应。此外，近年来提出了另一个免疫耐受机制，如药物对乙酰氨基酚在导致肝细胞毒性剂量水平引起了脾脏、胸腺和肝淋巴结淋巴细胞的减少和免疫抑制。这些机制可能在大多数人中耐受是对药物诱导的蛋白质修饰似乎缺乏反应的原因。然而，在少数人中这些免疫反应机制的损伤可能使得他们容易遭受免疫介导的肝损伤疾病。

三、 肝损伤的研究方法

评价化学毒物引起肝损害的方法有两大类，一类是体内试验，另一类是体外实验，如动物的离体肝灌流试验、肝细胞原代培养与肝细胞毒性试验、肝匀浆毒物代谢试验等。这些方法各有优缺点，必要时应采取整体与离体、宏观与微观相结合进行综合评价。

（一）整体动物实验

整体动物具有正常完整的生理功能，从化学物摄取和传递给靶器官到这些化学物在肝内和机体的其他部位的代谢和分布功能都是完整无缺的。另外，整体动物试验由于能较为全面反映化学毒物对人体的毒作用，并能长期动态观察生物机体对毒物的反应，故可用于肝毒物的危险度评价。

最常用的受试动物为大鼠和小鼠，其次为仓鼠、豚鼠、兔、狗等。但选择动物时，要考虑所选动物对受试物的敏感性，敏感动物种类可通过查阅文献或预试验确定。动物染毒应尽量选择与人接触化学毒物相同的途径。实验性肝损伤的整体动物实验检测指标有以下几类。

1. 血清酶学检验

研究由损害的肝脏释放进血液的肝酶活性的变化，是研究肝毒性最有用的工具之一。20世纪30，40年代，在发现血清碱性磷酸酶和胆碱酯酶活性的正常水平后，血清酶学方法被引入肝损伤检测。到50年代发现了组织破坏时几种血清转氨酶活性增加，血清酶学方法才引起重视。Zimmerman根据血清酶对不同类型肝损伤的特殊性与敏感性将其分为四大类。第一组酶包括碱性磷酸酶（AP），5′-核苷酸酶（5′-NT）和 γ-谷氨酰转肽酶（γ-GT），这类酶在血清中活性升高能较好地反映胆汁淤积性损害。第二组酶能敏感地反映细胞毒性肝损伤，本组又可进一步再分为三个亚类：①器官特异性较差，可反映肝外组织损害的酶如天冬氨酸氨基转移酶（AST，亦称谷草转氨酶GOT），乳酸脱氢酶（LDH）和苹果酸脱氢酶（MDH）；②主要在肝脏中存在的酶如丙氨酸氨基转移酶（ALT，亦称谷丙转氨酶GPT）和谷氨酸脱氢酶（GDH）；③几乎是肝脏独有的酶，如鸟氨酸氨基甲酰转移酶（OCT）和山梨糖醇脱氢酶（SDH）。后一类酶在研究未知肝毒性潜力的毒物时特别有价值。虽然血清转氨酶活性可反映肝外器官如心脏、骨骼肌或肾脏的损害，但OCT和SDH活性的升高是肝毒性的可靠反映。第三和第四组酶分别为对肝损害不敏感但在肝外疾病时升高如（磷酸肌酸激酶）和肝脏疾病时其活性抑制的酶（如胆碱酯酶）。

值得注意的是：①不同种系动物肝中酶活性可存在明显差异。如四氯化碳染毒，血清GOT活性几乎在所有哺乳动物中增加，血清GPT活性仅在大鼠中明显增加，在其他物种动物中含量甚少；②不同类型肝损伤酶活性敏感性不同，如GPT是一种肝细胞质酶，实验性肝细胞坏死时其酶活性增加，但肝脂肪变性时不敏感；③用血清转氨酶活性指标来评价某种未知毒物对肝损伤时，需同时测定OCT、SDH等具有肝特异性的酶活性，以排除由于肝外脏器组织受损引起的血清转氨酶增高的可能性；④用血清酶评价肝损害时存在局限性，有时酶活性增高时由于细胞膜通透性改变，并非细胞坏死引起，例如某些化学毒物引起缺氧时，也伴有血清酶含量增高，此时易误认为是毒物对肝细胞的化学性损害。相反，某些肝毒物引起的损害，不一定伴有血清酶活性改变，如乙硫氨酸、磷等。因此，用血清酶学指标评价化学毒物的肝毒性时，应同时进行组织学检查，才能得出肯定的结论。

2. 肝脏排泄功能检验

进入体循环的化学物可以原形或经肝细胞代谢后从肝脏经胆汁排泄，经胆汁排泄的化学物根据其排泄时所测得的胆汁/血浆浓度比值被人为分为三类：①A类物质：包括 Na^+、K^+、Cl^- 以及葡萄糖，这类化合物胆汁/血浆浓度比值大约为1.0；②B类物质：如胆盐、胆红素、BSP和许多外源物，其胆汁/血浆浓度比值通常在 $10 \sim 1000$；③C类物质：其胆汁/血浆浓度比值小于1.0，为一些大分子，如菊粉、磷脂、黏蛋白和白蛋白。胆汁/血浆浓度比越大的物质越易通过胆汁分泌和排泄。因此，就检测和定量肝损害而言，B类化合物特别有意义。它们的胆汁排泄是几种多成分的转运系统介导的，例如，大多数有机酸（如胆红素和 BSP）是通过肝脏的普通转运系统来排泄，而胆汁酸则可能存在一个独特的转运系统。除了有机酸转运系统外，另外两类载体系统也在肝脏存在。分别转运有机碱如乙溴普鲁卡因酰胺（PAEB）和天然有机分子如乌本苷。最后，一个供金属（如铅）胆汁排泄的转运系统可能存在。此外许多窦状隙和胆小管的转运系统也被发现。

最常用于检测肝损害的 B 类化合物是 BSP，这种阴离子酞染料广泛应用于评价人类和实验动物的肝功能。静脉注射后，BSP 存在于心血管隔室中，它从循环系统消失取决于肝脏对它的摄取。BSP 用于评价肝功能是基于观察到肝功能障碍时这种染料从血液中清除的时间延长。血浆中 BSP 浓度在静脉注射标准剂量的染料后特定的时间测定，选择最适的BSP 剂量对正确解释功能损害是必要的。

胆汁酸是另一种正常排泄进胆汁的内源性化合物，也用于评价某些肝毒物。与血清胆红素不同，血清胆汁酸浓度的升高推测是由于胆汁分泌减少，这似乎是肝胆功能障碍的高度敏感的指标。对于三氯甲烷和四氯化碳处理的大鼠，在血清酶活性和胆红素浓度尚无变化的剂量下即可出现血清胆汁酸的升高。

3. 肝组织化学成分改变的检测

检测肝组织化学组分的改变可以定量地评价肝损伤的程度，有助于阐明肝损害机制。包括肝脂质含量、脂质过氧化产物、蛋白质合成、DNA 合成与复制和活性代谢物的测定。

（1）甘油三酯（TG） 产生肝损伤的化学物质也可引起肝实质细胞内脂肪的异常蓄积，一般认为 TG 的蓄积是由于肝实质细胞 TG 的合成速率增加或 TG 释放到体循环的速率减低引起。许多肝毒物如 CCl_4、乙硫氨酸、磷、嘌罗霉素、四环素等在大鼠体内可通过阻碍肝 TG 分泌到血液中，导致脂肪肝形成。有些肝毒物如 CCl_4、乙硫氨酸可使 VLDL 合成减低，从而使 TG 从肝运出发生障碍，导致 TG 在肝中蓄积。

（2）葡萄糖 6 磷酸酶（G-6-P） G-6-P 为肝的特异性酶，其活性与肝细胞内质网的完整性有关。有的肝毒物如 CCl_4 可使内质网脂质发生过氧化，导致 G-6-P 活性明显降低。

（3）肝胶原（HC） HC 蓄积是纤维化的基础，隔膜纤维化是实验性肝硬化的主要特征。许多肝毒物如 CCl_4 和乙醇可诱导肝纤维化与肝硬化。

（4）脂质过氧化产物 有些肝毒物如 CCl_4 可使肝细胞膜或细胞器膜发生脂质过氧化。可通过检测肝脂质过氧化产物丙二醛（MDA）含量来评价化学毒物对肝的氧化损伤程度。

（5）DNA 加合物 对乙酰氨基酚、呋喃苯氨酸、1，1-二氯乙烯、三氯乙烯、溴苯、二甲基亚硝胺等肝脏毒物在肝微粒体混合功能氧化酶的作用下转变为具有高度反应性的亲电子代谢物，后者与肝细胞生物大分子发生共价结合，诱发肝细胞损伤，甚至可使肝细胞恶变，导致肝肿瘤。目前检测 DNA 加合物的方法很多，如 32 p-后标记法、免疫学方法、荧光测定法、碱洗脱法等。肝细胞 DNA 加合物的检测对评价某些化学毒物引起的肝损伤具有重要意义。

4. 肝组织病理学检查

（1）一般检查 整体动物实验结束，解剖受试动物，一方面进行肝脏系数的观察，再肉眼观察肝颜色和外观，可发现脂肪肝与肝硬化等改变。

（2）光镜检查 这是确定损害的传统方法，是化学性肝损害最重要的检测手段之一。通过光镜可发现肝细胞肿胀、脂肪变性、坏死、细胞癌变以及肝组织纤维化、结节性增生等许多种病理学改变。

（3）电镜检查　能提供肝细胞早期损伤的形态学改变依据，鉴别光镜下所难于发现的各种亚细胞结构变化，结合生化检查结果，能为研究化学性肝损伤机制提供依据。在化学毒物引起的各种亚细胞结构改变中，以内质网出现的改变最早。粗面内质网损害表现为核的亚细胞结构改变还有溶酶体膜受损，细胞核致密与固缩，高尔基氏体断裂及空泡化，肝糖原颗粒解聚、减少及消失，过氧化小体增加等。

（二）体外实验

体外实验系统提供了在缺乏肝外因素情况下评价肝损害的可能性，排除了吸收、分布、化学物的肝外代谢、体液因素和其他部位产生的毒效应的影响。基于这个原因，体外系统在研究化学物引起的肝损害的特定机制方面特别有价值。评价化学毒物肝毒性的体外实验方法主要包括以下几个不同水平的实验。

1. 分离肝细胞

肝脏由不同的六种细胞群组成：肝细胞、胆管上皮细胞、内皮细胞、库普弗细胞、Ito细胞和 pit 细胞［肝脏特异的自然杀伤（NK）细胞］，称为肝实质细胞。分离肝细胞最常用的方法是原位两步法。首先用无钙缓冲液灌流肝脏、然后将消化酶加入补充钙的缓冲液中灌流。目前，分别应用含络合剂的缓冲液和胶原酶作为消化酶于第一步和第二步灌流，使混悬液中细胞的存活率超过 90%。利用二丁基邻苯二甲酸盐技术能将非存活细胞与存活细胞分离。肝细胞最常从大鼠肝分离，但二步分离法也适用于分离其他种属的肝细胞如小鼠、兔和豚鼠。分离的肝细胞已广泛应用于研究化学物生物转化和毒性。

化学物在新分离的肝细胞混悬液中的细胞毒性是筛选外源化学物肝毒性的一种有价值的工具，与整体试验一样，被研究的主要细胞毒性参数是基于细胞膜结构完整性。正常非渗漏的染料如台盼蓝和中性红的摄取是最常用的试验之一，非存活的着色细胞的百分比需在光学显微镜下进行细胞计数分析。胞浆酶 LDH 漏入介质是一种与染料排斥试验一样常用的生化试验，但前者比染料试验更为方便些，同时它还具有能获得全部损害细胞包括崩解的肝细胞释放的酶总和的优点。细胞内钾、钠或钙含量是细胞膜完整性的一个更敏感的标志物。细胞代谢能力的指标也是敏感的标志物，糖原沉积和蛋白质合成的调节已证实可检测氯丙嗪、异丙嗪、溴苯、醋氨酚和异烟肼处理的肝细胞早期改变。有人报告细胞钾浓度是评价镉、铜和锌毒性的最敏感的毒性指标，其次为蛋白质合成，最后才是台盼蓝染色。此外分离的肝细胞的形态学改变可通过光学显微镜和电子显微镜来观察。

2. 原代肝细胞培养

这是分离的肝细胞试验的扩展，该技术使细胞贴附在放有定期更新培养基以保持细胞存活的基质上，从而保证有较长的实验期。原代肝细胞在毒理学试验中有两个主要用途：其一是它可作为外加的代谢系统即与 S9 一样，与代谢缺乏的靶细胞进行复合培养时，能帮助检测化学毒物是否具有代谢活化作用；其二是它直接作为毒物作用靶细胞，检测化学毒物对肝细胞的各种损害作用。用于测定分离的肝细胞损害的参数也适用于肝细胞培养。存活的好细胞培养能维持几天，但培养 1~2d 后外源化学物生物转化酶活性下降，因此，肝细胞培养的细胞毒性评价常规在培养的前 2d 进行。然而，在补充激素的无血清培养基中培养的肝细胞，其生物转化酶活性可以在几天内维持较高水平。一般认为，用原代肝细胞培养筛检与鉴定外源化学物是否具有肝脏毒性较为可靠，与体内试验相符合。有报道以肝细胞损伤后某些酶释放为指征，研究了 30 个化学物，结果除少数化学物在肝细胞培养中表现毒性比体内试验低之外，多数化学物内外毒性符合一致。

3. 肝切片

在肝毒性研究方面，1965 年有人报告当肝切片与四氯化碳孵育时，L-亮氨酸代谢出现剂量依赖性减少。随后 Smuckler 观察到 CCl_4 染毒动物的肝切片以及体外与 CCl_4 孵育的对照肝切片氨基酸掺入蛋白质均明显减少。近几年来大鼠肝切片孵育技术得到改进后被用于检测肝损害，特别是被用来观察毒物对肝细胞膜的损伤和对脂质分泌功能的抑制作用。Arizona 大学开发了一种动态器官培养系统，在培养过程中可使切片上下表面暴露于气相中以克服组织切片长期培养时切片-介质交界面的崩解。与分离的肝细胞一样，评价肝损害的参数包括 LDH 漏出、蛋白质合成减少、细胞内钾离子浓度下降和组织形态学改变。猪和人肝切片也已成功地低温冷冻保存以用于以后的毒理学和代谢研究。与分离的肝细胞和肝细胞培养相比，肝切片的一个优点是肝脏的基本组织结构仍保留。在收集系列资料方面，这种技术似乎比肝灌流技术更有效些。

4. 肝脏离体灌流技术

肝脏离体灌流技术是介于整体动物实验与肝切片孵育试验之间的体外试验，能广泛用于各种肝毒物的体外研究。它是运用体外肝灌流技术，在保持肝组织结构完整的条件下，研究毒物对肝生物合成功能、物质代谢、转运与排泄等过程的影响。也可用来研究某些药物对肝的损害作用，如用体外肝灌流方法证明红霉素等化学毒物干扰胆汁排泄和 BSP 廓清。一般在灌流液中加入外源化学物，此外要维持灌流液的 pH、氧含量，还要控制适宜的灌流液流速。

肝脏灌流技术有很多优点，首先可保持器官与细胞结构和功能的完整性，且有完整的脉管系统。可在一定的时间内动态观察受试物进入器官内所发生的变化，弥补某些体外试验（如组织切片、组织匀浆、细胞培养及细胞器分离等）的不足。另外，它与整体试验不同，可排除其他器官及激素等因素的影响，灌流状态下的细胞有正常的吸收、转运、排泄和分泌机制，且生化途径（即外源化学物代谢过程）也未受损，故可使受试物经生理途径进入细胞，专一研究某一器官对受试物的反应，并从质与量上准确地给予评价。缺点是结果的重复性差。同时由于离体灌流肝实验是在动物手术情况下进行的，因此仅局限于化学毒物对肝的急性损害研究。离体灌流实验不可能完全代替整体动物实验和某些体外实验，只能与这些试验互助补充和互相验证，以获取较为科学的结论。

5. 亚细胞组分研究

将细胞中各亚细胞组分分离和纯化，对于深入研究外源化学物的靶位点、探讨化学物毒性效应的机理均十分重要。许多外源化学物引起的肝脏损伤，可能与肝细胞的亚细胞组分的结构与功能损害有关。通常先应用组织匀浆技术和超离心或梯度离心技术分离亚细胞组分，然后与毒物共同温育，观察亚细胞组分结构和功能的改变或毒物的消长变化；亦可整体染毒后再分离亚细胞组分进行分析。在肝脏毒理学中，应用最广泛的是微粒体和线粒体。前者主要用于研究毒物代谢酶活性和蛋白质合成，后者主要用于研究毒物对能量代谢的影响，因为它们是从完整细胞在人工环境下分离出来的，使毒理学家在体外条件下有可能更深入地了解毒物作用靶部位的作用机制。但它们离开了整体细胞，只能提供一些特殊作用的特定信息。如要全面了解毒作用机制，还须结合其他研究如整体试验和细胞试验等，综合做出评价。

四、 食品中的肝脏毒性物质

有些肝毒物存在于食物中，通过摄食方式可进入人体。

很多真菌毒素均具有肝脏毒性。其中研究较多的是容易污染花生、玉米等食品的黄曲霉毒素 B_1。其主要靶器官是肝脏，动物急性中毒表现肝炎、黄疸、肝脏充血、出血、肿大、变性和坏死；慢性中毒后期黄疸、脂肪肝、肝纤维化；当饲料中黄曲霉毒素 B_1 的含量低于 $100\mu g/kg$ 时，26 周即可使敏感生物如小鼠和鳟鱼出现肝癌，其诱导肝癌的能力比二甲基亚硝胺强 75 倍。另外，主要污染谷物的杂色曲霉素、赭曲霉素 A、伏马菌素、岛青霉素和黄天精均具有不同程度的肝脏毒性，且多数可致肝脏肿瘤。

食品添加剂亚硝酸盐是 N-亚硝基化合物的前体物，在有胺类物质存在的条件下，可生成亚硝胺，对称性亚硝胺（如 N-亚硝基二甲胺，NDMA）主要诱发肝癌。某些偶氮类合成色素（如奶油黄）可以导致人和动物患上肝癌，因此禁用于食品。

在食物性接触方式的肝损害中，乙醇性肝损害居于第一位。乙醇对肝细胞的毒性主要是通过影响肝脏的代谢，使肝细胞膜发生脂质过氧化，从而破坏了肝细胞膜。进一步发展，会使肝细胞内的微管和线粒体等结构都受到破坏，肝细胞肿胀、坏死，对脂肪酸的分解和代谢发生障碍，引起肝内脂肪沉积，形成脂肪肝。乙醇对肝脏的危害随着量的增加和饮用时间的延长按照"乙醇性脂肪肝→乙醇性肝炎→乙醇性肝硬化"三部曲逐渐发展。饮酒的量越多，时间越长，肝脏的脂肪性变就越严重。每日饮酒比间断饮酒危害性大，一次大量饮酒比一日分次小量饮酒的危害性大。据统计，慢性嗜酒者近 60% 发生脂肪肝，20%～30% 最终发展为肝硬化。

第四节　肾脏毒性

肾脏毒性（renal toxicity）是指外源化学物对肾脏造成结构和功能的损害作用。

一、 肾脏组织结构与功能

肾的结构和功能都极为复杂，肾是实质器官。外层为皮质，内层为髓质。髓质由肾锥体组成，开口于肾小盏，肾小盏合成肾盂，肾盂向下逐渐缩小续于输尿管。肾单位是肾结构和功能的基本单位，它与集合管共同完成泌尿功能。每个肾单位由肾小体和肾小管组成。肾的血液供应十分丰富。肾在排泄废物、调节细胞外液容量、电解质和酸碱平衡上起了很重要的作用，也参与一些激素的合成和释放，如肾素和红细胞生成素，以及维生素 D 的活化。肾脏是毒物代谢及排泄的主要器官，具有较强的代偿能力和多种解毒功能。所以，肾脏是毒物重要的靶器官之一。

（一）肾小球

肾小球（毛细血管球）和肾小囊组成肾小体，构成肾单位的一部分。肾小球的滤过是形成尿液的第一个环节。滤过膜的超微结构由内到外为毛细血管的内皮细胞层、非细胞性的基膜层和肾小囊脏层上皮细胞足细胞三层构成，它的屏障作用由机械性屏障和电荷屏障两部分组成。决定肾小球滤过作用的因素主要有三个方面：滤过膜通透性是滤过的结构基础；有效滤过压是滤过的动力；肾血浆流量是滤过的物质基础。

（二）肾小管

人的两个肾每天生成的肾小球滤过液达 180L，而终尿仅为 1.5L 左右。这表明约 99% 的滤过液被肾小管和集合管重吸收，只有约 1% 被排出体外。不仅如此，滤过液中的葡萄糖已全部被肾小管重吸收回血，钠、尿素等被不同程度地重吸收，肌酐、尿酸和 K^+ 等还被肾小管分泌入管腔中。

肾小管和集合管的转运包括重吸收和分泌。重吸收是指物质从肾小管液中转运至血液中，而分泌是指上皮细胞将本身产生的物质或血液中的物质转运至肾小管腔内。

二、 肾脏损伤及其机制

许多外来化合物通过各种途径进入体内，对肾脏产生直接或间接毒性，使肾小球、肾小管或肾血管出现异常。肾脏损伤的类型主要包括以下几种。

（一）急性肾功能衰竭

急性肾功能衰竭（acute renal failure，ARF）为一种由多种原因引起的急性肾损害，是一种可逆的肾小球和肾小管排泄功能不全，可在数小时至数天内使肾单位调节功能急剧减退，以致不能维持体液电解质平衡和排泄代谢物，而导致高血钾、代谢性酸中毒及急性尿毒症综合征。

肾缺血和肾毒物是 ARF 最常见的原因。严重的肾缺血如重度外伤、大面积烧伤、大手术、大量失血、产科大出血、重症感染、败血症、脱水和电解质平衡失调，特别是合并休克者，均易导致急性肾小管坏死。非缺血因素导致的肾实质疾病占 ARF 病因的 25%。这些损伤有肾小球膜损伤（急性肾小球肾炎）、肾乳头坏死、肾血管炎、恶性高血压、急性肾小管坏死、肾小管阻塞、急性肾盂肾炎或坏死性肾乳头炎等。肾毒性物质由肾血流携带到肾，经肾小球滤过、肾小管浓缩后可能发挥肾毒性效应，尤其是近端小管区域。此外，在肾内逆流体系浓缩后，肾脏毒物在肾小管腔内蓄积。肾小管细胞内的代谢也可加强肾脏毒物的毒性效应。

有害物质可以是外源性的或内源性的，外源性物质包括药物如氨基糖苷类、头孢菌素、放射性介质、水杨酸盐、顺铂、甲氨蝶呤、环孢素，毒物如真菌毒素、蛇毒素，化学物如重金属、有机溶剂；内源性物质如血红素、肌红蛋白等。多数情况下，ARF 起初伴有恶心、呕吐、烦躁不安，尿中有中等量的蛋白质、上皮细胞、白细胞，偶尔还有红细胞；

严重时，迅速出现脱水、低血压、少尿；最终发生无尿。

ARF 的机理：

（1）肾小球滤过率极度降低（正常在 5mL/min 以下，多数仅为 1~2mL/min） 可能是由于前述多种原因引起肾小管缺血或中毒，发生肾小管上皮细胞损伤，使近曲小管对钠的重吸收减少，以致原尿中的钠、水量增多。当其流经远曲小管的致密斑时，刺激肾小球旁器释放肾素，使肾脏内血管紧张素 II 活性增高，引起肾小球小动脉的收缩、痉挛、导致肾小球特别是皮质外层肾小球的血流量下降，滤过率极度减少。此外，也可能因肾脏缺血时，肾入球小动脉灌注血量减低，直接刺激球旁细胞释放肾素而使血管紧张素 II 增多，导致入球小动脉收缩，肾小球滤过率下降及醛固酮分泌增多，促进钠离子及水分滞留。

（2）肾小管腔阻塞 受损伤后坏死、脱落的肾小管上皮细胞和炎症渗出物、血/肌红蛋白等，结成团块和管型，阻塞管腔，使原尿下流受阻，因而少尿；另一方面管腔积尿肿胀，又会增加肾内压力，使肾小球滤过率进一步下降。

（3）肾小管管壁破裂，原尿外溢 肾小管受损伤后，管壁破裂，管内的原尿向管外溢出，因而少尿；同时又造成肾间质水肿，增加肾内压力，使肾小球滤过率下降。

（4）肾缺血所致的急性肾衰 其主要原因在于发生缺血后的再灌注，而缺血早期的肾滤过减少或停止（少尿或无尿）是肾脏的一种自身保护机制，减轻肾小管细胞的重吸收负担，减少氧耗，增加对缺氧的耐受力，一旦肾缺血得到改善（再灌注），便可产生大量超氧阴离子，引起严重的肾组织损伤。

（二）慢性肾功能衰竭

慢性肾功能衰竭（chronic renal failure，CRF）是指发生在各种原发性和继发性肾脏疾病基础上，缓慢进行的肾脏进行性损伤和肾功能逐渐恶化所表现的一系列临床综合征。主要表现为肾小球滤过率下降，氮质代谢物和毒素的积蓄、水和电解质及酸碱平衡失调和内分泌代谢紊乱，最终发展为终末期肾病。CRF 最常见的诱因为肾小球疾病如肾小球性肾炎和糖尿病性肾小球硬化症（糖尿病性肾病）、泌尿系疾病、缺血性肾病和肾间质疾病。慢性肾功能衰竭时，肾小球功能丧失，肾功能损伤开始缓慢地不可逆性发展，病程可达数月或数年。当 90% 的肾小球被破坏时，CRF 进展到终末阶段，此时的临床症状和体征被称为尿毒症综合征。

CRF 的机制甚为复杂，有下述主要学说：

（1）健存肾单位学说 各种原因引起的肾实质疾病，导致大部分肾单位破坏，残余的小部分肾单位轻度受损，功能仍属正常，这些残余的"健存"肾单位为代偿，必须加倍工作以维持机体正常的需要，从而导致"健存"肾单位发生代偿性肥大，肾小球滤过功能和肾小管处理滤液的功能增强，最终导致肾小球硬化而丧失功能。

（2）矫枉失衡学说 1972 年 Bricker 就提出，肾功能不全时机体呈现一系列病态现象（不平衡），为了矫正它，机体要作相应调整，这些代偿改变却又导致新的不平衡，并由此产生一系列临床症状。典型的例子是磷的代谢改变。肾小球滤过率下降后，尿磷排出减少、血磷升高、血钙下降、机体为矫正这种不平衡，增加甲状旁腺激素（PTH）的分泌，促使肾排磷增多和血钙增高，使血磷血钙水平恢复正常。但随着 GFR 进一步下降，为维持血钙磷水平，势必不断增加 PTH 水平，导致继发性收集甲状旁腺功能亢进，引起肾性骨病、周围神经病变、皮肤瘙痒和转移性钙化等一系列失衡症状。

（3）尿毒症毒素学说　尿毒症毒素的研究已有 100 余年的历史，现在已知慢性肾衰时体内有二百种以上物质水平比正常人增高。所谓尿毒症毒素，可能是肾衰时蓄积在体内的多种物质，包括 PTH、磷、尿素、肌酐、胍类、酚类和吲哚等，这些物质可以导致尿毒症症状。

（4）肾小球高血压和代偿性肥大学说　肾小球高血压常常是促使 CRF 恶化的关键。肾小球内压增高可致毛细血管壁张力增加和小动脉壁增厚，引起缺血和内皮细胞损害、系膜细胞和基质增生。并诱发血小板聚集和凝血，促进残余肾小球高代谢和代偿性肥大，继而发生硬化。动物实验和临床研究证明控制体循环高血压及肾小球高血压，能有效地延缓 CRF 进展。

（5）肾小管高代谢学说　近年来已证实，慢性肾衰的进展和肾小管间质损害的严重程度密切相关。慢性肾衰时残余肾单位的肾小管，尤其是近端肾小管，其代谢亢进，氧自由基产生增多，细胞损害，使肾小管间质病变持续进行，肾单位功能丧失。

（三）肾病综合征

肾病综合征（nephrotic syndrome，NS）是指由多种病因引起的，以肾小球基膜通透性增加伴肾小球滤过率降低等肾小球病变为主的一组综合征。一般来说，凡能引起肾小球滤过膜损伤的因素都可以导致 NS。根据病因可将其分为原发性和继发性。原发性肾病综合征病因不明，研究结果提示免疫机制，尤其是细胞免疫变化可能和发病有关，此外脂代谢紊乱、凝血因子的变化及大量蛋白尿亦参与本病的发生。继发性肾病综合征常见病因主要是感染，包括细菌、病毒和寄生虫感染；药物或中毒，如有机或无机汞、金汞复合物、青霉胺、三甲双酮等；过敏，蜂蛰、蛇毒、花粉、疫苗、抗毒素等过敏；恶性肿瘤，如肺、胃、结肠、乳腺、卵巢、甲状腺等肿瘤；系统性疾病，如系统性红斑狼疮、混合性结缔组织病、皮肌炎、淀粉样变性；代谢性疾病，如甲状腺疾病、糖尿病等。

成人 NS 以大量蛋白尿（>3.5g/L）为特征，可认为由肾小球毛细血管通透性失调所致。NS 也引起低蛋白血症、异常蛋白血症、全身性水肿、高脂蛋白血症、脂肪尿、动静脉血栓形成。

肾小球病变的免疫学发病机制，可分为初级机制和次级机制。初级机制着重于引起肾小球病变的原发因素。体液免疫系统通过两种基本机制引起肾小球病变：①抗体与肾小球原位抗原发生反应（可导致或不导致免疫复合物的形成）；②抗体与循环的可溶性抗原结合导致免疫复合物在肾小球的沉积。次级机制是指在初级机制之后的炎症介质所介导的病变。这些介质包括：多形核白细胞、单核细胞、血小板和激活的补体成分。被激活的肾小球内皮细胞、系膜细胞和上皮细胞参与炎症反应。参与次级机制的介质包括：细胞因子、生长因子、活性氧、生物活性脂质、蛋白酶、血管活性物质（内皮素和内皮源性松弛因子）。

（四）小管间质性肾病

1. 急性小管间质性肾炎

急性小管间质性肾炎（acute tubulo-interstitial nephritis，AIN）为常见的免疫介导的肾脏损害，主要影响肾间质（包括肾小管、血管和间质）。多由感染、药物过敏、急性缺血或中毒等引起，最常见的病因为对药物的过敏。引起 AIN 的药物种类很多，其中抗生素占2/3。主要相关的药物有甲氧西林（新青霉素 I）、青霉素类、头孢噻吩（先锋霉素 I）、非类固醇抗炎药和西咪替丁。近年来国内外均有报道由中草药过敏所致 AIN，应引起注意。

AIN 的特征是肾功能急剧减退。其典型表现是暂时性与用药或感染有关的急性肾衰伴或不伴少尿。多发热，伴有荨麻疹皮疹。尿沉渣中常出现白细胞，红细胞和白细胞管型，但有时可无异常。75% 以上的病例可同时在血和尿中出现嗜酸性细胞（应用 Hansel 染色），蛋白尿通常是少量的。非类固醇抗炎药诱导的疾病，典型的常缺乏发热，皮疹和嗜酸性细胞增多表现，但经常可见肾病范围蛋白尿伴肾小球微小病变（亦见于氨苄青霉素，利福平，干扰素或雷尼替丁）。

AIN 的机制主要为免疫机制，包括体液免疫和细胞免疫。可能是药物半抗原与肾间质和（或）小管基底膜结构蛋白的结合，从而形成稳定的半抗原-蛋白复合物。该结合抗原应能启动抗体介导的反应，以及迟发性变态反应，随后通过体液免疫或细胞免疫引起肾损害。在少数病例，体液免疫反应生成 IgE 抗体，生成的 IgE 抗体能直接与组织嗜酸性细胞、嗜碱性细胞和肥大细胞特异受体结合，引起这些细胞脱颗粒，释放蛋白酶、组胺、PAF、白三烯、前列腺素和过氧化物酶，直接造成局部组织损伤。

2. 慢性小管间质性肾炎

慢性小管间质性肾炎（chronic tubulo-interstitial nephritis，CIN）为一组以肾小管萎缩和肾间质纤维化等病变为主要表现的临床综合征。CIN 主要由感染、镇痛药（如非那西丁，乙酰水杨酸盐）、重金属中毒（如长期接触铅、镉、锂等金属）、代谢性或免疫性疾病等引起，特征为起病隐匿，肾功能减退逐渐发生。

CIN 早期症状不明显，在出现肾功能衰竭前，患者的症状及体征较少，而在实验检查可发现一些异常，如尿沉渣中一般可见中等量的红细胞、白细胞和肾小管上皮细胞。在活动感染期间可见白细胞管型。后期有肾衰的表现，如厌食、恶心、呕吐、疲乏、体重减轻及贫血等，同时常有高血压，最终发生纤维化和坏死（肾乳头坏死）。

各种原因引起肾小管间质损伤的机理大致可分为以下几个方面，即微血管损伤、肾小管细胞损伤、炎症细胞相互作用、纤维母细胞表现型的变化、肾小管细胞-纤维母细胞相互作用，使肾小管萎缩、间质纤维化、间质浸润等。慢性肾小管损伤，释放生长因子和细胞因子，致使细胞成分合成与降解失调，出现肾小管萎缩。目前认为肾脏纤维化形成的分子机制首先与炎症反应及各类炎症细胞大量浸润有关。释放的生长因子和细胞因子具有化学吸引作用，使细胞浸润及浸润细胞增殖。肾脏损伤的发生可引起固有细胞活化，活化的细胞会通过大量释放包括 MCP-1 在内的趋化因子，招募体内的炎症细胞浸润到受损部位，从而启动炎症反应。导致肾小管萎缩、间质纤维化、间质浸润及管周毛细血管病变都可导致球后毛细血管腔闭塞，继发性肾小球毛细血管压力升高，肾功能进行性丧失。

三、　肾脏损伤的检测与评价

肾毒性评价要求整体性方法与离体研究相结合。整体实验主要评价机体的肾功能及肾脏形态学的损害，但是很难确定肾功能异常是化学物质的直接毒作用还是其所致肾血流动力学发生改变而引起的继发性改变。而体外可将化学物或其代谢物直接加入肾皮质切片、分离的近球小管细胞、离体/原代肾小管等用以评价化学物的毒效应。

（一）整体实验

1. 肾浓缩-稀释试验

肾浓缩-稀释试验反映肾浓缩功能。在生理情况下，限制饮水则远曲小管及集合管对水分的重吸收增多、尿量减少、相对密度上升，大量饮水则尿量增多而相对密度下降。如果远曲小管及集合管的重吸收功能障碍，可导致肾浓缩-稀释功能下降或丧失。如果某种化学物引起尿量增多伴尿相对密度下降，提示肾浓缩功能受到损害，可能是由于血管升压素分泌不足或释放障碍。动物实验中，尤其对于小动物，因尿量少不便测定尿相对密度，可粗略地用尿量来反映其浓缩能力。

2. 尿成分的改变

（1）尿蛋白　生理情况下，尿蛋白的来源是原尿中未被肾小管完全吸收的少量小分子蛋白质、部分来自肾小管脱落的细胞等。若尿中以大分子蛋白（如清蛋白）为主或出现大量蛋白质，提示肾小球的选择性滤过功能障碍或结构不完整；若以小分子蛋白（常见的如 β_2-微球蛋白和视黄醇结合蛋白）为主，则提示损伤部位主要在近曲小管，但要除外血中小分子蛋白异常增高的可能性。因此，在有条件的情况下，在测蛋白含量的同时最好测定蛋白的分子质量。此外，不同动物间尿蛋白的排泄量可相差很大，实验组和对照组动物间的比较很重要。

（2）尿糖　生理情况下，原尿中葡萄糖的浓度未超过肾阈时，能被肾小管全部吸收。因此，如果血糖不高而出现尿中葡萄糖浓度增高，提示肾小管功能障碍。

（3）尿酶　尿酶是肾损害早期和敏感的指标之一。不同的酶来自肾的不同部位，可以作为损害的标记酶。碱性磷酸酶（ALP）和 γ-谷氨酰移酶（γ-GT）活性增高，是刷状缘受到损害的标记酶。而其他的一些酶，如乳酸脱氢酶（LDH）和谷氨酸脱氢酶（GDH）分别存在于细胞浆和线粒体，如果它们的活性增高则提示可能有广泛的细胞损伤。值得注意的是，在化学性损害时，由于细胞内的酶大部分在早期即排出，尿酶常常是一过性的，因此如果没有尿酶增高并不一定表示没有肾损害，在急性肾损害比肾损害更有用。

肾酶分布存在相当大的种属差异。一般而言，大鼠肾酶分布较接近人类，宜作尿酶研究的首选动物。在收集尿样时必须注意防止粪便污染，因为有些酶（如 ALP、LDH 等）在粪便中的活性比尿酶高得多。尿液须在低温下（4℃）收集和贮存，有条件时最好在分析之前进行透析，以除去抑制物。

3. 肾小球滤过率

肾小球滤过率（GFR）可通过测定经肾小球自由滤过后既不被重吸收、肾小管也不分泌的化学物的排泄和血浆水平而获得。菊糖是一种分子质量为 5200ku 的果糖二聚体，它能从肾小球滤过，但不被肾小管重吸收或分泌，在体内既不与血浆蛋白结合，又不被机体代谢，是测定 GFR 较好的方法。试验时由静脉注射后，收集一定时间内的尿液，然后测定血浆和尿中菊糖浓度。

$$CL = U_a V / P_a \tag{14-1}$$

式中　U_a——每毫升尿液中菊糖的量；

V——单位时间内生成的尿量；

P_a——每毫升血浆菊糖的含量；

CL——单位时间菊糖清除率。

正常成年人 GFR（即 CL）约为 125mL/min。

血中某些内源化学物的检测也可用于评价肾小球滤过功能。血尿素氮及血清肌酐为两种常规用于临床的评价肾小球功能的指标。肾小球滤过下降时，BUN 和血浆肌酐升高。正常 BUN 水平在 5~25mg/100mL，而血清肌酐在 0.5~0.95mg/mL。

4. 肾血流量

有机酸如对氨基马尿酸（PAH），可用来研究化学物的肾清除功能，确定流经肾的血浆总量。血浆中 80%~90% 的 PAH 都被转运入肾内。由化学物引起 PAH 的清除下降可能是主动分泌过程异常或肾血流量改变的结果。临床上通常检测每毫升血浆 PAH 的浓度（PPAH）、每毫升尿中 PAH 的浓度（UPAH）、每分钟排尿量（V），利用前述公式可以得出代表肾血流速率的 PAH 的清除率（正常健康成年男性平均肾血流速率约为 650mL/min）。

5. 排泄比

排泄比是另一种评价肾损伤的有效指标。排泄速率 = 肾内药物的血浆清除速率（mL/min）/正常人 GFR（mL/min），如果此值小于 1.0，提示药物部分滤过，部分重吸收，也可能存在肾小管分泌；如果此值大于 1.0，则提示存在药物的肾小管分泌。完全重吸收物质如葡萄糖，排泄比为 0；完全被清除的物质如 PAH，其比值可达 5.0。

6. 病理学和酶组织化学检查

毒物接触后，肾脏的病理学检查可以确知可能已发生的肾结构改变，也提供了受损组织的一些有价值的资料。因此，急性或慢性毒性试验结束时，需常规计算脏器系数。此外，大体检查还能发现肾有无充血、水肿、纤维化等病理改变。例如，光学显微镜检查铬（近球小管曲部）、4-氨基酚（近球小管直部）或丙烯（肾乳头）对肾的选择性损害。光学显微镜检查还可提供蛋白管型、肾/尿结石，结晶、溶酶体、细胞再生与修复等方面的资料。组织化学、免疫细胞化学和原位杂交技术也是检测化学物肾损伤的有效方法。据研究对象的不同，电子显微镜可用来检测肾毒物接触后肾小管损伤的亚细胞定位、肾小球或肾乳头的改变等。线粒体的改变、滑面内质网增生或其他如过氧化氢酶体之类细胞器的改变也易于确定。

（二）离体试验

1. 肾皮质薄片培养

肾皮质薄片技术是将肾皮质用 Stadie-Riggs 或 Mcllwain 组织切片机，切成 0.2~0.5mm 的薄片，然后放入一定的培养基中培养，培养基中加入待测定的化学物，经过一定时间后，测定培养基和薄片中化学物的比值。该技术特别适宜研究有机物的转运，还能用于检测组织中钾、钠的浓度、组织总水分和细胞内外水的分布。这项技术相对较为简单，易于施行。

2. 离体灌注肾小管技术

离体灌注肾小管技术就是将肾小管分离出来后，再进行灌注试验。这项技术最复杂和困难的是肾小管的制备，需在显微镜下人工完成，最好的动物是兔子，微量加样器用于灌注。分离出的肾小管基本保持其正常的生理功能，在药理学和毒理学中都有广泛的应用。

3. 其他

离体肾灌注、原代肾细胞培养、亚细胞器分离以及建立肾细胞株等方法都已较成熟，在肾毒性研究中得到应用。

体外研究方法具有实验周期短、一个模型可以用于测试多种化学物、免去动物饲养的麻烦等优点，但也有它的缺陷。例如，新鲜制备的离体灌注肾、肾切片、肾小管和细胞等虽然在功能上与整体类似，但在体外存活的时间只有 2~24h。

四、 食品中的肾脏毒性物质

许多化学物可以直接或经代谢产生肾毒性物质后引起肾损害，其中主要是一些药物，如前所述的抗感染药、免疫抑制剂、抗肿瘤药、止痛药等。而可能出现在食品中的包括生物毒素、重金属及部分农兽药残留。

草酸盐含量高的食物可能会诱发急性草酸性肾病。低浓度时诱导细胞凋亡，高浓度时可引起氧化应激、核因子-κB 的降解和神经酰胺的增加，从而引起典型的 DNA 分裂和胞质空泡化及细胞坏死。

研究已证实赭曲霉毒素（OTA）可对人和动物体产生肾毒性，人体主要通过食用 OTA 污染的食品，包括豆类、谷类、干果、咖啡、葡萄及葡萄酒、香料等。由于动物饲料中同时存在 OTA 污染的风险，因此在多种动物源食品如肉类、蛋类、牛乳中也有 OTA 被检出。另外，黄曲霉毒素 B_1、伏马菌素也具一定的肾毒性。

铅可能是最常见的肾毒性金属，主要经食物进人体内，血铅主要经肾排泄，半衰期约为 4 周。铅肾损伤形态学上的显著特征是近球小管直部出现铅的核内包含体、巨核、巨细胞、线粒体超微结构的改变。严重时，这些改变伴随有糖、氨基酸，磷酸盐等的重吸收异常。高剂量铅可增加近球小管的细胞增殖。人类及实验动物镉接触所致的近球小管损伤是长期的慢性的而不是急性的。急性剂量 Cd^{2+} 主要在肝内蓄积，而通过饮食慢性接触时最终主要积聚在肾。慢性镉中毒引起肾脏损害，主要表现为尿中含大量低分子质量蛋白质，肾小球的滤过功能虽多属正常，但肾小管的回收功能却减退，并且尿镉的排出增加。

人长期摄入含兽药残留的动物性食品后，药物不断在体内蓄积，当浓度达到一定量后，就会对人体造成严重毒作用，如磺胺类药物可引起肾损害，特别是乙酰化磺胺在酸性尿中溶解度降低，析出结晶后损害肾脏。氨基糖苷类中的庆大霉素、卡那霉素、妥布霉素等均对肾脏有毒性，其中以卡那霉素毒性较大，链霉素和妥布霉素仅有较轻微损害作用。主要损害近曲小管上皮细胞，出现蛋白尿、管型尿、红细胞，严重时出现肾功能减退。目前已证实 β-内酰胺类抗生素包括头孢菌素（头孢噻啶、头孢来星）和碳（杂）青霉烯具有强烈的肾毒性，表现近曲小管坏死，损伤肾功能。

农药中的五氯苯酚、百草枯、敌草快、氯丹、甲醚菊酯等也有明显的肾毒性。

第五节 心血管毒性

心血管系统由于其功能的特殊性，使其在与进入血液毒物的接触中首先受到损伤。由于心血管系统的血液环境延伸到机体的各个组织，所以它对保持机体内环境的稳定和正常的生理功能至关重要。

一、 心血管组织结构与功能

心血管由心脏和血管构成，血管又包括动脉、静脉和毛细血管。其功能是维持机体血液循环的正常运行，通过血液循环将营养物质、氧气和激素等运送到全身各组织细胞，同时将外来化学物和体内代谢产生的废物带到排泄器官排出体外。这些功能在神经、体液等因素的调节下进行。

（一）心脏

心脏为推动血流的动力器官，由房、室间隔及房室瓣分隔成四个心腔，包括两个薄壁、压力低的心房腔，即左、右心房，它们接受、储存和转运体静脉和肺静脉的回心血液；两个厚壁、压力高的心室腔，即左、右心室，它们接收来自心房的血液，然后通过心室收缩，将血液泵入肺动脉和主动脉及其分支，分别将血液输入肺脏进行气体交换和输送至组织供代谢所需。因此，心脏的功能是推动血液流动，向器官、组织提供充足的血流量，以供应氧和各种营养物质（如水、无机盐、葡萄糖、蛋白质、各种水溶性维生素等），并带走代谢的终产物（如二氧化碳、尿素和尿酸等），使细胞维持正常的代谢和功能。体内各种内分泌的激素和一些其他体液因素，也要通过血液循环将它们运送到靶细胞，实现机体的体液调节，维持机体内环境的相对恒定。

（二）动脉

动脉是将血液带出心脏的血管，由血管内皮细胞、弹性纤维、平滑肌和胶原纤维组成。动脉的管径大小和管壁的厚薄，虽相差很大，但基本分为 3 层膜，最内层称为内膜，由内皮及纵行排列的结缔组织构成；中间的一层称为中膜，由环形排列的组织构成；最外的一层称为外膜，由纵行排列的结缔组织构成。大动脉血管口径粗、管壁厚、富含弹性纤维、有明显的可扩张性和弹性。中动脉中膜的平滑肌较多、收缩性较强，通过收缩和舒张可以调节分配到身体各器官的血流量。小动脉和微动脉的管径细，对血流的阻力大，管壁含有丰富的平滑肌。血管平滑肌通常保持一定的紧张性，形成血管的外周阻力，对于维持一定的动脉血压起重要作用。

（三）静脉

静脉是将血液带回心脏的血管，常同相应的动脉伴行，数目比动脉多，管径较粗，管壁较薄，可扩张性大，容血量多。体循环中约 60%~70% 的血量容纳在静脉中（门脉系统、肝和脾贮存的血除外），肺循环中静脉含血约 50%~55%。因此静脉起着血液贮存库的作用。微静脉和小静脉管壁平滑肌的舒缩活动可影响毛细血管的血压、容量及滤过作用，对血流也产生一定阻力。

（四）毛细血管

毛细血管是连于动脉与静脉之间管径极细、管壁极薄的血管，其管壁由单层内皮细胞构成，外有一薄层基膜，故通透性极高，是血管内血液与血管外组织液进行物质交换的主要场所。其功能根据不同的组织和器官微循环功能不一，有的主要是供应营养和排出代谢物；有的主要起调节作用或维持局部环境恒定，如调节体温、气体交换、排泄和输送激素等。微血管的功能受神经和体液因素的调节，有些有丰富的血管运动神经，有些对附近细胞释放的物质敏感。

二、 心脏毒性

具有心脏毒性效应的心血管毒物很多，主要包括环境心血管毒物，如大气细颗粒物（PM2.5）；水中的化学污染物 1，2-二氯甲烷、三氯乙烯、四氯乙烯等；工业心血管毒物，如有机溶剂乙醇；药物，如抗肿瘤药物盐酸多柔比星、米托蒽醌等，抗精神异常药物阿米替林，抗病毒药物齐多夫定；内源性物质，如类固醇激素；天然的动物毒素，如蛇毒以及蜘蛛、蝎子和某些海洋生物所含有的毒素；植物毒素，如毛地黄、夹竹桃和附子等植物所含有的毒素。

心血管毒物可引起心血管系统复杂的生物学效应，导致心律失常、传导阻滞、心肌肥大、心肌缺血、心肌及血管细胞凋亡、坏死和心力衰竭等一系列功能和器质性改变。

心血管毒物短时间作用引起心脏的早期反应是生化方面的改变，如心肌酶活性变化和能量代谢以及离子稳态改变，导致心律失常。一般心律失常是可以恢复的，并经常作为其他类型心功能紊乱的并发症出现。心肌轻度损伤可以修复，心肌细胞发生结构和功能上的适应性改变，严重的损伤则导致心肌细胞死亡。

心血管毒物的持续作用可以激活转录因子，引发心肌细胞的一系列细胞及分子调控事件。通过肥大基因激活和转录因子上调可以引发心肌肥大，非生理状态心肌肥大在初期属于心脏对心血管毒物作用产生的功能改变的代偿反应，这时心肌损伤是可逆性的；如果心血管毒物持续作用，心脏会出现生理、生化、形态及功能的一系列改变，导致以心肌细胞凋亡和坏死为形态学特征的心肌细胞死亡。

凋亡和坏死这两种细胞死亡形式可同时出现在心肌组织和培养细胞中，两种细胞死亡类型的激发事件可能是共同的，出现哪种死亡形式取决于毒物的作用强度和作用时间。凋亡是受基因调控的程序性死亡，如果凋亡程序在下游的某个调控点被终止或毒物作用强度很大，细胞死亡形式可能由凋亡转为坏死。细胞凋亡是一个能量依赖过程，ATP 浓度是决定凋亡和坏死转换的关键因素。心肌缺血可引起心肌细胞 ATP 的明显减少和最终的耗竭。心肌细胞中 ATP 的耗竭超过 ATP 总量的 70%，将引起凋亡转向坏死。

三、 血管毒性

血管毒物按其来源可分为环境毒物、具有血管毒性的药物以及天然物质和内源性物质。

环境毒物包括胲基胺类、重金属类、硝基芳香类化合物、多环芳烃类化合物、一氧化碳、二氧化硫、丁二烯、氮氧化物、臭氧等。动物实验证实，某些芳香族化合物是引起和（或）促进动脉粥样硬化的血管毒物。多环芳烃是典型的环境污染物和心血管毒物，苯并（a）芘和7, 12-二甲基苯蒽可以在不改变血清胆固醇的情况下，引起啮齿类动物和鸟类动脉粥样硬化。铅在动脉壁异常沉积，可导致血管平滑肌纤维及成纤维细胞增生，致使血管变窄、变厚，导致外周血阻力增加，引起心血管结构和功能发生变化。实验动物长时间暴露于低水平的镉，可引起主动脉粥样硬化和/或高血压，而没有其他毒性效应。镉可以导致主动脉内皮发生一系列改变，包括水泡形成、空泡形成、细胞间连接的加宽及碎片形成。镉也可以诱导应激蛋白、金属硫蛋白。硒、铜、锌可以抑制镉的致高血压效应，而铅可以加强之。电离辐射可导致内皮细胞衰老，引起内皮功能障碍，从而引发心血管疾病。农药硫丹可损害血管内皮细胞和血管壁；妊娠早期暴露 DDT 可导致胎儿大动脉转位。

具有血管毒性的药物包括拟交感神经胺类、精神类药物、抗肿瘤药物、非甾体类镇痛抗炎药物、口服避孕药、放射性药物、磷酸二酯酶抑制剂等。一些治疗药物的血管毒性，包括抗菌剂和抗凝剂，通常首先引起过敏反应，然后是脉管炎。一些化合物可以通过损伤大血管引起出血。有些化合物可以通过抗凝血酶原Ⅲ（口服避孕类固醇）或抑制纤维蛋白分解（皮质甾类、含汞制剂）导致栓塞血管过度紧缩或外周阻力的下降，引起血流突然改变，导致动脉栓塞。静脉淤血可促进静脉栓塞发展。通过静脉注射兴奋剂可以引起内皮损伤和许多部位的栓塞。部分栓塞可能会释放并在血管系统流动，直到流动至比它最初形成时的血管直径小的地方，成为栓子为止。损伤程度取决栓塞部位，严重栓塞可以导致死亡。

具有血管毒性的天然物质和内源性物质包括细菌内毒素、T-2 毒素、同型半胱氨酸、联氨安息香酸和维生素 D 等。实验证实，通过饲养高蛋氨酸饮食造成高同型半胱氨酸血症，可导致动脉血管内皮片状脱落，病变局部血栓形成并逐渐被纤维组织替代，并有平滑肌增生等类似动脉粥样硬化的病理改变过程。

四、 心血管毒性研究方法

心血管毒物作用可引起心血管系统中脏器、组织、细胞及大分子的一系列形态和功能改变。检测和评价这些形态和功能变化对了解心血管毒物毒性，确定毒物与损伤效应及心血管疾病的关系，探讨毒作用机制十分重要。

心血管毒性的研究方法包括形态学和功能学方法。

（一）形态学检测方法

形态学检测方法包括组织病理学方法、免疫组织化学方法、分子杂交方法、图像分析技术和激光共聚焦扫描显微技术。组织病理学方法可对毒物造成的心脏血管损伤进行光镜下的病理分析，也可采用电镜对心脏血管组织及其亚细胞结构进行超微结构观察。利用免疫组织化学方法可对心脏血管细胞中的抗原抗体反应进行检测。分子杂交以及原位杂交方法可从形态学角度证实样品组织和细胞中特异性 DNA 或 RNA 序列的存在。图像分析技术可采集心血管系统损伤的形态学数据并加以量化处理。激光共聚焦扫描显微技术则可对心脏和血管细胞进行活细胞动态观察。三维断层扫描与重组以及 DNA、RNA、抗原、抗体、酶等生物大分子可在细胞内定性、定量和定位。

（二）功能学检测方法

功能学检测方法包括心血管功能检测和相关细胞功能检测。心血管功能检测可采用心电图、心电向量图、心阻抗血流图、超声心动图及磁共振技术进行。同时，可利用生物化学和细胞生物学及分子生物学技术对心血管损伤出现的敏感、特异的生物标志物进行检测。细胞功能的检测可从细胞、亚细胞及分子层面进行，比如细胞膜结构功能的改变、酶活性变化、线粒体等细胞器的功能改变、细胞氧化损伤、细胞凋亡和坏死、DNA 损伤与修复、基因结构功能改变、信号转导过程及分子调控过程等。

心血管毒性的形态学检测和功能学检测是相互联系的，细胞形态学的改变可能体现出功能变化，如心肌细胞凋亡和坏死可采用形态学方法检测，但实质是反映心肌细胞功能和改变。反之，心肌细胞损伤后某些标志物在血中含量的变化，也可反映心肌梗死的形态学和病理学改变。

五、　食品中的心血管毒物

重水成分（钙、镁）、食物和水传媒成分（硒、镉、铜、锌、铬、铅、汞）对心血管系统具有潜在毒性，这些金属在心血管疾病发展中的作用尚不确定。金属的毒作用在于非特异性地与巯基、羟基或磷酸基团作用，或与细胞大分子结合。一些金属包括钴、镁、锰、镍、镉及铅可作为生理性钙通道阻滞剂。最近研究表明细胞内钙结合蛋白是重金属的毒性靶点，因此重金属在心血管系统中的毒作用至少部分与钙介导的细胞活力抑制有关。

大剂量儿茶酚胺可使不同物种的动物发生动脉粥样硬化。动脉粥样硬化的发展与内皮的严重损伤有关，这些发现与儿茶酚胺刺激 VSMC 增生一致。

食物中的多环芳烃类可能导致动脉粥样硬化。

烟草中的尼古丁、焦油、一氧化碳等有害物质，通过肺泡和血液的气体交换进入血管，干扰血液中的脂肪代谢。

第六节　呼吸系统毒性

呼吸系统作为可直接与外界空气接触的器官，是环境污染物和工业污染物以及某些临床药物极易直接暴露的重要器官。肺脏接受来自右心的血液输出，使其亦有机会暴露于来自血液的外源化学物。通过呼吸道暴露的外源化学物一是可以直接损伤呼吸道和肺脏，另一方面经呼吸道吸收的有毒外源化学物也可通过血流到达体内其他组织或器官，引起全身损害。来自机体其他部位的外源化学物亦可通过血流到达肺脏引起肺损伤。

一、 呼吸系统的结构与功能

呼吸系统包括上呼吸道和下呼吸道。上呼吸道包括口、鼻和咽部。在人类，空气主要是通过口、鼻进入呼吸系统，但某些物种如某些啮齿类动物仅靠鼻呼吸，这使两者在对外来化学物的反应上可能会有所不同。上呼吸道的主要功能是嗅觉功能、调节吸入空气的温度和湿度、阻挡吸入空气中部分大的颗粒物和摄入吸入空气中的部分刺激性气体。下呼吸道自喉部远端起，包括由气管、支气管、细支气管构成的气道部和由肺泡构成的肺实质部。其基本功能是从吸入气中摄取氧气并把血液中的二氧化碳运送到呼出气中，另一个重要的功能是对吸入气中的有害物质的防御功能。

气道部是气流进入肺实质的通道，吸入气由此进入肺部，同时对吸入气体进行加热和湿润。气道由气管、支气管和细支气管组成，气道上皮细胞还具有如下功能：①受损伤后可以自行修复和重塑结构；②产生细胞因子、生长因子、蛋白酶以及脂类介质等，这些介质调控呼吸系统内其他细胞如平滑肌细胞、纤维组织母细胞、免疫细胞和吞噬细胞的反应。

肺实质部由呼吸性细支气管、肺泡管、肺泡囊和肺泡组成，主要功能是气体交换。呼吸性细支气管由有纤毛的立方上皮和无纤毛的 Clara 细胞覆盖，并有肺泡开口于其管腔，它既是导气道，又是气体交换的场所。人类和很多哺乳类动物具有呼吸性细支气管的结构，但有些物种如大鼠则没有呼吸性支气管，它们是终末细支气管末端直接连到肺泡管。

肺泡管为肺泡覆盖的管状结构，肺泡开放的多面体腔室由扁平的Ⅰ型肺泡上皮所覆盖，其中点缀有少量Ⅱ型肺泡上皮细胞。Ⅰ型肺泡上皮细胞约占肺泡区结构细胞的 8%~11%，代谢相对不活泼。但其具有光滑和巨大的表面积，肺泡表面约 90%~95% 的面积由此种细胞覆盖。其功能是为肺泡提供一个完整而薄的表面，使气体易于通过，便于进行气体交换；另外，也具有防止组织液体透过肺泡壁进入肺泡腔的功能。Ⅱ型肺泡上皮细胞约占肺泡区结构细胞的 12%~16%，散在于Ⅰ型肺泡上皮细胞之间，向肺泡腔突起，游离面有散在的微绒毛。此型肺泡上皮细胞含有发达的内质网、线粒体和高尔基复合体以及丰富的游离核蛋白体。

二、 呼吸系统毒性

外源化学物可经过两条途径到达肺脏，一是直接经呼吸道进入，可直接对呼吸系统产生损害作用，亦可作用于全身其他组织或器官；另一条途径是经呼吸道以外的途径吸收，再随血循环到达肺脏，引起肺脏的损伤。一般情况下，呼吸系统毒物首先损害Ⅰ型肺泡细胞，继而Ⅱ型肺泡细胞分化增殖替代损伤的Ⅰ型肺泡细胞，从而表现出各种各样的病理学改变如坏死、水肿、纤维化等。

（一）急性损伤

急性损伤的表现包括刺激、气道和肺泡上皮细胞损伤、炎性反应和水肿。

1. 急性刺激

某些刺激性气体如甲醛、氨、氯气等水溶性气体，极易被鼻、鼻窦以及气管、支气管黏膜中富含水分的黏液吸收，并与其中的蛋白质、多糖物质结合，破坏黏液-纤毛的清除机制，表现出明显的局部刺激症状。轻者为鼻、咽喉的刺激，出现支气管痉挛、呛咳、黏膜充血和水肿；重者发生肺水肿，导致呼吸困难。

化学物刺激上呼吸道的三叉神经末梢使鼻子产生灼烧感，某些物种还可出现呼吸速率下降。一些毒性实验就是基于小鼠呼吸速率的下降进行的。知觉反应包括上呼吸道刺激、鼻三叉神经刺激和催泪反应。催泪反应指刺激物刺激鼻黏膜和眼睛，引起流泪。

肺刺激物刺激肺部的感觉受体（C-纤维受体），引起呼吸困难、呼吸速率增加、潮气体积减少、呼吸变快且浅。肺刺激物也称为下呼吸道刺激物、肺刺激物或肺深部刺激物。

除以上所述刺激外，一些化学物还能引起支气管收缩。支气管收缩剂通过气管收缩使气流阻力增大，直接影响平滑肌、刺激神经末梢或释放组胺。

2. 过敏反应

当免疫反应超过机体的正常反应时，称为过敏反应，能引起炎症，损伤组织。过敏反应有四种类型，其中I、III、IV型反应对肺尤其重要。在I型过敏反应中，曾经接触过过敏原的肥大细胞表面存在抗原特异性免疫球蛋白E（IgE），当再次遇到抗原时，与IgE发生反应，诱发肥大细胞脱颗粒，快速释放组胺等炎性因子，并合成前列腺素、白三烯等物质。这些介质对其他炎症细胞的再生和迟发型（12~24h）或慢性过敏反应十分重要。例如，呼吸道黏膜肥大细胞可结合IgE分子，特别是花粉或动物皮毛特异性IgE分子。当特定花粉或动物皮毛再次被吸入时，介质释放导致黏膜水肿、分泌增加以及与鼻炎或哮喘相关的支气管收缩等。当肺多次吸入霉菌、植物或动物性抗原时，可发生III型过敏反应，即免疫复合物病，如农民肺和鸽迷肺。最初抗原的吸入引起免疫球蛋白G（IgG）致敏，当抗原再次被吸入时肺泡中形成免疫复合物（抗原抗体复合物）。补体（一种蛋白水解酶系）与免疫复合物结合，释放血管活性胺类、趋化因子和细胞因子，引起细胞积聚、组织损害和纤维化，这就是外源性过敏性肺泡炎。IV型（迟发型）过敏反应持续超过12h并发展成细胞介导的而非抗体介导的免疫反应。在迟发型变态反应中，抗原致敏的T细胞负责将其他细胞运到过敏反应部位。肺部IV型过敏反应最重要的形式是肉芽肿性过敏反应，巨噬细胞的积聚和繁殖形成肉芽瘤。这些巨噬细胞含有细胞不能破坏的细胞内微生物和致敏颗粒物（如铍）。肉芽瘤的巨噬细胞被淋巴细胞包围，常发生纤维化。偶尔免疫复合物的存在也引起IV型过敏反应，可能引起过敏性肺泡炎。非免疫性肉芽肿也出现于肺部。巨噬细胞不能消化的二氧化硅和滑石粉等颗粒物可诱发肉芽肿形成。

3. 急性炎症

毒物吸入引起的急性炎症可发生于呼吸道的任意部位，由吸入物质的沉积方式所决定。水溶性和/或活性刺激性颗粒物或气体可引起上呼吸道的炎症，脂溶性的化学物可引起支气管和细支气管炎症，某些过敏源、放射性颗粒物、有毒颗粒物以及感染性微生物可以进入到肺泡引起肺泡炎或肺炎。

呼吸道发生急性炎症时，会产生一些趋化因子、细胞因子如肿瘤坏死因子 α（TNF-α）、白细胞介素（IL-1、IL-6、IL-8）、巨噬细胞炎症蛋白（MIP-1、MIP-2）等的释放，诱导炎性细胞进入肺泡。因此可利用支气管肺泡灌洗的方法收集细胞灌洗液以评价吸入毒物的致炎性反应的能力。

4. 肺水肿

中毒性肺水肿是指肺损伤后的急性渗出，使呼吸膜增厚，致使肺脏间质和实质有过量水分潴留。肺水肿改变了通气、血流关系，限制氧气和二氧化碳的交换，几乎所有的肺脏毒物对肺的急性损害都可引起肺水肿，肺水肿是肺急性损伤的标志。

中毒性肺水肿的后果不仅仅是导致肺脏结构和功能的急性改变，而且水肿消除后的一些后果也不容忽视。因为严重的肺水肿往往伴有明显的炎性损害，肺间质和肺泡的炎性渗出是通过纤维化来消除的，这虽然可使肺水肿得到消除，却增加了肺纤维化的机会，对肺脏来说是利弊各半。

（二）慢性损伤

吸入或血液转运来的毒物在肺中持续存在或反复接触毒物，可能会出现慢性炎症或慢性肺损伤，如间质慢性水肿或炎症，肺泡持续性渗出将分别引起组织间隙或肺泡内纤维化。如果损伤或炎症的诱因存在于上呼吸道，如吸烟，在临床上则表现为黏液过多和咳嗽，可发展成慢性支气管炎；如果损伤的发生在肺泡区，蛋白酶和抗蛋白酶之间的平衡倾向于蛋白酶方向，肺基质和肺泡壁可能被破坏导致肺气肿；如果亲电子代谢物或亲电子物质与DNA 关键位点结合，则可以引起肿瘤。

1. 慢性炎症和纤维化

纤维化指胶原化，一种细胞外结构蛋白的增加或异常部位如肺泡腔内胶原蛋白的出现。其特征在功能上表现为肺的弹性降低，难以膨胀，生理学家称之为限制性肺病。一种组织的明显纤维化伴有正常架构和细胞结构变形常被称为瘢痕形成，可通过显微镜观察或测量羟基氨基酸含量的增加来检测纤维化的发生。上皮细胞的大片死亡导致严重的持续性纤维化和细胞液渗出。炎性渗出物中缺乏上皮屏障、趋化因子和细胞因子，可以使成纤维细胞迁徙进入纤维性渗出液中，产生细胞外基质和胶原蛋白，引起纤维化。肺泡腔和肺间质均可出现炎症反应，引起纤维化，严重破坏肺实质的结构。

间质纤维化由慢性间质水肿和炎症引起的。如肺动脉高压伴发的右心衰竭可导致慢性肺间质水肿和纤维化。低氧、烟草及辐射均能引起间质炎症，称为弥散性间质肺、肺泡炎或弥散性肺泡损伤。间质纤维化也是抗原反复接触所致反复性过敏反应的一种后果，是Ⅳ型过敏反应性疾病的一种主要表现。巨噬细胞是肺内致纤维化反应的关键因素。巨噬细胞分泌细胞因子和趋化因子，如 TNF-a 激活炎症细胞并促进其再生。它们还产生转化生长因子 B1（TGF-B1）和 MIP-2。前者刺激成纤维细胞增殖和细胞外基质的合成，后者是一种生血管 CXC 家族趋化因子，促进纤维化区域的血管生成。巨噬细胞产生 IL-1 和纤维结合素，均可刺激成纤维细胞的增殖。活化的 T 细胞产生的淋巴因子对与免疫反应和肉芽肿有关的纤维化也十分重要。这些淋巴因子影响巨噬细胞（巨噬细胞活化因子、巨噬细胞迁移抑制因子和单核细胞趋化因子）和成纤维细胞（成纤维细胞趋化因子和成纤维细胞活化因子），直接或间接刺激成纤维细胞增殖和胶原合成。

2. 慢性阻塞性肺病

慢性阻塞性肺病（COPD）表现为慢性支气管炎、慢性细支气管炎或肺气肿等引起的通气障碍。气道梗阻通常进行性发展，可能伴有不可逆性气道高敏症。排除其他引起慢性咳嗽的原因，一个人连续 2 年中每年有 3 个月出现慢性咳嗽的话，就可诊断为慢性支气管炎。肺气肿在解剖学上被定义为气道远端直至终末细支气管的永久性异常扩张，伴随着气道壁的梗阻，但无明显的纤维化发生。哮喘有时被看作 COPD 的一种，因为哮喘和 COPD 具有相似的症状和功能紊乱，而且气道梗阻在两种疾病中均是特征性表现。哮喘的气道梗阻是可逆的，而 COPD 由于呼出气流的异常在几个月内都没有明显的改善故而被称为综合征。目前已知这两种疾病都由诱因不同的肺炎所引起，如环境过敏原、职业性过敏原或哮喘时的病毒感染以及吸烟等。

吸烟引起大气道中黏液腺变大（肥厚）和高脚杯状细胞数目增加（增殖），小气道表现为黏液栓形成、炎性滤过、气道纤维化以及高脚杯状细胞化生。所有这些变化都是由气道变窄和气流阻力增加所引起的。此外，吸烟影响纤毛运动，破坏气道上皮细胞，抑制支气管和肺泡白细胞清除细菌的能力，因此发生支气管炎性感染和恶化。

吸烟也是肺气肿进一步发展的主要因素。在吸烟者的肺中伴有慢性炎症的发生。肺间质破坏（特别是肺泡壁弹性蛋白丧失）被认为是由于炎性细胞释放的蛋白酶和肺内抗蛋白酶之间的不平衡引起的。蛋白酶和抗蛋白酶之间平衡的调节机制还在探讨之中，有关哪种蛋白酶及炎性细胞在肺气肿的发生中是最重要的也未得到阐明。吸烟引起一些烟民肺气肿的确切机制尚不清楚。不过，烟草氧化其活性位点处的氨基酸使 α_1-抗蛋白酶失活这一点已被阐明。而且，烟草还参与分泌蛋白酶的巨噬细胞和中性粒细胞的活化与再生。

3. 肺部肿瘤

肺作为呼吸性毒物进入机体的通道而直接暴露于致癌物或前致癌物中。吸烟是肺癌最主要的危险因素。肺癌在男女之间死亡率的差异主要在于吸烟。近来女性烟民的增加使女性肺癌死亡率增加了 1 倍，而男性烟民的下降则使男性肺癌死亡率在过去 20 年内有轻微下降。各种研究表明大量吸烟男性比非吸烟男性患肺癌的危险性高。

人类肺癌组织学类型有鳞状细胞癌（29%）、腺癌（32%）、外细胞癌（18%）及大细胞癌（9%）。临床需要区别的是小细胞癌（SCLC）和非小细胞癌（NSCLC），因为小细胞癌恶性度更高，与其他类型肺癌的治疗不同。腺癌和大细胞癌主要发生在周围肺组织，而鳞状细胞癌和小细胞癌主要出现在肺中心组织、支气管内及其周围。吸烟所致肺癌最常见类型在过去 20 年中已转为男女均发，鳞状细胞癌下降而腺癌上升。其原因可能是因为过滤嘴已将烟中的较大颗粒物过滤掉，也有推测认为低焦油和尼古丁滤过香烟便于某些烟民呼吸更深。吸入的烟气在肺内停留较长时间，会加强颗粒在肺深处的沉积。

大鼠、小鼠肺癌最主要的细胞学类型是腺瘤、腺癌（又叫支气管肺泡癌）和鳞状细胞癌。有研究报道，大剂量颗粒物引起大鼠的膀胱角质上皮癌。这种情况仅限于大鼠，很少见于其他物种。SCLC 极少见于啮齿类动物。人类呼吸道肿瘤主要出现在中央肺组织、支气管内或周围，而啮齿类动物主要出现在肺实质。这种物种差异可能是吸入物质沉积部位、上皮厚度及代谢能力等的差异，最主要的应该是烟草的吸入。啮齿类动物暴露于各种不同沉积及代谢类型的化学物质中。有关剂量的研究表明，人类支气管处血气屏障的厚度大于肺泡处，故烟草易引起支气管肿瘤。血气屏障使吸入的前体致癌物（如烟草中的 PAH）有足够的时间停留在细胞内代谢为活性亲电子产物，并与 PAH 形成加合物。

三、 呼吸毒性研究方法

呼吸系统毒性研究方法包括体内和体外试验，体内试验主要指整体动物试验，体外试验多用于研究肺损伤的机制，比较常用的有肺灌流、肺切片与肺的显微解剖、离体细胞培养等。本章主要介绍整体动物试验。

1. 动物种属的选择

每一个物种都有其各自的优点和不足，按照使用的顺序，经常用于呼吸毒理学研究的啮齿类动物为大鼠、小鼠、豚鼠和仓鼠。

大鼠对慢性炎症、肺纤维化以及由不可溶的非细胞毒性颗粒物所引起的肺癌比较敏感，但对纤维诱导的肺间皮瘤不敏感。除此以外，大鼠还是比较满意的短期和长期吸入毒性的研究模型。豚鼠在呼吸道致敏的研究中使用较多，而且由于其含有丰富的气管平滑肌，故常被用作哮喘模型来研究气道的高反应性和气管收缩。仓鼠对呼吸道的感染有较强的抵抗力，对肿瘤的自发率则相对较低，但对纤维诱导的肺间皮瘤敏感，而对其他肺部肿瘤则没有大鼠敏感。

2. 染毒模式

按照毒物的输入方式，可将经呼吸道的吸入染毒分为静式吸入染毒和动式吸入染毒两种形式。静式吸入染毒是一种进行吸入毒性实验的染毒方法。将实验动物放入附有气体搅拌装置的密闭良好的染毒柜内，一次性输入气态受试物或挥发性液体，使柜内空气中受试物达到所需浓度，经一定时间的染毒后，打开染毒柜取出动物。静式染毒设备较简单，消耗受试物的量较小，但浓度不易控制恒定，而且受染毒柜容积的限制，故多用于小动物的短时间吸入染毒。此法只适用于室温下呈气态或蒸气态的化学物。染毒室内受试物浓度迅速达到峰值，染毒最多维持 30~60min，因为室内 CO_2 和温度会迅速上升。这与染毒室的大小和实验动物的数量有关。当受试物难以获得或数量有限时可以采用静态染毒。动式吸入染毒是一种进行吸入毒性实验的染毒方法。应用适当的动力和调节系统，不间断地向染毒柜内送入一定量的受试物（气体、蒸气或气溶胶）和新鲜空气，同时排出污染空气，使实验动物在染毒期间，染毒柜中维持较恒定的染毒浓度、氧和二氧化碳分压。动式吸入染毒装置由毒物发生装置、染毒柜和送气和（或）排气系统三部分组成。本法适用于大、小动物长时间染毒，缺点是设备较复杂、受试物消耗量大，并易于污染环境；优点是在染毒过程中染毒柜内氧分压及受试物浓度较稳定。

按照动物接触毒物的方式，又可将呼吸道染毒模式分为全身接触染毒、仅头部或仅口鼻部接触染毒、气管注入染毒三种。

（1）全身接触染毒 使动物整个身体都置于含有一定浓度毒物的密闭环境中，动物可在其中自由活动。这种染毒方式与人实际接触呼吸系统毒物的方式相似，整体动物置于染毒柜中，由于皮肤的黏附，可使毒物经皮吸收；同时由于动物梳理皮毛的习惯可致经口摄入，故存在交叉接触问题，试验时应予以考虑。

（2）仅头部或仅口鼻部接触染毒　此种染毒方式是仅使呼吸道接触毒物（只有头部或仅口鼻部接触）。其优点是使用毒物的量低，特别适用于测量高毒性或难于获得的化学物的呼吸道毒性，减少了受试物的污染，简化了试验后的处理过程。不足之处是能同时处理动物的数量有限，且仅头部或仅口鼻部接触毒物，则不能保证颈部或鼻面部的严密不漏气。

（3）气管注入染毒　是把受试物直接经气管注入肺或气管腔。按操作方法的不同又分为：气管滴入、气管插管、气管造口染毒、气管吹入等。但其共同点都是避开了上呼吸道，仅使肺或下呼吸道接触毒物。优点为方法经济、使用毒物少、剂量准确便于控制；不足之处是和人实际接触毒物的条件和方式相差太远，对动物的机械损伤较大，不适用于常规试验，仅在某些特殊需要和目的时应用。

3. 染毒剂量

经呼吸道染毒的剂量与经其他途径染毒的剂量有所不同。吸入受试物的总量主要包括沉积、吸附（收）和到达靶组织的量这三部分。

毒物经呼吸道染毒进入动物体内的量与其在吸入气中的浓度和动物与毒物接触的时间的长短有关，此时剂量的表达应为毒物在吸入气中的浓度（c）和动物接触含毒气体的时间（t）的乘积。理论上讲，只要毒物的浓度 c 与接触时间 t 的乘积一定，则引起的毒效应强度就应该相同。但实际情况远非如此，当接触毒物的浓度 c 极小时，无论动物与其接触的时间 t 有多长，都不会发生毒性反应。所以实际工作中常常是在接触时间固定的情况下，改变接触的浓度来观察动物经呼吸道接触毒物所产生的毒效应，因此剂量也常常用接触毒物的浓度来表示。

上述的剂量（或浓度）实际是动物接触的外剂量，而非真正进入机体的量，即所谓的内剂量。内剂量与受试物的浓度、染毒时间、实验动物个体的呼吸量和呼吸次数及沉积效率有关。公式如下：

$$D = E_d V_m CT \tag{14-2}$$

式中　D——沉积量（吸入的内剂量），mg；

E_d——受试物在呼吸道中的沉积率；

V_m——每分呼出气体量，L/min；

C——受试物的浓度，mg/L；

T——染毒时间，min。

许多气态化学物的内剂量通过检测呼出气和吸入气中受试物的净降低量进行确定。评价吸入物沉积量的方法涉及检测排泄物中受试物或代谢物的总量，放射性标记物法是一种有效的方法。生物组织/体液中代谢物、DNA 或蛋白质加合物的水平是评价化学物内剂量的另一种方法。DNA 加合物是剂量-反应关系评价中比较敏感的方法。

由于整体染毒的剂量（浓度）常随染毒的时间而发生变化，所以必须以适当的间隔采集染毒柜（罐）中的气体进行分析，以确定动物实际接触毒物的浓度。

4. 观察指标

一般观察指标包括动物的中毒症状、摄食量、体重变化等，特殊观察指标如下：

（1）呼吸功能　肺功能实验是评价呼吸系统吸入外源化学物所致损害的非常有用的手

段。由于呼吸系统的主要功能是气体交换，当其受到外源化学物作用时，首先发生改变的是呼吸功能，而且呼吸功能的改变往往要先于形态学的改变，所以是比较灵敏的指标。

①呼吸频率：某些刺激性气体可以改变人或受试动物的呼吸频率，使其加快或降低。利用呼吸频率可以鉴别呼吸毒物作用的部位是上呼吸道还是肺的深部。

②肺通气阻力和肺的顺应性：当由于外源化学物的作用导致呼吸道狭窄、黏液分泌过多或呼吸道黏膜肿胀时，常常表现为肺通气阻力的增加。肺的顺应性是表示肺弹性的指标，当外源化学物致肺纤维化、肺不张、肺水肿、肺表面活性物质减少时，可使肺的顺应性降低；而肺气肿由于失去了支持性的结缔组织，则顺应性增加。肺的顺应性一般以单位胸腔压力下肺容量的改变来表示。其测定方法有负压测定法、正压测定法等，详见有关专著。

③血气分析：氧气和二氧化碳在肺泡、毛细血管膜上的有效交换是正常肺的基本功能，此功能的紊乱可作为呼吸损伤的一种标记。虽然它是一个相对比较灵敏的指标，但动物试验发现，只有发生严重的阻塞或限制性肺脏改变才表现出气体交换功能的变化。因为一氧化碳与血红蛋白的亲和力是氧与血红蛋白亲和力的 250 倍，因而测定一氧化碳的弥散量更灵敏。因此项检测在人和动物中都比较容易进行，故被广泛地应用于呼吸毒理学的研究中。常用的指标有血氧分压（PO_2）、血氧饱和度（SpO_2）、二氧化碳分压（PCO_2）和酸碱度（标准碳酸氢盐，SB）等。

（2）组织形态学指标　机体吸入毒物后可引起许多形态学方面的变化，在大体和镜下都可以见到急、慢性的病理学改变。所要注意的是要观察全面，不仅限于肺，要对鼻、喉、主气道也进行细致的检查，因为某些呼吸毒物主要作用在上呼吸道，而对远端气道或肺则没有作用。

呼吸道组织的石蜡切片可以满足常规的组织病理学观察，但要正确观察区分气管和肺泡内的不同类型细胞以及观察 Clara 细胞胞质的改变时，则需约 $1\mu m$ 的塑料或环氧树脂切片；而要观察 I 型肺泡上皮细胞或毛细血管内皮细胞的退行性改变或坏死则需要透射电子显微镜。

四、　常见的呼吸系统毒物

呼吸系统毒物按其来源可分为空气来源的和血液来源的两种。空气来源的呼吸系统毒物是指经呼吸道进入呼吸系统的毒物。这类毒物主要有石棉、煤尘、棉尘、臭氧（纤维化）、光气（支气管炎、纤维化）。血液来源的呼吸系统毒物是指由呼吸系统以外的途径进入机体，然后经血液到达肺脏的毒物，又称呼吸道外毒物，主要有农药、药物以及其他一些有机或无机化学物。

其中感觉刺激物包括丙烯醛、氨水、甲醛和二氧化硫等；肺刺激物主要有光气、二氧化氮、臭氧和硫酸混合物等；SO_2、氨水、一些颗粒物和过敏原等都引起支气管收缩反应。

吸烟是肺癌最主要的危险因素，此外，砷、石棉、氯甲基铋醚、氯甲基甲醚、铬、镍、多环芳烃（PAH）、氡及氯乙烯等也是引起肺癌的原因。

第七节 皮肤毒性

皮肤直接与外界环境接触，是防御外来因素侵袭的第一道防线，对机体有重要的保护作用，但也最容易受到外来因素损伤，使皮肤成为重要的靶器官。环境中的物理因素、化学因素和生物因素等均可导致皮肤损害。药物、食物、环境污染物和其他来源的物质也均有可能成为皮肤的毒物。一旦外来因素的有害作用超出皮肤的防护能力，就会导致各种各样的皮肤损伤或全身中毒。

一、 皮肤的组织结构与功能

皮肤是生命机体表面积最大的器官，成人皮肤总面积约 $1.5 \sim 2.0 m^2$，约占体重的16%。随着机体进化的发生发展，皮肤逐渐完善并形成多种附属结构，且皮肤与机体的多个系统功能是相互关联的，它是一种具有多层层理结构组成的屏障性保护组织。很多研究已表明皮肤及其附属结构在生命体的生理过程中是不可或缺的，它在保护机体免受病原菌的入侵和外界环境中的各种刺激，维持机体体温相对恒定、电解质或者体液的动态生理平衡，以及在免疫系统、神经系统、内分泌系统和循环系统等的生物合成中都发挥了十分重要的功能。

皮肤由表皮、真皮和皮下组织以及埋藏在皮肤的毛囊、腺体，神经、血管、淋巴管和肌肉等构成。

表皮处在皮肤最外面，主要由角阮细胞组成，还有一定量的黑色素细胞和郎格罕细胞等，具有保护水分不流失不被蒸发的作用。角阮细胞自基底部向外生长，经过复杂的生物化学变化，细胞逐渐失去水分，胞浆角化物质增加，细胞核消失，最后形成有保护作用的角质层。黑素细胞生长在表皮的基底层，能制造黑色素，并将其输送进邻近的表皮细胞。郎格罕细胞在表皮上部，表皮中郎格罕细胞和角质形成细胞分泌调节皮肤反应的各种因子如 IL、IFN、CSF、TNF 等，调节皮肤免疫反应。

真皮在表皮的下方，主要由几种纤维和不定形的基质组成，含有许多的血管、淋巴管、神经、某些平滑肌和皮肤附属器等结构。胶原纤维含量最丰富，使皮肤具有较好的柔韧性。弹力纤维的含量较少，它缠绕在胶原束之间，使皮肤具有较好的弹性。网状纤维含量最少，主要分布在汗腺、皮脂腺、血管等周围。基质充满在纤维束之间，对纤维束起黏合滑润作用。真皮内的细胞成分有成纤维细胞、组织细胞等。成纤维细胞制造纤维和基质。组织细胞具有吞噬异物、细菌及清除组织碎屑的功能。

皮下组织在皮肤的最下层，是人体贮存脂肪的仓库，由疏松纤维性组织、大量脂肪细胞及少量血管构成。皮肤附属器包括毛发、汗腺、皮脂腺与指（趾）甲等。

皮肤具有保护、分泌和排泄、调节体温、感觉、免疫监视及非特异性免疫防御等多种功能。

二、皮肤毒性

（一）刺激性皮炎

皮肤接触化学物所引起的刺激性皮炎是最常见的皮肤刺激反应。任何化学物在适宜的条件下，均可产生皮肤刺激反应。在人和实验动物当中，红斑和水肿是最常见的接触性刺激反应的症状，还可观察到表皮起疱、起鳞屑和变厚。主要分为：

（1）感觉刺激　接触某些化学物时，皮肤会出现烧灼感、刺痛感和发痒等不愉快的感觉，但并没有炎症刺激的症状出现，这种主观上的刺激反应被称为感觉性刺痛。

（2）原发性刺激　化学物对皮肤局部直接作用引起的反应称为原发性刺激。酸性或碱性腐蚀物能激发皮肤产生快速反应，如引起细胞的急性死亡，这种腐蚀性化学物多破坏角质层、细胞膜、溶酶体、肥大细胞、白细胞、DNA 合成、血管、酶体系和许多其他的功能体系。可引起皮肤疼痛、发热和红斑。显微镜下观察，可见不同程度的组织损伤、血管通透性改变和炎症细胞浸润等。

（3）累积性刺激　中等刺激强度的物质，通常被称边缘刺激物。接触此类化学物引起皮肤的变化较缓慢，如皮肤增厚、皱纹产生和色素沉着等，这些变化是皮肤炎症的间接效应，不一定是化学物对细胞的直接损害引起。皮肤的反复接触也属于这种范畴。皮肤经常和大面积地接触边缘刺激物将引起皮肤"硬化"，可能是因反复接触的化学刺激物引起皮肤增厚所致。

（二）变应性接触性皮炎

变应性接触性皮炎也称中毒性皮炎，为一种由免疫细胞介导的免疫反应。与刺激性皮炎源自皮肤与化学物的直接反应不同，过敏性皮炎是由化学物激发的异常免疫反应所引起。所接触的外源性环境因素（多为化学物或生物因素）中含有或作为变应原或作为半抗原，与表皮细胞蛋白结合形成抗原，经机体的免疫系统，产生以 T 细胞介导的皮肤变态反应性组织损伤。其中，化学物等在皮肤中的扩散程度是决定一个化学物能否引起过敏性皮炎的决定性因素；而特应性体质是发生变应性接触性皮炎的重要原因；此外，其诱发和发病的严重程度还与机体本身的因素，如年龄、皮肤状态、健康状况、服用药物以及接触部位等有关。

浓度很低的化学物质就能诱导过敏反应，目前越来越多的潜在环境致敏物进入人类的生活环境中，其中已知的环境致敏原已超过 2800 种。但潜在的致敏原种类很多，包括金属、金属化合物、化妆品、除臭剂、衣物染料、食品添加剂、黏合剂、石油、植物和动物的产品（如羊毛脂）及味道等。

急性变应性接触性皮炎的临床表现为边缘清楚的红斑、丘疹及水肿。由于炎症区域的白细胞可释放出细胞毒素，还可能产生水疱，但其中的液体不具抗原性，非暴露皮肤接触这些液体不产生炎症。慢性变应性接触性皮炎与急性有着同样的发病过程，急性变应性接触性皮炎持续发展（由于再次或多次接触致病因子），发病区域水疱减少，逐渐被鳞状物和/或苔藓样硬化物所取代。慢性变应性皮炎，不一定出现红斑。皮肤是否再次接触致病因子是形成亚慢性或慢性变应性皮炎的关键，如果及时清除致病原，则疾病可痊愈。

（三）皮肤癌

皮肤癌是人类常见的癌症之一，无论是良性还是恶性的皮肤肿瘤一般都源自表皮层的角朊细胞和黑色素细胞，而很少发生于真皮层。皮肤癌有三种主要类型：表皮基底细胞癌和鳞状细胞癌，中皮层恶性黑色素瘤。

使人类产生皮肤癌的主要原因是紫外线（UV）辐射，鳞状细胞癌和表皮基底细胞癌通常与慢性或过量的 UV 暴露相联系，其中鳞状细胞癌的好发部位是头和颈部，这正是最易接触太阳辐射的部位。太阳光与皮肤癌关系的流行病学和临床证据表明，皮肤癌常发生在户外职业人群，如农民、水手和军人，皮肤癌多见于无覆盖的皮肤。在同一地理区域中，深肤色人群皮肤癌发生率低于浅肤色人群。另外，光暴露皮肤若被擦伤或冻伤，会促使皮肤癌的发生。尽量避免阳光过度照射，或用合适屏蔽阳光的方式减弱 UV 的暴露，或进行早期检测，都是防治皮肤癌的基本方法。

部分化学物也能诱发皮肤癌，早在 1775 年，Potts 就通过流行病学调查首先报道了扫烟囱工人阴囊癌高发，提示煤烟中的化学致癌物可引起阴囊皮肤癌。某些化学物，如多环芳烃和无机砷等还参与 UV 致癌作用的调控。

（四）痤疮样皮疹

痤疮起因是由于表皮中皮脂腺增殖和角蛋白肿囊形成，从而在皮肤上形成了充满脂肪和其他脂肪代谢物的脓肿。已知睾丸激素、氯消毒化合物和局部固醇类物质均可在人体上引发类似于痤疮的皮疹。

实际生活中，化妆品痤疮是专门用来描述由化妆品引起的面部痤疮样皮疹，是仅次于接触性皮炎的常见的化妆品皮肤损害。其发病原因是由于过多施用化妆品，造成皮脂腺、汗腺、毛囊口等的堵塞；或在皮脂腺分泌旺盛的情况下不当使用，增加毛囊堵塞的机会，使皮脂排出不畅，聚集而成。皮疹表现为接触部位出现与毛孔一致的黑头粉刺、炎性丘疹及脓疱，或接触后使原有的痤疮症状明显加重。此外，毛囊阻塞和皮脂排出不畅，使脸部感染的螨虫在皮脂腺内大量繁殖和产生毒素，引起皮肤刺激反应，表现为面部皮肤出现红斑或浅在性针尖样丘疹，以鼻、颊部明显，严重时可累及整个面部。

（五）氯痤疮

氯痤疮是包括人类在内的灵长类动物接触卤代多环芳烃家族后产生的最有特色、最为常见的皮肤痤疮损害之一，是多氯联苯、二噁英（TCDD）等含氯化合物暴露的非常可靠的指标。

虽然身体的每一个部位都可能发生氯痤疮，但脸部皮肤，特别是靠近眼睛和耳后的皮肤往往最先产生反应，以及在双肩、背部和外生殖器等部位出现粉刺和淡黄色脓疱。发作严重时，躯体、手臂、腿、脸、颈等部位都有症状，难以治疗，会留下严重的瘢痕。同时伴有结膜炎和眼分泌物增多、过度色素沉着、指甲棕色变等表现。

首次接触化学物后，短则 1~3 周出现氯痤疮症状，长则可达几个月内均没有症状。病症轻微时几个月内自动痊愈，病症严重时可持续 30 年。氯痤疮由于起因特殊，在临床中比较少见，如果没有氯痤疮的发病史，即使是接触了卤代芳香烃，并产生一定的临床症状，一般也不能轻易确诊。

三、皮肤毒性研究方法

皮肤毒性研究方法发展迅速，特别是整体动物毒性试验是最常用、传统的研究方法之一，包括皮肤黏膜刺激试验、皮肤致敏和光敏试验、皮肤接触性荨麻疹试验、皮肤急性和慢性毒性试验、皮肤致癌试验等。

（一）皮肤刺激性（腐蚀性）试验

皮肤刺激性试验适用于检测和评价化学物对皮肤局部是否有刺激作用或腐蚀作用及其程度。常见的有皮肤原发性刺激实验，包括单次和多次皮肤刺激试验，完整皮肤和破损皮肤刺激试验等。常用的动物是家兔和豚鼠，将受试物一次或多次涂敷于受试动物皮肤表面，在规定时间间隔内，采用自身对照观察动物皮肤局部刺激或腐蚀程度并进行评分评价。急性皮肤刺激试验结果从动物外推到人的可靠性很有限。白色家兔在大多数情况下对具有刺激性或腐蚀性的物质与人类相比较为敏感，若用其他品系动物进行试验时也得到类似结果，则会增加从动物外推到人的可靠性。

目前国际上推荐使用的皮肤刺激性/腐蚀性体外替代试验方法包括人重组皮肤模型 Episkin™、EpiDerm™、小鼠皮肤功能完整性试验（SIFT）、大鼠经皮电阻测定分析（TER）、体外膜屏障试验（Corrositex™）等。

（二）皮肤致敏试验

皮肤致敏试验的目的是确定重复接触化学物对动物是否可引起变态反应及其程度。常用的方法有局部封闭涂皮法（BT）和豚鼠最大值试验（GPMT）。实验动物通过多次皮肤涂抹或皮内注射诱导 14d（诱导期）后，给予激发剂量的受试样品，观察实验动物，并与对照动物比较对激发接触受试样品的皮肤反应强度，得出受试物的致敏能力和强度。近年来发展起来的小鼠耳肿胀试验和小鼠局部淋巴结试验也得到广泛应用。这些结果只能在很有限的范围内外推到人类。引起动物强烈反应的物质在人群中也可能引起一定程度的致敏反应，而引起动物较弱反应的物质在人群中也许不能引起致敏反应。

四、常见的皮肤毒物

常见的原发性刺激物有无机酸类（如硫酸、磷酸、硝酸等）、无机碱类（如氨水、氢氧化钠等）、有机酸类（如甲酸、乙酸等）、有机碱类（如乙醇胺类、甲基胺类等）、金属及盐类（如锑、砷、铬、汞等）、有机溶剂及其他有机物（如二甲基亚砜、萘乙酸）等。

可能的光毒性物质包括四环素、硫胺类药剂、氯丙嗪、蒽（许多色素的成分）、卟啉、补骨脂素、硫化铬（文身着色剂）、某些色素、煤焦油、香水等。接触不同化学物产生光毒性反应的作用波长不同，但 UV 作用比可见光多见且较明显，例如接触沥青煤焦油后接受含 340~430nm 波长的光照射，引起皮肤刺痛和红斑反应；而接触脱甲四环素的作用波长为 350~450nm。最典型和较严重的光毒性反应性疾病是紫质症（porphyria），大多是由于接触太阳光、少数是在人工光源（如荧光灯）暴露后立刻或几小时内发生，作用光谱为 400~410nm。

多氯联苯、二噁英（TCDD）等含氯化合物会引起氯痤疮。

第八节　内分泌毒性

内分泌毒性主要研究化学物或药物干扰机体内分泌的过程。包括激素的合成、分泌、调节及效应，从而导致生理反应增强或抑制。内分泌系统在包括胚胎发生、组织分化和机体内稳态机制在内的诸多生理过程中发挥着极其重要的作用，作为其天然产物的激素在血液中以低浓度传递，通过与相应靶细胞受体的结合发挥对机体功能的调节作用。自20世纪20年代 penntti 报道铅中毒病人出现甲状腺功能亢进以来，近几十年来大量人工合成的化学品进入环境中，通过食物、水体、大气和土壤等环境介质包括人类在内的环境生活体系全方位的接触。已有许多篇文献报道许多外源化学物可以干扰人类和动物的内分泌系统，影响正常激素调节的生理过程，对人类的健康造成影响。

一、　内分泌系统的组成与功能

内分泌系统是神经系统以外的另一重要机能调节系统。可分为两大类：一是在形态结构上独立存在的肉眼可见器官，即内分泌器官，如垂体、甲状腺、胸腺及肾上腺等；二是分散存在于其他器官组织中的内分泌细胞团，即内分泌组织，如胰腺内的胰岛，睾丸内的间质细胞，卵巢内的卵泡细胞及黄体细胞。部分内分泌器及组织参与人类性活动，对人类性活动影响较大，如性腺所分泌的性激素，是人类性活动的物质基础。

（一）垂体

垂体位于丘脑下部的腹侧，为一卵圆形小体。是身体内最复杂的内分泌腺。主要分为前叶和后叶，前叶又称腺垂体，主要有嗜碱性细胞分泌激素，源于腺垂体释放的激素是相对高分子量的物质，通常为蛋白质和糖蛋白，其中糖蛋白是一群进化保守的激素，其作用主要调节生殖和代谢。

（二）甲状腺

甲状腺是成年人最大的内分泌腺，甲状腺控制使用能量的速度、制造蛋白质、调节身体对其他荷尔蒙的敏感性。甲状腺依靠制造甲状腺素来调整这些反应，有三碘甲状腺原氨酸（T3）和四碘甲状腺原氨酸（T4）。这两者调控代谢、生长速率还有调解其他的身体系统。甲状腺也生产降钙素，调节体内钙的平衡。甲状腺实质主要由许多甲状腺滤泡组成。滤泡上皮细胞有合成、贮存和分泌甲状腺激素的功能。甲状腺激素的主要作用是促进机体新陈代谢，维持机体的正常生长发育，对于骨骼和神经系统的发育有较大的影响。甲状腺分泌机能低下时，机体的基础代谢率低，可出现黏液性水肿。如果在胎儿或婴儿时期甲状腺分泌功能丧失，则骨骼和脑的发育停滞，表现为身体矮小、智力低下的呆小症。甲状腺功能亢进时，可出现心跳加快、失眠、急躁和手颤等，与交感神经和中枢神经兴奋性升高有关。

（三）胸腺

胸腺是重要的淋巴器官之一，位于胸腔前纵隔内、胸骨柄后方。呈粉红色，左右两叶，中间相连。形状大小随年龄而异。胸腺不仅是免疫器官，也是内分泌器官。胸腺在子宫胎儿期和儿童早期发挥了重要的免疫作用，是淋巴细胞的源泉。近年来，有关成人胸腺的研究较多。已有大量证据表明，胸腺与年龄相关的变化是量变而不是质变。最近的资料提出成人胸腺有助于 T 细胞的重建。在治疗获得性免疫缺陷疾病患者抗逆转录病毒过程中，增加的幼稚淋巴细胞大部分是从胸腺释放的，这一成果为研究成人胸腺功能提供了直接的证据。

（四）肾上腺

肾上腺是人体相当重要的内分泌器官，由于位于两侧肾脏的上方，是由皮质和髓质组成的一个功能单位，它们整合许多内外环境的生物化学改变。

肾上腺皮质是一个多功能的类胆固醇源性器官，其组织由外至内依次为球状带、束状带和网状带。球状带腺细胞排列成短环状或球状。这一层较薄，主要分泌盐皮质激素，人主要为醛固酮。束状带位于皮质中间，腺细胞排列成垂直于腺体表面呈束状。这层较厚，构成皮质的大部分。网状带位于皮质最内层，腺细胞排列不规则。束状带与网状带分泌糖皮质激素，人以皮质醇为主，网状带还分泌少量性激素。各层分泌不同的激素主要是各层细胞所含的促进激素合成的酶不同，因而产生不同的促酶反应，底物虽相同，结果所合成的激素不同。如先天或后天导致某种酶缺乏，可以引起某种皮质激。

肾上腺髓质是将神经信息转换为激素信息的一种神经内分泌转换器。肾上腺髓质最重要的作用，是在紧急情况时，通过交感神经为机体创造逃走或准备斗争的体内条件。肾上腺髓质嗜铬细胞分泌的肾上腺素和去甲肾上腺素都是儿茶酚胺激素。

（五）性腺

性腺包括男性的睾丸和女性的卵巢。

睾丸表面有一层坚厚的纤维膜，称为白膜，沿睾丸后缘白膜增厚，凸入睾丸内形成睾丸纵隔。从纵隔发出许多结缔组织小隔，将睾丸实质分成许多睾丸小叶。睾丸小叶内含有盘曲的精曲小管，精曲小管的上皮能产生精子。小管之间的结缔组织内有分泌男性激素的同质细胞。精曲小管结合成精直小管，进入睾丸纵隔交织成睾丸网。从睾丸网发出 12~15 条睾丸输出小管，出睾丸后缘的上部进入附睾。睾丸可分泌男性激素睾丸酮（睾酮），其主要功能是促进性腺及其附属结构的发育以及副性征的出现，还有促进蛋白质合成的作用。

卵巢分为内、外侧两面，上、下两端，前、后两缘。卵巢内侧面朝向盆腔，多与回肠紧邻，又名肠面，外侧面与盆腔侧壁相接触。卵巢上端钝圆，名输卵管端，与输卵管伞端相接，下端略尖，朝向子宫，称为子宫端。卵巢前缘有卵巢系膜附着，称为卵巢系膜缘。此缘较平直，其中央有一裂隙，称为卵巢门，是卵巢血管、淋巴管和神经出入之处。卵巢可分泌卵泡素、孕酮、松弛素和雌性激素。其功能为刺激子宫内膜增生，促使子宫增厚、乳腺变大和出现女副性征等；促进子宫上皮和子宫腺的增生，保持体内水、钠、钙的含量，并能降血糖，升高体温；促进宫颈和耻骨联合韧带松弛，有利于分娩；刺激并维持女性第二性征等。

二、　环境内分泌干扰物

环境内分泌干扰物（environmental endocrine disruptors，EED）又称环境激素、内分泌活性化合物、内分泌干扰化合物，所谓环境内分泌干扰物系指一种外源性物质，这是一大类在环境中天然存在或污染的可模拟天然激素生理、生化作用，干扰或抑制生物体内分泌、神经和免疫系统等诸多环节的功能，引起个体或人群可逆或不可逆生物学效应的化学物。该物质会导致未受损伤的有机体发生逆向健康影响，或使有机体后代的内分泌功能发生改变。国际环境保护组织内分泌干扰物筛选测试咨询委员会将这些能够通过干扰激素功能，引起人群可逆性或不可逆性生物学效应的环境化合物称为环境内分泌干扰物。当这些环境内分泌干扰物通过某些途径，如污染水源、食物或经皮肤吸收进入机体后，可以干扰内分泌激素的合成、释放、转运、与受体结合、代谢等途径，从而影响内分泌系统功能，破坏机体内环境的协调和稳定。

常见的 EED 有以下九类：
（1）洗涤剂　壬基酚、辛基酚等；
（2）有机氯农药　DDT、甲氧 DDT、六六六等；
（3）有机磷农药　乐果、马拉硫磷、乙酰甲胺磷等；
（4）拟除虫菊酯　氯氰菊酯、氰戊菊酯等；
（5）除草剂　利谷隆、除草醚、莠去净等；
（6）塑料增塑剂　邻苯二甲酸酯类等；
（7）塑料制品焚烧产物　四氯联苯、二噁英等；
（8）合成树脂原料　双酚 A、双酚 F 等；
（9）绝缘材料　阻燃剂、多氯联苯、多溴联苯等。

三、　环境内分泌干扰物的毒作用

EED 对内分泌系统靶器官的作用存在间接的和直接的作用位点，既可以通过神经系统干扰激素分泌来调节，也可以通过直接作用于特异靶器官而对靶器官发生干扰。其生物学特点表现为，大多数为脂溶性，化学性质稳定，可通过食物链富集；进入机体后难以降解，生物半衰期长；不易甚至不会排出，可在体内长期蓄积。因此，该类化合物可在体内长时间缓慢地发挥作用，与内源性激素竞争性地结合靶细胞的甾类受体，形成"激素-受体"复合物，进入细胞核结合于特定的 DNA 序列，发挥生物学作用，改变或调控细胞功能。EED 与机体内源性激素相同，极微量（微摩级或更低水平）就可以引起细胞功能的显著改变，但植物性雌激素的活性比合成雌激素低 103~105 倍。值得注意的是，EED 生物学作用的剂量-效应关系研究表明，某些 EED 在低剂量和高剂量时对实验动物的不同组织产生不同的效应，而且产生低剂量效应的剂量范围低于或相当于常规的繁殖和发育毒理学检测规程产生的 NOAEL 范围。

EED 经由各种途径进入机体后，通过与受体结合、与血浆性激素结合蛋白结合和影响受体表达等作用，首先影响生物体的内分泌系统。其干扰内分泌系统正常结构和功能包括两种生物学效应机制：一是直接作用，即通过作用于下丘脑-垂体-靶腺轴的任一环节，影响激素的合成、分泌和反馈调节，产生不良效应；二是间接作用，指的是与内分泌功能改变密切相关的效应，如生殖、免疫、内分泌敏感性肿瘤等。

四、 内分泌毒性研究方法

（一）甲状腺毒性

甲状腺毒性的实验室测试可以分为以下几种。

（1）甲状腺代谢作用检测　包括血清胆固醇测定和基础代谢率（BMR）测定。

（2）甲状腺功能试验　包括 TRH 刺激试验，甲状腺抑制试验，血清 TSH 水平和甲状腺 1311 摄取测定和 T3 摄入量测定。

（3）血液水平检测（包括游离和结合的）　血清总 T3 和总 T4 测定；血清游离 T4（未结合）；反相 T3 测定（rT3）；甲状腺素结合蛋白测定（TBG）。

（4）形态检查法　甲状腺闪烁扫描；超声波检查：包括 A 型和 B 型；动物实验：解剖学，病理学检查。

（二）肾上腺毒性

垂体-肾上腺皮质系统是机体应激反应的最重要组成部分。肾上腺功能检查可用于毒作用评价。衡量垂体-肾上腺皮质功能活动的检查方法有以下几种。

1. 血 ACTH 测定

许多化学物质和环境因子可引起机体产生应激，导致血 ACTH 水平迅速升高。测定 ACTH 常用的放射免疫分析方法敏感度高。

2. 肾上腺质量

可粗略地反映肾上腺皮质功能的情况。当垂体分泌 ACTH 增加，肾上腺皮质功能活动增强时，常出现肥大和质量增加；当 ACTH 分泌减少，肾上腺功能活动减弱时，出现萎缩和质量减少。测定时应注意将左、右侧肾上腺分别称量记录，并以同侧比较，因为一般情况下两侧质量不等，左侧重于右侧。

3. 肾上腺维生素 C 含量

肾上腺内含有丰富的维生素 C，当机体中毒等产生应激反应时，肾上腺内的维生素 C 含量迅速减少，在一定范围内，ACTH 的量和/或毒物应激强度与维生素 C 下降的对数值成正比。急性中毒时，其下降速度、持续时间与中毒严重程度有关，所以急性中毒时肾上腺内维生素 C 含量是评价肾上腺功能活动的灵敏、可靠的指标。但不适合于评价慢性中毒时肾上腺功能活动。

4. 肾上腺内胆固醇含量

胆固醇是肾上腺皮质激素合成的原料。当实验动物中毒或应激时，由于皮质激素合成增多，尿中 17-OHCS 增加，故皮质内胆固醇含量迅速地发生明显降低，且下降的对数与中毒剂量有正比关系，所以组织胆固醇含量是一个简单、可靠的评价肾上腺皮质功能活动的指标，适用于急性中毒。

5. 血皮质醇和皮质酮水平

近年来随着免疫化学技术的不断发展，使用放射免疫分析技术能有效地检测血浆或血清中的肾上腺皮质激素水平，常用 3H 或 1251 标记的放射免疫试剂盒进行检测，方法灵敏、简便，已在临床和现场研究中广泛应用。

6. 尿皮质醇、可的松和醛固醇水平

新近文献报道并发展了用高效液相色谱法分析尿中游离皮质醇、可的松（17-羟-II-脱氧皮质酮）和醛固酮水平，方法敏感度高，但耗时、费用较高。由于人体内皮质激素及代谢物几乎完全自尿中排泄，因此尿中激素水平可作为估计皮质激素分泌的依据，反映肾上腺皮质功能。

7. 尿 17-羟类固醇和 17-酮类固醇

尿中 17-羟类固醇（17-OHCS）是皮质分泌激素中的最大部分，主要包括皮质素、氢皮质素和具有 17-羟-20-酮基的类固醇。大部分 17-OHCS 通过肝脏代谢降解，少部分呈游离状态，值得注意的是其排泄存在昼夜周期性变化节律。

尿 17-酮类固醇（17-KS）来源于肾上腺皮质、雄激素及代谢物。尿 17-KS 水平存在明显的年龄和性别差异。其中雄性动物中 2/3 源于肾上腺皮质，1/3 源于睾丸间质细胞，雌性动物尿 17-KS 几乎全部来源于肾上腺皮质，所以雄性比雌性高 1/3，而年幼动物 17-KS 水平很低，成年动物 17-KS 水平大大增加。

8. 其他

形态学方面如 X 线、腹膜后充气肾盂造影、1311 肾上腺扫描。此外，生化方面测定产物 17-生酮类固醇等。

（三）性腺毒性

垂体-性腺系统的内分泌功能的检查方法很多，特别是血、尿中的促性腺激素和性激素水平受年龄、性别、月经周期、妊娠等影响很大，检测时应加以注意。

1. 促性腺激素

可采用直接法和/或间接法评价 FSH、LH 水平，直接法即直接测定血、尿中促性腺激素（FSH、LH），间接法则采用反映激素对靶组织影响的方法如雄性动物测定睾酮含量、前列腺前叶质量、细胞染色体检查及精子观察。雌性动物可测定卵巢类固醇含量和维生素 C 含量以及细胞染色体。

2. 性激素水平

雄激素及雌激素检测可采用色谱法，放射性配基或放免分析法。检测血中性激素水平也得到广泛应用，尿中性激素及代谢物也广泛应用于性腺功能评价，但尿中测定的可靠性尚不如血清性激素稳定。

（赵　文）

本章小结

本章介绍了除神经、免疫系统之外的血液、胃肠、肝脏、肾脏、心血管、呼吸、皮肤、内分泌等其他靶器官毒性。阐述了这些器官组织的结构与功能、器官毒性及相关研究方法等，重点对血液、胃肠、肝脏、肾脏毒性进行了阐述。

靶器官毒性是指外源化学物通过不同途径进入体内并与机体发生交互作用，导致机体不同的组织、器官发生的损害作用，这种交互作用既包括外源化学物（或其代谢物）对机体的作用，也包括机体对外源化学物侵入的应答。相应的器官损害即称为相应的器官毒性，比如肝脏毒性是指外源化学物对肝脏的损害作用。研究外源化学物的毒作用特征、规律和机制，必须建立在掌握机体主要组织器官结构和功能改变的基础上。

思考题

1. 简述影响外源化学物选择靶器官的因素。
2. 举例说明食品中的肝脏毒物对肝脏的损害作用。
3. 试述肾脏损伤及其机制。
4. 举例说明食品中的心血管毒物对血管的损害作用。

参考文献

［1］庄志雄. 靶器官毒理学. 北京：化学工业出版社，2006.

［2］孙志伟. 毒理学基础：第七版. 北京：人民卫生出版社，2017.

［3］Peng C，Wang L，An F，Zhang L，Wang Y，Li S，Wang C，Liu H. Fate of ochratoxin A during wheat milling and some Chinese breakfast processing. Food Control，2015，57：142-146.

［4］Munshi R，Johnson A，Siew ED，Ikizler TA，Ware LB，Wurfel MM，Himmelfarb J，Zager RA. MCP-1 gene activation marks acute kidney injury. J. Am. Soc. Nephrol. 2011，22（1）：165-175.

［5］Siegel RL，Miller KD，Jemal A. Cancer statistics，2019. CA Cancer J. Clin. 2019，69（1）：7-34.

［6］Allard T，Wenner T，Greten HJ，Efferth T. Mechanisms of herb-induced nephrotoxicity. Curr. Med. Chem. 2013，20（22）：2812-2819.

第十五章
食品毒理学研究新技术

第一节　新替代技术和动物模型

一、　细胞毒理学技术

细胞毒理学（cellular toxicology）是通过研究食品中有害因子在机体细胞中的毒性作用、毒物代谢及其毒效应作用机制，来对食品进行安全性分析。体外细胞毒理学评价技术的实验周期短、成本低，也易于深入研究作用机制，这些优势使其得到了快速的发展。在限定条件下，测定细胞水平的效应，可根据药物代谢动力学模型将此结果外推，并应用到体内研究中。相对于复杂的体内反应，细胞毒理试验简化了所监测的事件，测定过程相对于体内实验更快速、易于量化和可重复性好，完全符合 3R（减少、优化和替代动物实验）原则。细胞模型在评价潜在毒物对影响细胞代谢或药物代谢方面，是最合适的体外试验模型。这主要是因为体外细胞培养可避免体内神经-内分泌和营养物质等的干扰，也容易研究待测物的剂量与作用时间效应。细胞内代谢引起的指示剂颜色变化可直接检测。细胞毒理学分析也存在一些局限性，这主要是因为细胞离开了机体整体环境，独立生长在体外环境，其生物学性状发生了某些改变，所获得的结果可能与人体或动物体的整体实验结果存在一定差异。因此，细胞毒理学实验结果存在着由体外实验结果推论体内实验结果的问题。

（一）体外细胞毒性评价常用细胞类型

体外细胞毒性评价所用的细胞应能够尽量精确地反映毒物毒性、易于培养和可连续操作。细胞毒理学评价所用的细胞主要为直接来自人体组织的细胞，或与人类亲缘关系较近的模式生物的细胞，常用的细胞株或系类型见表 15-1。其中，来源于正常组织的细胞是最常用的细胞类型，其功能特点和结构特性使体外细胞毒性评价更具针对性和明确性，更易于探明毒物引起细胞损伤的作用机制。来源于肿瘤组织的细胞是体外细胞毒性评价中另一种常用的细胞类型，它们可在体外培养条件下无限地增殖传代，这使其在体外细胞毒性评价中得到广泛的应用。根据细胞在培养器皿是否能贴附于支持物上生长的特征，可分为贴壁型细胞和悬浮型细胞。贴壁型细胞贴壁后分化现象减弱，易失去原有组织特征，形态单一化。提供组织的机体年龄越低，此现象越明显。此外，根据细胞形态与结构，也可分四种：成纤维细胞、悬浮型细胞、上皮细胞和游走细胞。其中，成纤维细胞呈梭形或不规则的三角形，中央有圆形核，含 1~2 个核仁，胞质向外伸出 2~3 个长短不一的突起，细胞群常借原生质突起连接成网。悬浮型细胞在培养瓶内不能贴附在支持物上生长，而呈悬浮状态生长，这类细胞形态呈圆形。上皮细胞呈扁平的不规则多边形或多角形，中央有圆形核，含 1~2 个核仁，生长时常彼此紧密连接成单层细胞。游走细胞在支持物上散布生长，一般不连接成片，胞质常伸出伪足或突起，呈活跃地游走或变形运动，速度快且方向不规则，细胞形态不稳定，有时难与其他类型细胞相区别。前三种细胞的典型形态见图 15-1。

　　体外培养的细胞一般经历原代培养期、传代期和衰退期。原代培养期的细胞与体内相似，具异质性，相互依存性强，此期一般持续 1~4 周。传代期在细胞全生命期中持续时间最长，其特点是细胞增殖旺盛，并能维持二倍体核型。原代细胞一般只能传 1~3 代，如果呈二倍体核型并获得有限传代的细胞系则称为二倍体细胞系，一般可传 30~50 代。当传代细胞接近生存期限时，细胞增殖缓慢以至完全停止，进入衰退期，最后死亡。在传代期培养时应注意为保持二倍体细胞性质，细胞应在传代后早期冻存（不超过 10 代内冻存）。

表 15-1　　　　　　　　　　　体外细胞毒性评价中常用细胞株/系类型

来源	细胞株/系	形态学	起源	种属	年龄
来源于正常组织的有限细胞系	IMR-90	成纤维细胞	肺	人	胚胎期
	MRC-9	成纤维细胞	肺	人	胚胎期
	WI-38	成纤维细胞	肺	人	胚胎期
	MRC-5	成纤维细胞	肺	人	胚胎期
来源于正常组织的连续细胞系	MDCK	上皮样细胞	肾	家犬	成年
	L929	成纤维细胞	皮下/脂肪	小鼠	成年
	3T3-L1	成纤维细胞	胚胎	Swiss 小鼠	胚胎期
	CHO-K1	成纤维细胞	卵巢	中国仓鼠	成年
	COS	成纤维细胞	肾	非洲绿猴	成年
	Vero	上皮样细胞	肾	非洲绿猴	成年
	H9c2	成肌细胞	心脏	大鼠	胚胎期
来源于肿瘤组织的连续细胞系	A549	上皮细胞	肺	人	成年
	Caco-2	上皮细胞	结肠	人	成年
	Hela	上皮细胞	子宫颈	人	成年
	HepG2	上皮样细胞	肝细胞瘤	人	成年
	HL-60	悬浮细胞	髓系白血病	人	成年
	MCF-7	上皮细胞	乳腺癌胸膜	人	成年

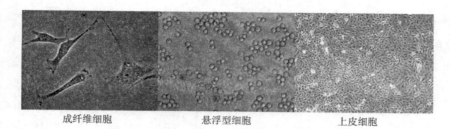

成纤维细胞　　　　　　　悬浮型细胞　　　　　　　上皮细胞

图 15-1　体外培养细胞的典型形态分类

（二）细胞毒理学实验的常见应用

细胞毒理学实验常用于判断外源性有害因子对细胞的一般毒性及评价可能引起的潜在毒性作用，即可通过光学显微镜等设备直接观察细胞受损的性质与程度，如细胞的形态学改变、贴壁性差、生长速度减弱、细胞退化、死亡及完整性受损等。由于大多数有毒物质体内与体外的毒性效应是一致，因此一般毒性评价具有很高参考价值。从哺乳动物或人体的不同组织器官分离出不同类型的细胞，可以用来评价不同毒物的细胞特异性毒性。体外细胞模型在评价毒物的诱变和致癌性方面应用非常广泛，相关的实验包括基因点突变、染色体畸变、姊妹染色单体互换、染色体显带、DNA 损伤、程序外 DNA 合成和细胞恶性转化等的分析。

（三）细胞毒性的常用检测方法

1. 细胞形态观察

毒物可引起细胞形态发生多种变化，如胞体肿胀、萎缩、细胞间隙扩大，失去原有细胞形态特征，膜表面变平，微绒毛数目增多或减少，长短不一、排列繁乱、伪足消失，核肿胀或固缩、破裂、线粒体肿胀或萎缩、内质网扩张，溶酶体破坏等。细胞形态学观察，可对毒物作用的量-效关系进行分析，为评价毒物毒性提供部分依据。

2. 细胞贴壁率测定

接种于培养瓶内的细胞，一般在接种后 24h 内均可贴壁。但细胞受毒物或其他有害因子作用后，发生形态及功能的改变，此时细胞不易贴壁生长，已经贴壁生长的细胞，可从瓶壁上脱落，且呈一定的剂量-效应关系。因此，细胞贴壁生长情况，可作为细胞毒性的一个有用的指标。

3. 细胞存活率和活力测定

细胞存活率主要反映细胞死亡和细胞完整性受损程度。染料排斥法是测定细胞存活率常用方法。存活的细胞可排斥多种染料不着色，而死亡细胞或严重受损细胞因细胞膜通透性发生改变，染料（如台盼蓝）可通过细胞膜而被着色。在细胞群体中活细胞所占的百分比称为细胞活力。应用阿尔玛蓝（Alamar Blue）等水溶性指示剂或四甲基偶氮唑盐（MTT）进行分析。

4. 细胞内生物大分子测定

细胞中蛋白质、DNA 等生物大分子物质的合成情况，可定量地反映细胞的生长状况。细胞蛋白含量是反映细胞生长、增殖的指标，而 DNA 合成测定可反映毒物对分裂、增殖中细胞的毒性作用。这是一种比细胞存活率更为敏感的毒性反映指标。流式细胞术是对单个细胞进行快速定量分析与分选的一门技术，对细胞的分离纯度可达99%，常用于定量测定细胞中的 DNA、RNA 或某一特异蛋白的含量。此外，乳酸脱氢酶（LDH）活性测定也常用于评价细胞损伤。LDH 为胞浆内酶，当细胞受到损伤时，可导致该酶释放进入细胞培养液，以此评价靶细胞被破坏的程度。

5. DNA 损伤测定

DNA 链断裂是化学毒物对 DNA 造成的一种常见的损伤类型。单细胞凝胶电泳分析（single cell gelelectro-phoresis assay），也称彗星实验（comet assay）为快速检测哺乳动物细胞 DNA 损伤的方法，在检测诱变剂对 DNA 的损伤、遗传损害和研究致癌机制等方面有广泛的应用。其原理是在高 pH（>12.3）下，DNA 变性和解旋，从而有利于单链和双链 DNA 断片的移动。在电场作用下，DNA 断片向阳极移行，移动的距离与 DNA 断片的分子质量和电荷数相关，经溴乙啶染色后，在紫外线照射下发出荧光，受损细胞呈现彗星的外观，明亮的头部为细胞核，

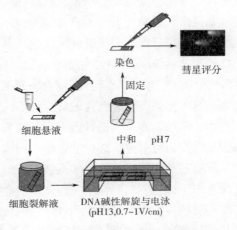

图 15-2　彗星电泳实验流程

DNA 断片组成彗尾，尾巴的长度和荧光强度与 DNA 裂片大小和数量成正比，未受损细胞只有细胞核（彗核）而无彗尾（图 15-2）。

二、器官芯片

器官芯片（organs on chips，OoC）为一种利用微加工技术在微流控芯片上制造出能够模拟人类器官的主要功能的仿生系统。它具有微流控技术的微型化、集成化、低消耗特点，还能够精确地控制多个系统参数，如化学浓度梯度、流体剪切力、构建细胞图形化培养或组织-组织界面，以及器官-器官相互作用等，从而模拟人体器官的复杂结构、微环境和生理学功能。相对于传统的二维细胞培养模式，器官芯片更贴近生理模型，将逐渐成为一种仿生、高效、节能的毒理学评价、研究工具。在毒理学研究中常见的是肝脏芯片、肾脏芯片和肠道芯片。

（一）肝脏芯片

肝脏芯片在食品毒理学方面有广阔的应用空间。肝脏是啮齿类动物腹腔内最大的器官，具有多种重要功能，对维持体内环境的稳态起着至关重要的作用，包括调节血糖水平、合成各种血浆蛋白、解毒和免疫调节。天然产物和合成食物成分等外源性物质的生物转化主要发生在肝脏内。因此，肝脏为最易受外来物质影响的器官。迄今为止，许多动物或体外模型已被用来测试药物代谢和检查肝毒性。然而，由于在二维培养中存在广泛的物种差异或肝细胞快速脱分化，导致肝表型和功能的丧失，这些模型远不能令人满意。采用三维培养技术，可增强细胞间的相互作用，创造一个更接近人体的微环境，从而增强肝细胞在

体外的特异功能。现有的肝脏芯片大多着眼于在芯片上建立肝脏的部分生理学模型，如胆小管、肝小叶、肝血窦模型等，并且利用这些模型进行毒理学研究。肝脏芯片的主要优势在于能够在微米尺度形成具有部分肝功能的肝细胞簇，从而建立更加接近人体形态学的肝模型，并能够在较长时间内保持肝脏的特异性功能。

许多药物短期内不表现出肝毒性，只有在长期给药或多次给药后才表现出肝毒性，这就要求体外模型保持表型稳定，同时在长期培养期间保持其形态、活力和肝细胞特异性功能，并保持其代谢能力。为研究药物诱导慢性肝毒性、肝功能及某些病理机制，提出了一种易于扩展的三维人原代肝细胞球共培养模型。该球形培养模型能在体外维持5周，同时保持较高的P450酶活性和白蛋白分泌，该模型成功地检测了各种长期药物在临床浓度下的肝毒性。另外，由于肝脏各区域的氧分压和营养盐浓度不同，中心静脉和门静脉段的肝细胞板功能不相同，对肝毒性的反应也不同。在芯片中加入荧光探针，可以实时模拟肝脏损伤过程。例如，将荧光探针嵌入到肝脏芯片系统中，对药物实时反应，线粒体功能从氧化磷酸化转变为糖酵解。这种能量模式的改变表明线粒体受损。

肝脏芯片发展中仍有许多问题有待解决。首先，肝脏芯片的建立依赖于各种肝细胞和肝微组织。细胞的起源在很大程度上决定了体外模型的功能，以及结果的可靠性。人原代肝细胞被认为是体外模型检测肝毒性的金标准，但其来源十分有限，维持肝细胞体外功能仍是科学界的一大难题。干细胞（尤其是诱导型多功能干细胞，induced pluripotent stem cells）理论上供应量是无限的，可以分化成任何具有特殊功能的细胞类型，因此有潜力发展成为个体化药物和肝毒性试验。此外，迄今为止还没有一种模型能够收集胆汁，过度的胆汁积累会导致胆汁淤积性肝毒性。具有胆汁收集系统的模型将更准确地反映肝毒性。到目前为止，只有体内模型才能处理体内药物分布的各个方面，单个肝器官无法解释药物进入体内的药代动力学变化，如小肠的吸收、药物在体内的分布以及肾脏的排泄。众所周知，肠道和肠道微生物群以及肾脏会影响药物的系统利用及其毒性。适合长期培养的多器官芯片将是未来发展的关键。

（二）肾脏芯片

血液中的所有化合物、离子和水的含量受机体严格调节，同时外源毒素和代谢物也要及时排出体外，这一基本功能是通过肾脏利用简单的过滤、再吸收和分泌机制产生尿液来实现的。在排泄途径上，药物会引起不良反应，如细胞毒性和炎症，尤其是老年人更容易出现肾毒性。因此，应用准确的肾脏模型对于了解肾毒性非常重要，肾脏芯片主要用于解决此问题。每个肾脏由数百万个肾单位组成，这些肾单位是基本的功能单位。这些单位中的每一个都是由肾小体（最初的过滤单位）和肾小管组成，其中剩余的分子被重新吸收回血液。小管的每一段表达特定的基因，因此具有高度的特定功能。肾脏中流体剪切应力决定肾细胞沿小管基因表达，与顶端和/或基底极化或细胞骨架重组有关。

目前的肾脏芯片系统从简单到复杂不等。在结构上，一些芯片最初设计为培养体系，细胞在培养箱中接种，培养基不断流向管状上皮细胞的顶端。在该体系引入多孔膜，使细胞的基底侧暴露于培养基中，可形成细胞极性，及产生肾脏芯片。这种芯片可促进药物转运蛋白在细胞的正确位置表达，这在传统的二维细胞培养系统中难以实现。但是，肾脏芯片的开发仍处于早期阶段。在这些芯片中模拟的微环境相对简单，它们大多数只使用了一到两种类型的肾细胞，无法模拟完整的肾单位。最近的肾脏芯片使用肾内皮细胞、足细胞和肾小管上皮细胞来模仿肾小球和肾小管功能的肾单位系统，并将牛血清白蛋白引入到液体中以区分"肾血流"与"肾小球滤过液引流"。该系统为三种类型的细胞在维持其功能的同时提供了一个微环境，并粗略模拟了肾脏清除药物的过程。然而，这种方法仍然存在一些局限性。值得注意的是，肾小球和肾小管中的物质交换区域与实际肾单位中的相应区域不匹配，肾血流动力学的模拟非常简单。

（三）肠道芯片

肠道具有许多重要的生理功能，尤其是在药物和营养物质的运输和口服吸收方面，这是毒代动力学的关键阶段之一。此外，许多药物的副作用是影响胃肠道功能，如引发肠炎。最近，越来越多的证据表明共生菌对肠道健康有巨大的影响。由于宿主细胞和微生物的生长条件难以匹配，这种特性在体外不常被研究。因此，要评价食源毒物对肠道的影响，需要一个可模拟其复杂构造和功能的有效模型。传统的体外肠上皮细胞培养技术主要使用静态培养模型（如 Transwell 小室技术），这种三维细胞培养技术在多孔膜支持的细胞实现了上皮细胞层顶部/底部外侧环境的模拟。然而，作为一个良好的肠道预测模型，它仍然缺少肠道组织的关键特征。肠道芯片比此系统有了很大进步，典型的肠道芯片由两个排列整齐的微通道（上下）组成，该微通道是将聚二甲基硅氧烷（PDMS）预聚物浇铸在微制备的模具上，并由一层覆盖有细胞外基质（ECM）的多孔（直径为 $10\mu m$ 的圆形孔）柔性膜（也在 PDMS 预聚物中）隔开，并由人体肠道上皮细胞排列而成。生理蠕动运动和肠道微环境通过在微通道上产生低剪切应力的低流速（$30\mu L/h$）流动的液体以及对位于微通道两侧的真空室施加循环抽吸来重建，从而使多孔膜周期性地拉伸和放松。这种循环抽吸由计算机控制的真空管调节。这种肠道芯片提供了一个比以前的 Transwell 小室更好的全肠模型，通过重现对人体肠道功能至关重要的多种动态物理和功能特征，以及一个受控微流体环境，可用于研究运输、吸收和毒性。它模拟的机械活性微环境（蠕动运动和腔内流体流动）也允许肠道菌群的正常生长，而不会影响人类细胞的生存能力。

三、体外结肠菌群模拟技术

体外模拟肠道菌群发酵通常有两种模型，批次发酵和连续发酵。

批次发酵模型是将粪便菌群悬浮液接种于模拟结肠发酵培养基中进行发酵，期间不再添加新的营养物，且模型一般为厌氧管/瓶或生物反应器。此模型简单、易操作、实验成本低。缺点为菌群发酵产生的短链脂肪酸等代谢产物持续积累，使发酵系统 pH 降低，抑制细菌增殖和活力。系统中细菌的生长主要依靠接种浓度和底物消耗速率控制。低细胞浓度接种的系统呈现出典型的 S 型生长曲线，发酵前期存在丰富营养物，随后营养物被消耗，同时产生有毒代谢产物，并积累，生长受到抑制。因此，此模型仅适用于短期发酵的相关研究，以及底物对肠道菌群生理和生物多样性的影响。

连续发酵模型为通过连续补充营养底物和排出代谢产物，达到延长微生物发酵时间的目的。连续发酵模型分为单相和多相连续发酵模型，其中，单相发酵模型能够较好模拟盲肠和升结肠的消化情况，因此常被用于阐明近端结肠功能和代谢活动。然而，人体肠道环境是一个多相环境，分为升结肠、横结肠和降结肠三个区域，每个区域在代谢活力和微生物组成上均存在差异。因此，多相连续发酵模型设置不同反应器模拟肠道不同阶段，能更准确模拟肠道生态环境。人体肠道微生物生态模拟系统（SHIME）是一种成熟的模拟肠道消化和菌群的装置。该系统主要由5个部分组成，包括胃、小肠、升结肠、横结肠和降结肠，由蠕动泵实现食物及胃肠液的转移。该模型最大的优点是可以研究化学物质从进入胃部一直到排泄之间整个消化系统中的生物化学行为，并可以研究肠道微生物对化学物质的代谢行为。该方法与其他模拟方法最大的不同是增加了结肠模拟环境，引入了肠道菌群，可用于研究食源有毒污染物或其体内转化物在人体肠道系统内的代谢情况。食源有毒污染物或其体内转化物在肠道菌群的作用下，有时会代谢成生物富集系数更高、毒性更大的代谢产物［如苯并（a）芘在肠道微生物作用下可代谢为毒性更大的7-羟基苯并（a）芘］。因此为了准确评估化学物质对人体健康的风险，不仅要了解该化合物的生物可及性，其在人体肠道环境中的代谢也是一个不可忽略的重要因素。

四、 模式生物和转基因动物

（一）模式生物

近年来食品毒理学评价方法中3R（减少、优化和替代动物实验）原则越来越受到广泛重视。并且，随着新化学品合成速度的不断提高，合成数量日益增长，以啮齿类动物试验为代表的传统模式已不能满足日益增长的化学品安全性毒理学评价的需求，亟须新的模式生物被应用以取代传统动物。

其中，斑马鱼（zebrafish，Danio rerio）为鲤科短担尼鱼属的小型硬骨鱼（图15-3），作为模式生物在食品毒理学评价中得到越来越广泛的应用。斑马鱼的3万多个基因与人类基因同源性高达70%，且在遗传筛选中获得的突变体被证实与人类疾病表型相一致，其中很多基因已被克隆，并发现两者功能相似。将斑马鱼胚胎暴露于小分子化合物后，发现分子水平的信号通路与人类毒性反应有高度的相关性，表明斑马鱼是一种优良的人类疾病模型。斑马鱼胚胎和幼鱼体型小，成鱼繁殖能力强，有一系列的致死、亚致死、致畸毒性反应可供观察和分析。与哺乳动物相比，其最大优势是便于进行高通量筛选和高内涵分析（high content analysis，HCA）。HCA是一种高效的筛选技术，可以在细胞水平针对生物体内多系统、多途径、多种靶标进行动态高通量监测，通过观察细胞形态预测环境毒物的毒性，实现早期、快速、高通量检测。每次检测需要的样品少，可置于多孔板内进行平行试验，方便自动化检测，适合以图像为基础检测环境毒物对胚胎形成和发育的影响；斑马鱼的另一个优势是其胚胎透明易观察，在光学显微镜下，可清楚地动态观察胚胎发育的各个阶段，正确定位毒作用位点。

秀丽隐杆线虫（*Caenorhabditis elegans*，简称线虫）的遗传背景清楚、生命周期短、虫体半透明易于观察（图15-3），是毒理学研究中另外一种重要的模式生物。线虫体型微小，成虫长约1mm，能被培养于96孔板中，使得高通量筛检具有可能性。虫体半透明，可在显微镜下直接观察，易于生物学表型数据采集分析。线虫生命周期短，从卵到成虫仅需3d，寿命约为20d，使得快速筛检成为可能。线虫饲养条件简单、廉价、易操作，大大降低了检测成本。线虫仅由 959 个细胞组成，是多细胞体内生物，与体外单一细胞相比，能够实现整体生物器官水平终点的检测以及化学品与机体相互影响作用结局的观察。此外，线虫与人的基因同源性达到 60%~80%，很多高等动物（如人）所具备的基本生理过程和氧化应激反应，以及多数信号传导通路在线虫体内也具有保守性。理论上，以线虫毒性表型效应来预测人类健康风险的准确性高于体外细胞模型。

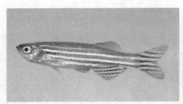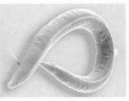

图 15-3　斑马鱼（左）和秀丽隐杆线虫（右）

（二）转基因动物

转基因动物是借助基因工程技术将外源目的基因导入生殖细胞、胚胎干细胞和早期胚胎，并与受体染色体稳定整合，经过各种发育途径得到携带外源基因遗传信息的子代动物，也包括利用同源重组或 RNA 干扰等方法获得的基因剔除动物。转基因动物模型主要用于毒理学机制研究，尤其是化学物致癌性和致突变性的毒性机制研究。在应用方面，经济合作与发展组织（OECD）也推出了转基因动物致突变试验指南草案，它结合传统 2 年致癌试验，有望用于化学物的风险评估。在发育和分化过程中，一些高度保守的、必要的细胞信号级联反应和微小的变化可能对发育中机体产生强烈影响。转基因小鼠模型结合多种体外方法已被用于揭示体内信号活性。利用特定细胞信号通路的报告基因活性可以在体外监测致畸效应，具有重要应用价值。

目前已经有多个与独立反应有关的基因已经在转基因动物模型中进行了研究。例如，砷甲基转移酶 [Arsenic (+3) methyltransferase，As3mt] 在体内可以催化无机砷转化为甲基，As3mt 基因敲除动物常用于研究砷在体内代谢、分布、排泄的影响。芳香烃受体（aryl hydrocarbon receptor，AHR）在体内介导多环芳烃和卤环芳烃等化学物质的毒理学效应。导入人 AHR 基因的转基因小鼠模型，可以更好地反映上述化学物质对人的毒性机制和效应，这种模型可以用来探索受体在内分泌功能、细胞生长、凋亡，生殖和免疫中的生理和毒理学作用。

此外，在报告基因应用方面，雌激素反应元件（ERE）启动子控制的表达荧光素酶（Luc）转基因小鼠模型是一个成熟的毒理学评价模型。该模型可以用活体动物利用生物发光研究雌激素受体依赖性转录活性。这种小鼠模型可以对急性或长期毒性进行定量分析。β-半乳糖苷酶基因（LacZ）也是一种常用的报告基因。可疑化合物可干扰内分泌活性，LacZ 转基因小鼠经化学物染毒后，从其组织中提取 LacZ 基因 λ 噬菌体并在细菌中表达，LacZ 活性可用体外比色法测定，无 LacZ 活性的细菌克隆数与 LacZ 的突变率一致，而 LacZ 基因的突变率与致突变化学物质的体内致突变作用对应，由此可推测该化学物的致突变效应。以质粒替代 λ 噬菌体作为载体，用于致突变检测，可大大提高载体回收效率。

第二节 计算毒理学技术

一、 定量结构活性关系研究技术

据估计，目前市场上有超过 1.3 亿种化合物（信息来源于美国化学文摘服务社（CAS）），再考虑到它们在代谢或降解过程中产生的各种物质，数量太过庞大，难以用标准实验方法对其毒理学进行研究，因此通过非实验手段来模拟和预测两个或更多个分子间的行为就变得十分重要。定量结构活性关系（QSAR）是最早开发和发展的计算毒理学方法。它是一种借助分子的理化性质参数或结构参数，以数学和统计学手段定量研究有机小分子与生物大分子相互作用、有机小分子在生物体内吸收、分布、代谢、排泄等生理相关性质的方法。这种方法广泛应用于药物、农药、化学毒剂等生物活性分子的合理设计和食品中的安全性评价，具有计算量小，预测能力好等优点。美国 FDA 将 QSAR 规定为食品安全风险评估的辅助方法，进行物质的致癌性、诱变性及生殖发育毒性的预测。

（一）QSAR 的研究方法

早在 19 世纪就有人开始设法建立化合物生物活性和结构的关系，到了 20 世纪初，人们普遍认为化合物的生物活性主要取决于它们的物理性质，如溶解度、分配系数、表面张力等。1980 年 Hopfinger 将分子形状与 QSAR 结合起来，提出了分子形状分析法（Molecular shape analysis，MSA）从而开始了 3D-QSAR 的研究。在 3D-QSAR 中，分子的活性构象被认为是影响化合物活性的关键，化合物与受体之间的相互作用属于非共价相互作用力（静电引力、范德华力、氢键相互作用等）。Cramer 提出的比较分子力场分析（comparative of molecular fields analysis，CoMFA）成功地将分子的生物活性与其静电场和立体场联系起来，是目前最为成熟且应用最为广泛的方法。由于 3D-QSAR 仅采用最低能量的构象进行定向叠加，这就导致结果会受到构象选择和叠加方式的影响。1997 年 Hopfinger 提出了 4D-QSAR 的概念。所谓第四维，就是集成采样，表现为化合物分子各个构象、取向等的集合，以消除在进行活性构象的选择时带来的误差。2002 年 Vendani 和 Dobler 提出了 5D-QSAR 的概念，在 4D-QSAR 的基础上加入了诱导契合作为 QSAR 研究中的第五维，但由于受体对配体的诱导契合过程十分复杂，使得建模过程变得艰难，所以限制了 5D-QSAR 的应用。由于化合物在与受体相互作用的过程中会产生溶剂化作用，Vendani 等就将不同的溶剂化模型作为第六维进行研究。但目前尚未有其他关于 6D-QSAR 的研究报道，因此它的作用与效能还有待证明。

（二）QSAR 的建模方法

QSAR 的研究程序包括以下四个主要步骤：①选择合适的待试数据资料，要求准确、可信；②从中选择合适的结构参数及欲研究的活性参数；③选择合适的方法建立活性参数与结构参数的定量关系模型；④模型检验，选择更优的分子结构参数或更佳的建模方法，优化模型，给出模型的适用约束和误差范围。目前建立 QSAR 模型所用到的参数宏观上分为两大类，经验相关参数与理论计算参数。前者包括疏水性参数、电子效应参数与立体参数，后者包括分子的组成、分子拓扑参数及量子化学参数。QSAR 研究中大量使用了实验数据和统计分析方法，因此 QSAR 方法的预测能力很大程度上受到试验数据精度的限制。

二、分子对接

分子对接是分子模拟的重要方法之一，其本质是两个或多个分子之间的识别过程，其过程涉及分子之间的空间匹配和能量匹配。分子对接方法允许在原子水平上预测小分子和蛋白质之间的结合模式，并使用评分函数来预测相互作用的强度，这使我们能够表征小分子在靶蛋白结合位点的行为，并阐明基本的生化过程。

（一）分子对接的原理

分子对接的目的是使用计算方法预测配体-受体复合物结构。分子对接是将已知三维结构数据库中的分子逐一放在蛋白质的活性位点处。通过不断优化化合物的位置、构象、分子内部可旋转键的二面角和蛋白质的氨基酸残基侧链和骨架，寻找小分子化合物与靶标大分子作用的最佳构象，并预测其结合模式、亲和力和通过打分函数挑选出接近天然构象的与受体亲和力最佳的配体的一种理论模拟分子间作用的方法。对接过程涉及两个基本步骤：预测配体构象以及其在活性位点内的位置、取向及结合亲和力的评估。

（二）分子对接的方法

（1）刚性对接（刚性配体和刚性受体对接）　在计算过程中，参与对接的分子构象不发生变化，仅改变分子的空间位置与姿态，刚性对接方法的简化程度最高，计算量相对较小，适合于处理大分子之间的对接，如蛋白质和蛋白质间以及蛋白质和核酸等大分子间的对接。

（2）半柔性对接（柔性配体和刚性受体对接）　允许对接过程中小分子构象发生一定程度的变化，但通常会固定大分子的构象。另外小分子构象的调整也可能受到一定程度的限制，如固定某些非关键部位的键长、键角等，适合处理大分子和小分子间的对接。半柔性对接方法兼顾计算量与模型的预测能力，是应用比较广泛的对接方法之一。

（3）柔性对接（柔性配体和柔性受体对接）　在对接过程中允许研究体系的构象发生自由变化，由于变量随着体系的原子数呈几何级数增长，因此柔性对接方法的计算量非常大，消耗计算机时很多，适合精确考察分子间识别情况。

三、分子动力学模拟

分子动力学模拟（Molecular Dynamics，MD）是一种基于经典牛顿力学方程的分子模拟方法，该方法主要是依靠计算机来模拟分子、原子在一定时间内运动状态，从而以动态观点考察系统随时间演化的行为。MD 模拟通常用于研究生物系统中发生的复杂动态过程，包括蛋白稳定性，构象变化，蛋白质折叠，分子识别：蛋白质、DNA、膜、复合物，生物系统中的离子传输。

（一）分子动力学模拟的步骤

1. 确定起始构型

进行分子动力学模拟的第一步是确定起始构型，一个能量较低的起始构型是进行分子模拟的基础，一般分子的起始构型主要来自实验数据或量子化学计算。在确定起始构型之后要赋予构成分子的各个原子速度，这一速度是根据波尔兹曼分布随机生成的，由于速度的分布符合玻尔兹曼统计，因此在这个阶段，体系的温度是恒定的。另外，在随机生成各个原子的运动速度之后须进行调整，使得体系总体在各个方向上的动量之和为零，即保证体系没有平动位移。

2. 进入平衡相

由上一步确定的分子组建平衡相，在构建平衡相的时候会对构型、温度等参数加以监控。

3. 进入生产相

进入生产相之后体系中的分子和分子中的原子开始根据初始速度运动，可以想象其间会发生吸引、排斥乃至碰撞，这时就根据牛顿力学和预先给定的粒子间相互作用势来对各个粒子的运动轨迹进行计算，在这个过程中，体系总能量不变，但分子内部势能和动能不断相互转化，从而体系的温度也不断变化，在整个过程中，体系会遍历势能面上的各个点（理论上，如果模拟时间无限）。计算分析所用样本正是从这个过程中抽取的。

4. 计算结果

用抽样所得体系的各个状态计算当时体系的势能，进而计算构型积分。

（二）分子动力学常用软件

目前有多种分子动力学软件包可用，包括多种免费软件如 NAMD、TINKER、LAMMPS 和 GROMACS，收费软件包括 AMBER、CHARMM、DL-POLY。当选择用于运行 MD 的软件时，需考虑：①对不同生物分子系统（例如蛋白质、膜、DNA、RNA 及其复合物）进行建模的可能性；②模拟溶剂（水、离子等）环境的可能性；③使用不同的力场进行系统参数化和有效处理远程静电相互作用的灵活性；④运行长时间动态的计算效率等标准（表 15-2）。

表 15-2　　　　　　　　　　常用分子动力学模拟软件及主要用途

软件	应用范围
AMBER	蛋白质、核酸、多糖等大分子体系
CHARMN	蛋白质、核酸、多糖等大分子体系，化学分子体系
Desmond	生物体系，并行计算能力强
DL-POLY	生物大分子体系、材料，计算效率高
GROMACS	蛋白质、核酸、脂类、聚合物、液晶，计算速度快
LAMMPS	固态材料、生物大分子、聚合物，计算效率高
NAMD	生物分子体系、化学软材料，计算速度快
TINGKER	生物聚合物、生物分子体系

注：引自潘柳萌等（2015）。

第三节　组学技术在食品毒理学研究中的应用

一、　基因组学

随着基因组学技术的逐渐成熟，被广泛应用到了生物学的不同领域，在毒理学领域产生了毒理基因组学（toxicogenomics）。这一新的学科主要利用基因芯片技术研究化合物作用于机体后的基因 mRNA 表达变化。从原理上讲，基因芯片技术是基于探针杂交的方法，通过 DNA-DNA 或 DNA-RNA 的互补结合来检测目标分子（图 15-4）。该技术具有实验流程简单、分析方法成熟、性价比高和重复性好等诸多优势。它与传统毒理学和组织病理学技术相结合，可大大提高评价和预测化合物毒性的范围和准确性。它有助于在分子水平揭示毒性机制、检测或观察的毒性终点以及找出生物标志物。与一些传统技术相比较，毒理基因组学技术往往具有更好的敏感性和特异性。

美国食品与药物管理局（FDA）已经建立了成熟的毒理基因组学平台，主要利用 Arraytrack 软件对基因芯片数据进行主成分分析、聚类分析等，并可就化学物质作用相关通路进行特异化评价。此外，商业化软件 Ingenuity Pathway Analysis（IPA）（http://www.ingenuity.com）在通路分析方面更为专业。基于毒理基因组学数据库信息，一些毒理基因芯片已经被开发。美国国立环境卫生科学研究所（NIEHS）和 ToxChip，Affymetrix 公司开发了类毒理芯片 1.2 和大鼠 U34 毒理芯片，SuperArry 公司开发了心脏、神经毒性、药物代谢和药物转运蛋白基因的定量 PCR 芯片（人、小鼠、大鼠）。

各国研究人员已经应用该技术对 600 多种化合物在不同试验模型中的毒性效应的基因表达谱进行了分析。研究显示，心脏毒性的关键基因主要与氧化应激有关，包括 Nox2、NOS2a、MnSOD、Pgam2、Idh3B、Prdx3、Alox12b、Reg3a、CYP7A1、SOD1、Sirt1、cTnT。肝脏的典型标志主要基于 DNAJA2、Reg3a、Hsd3b4、PCNA、PRDX1、Hspa1a、SOD1、Nqo1、c-Fos、Cyp1a1、Clu、SAA3、TIMP3、PEPCK、FAS。与肾毒性相关标志性基因主要有 24 种：Spp1、Vim、Tubb5、Ccng1、Klk1b3、Odc1、Kap、Oat、Rbp4、Aadat、Egf、NOX3、Anxa2 和 Fga。已报道的典型免疫毒性标志基因主要有八种：Akr1b8、FABP4、Ftl1、Ptpmt1、HINT1、PSMB8、Ephx1。利用这些基因构建低密度基因芯片或进行定量 PCR 分析，可大大提高分子毒理学实验和数据分析效率，并降低成本。

高通量基因测序技术的快速进步，加上成本的急剧下降，使得"下一代"（也称"第二代"）测序技术（NGS）有被应用到生物和医学研究广泛领域的趋势。基因芯片比二代 NGS 成本较低、检测迅速，但是精度可能低（图 15-4）。与基因芯片比较，NGS 存在更多优点，例如，除 mRNA 外，NGS 已被广泛应用于检测新的遗传变异（包括复杂的结构变异），如基因融合、罕见突变、短和长的非编码 RNAs（NCRNAs）和环状 RNAs。但最新的基因芯片平台（如 Affymetrix 公司推出的 Human Transcriptome Array 2.0，HTA 2.0）可以实现编码 RNA 和非编码 RNA 转录本检测、可变剪切分析以及基因水平和外显子水平的基因表达分析，其数据分析难度、实验成本、对研究人员的要求等都要显著低于 RNA-seq。因此，基因芯片和 NGS 各有所长，应该根据研究的需要加以选择，尤其在 RNA 领域，基因芯片性价比更高。

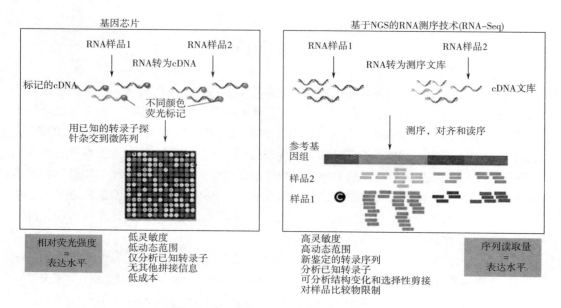

图 15-4　基因芯片与"第二代"测序技术（NGS）原理及比较

二、　蛋白质组学

基因功能的真正执行者是蛋白，由一个基因组，或一个细胞、组织表达的所有蛋白质即蛋白质组（proteomics）。蛋白质组学技术在毒理学研究中的应用形成了毒理蛋白质组学（toxicoproteomic）。该技术旨在以组织细胞与体液中动态变化的蛋白表达情况为基础，通过比较、鉴定与分析手段，来识别外源性化合物作用于生物系统产生毒效应靶蛋白及其可能的毒作用机制。蛋白质组学工具可检测机体改变的蛋白质组学模式，并且可以通过解读毒性物质引起的病理生理变化来进行风险评估。毒性蛋白质组学的首要目的是筛查或发现生物标志物，阐明其在疾病进展中毒性物质暴露的作用模式，有助于破译有毒物质在受影响的细胞或组织中的分子反应。

蛋白质通过翻译后修饰（PTMs）、蛋白质-蛋白质相互作用和蛋白质合成或降解等各种过程以动态模式存在，这些过程在疾病发病机制中起决定性作用。已经有多种蛋白质组学方法可用于分析毒理学条件下的 PTMS。例如，磷酸化肽、固定化金属亲和色谱（IMAC）或二氧化钛色谱法是最常用的。PTMs 的定量分析主要要用细胞培养稳定同位素标记技术（SILAC），即在细胞培养过程中，利用稳定同位素标记的氨基酸结合质谱技术，对蛋白表达进行定量分析。此外，亲水性相互作用液相色谱（HILIC）、强阳离子交换（SCX）和等电聚焦（IEF）可使与生物样品中 PTMS 的复杂性降低到最小化。近年来，SEPTM 逐步富集方法用于系统研究同一生物样品中的多种蛋白质翻译，可在每个实验中实现约 8000 个蛋白质和大于 20000 个磷酸化、15000 个泛素化和 3000 个乙酰化的分析。通过这些过程，毒物暴露对蛋白质的结构和功能变异性起着重要作用。

蛋白质组学分析是从复合混合物中分离和定量蛋白质。利用蛋白质组学流程发现生物标志物需要多个步骤。在这些步骤中，样品制备是第一步和关键步骤，包括通过分离或浓缩方法纯化样品。常用的两种蛋白质组学方法是基于凝胶的蛋白质组学方法和非凝胶基蛋白质组学技术。前者一般为将预先处理过的样品经二维电泳分离、染色、胶上蛋白酶切、进入质谱（MS）分析。2-DE 和 MS 是对给定样本蛋白质组最常用的评价方法，具有高重现性和分辨率，单一 2-DE 凝胶即可分析多达 10000 种蛋白质。后者包括多种技术，例如同位素亲和标签（ICAT）、SILAC、^{15}N 标记、中子编码 SILAC（NeuCode SILAC）、二甲基标记、串联质谱标签（TMTS）、同位素标记相对和绝对定量（ITRAQ）蛋白质组学技术。这些新技术对解决蛋白质分离和鉴定的局限性大有帮助。蛋白质组学平台上的蛋白质组微阵列、表面增强激光解吸电离光时间（SELDI-TOF）和无标签蛋白质组学技术是蛋白质组学研究的另一种有效方法。大多数蛋白质组实验选择自下而上的方法，首先，利用蛋白酶水解蛋白质。然后，并利用现有的搜索引擎（如 Sequest 或 Mascot 等）在蛋白序列数据库进行检索，利用质谱法对每一个肽片段的肽质谱指纹或质谱进行蛋白质鉴定。

三、 代谢组学

代谢组学是对一个生物体的代谢物进行整体分析。不同于蛋白质组学和转录组学分析，代谢组学侧重于分析具有代谢活性的低分子质量分子，如游离脂肪酸、氨基酸、碳水化合物和某些脂质。代谢组学技术在毒理学中的应用被称为毒性代谢组学（toxicometabolomics）。毒性代谢组学主要利用代谢组学技术确定毒性途径（PoT）、毒性特征（SoT）和发展系统毒理学方法，这些有别于代谢组学在其他生物学领域的应用。所谓 PoT，即分子定义的细胞过程，是将毒物的化学-生物相互作用与其不良后果建立联系，这是 21 世纪毒性测试（TOX-21C）中实施的一个关键概念。

代谢组学需要高通量分析仪器，要同时处理成千上万个具有多种化学和物理性质的小分子。目前，只有两种技术能够满足这些研究的高要求：核磁共振（NMR）和质谱（MS）。NMR 是最早也最广泛应用于毒性代谢组学研究的代谢组学技术。与其他分析工具相比，NMR 的数据采集方式简单、可实现定量分析。更重要的是，它是非破坏性技术，不需要对样品进行预处理，只需要少量材料即可测定，甚至可用于体内检测。此外，该技术无需对样品进行分离，可提供分子的结构信息，测定重复性高于质谱技术。随着新技术的发展（如流动探头和自动匀场），它的每日处理量可达到 300 个样品。NMR 的主要缺陷是灵敏度低和不适合测定低浓度代谢物。随着超低温探头、高磁场核磁共振（900MHz）和低体积微探头的发展，NMR 的检测线已经降到 $10^{-6} \sim 10^{-5}$M 的范围。所以，NMR 的检测灵敏度将不是问题，但与 MS 等方法相比，它获得具有足够分辨率的光谱所需的时间还相对太长。自动化代谢组学工作流程的逐渐成熟将逐渐弥补这个缺陷。总之，NMR 将继续是代谢组学研究的重要分析工具。

由于 MS 的高灵敏度、选择性和宽动态范围，它已成为代谢组学研究的有力工具。串联质谱技术可以降低离子抑制，即先通过色谱或电泳分离复杂样品，不同保留时间从柱/毛细管中洗脱单个或较少复杂的代谢物，然后用质谱分析。最常使用的串联技术是气质联用（GC-MS）和液质联用（LC-MS）。GC-MS 分析电离子化过程中，分析物分子被离子化并在气相（$10^{-4} \sim 10^{-1}$ Pa）中与 70V 电场加速产生的 70eV 电子相互作用发生裂解。产生碎片的规律是可重复的，这些碎片离子形成分析物的"化学指纹"。大量标准电离子化光谱的商用库已被建立（如 NIST 标准质谱数据库），可用于分析物的快速鉴定。利用 GC-MS 平台，一次可检测到 300 多种化学代谢产物，包括氨基酸、有机酸、糖和脂肪酸。GC-MS 分析的一个先决条件是分析物应该为在整个分析过程的高温下维持稳定的挥发性成分。一般来说，一些非挥发性代谢物（如糖、氨基酸）可通过衍生化转化为挥发性化合物。尽管化学衍生作用提高了代谢物的覆盖率，但这种处理可能会引入额外变异。与 GC-MS 不用，LC-MS 采用了所谓的"软电离"技术，保留了完整的分子信息，这对鉴定至关重要。根据质子化/去质子化离子（$[M+H]^+$，$[M-H]^-$）可以很容易地得到完整分子的分子质量。电喷雾电离（ESI）是 LC-MS 中应用最广泛的软电离技术。由于近十年来高分辨率质谱仪的发展（例如飞行时间质谱 TOF、傅里叶变换离子回旋共振质谱 FT-ICR），离子的质荷比（m/z）可以在 1mg/kg 范围内精确测量。这大大减少了离子的元素组成数量，并有助于根据准确的质量进行鉴别。与其他平台相比，LC-MS 具有更好的灵敏度、选择性和更宽的动态范围。因此，近年来，LC-MS 在代谢组学研究中的应用日益广泛，尤其是在毒理学研究中。基于 LC-MS 的代谢组学研究的主要瓶颈为可搜索质谱库还不健全，难以鉴定一些未知化合物。目前可用公共数据库主要为人体代谢组数据库（HMDB）、METLIN 和 Massbank。基于质量精度、保留时间和 MS/MS 光谱的新数据库/文库的开发将在全代谢物分析中发挥关键作用。

总之，没有一个单一的分析工具可以精确地识别和量化数以千计的小分子。选择最合适的分析工具通常需要在灵敏度和选择性之间进行权衡。如图 15-5 所示，NMR 提供了良好的选择性和快速的分析时间，但灵敏度相对较低，这限制了该技术仅用于浓缩代谢物的分析。GC-MS 比 NMR 更灵敏，但选择性较低。一些非挥发性/极性代谢物的分析需要额外的化学衍生步骤，费时且易引入更多变异。LC-MS 具有高灵敏度和选择性，当分别选择两个互补分离色谱柱（反相色谱柱和 HILIC 色谱柱）时可用于分析非极性和极性代谢物。另一方面，与 NMR 相比，这种技术需要更长的分析时间。因此，为覆盖广泛极性和分子质量的代谢物，需要结合不同的分析技术。

对代谢组学数据进行分析时，需要先用预处理软件进行峰检测、峰对齐、注释，将数据转为代谢物和相对丰度二维数据表，最后可用多变量分析软件（如 Simca-P）进行后续分析。常用的代谢组学数据预处理软件如基于 R 语言的 XCMS、基于图形用户界面的 MS-DIAL 和 MetAlign。此外，LC-MS 数据的分析可用代谢组学工具流软件分析，它整合了预处理和数据注释功能，更加方便，还提高了数据处理和分析的再现性。目前常用的工具流软件为 Workflow4metabolomics、XCMS Online 和 MetaboAnalyst 3.0。

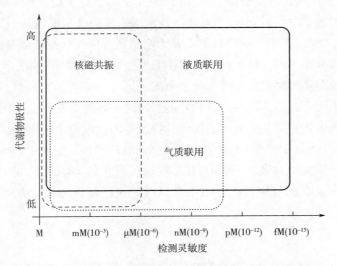

图 15-5 不同代谢组学分析工具的相对灵敏度和选择性

四、 肠道微生物组学

异物在肝脏与葡萄糖醛酸、硫酸盐或谷胱甘肽形成结合物，可在胆汁中排出并进入肠道，被菌群解偶联，或代谢形成新的毒性代谢产物。食物化学物质也会干扰胃肠道菌群的组成，这可能会对宿主造成有害后果。在对肠道菌群进行研究时，传统培养法在实验条件下只有<1%的微生物可获得纯培养，且此法费时费力、特异性不高（图 15-6）。变性梯度凝胶电泳（DGGE）和温度梯度凝胶电泳（TGGE）为早期的基于分子的肠道菌群分析技术，能全面监测菌群的动态变化，反映其多样性，但它只能显示优势菌群，无法反映菌群构成的真实情况。后来，PCR 技术和限制性片段长度多态性（RFLP）融合产生了快速、有效的菌群分析方法，即 T-RFLP（末端标记限制性片段长度多态性）。该方法的灵敏度高于 DGGE，分析的工作量也较少。该技术要依据微生物的比较基因组学信息，确定合适的DNA 目的序列（一般选择 16S rDNA），然后根据基因的保守区设计通用引物，其中 1 个引物的 5′端用荧光物质标记（如六氯荧光素 HEX 或六羧基荧光素 6-FAM）。以肠道菌群总DNA 为模板进行 PCR 扩增，用限制性内切酶切纯化的 PCR 产物，并在自动测序仪（如ABI 3730）上进行检测带有荧光标记的限制性片段（T-RF）。每个 T-RF 为一个操作分类单元（OTU），根据图谱中 OTU 的数目及其丰度计算多样性指数、均匀度指数等指标，进行群落多样性的分析研究。但是，T-RFLP 分析无法区分近缘种微生物，只能计算微生物比例，无法获得绝对含量信息。同时，在原始数据的处理时，片段长度范围的确定、噪声峰的去除及相近片段合并都影响结果。但综合而言，T-RFLP 技术分辨率、精确度和灵敏度较高，且能够迅速获得大量数据，准确、快速、真实地反映肠道菌群多样性。在对大量样本进行初步研究时具有很大优势。

随着"第二代测序"成熟并普及，研究者们尝试不进行分离培养而直接提取粪便的所有细菌 DNA 进行测序分析，即宏基因组（图15-6）。从理论上讲，宏基因组测序可获得菌群中所有微生物的 DNA 序列信息。宏基因组技术的研究策略主要包括 16S rRNA 基因测序分析（如 illumina Miseq 扩增子测序）和全基因组测序分析（鸟枪法全基因组测序）。生物学分类系统包括界、门、纲、目、科、属和种七个分类水平。一般情况下，基于 16S rRNA 基因序列能够精确分类到属水平。对于种水平的分类却不够可信，而且，同一种的不同菌株在基因组信息上也会有差异，因此，只分类到属是不够的。基于全基因组的宏基因组测序所得信息包括微生物整个基因组而不仅仅是特定基因，理论上能够提供更加精准的物种分类。Qiime 是用于处理 16S rRNA 基因测序数据的软件平台，主要以 Python 脚本将已有软件的输入输出文件格式"对接"，从而直接集成以实现其定义的流程。Qiime 中每一条命令行都包含了一系列复杂的处理过程，但用户只需要关注输入输出，大大简化了软件使用难度。

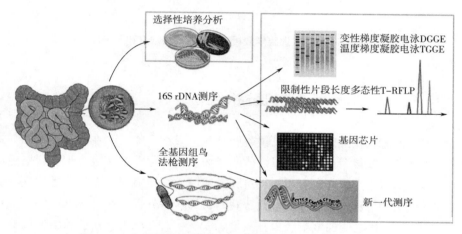

图15-6　食物化学物质和胃肠道菌群通过多种机制相互作用

此外，基因芯片也是对肠道菌群进行高通量分析的最佳选择，因为许多不同的探针可以放在一个载玻片上或合成在一个芯片上，用于同时测定不同物种。16S rRNA 基因为基因芯片分析最广泛使用的标记物，但它只有种以上的分类分辨率。一些高分类分辨率的替代基因也用于基因芯片分析，包括 rpoB、recA、gyrB、groEL、atpD 或 tmRNA 基因。

（孙　进）

本章小结

受生物学研究技术迅速发展的推动，和"3R"原则的要求，毒理学研究及评价新技术不断涌现。本章介绍了一些已经在食品毒理学应用的新技术，以及一些即将应用的技术，这些技术的应用可大大提高食品毒理学评价的效率和准确性，有助于进一步揭示毒理机制，并大大减少实验动物的使用。有些体外模型甚至比实验动物更接近于人体生理状态。对于同一研究对象，有多种技术同时存在，我们分别比较了不用技术的利弊，可帮助在科研或实际工作中加以选择。

思考题

1. 贴壁型细胞和悬浮型细胞有何区别？并分别列举 2~3 种每类细胞。
2. 说明彗星实验的原理和主要实验步骤。
3. 说明肝脏芯片和肝脏细胞培养的比较有何优势。
4. 体外结肠菌群模拟技术有何应用价值？
5. 斑马鱼应用于毒理学评价与小鼠比较有何优势？
6. 常见的建立转基因动物的方法有哪些？
7. 定量结构-效应关系构效分析在食品毒理学应用有何价值？
8. 常见的分子对接和分子动力学模拟分析软件有哪些？
9. 基因芯片和 RNA 测序技术有何区别？
10. 代谢毒理学研究中核磁共振技术和质谱技术有何区别？
11. 常见的肠道菌群分析手段有哪些？

参考文献

［1］刘涛，郭辰，赵晓红．毒理学研究中的体外细胞毒性评价．生命科学，2014，26（3）：319-324.

［2］Claus SP，Guillou H，Ellero-Simatos S. The gut microbiota：a major player in the toxicity of environmental pollutants？NPJ Biofilms Microbiomes，2016，2：16003.

［3］Kugler J，Luch A，Oelgeschläger M. Transgenic mouse models transferred into the test tube：new perspectives for developmental toxicity testing in vitro？Trends Pharmacol. Sci. 2016，37（10）：822-830.

［4］Liu Z，Huang R，Ruth R，Tong W. Toxicogenomics：A 2020 vision. Tredns Pharmacol. Sci. 2018，40（2）：92-103.

［5］Suman S，Mishra S，Shukla Y. Toxicoproteomics in human health and disease：a update. Expert. Rev. Proteomics 2016，13（12）：1073-1089.

［6］Roca-Saavedra P，Mendez-Vilabrille V，Miranda JM，Nebot C，Cardelle-Cobas A，Franco CM，Cepeda A. Food additives，contaminants and other minor components：effects on human gut microbiota-a review. J. Physiol. Biochem. 2018，74（1）：69-83.

［7］潘柳萌，吕飖，庄树林．分子动力学模拟在有机污染物毒性作用机制中的应用．科学通报，2015，60（19）：1781-1788.

第十六章
营养素过量的毒性

随着当今食物生产和供给能力不断增强，食物多样性和消费水平显著升高，同时由于膳食补充剂、营养强化食品和保健食品的消费增加，人群发生营养素过量的风险也有所上升。营养素过量与某些常见慢性病的关系也已成为食物营养研究与食品毒理学研究的主题。本章将系统介绍能量与营养素过量可能导致的不良健康效应及其评价，以及营养素最高可耐受摄入量制定的原理及发展。

第一节　能量和营养素过量对健康的不良效应

营养素过量摄入不仅可能造成各种急慢性中毒，且与许多慢性病（如癌症、心血管疾病、糖尿病等）的发生有密切关系。近年来，能量与营养素过量可能导致的不良健康效应得到了社会各界的广泛重视。

一、　能量和宏量营养素过量及比例失调

（一）能量

能量平衡为能量摄入与能量消耗之间的动态平衡。能量摄入与能量消耗基本相等（不超过±5%）为平衡，而能量摄入大于消耗为正平衡。在正平衡状态下，能量摄入过量主要是由于蛋白质、脂肪和碳水化合物三大供能营养素摄入过多，当能量摄入超过人体需要和消耗时，便转化为糖原或脂肪贮存在人体内，可能进一步导致超重肥胖。而研究证据已表明，超重和肥胖是心脑血管疾病、癌症和 II 型糖尿病等疾病的独立风险因子。

（二）蛋白质

蛋白质作为宏量营养素之一，主要功能为提供能量以及构建机体组织。蛋白质摄入过量产生的危害可能包括以下几个方面：蛋白质经胃肠道消化吸收后，通常在肝脏中进行转化，并产生氨、尿素、肌苷等含氮物质经肾脏排泄，故摄入过多蛋白质可能增加肝肾负担；蛋白质与钙、磷与其骨代谢有关，蛋白质摄入不足或过量都破坏钙平衡并对骨组织钙含量

起负性调节作用。研究证据表明，高蛋白膳食可致尿钙排泄增加，可能使骨质疏松的风险增加；通过动物性食物摄入过多的蛋白质通常同时导致较多动物脂肪/胆固醇的摄入，从而导致相应慢性病的风险增加。

（三）脂肪与脂肪酸

膳食脂肪酸包括饱和脂肪酸、单不饱和脂肪酸、多不饱和脂肪酸。目前用于预防慢性非传染性疾病的脂肪适宜摄入范围占总能量摄入的 20%~30%。其中饱和脂肪酸摄入过多是高脂血症、高胆固醇血症、动脉粥样硬化的风险因素，饱和脂肪酸的摄入比例应不超过总能量摄入的 10%。各类不饱和脂肪酸的比例也应保持在适宜范围。膳食脂肪酸组成在体内类二十烷类物质功能介导中起重要的作用。有部分案例表明在大量食用富含 $n-3$ 脂肪酸的海产品后出血时间延长，初步证实是类二十烷酸类物质的抗凝作用所致。目前研究肯定了 $n-3$ 脂肪酸治疗关节炎、预防冠心病等心血管疾病的作用，但不能排除随着脂肪酸不饱和程度的增加，机体过氧化状态随之增强而产生的安全问题。过量 $n-6$ 不饱和脂肪酸（亚油酸）的摄入可能存在过氧化以对炎症和免疫产生影响。且在不同脂肪酸的平衡方面，研究表明 $n-3$、$n-6$ 脂肪酸在体内具有竞争性去饱和作用，如膳食中缺乏 $\alpha-$亚麻酸或膳食中亚油酸过量，可致二十碳五烯酸（eicosapentaenoic acid，EPA）的产量增加，但很少或没有二十二碳六烯酸（docosahexaenoic acid，DHA）产生。反式脂肪酸是所有含有反式双键的不饱和脂肪酸的总称，来自氢化植物油的反式脂肪酸摄入过量可导致心血管疾病的发病率升高。

（四）碳水化合物与游离糖

对机体健康和慢性病的发展过程影响最大的是碳水化合物的种类和质量。其中过量对人体健康有重要意义的主要是游离糖。游离糖指由生产商、厨师或消费者在食品中添加的单糖和双糖以及天然存在于蜂蜜、糖浆、果汁和浓缩果汁中的单双糖（不包含奶类中的乳糖）。游离糖包含了添加糖和果汁中的糖。现有研究证据已表明游离糖摄入与牙齿健康、超重/肥胖、Ⅱ型糖尿病等慢性疾病密切相关。目前一般推荐食用未经精制的含复合碳水化合物的全谷类食物。已证实适量食用全谷类食物可以降低冠心病及Ⅱ型糖尿病的发病风险，并有利于控制体重。

二、　脂溶性维生素过量

脂溶性维生素短期大量摄入可能导致急性中毒，而由于其具有蓄积性，长期超量摄入可在体内蓄积导致相应的慢性中毒。在脂溶性维生素中，目前动物和人群研究均未发现膳食或补充剂来源的维生素 K 会导致机体的不良效应。

（一）维生素 A

维生素 A 包括已形成的维生素 A 和维生素 A 原。维生素 A 的急慢性中毒主要是由于已形成的维生素 A 导致的。

1. 急性中毒

短期大剂量摄入维生素 A 可能导致急性中毒。成人一次或多次连续摄入其推荐摄入量（recommended nutrient intake，RNI）的 100 倍，或儿童摄入高于其 RNI 的 20 倍，即可能出现急性中毒症状，包括腹痛、恶心、呕吐、眩晕、视觉模糊、易激惹、头痛等症状，可因脑压升高而导致死亡。新生儿和婴儿可能出现严重皮疹、囟门突起、头痛、昏迷、死亡等。动物实验表明，维生素 A 急性摄入过多可引起大鼠、仓鼠、小鼠和犬的厌食、体重减轻、贫血甚至死亡。

2. 致畸性

目前已证实维生素 A 过量可导致出生缺陷，最敏感的时期为器官形成期。维生素 A 过量引起的出生缺陷主要有颅面部畸形、中枢神经系统畸形、甲状腺和心脏畸形等。动物实验中观察到维生素 A 对大鼠、猴和兔的最低致畸剂量分别为 35000，6000 和 2500μgRE／（kg·d）。

3. 与骨矿化的相关性

动物实验发现自发性骨折是摄入含大剂量维生素 A 饲料动物的普遍现象，即维生素 A 过量可导致骨矿物质丢失。有流行病学研究表明，当膳食视黄醇的摄入量大于 1500μg/d 时，绝经后妇女髋骨骨折的发病危险性比膳食视黄醇摄入量为 500μg/d 增加一倍，也有研究提示慢性维生素 A 中毒可导致高钙血症。但也有大量研究未发现血液视黄醇浓度、维生素 A 摄入量或服用维生素 A 补充剂与骨矿物质丢失增加和骨质疏松性骨折的风险的相关性。目前关于维生素 A 与骨骼健康的关系尚不明确。但应关注维生素 A 摄入量与骨骼健康之间的可能联系。

4. 其他毒性

维生素 A 主要贮藏在肝脏中，维生素 A 过量还可能导致肝功能异常、肝脏纤维化、肝硬化等。有流行病学研究提示维生素 A 过量可能会增加心血管疾病的发病风险（队列研究中高血清视黄醇水平与心血管疾病风险升高相关）。

（二）维生素 D

维生素 D 中毒通常是由于长期摄入维生素 D 补充剂或强化剂导致的。一般而言，儿童每天服用维生素 D 2 万~5 万 IU，连续数周或数月即可致中毒。维生素 D 过量可导致恶心、呕吐、腹泻、头痛、多尿、烦渴等症状。严重时血清钙、磷升高，并可造成血管、心肌、肺、肾等软组织钙化、弥漫性骨矿物质丢失、定向能力障碍和肾结石等。如不及时治疗，严重维生素 D 中毒可导致死亡。在一些中毒病例中发现，维生素 D 中毒程度与机体钙营养状况有关。

（三）维生素 E

在脂溶性维生素中，维生素 E 的毒性较低。摄入高剂量维生素 E 的主要效应是抑制维生素 K 的吸收、提高抗血凝素的活性而干扰血液的正常凝固过程，导致出血倾向。故在抗凝治疗的患者或维生素 K 缺乏的人群，不宜使用维生素 E 补充剂，如使用，需要监控体内维生素 K 的量以保证其正常的促凝血功能。

动物实验研究发现，大剂量维生素 E 可抑制动物生长、干扰甲状腺功能，并增加肝中脂质水平。有少量临床研究提示摄入维生素 E 补充剂可能与心血管疾病风险升高有一定相关性。研究认为，当维生素 E 摄入剂量过高可发生促氧化作用，其所造成的氧化应激可能增加了心血管疾病的发病风险。

三、　水溶性维生素过量

人体对水溶性维生素的吸收代谢及排泄有一定的调节机制，超过人体需要量的水溶性维生素可经泌尿系统排出体外，故水溶性维生素摄入过量导致的中毒相对较少，如尚未观察到维生素 B_2 经口摄入过量导致的毒性效应。但部分水溶性维生素过量摄入仍可产生相应的毒性效应，在人体中观察到的水溶性维生素导致的不良效应通常与大剂量的服用合成补充剂相关。

（一）维生素 C

维生素 C 在体内的分解代谢主要产物之一是草酸盐，过量摄取维生素 C 可能导致草酸盐经尿排泄量增加、草酸盐与钙结合可能会引起泌尿系统结石。此外，摄入过多维生素 C 还可能引起渗透性腹泻。

（二）维生素 B_6

从食物中摄取维生素 B_6 一般不会产生不良效应，而长期大量服用维生素 B_6 补充剂可能会引起不良反应，表现为感觉神经异常和光敏感反应。也有研究提示，维生素 B_6 长期过量摄入可能引起血小板聚集和血栓形成，可出现恶心、头痛、眩晕、疲劳、视力模糊、月经过多等症状，还可能引起血栓性静脉炎、血清胆固醇升高及骨骼肌无力等。

（三）烟酸

烟酸的急慢性毒性也主要见于服用烟酸补充剂以及临床上采用大剂量烟酸治疗高脂血症病人时。口服 $30 \sim 100mg/d$ 烟酸短时间即可产生血管舒张的相关症状，如颜面潮红、头晕眼花、皮肤瘙痒等，烟酰胺不引起上述反应。长期口服大剂量烟酸（$3 \sim 9g/d$）治疗高脂血症时可损伤肝脏，导致黄疸、血清转氨酶升高等症状，严重者出现爆发性肝炎、肝性脑病等。大剂量使用烟酰胺治疗高脂血症可能还伴随着胃肠道反应，如消化不良、腹泻、便秘、恶心和呕吐等。但这些不良效应均可随着剂量的降低或停药而缓解。

四、　常量元素过量

（一）钠

钠摄入过量是高血压发病的重要危险因素。钠过量的危害还包括加重肾脏负担、引起体内的钾流失、导致骨质疏松等。急性过量摄入食盐（40g 以上）可能引起急性中毒，表现为血压上升、水肿、血胆固醇升高等。

（二）钙

钙过量通常是由于钙强化食品及钙补充剂摄入过多导致。钙摄入过量致高钙血症、可能发生奶碱综合征（高血外钙伴有代谢性碱中毒及肾功能不全）；长期过量钙的摄入可能增加钙在软组织中沉积、软组织异常钙化，可能增加心血管疾病发生的风险；若钙与草酸、膳食纤维或蛋白质的摄入量同时过高，易与相应物质结合，导致泌尿道结石形成；钙与一些矿物质存在相互作用，高钙可明显抑制铁、镁、磷的吸收利用。

（三）其他常量元素

（1）磷　一般情况下不会由于膳食来源的磷导致过量，肾功能异常的病人在临床上接收含磷酸盐制剂时可能发生高磷血症，继而干扰钙吸收、增加骨质脱钙和骨质疏松以及软组织钙化的风险。

（2）镁　正常人群一般不易发生镁中毒，肾功能不全等疾病患者可能出现高镁血病，急性中毒的症状主要为腹泻、恶心、胃肠痉挛等，继而影响骨骼肌和平滑肌，严重时可发生心脏传导阻滞而死亡。

（3）钾　一般情况下不会由于膳食来源的钾导致过量，肾功能不全的病人静脉输注可能导致高钾血症，是临床上常见的电解质紊乱之一，表现为消化系统、神经肌肉系统、心血管系统的不良病症。

（4）氯　通常不会因为膳食摄入而导致氯过量，临床上的高氯血症通常也伴随着高钠。

五、 微量元素过量

（一）铁

人体没有主动将过多的铁排出体外的调节机制，导致铁排出能力有限，即人体铁负荷基本上由吸收来控制。造成铁过量的原因主要有两类：病理性铁过量，包括遗传性血色素沉着症、胃肠道吸收调控受损以及需反复输血而造成过量铁的积累；摄入过多铁而导致的铁过量。

急性铁中毒常见于摄入大剂量治疗铁，或误服大量的铁补充剂所致，局部症状主要是由于铁盐直接腐蚀胃黏膜而造成，中毒者可表现为呕吐、腹泻、消化道出血、急性肠坏死、休克甚至死亡等。由于过量铁可参与体内自由基的形成，慢性铁过量可能导致的不良效应可包括以下几方面，但研究证据尚不确切。

1. 肝脏病变

肝脏为铁过量毒性的主要靶器官。肝脏铁含量过高是肝纤维化的一个重要因素。也有研究提示，肝脏内铁的含量对乙型肝炎病毒长期携带状态的形成起十分关键的作用。

2. 神经系统疾病

目前有研究表明，异常增高的脑铁和铁诱发的氧化应激为神经退行性疾病发展的共同机制。研究显示在帕金森病、阿尔兹海默病、亨廷顿舞蹈症等患者脑部特定的区域有明显的铁沉积。

3. 心血管疾病

铁可催化羟基自由基形成，增加脂质过氧化损伤或代谢紊乱，使动脉粥样硬化发生风险升高。流行病学研究表明冠心病人群血清铁蛋白水平明显高于非冠心病人群，提示铁负荷增加可能与心血管疾病发病风险有关。血色素沉着病患者心脏纤维化的发生也有所增加。

4. 糖尿病

铁过量可能引发和加剧糖尿病及其并发症。临床研究发现，遗传性色素沉着症和反复输血的患者常常会继发糖尿病，排铁治疗能升高患者糖耐量，降低继发糖尿病的风险。哈佛大学公共卫生学院的一项 12 年的前瞻性队列研究表明，红肉来源的血红素铁的摄入与 Ⅱ 型糖尿病的发病风险正相关。另一项对三万多名没有糖尿病危险因素的健康女性的 10 年追踪研究结果表明，储存铁升高与女性 Ⅱ 型糖尿病的发病风险增高明显相关。

5. 其他

铁可能会对锌、铜、硒、钴等微量元素的体内吸收利用和功能产生影响。铁过量常伴有免疫功能障碍。

（二）锌

成人一次性摄入 2g 以上的锌即可能发生急性中毒，中毒症状主要表现为锌对胃肠道的直接刺激作用所导致的恶心、呕吐、腹痛、腹泻等。硫酸锌对大鼠的经口 LD_{50} 为 1.1g/kg。

长期通过补充剂或静脉补充锌可发生慢性中毒，主要表现为贫血、免疫力下降、高密度脂蛋白胆固醇降低等。动物实验发现，锌过量组动物食物利用率降低、生长迟缓、体重减轻，可见毛发变粗、色素不足、肺气肿、腹泻、关节炎、四肢麻木、流产、惊厥以至死亡等中毒表现。动物实验中还观察到锌过量可抑制机体的免疫功能，锌过量组大鼠胸腺、脾脏质量和胸腺指数等均明显低于适量锌对照组。锌过量还可使外周血白细胞数减少，使脾脏、胸腺和骨髓淋巴细胞增殖指数下降。有动物实验表明锌过量还可对大鼠产生生殖系统毒性，也有研究提示锌过量可能的致畸效应，妊娠大鼠补充锌过量可导致仔鼠出现体重下降、毛发减少、贫血及骨骼畸形等发育异常。过量锌摄入也可干扰其他微量元素的吸收利用，尤其可影响铜的营养状态及功能发挥。

（三）铜

人体急性铜中毒较罕见，主要由摄入了被含铜容器污染的食物饮料所致。急性中毒症状包括流涎、上腹疼痛、恶心、呕吐和腹泻。有报道显示每日通过饮水摄入剂量范围为 2~32mg 的铜离子可导致一般胃肠刺激症状。研究显示，通过饮水摄入铜导致急性胃肠刺激的阈值大约为 4.8mg/d（根据饮水中铜含量为 3mg/L 及饮水摄入量为 1.6L/d 得出）。

慢性铜中毒的主要表现为肝脏中铜蓄积，有报告提示慢性铜暴露可造成急性肝功能衰竭，但尚未得到流行病学研究证实。也有研究表明，慢性饮水铜暴露会导致儿童腹泻，长期摄入含铜自来水可产生胃肠道刺激。

慢性铜中毒主要见于 Wilson′s 病，Wilson′s 病是一种由于负责铜转运功能的 ATP 酶基因（已确认的超过 100 种）发生不同程度突变而引起的常染色体隐性遗传病，可产生铜蓄积，致使铜在肝脏、大脑和角膜蓄积，血浆铜蓝蛋白的分解、代谢和随胆汁排泄出现障碍。其表现包括肝脏、神经系统和眼部血清铜和铜蓝蛋白浓度降低，尿铜排泄增多。全球 Wilson′s 病的发病率为 1/30000，而与其相关的杂合子和无症状的 ATP 酶突变基因携带者比例为 1/90。该病在得不到治疗的情况下，铜在大脑和肝脏的蓄积，导致肝炎、溶血，最终发生肝衰竭。

印度儿童肝硬化（Indian childhood cirrhosis，ICC）是一种与肝脏铜过度蓄积相关的疾病。临床上 ICC 与 Wilson′s 病不同之处在于其肝脏损伤发生较早、有独特的肝脏组织病理表现、而血清铜浓度正常或升高。ICC 的发生归结于使用含铜和黄铜容器煮牛乳并储存牛乳的习惯。而遗传倾向仍然是许多 ICC 病例的重要因素。儿童铜中毒的风险较高，主要是由于高效吸收和胆汁排泄作用不成熟的协同作用所致。

（四）碘

急性大量摄入碘可引发急性碘中毒，主要表现为胃肠道刺激症状及神经系统症状，如恶心、呕吐和腹痛、腹泻甚至昏迷等。

慢性碘过量常见于摄入含碘高的药物（如胺碘酮等）或由于补碘不当和环境/食物碘过多造成，主要慢性毒性效应主要表现在甲状腺，碘过量摄入可导致促甲状腺激素和甲状腺激素（T3、T4）水平异常，从而增加甲状腺疾病发病风险。

1. 甲状腺疾病

（1）甲状腺肿　水源性高碘是造成高碘性甲状腺肿流行的主要原因之一。实验研究表明小鼠饮用高碘水可引起亲代的高碘性甲状腺肿大，还可引起仔鼠的高碘性甲状腺肿大；

（2）甲状腺功能减退　碘缺乏人群最常见的是出现甲状腺功能减退症。近年来国内外研究报道，碘摄入过量导致甲状腺功能减退的发病率升高。碘摄入过多可抑制甲状腺过氧化物酶 mRNA 的表达，造成甲状腺激素合成降低；

（3）甲状腺功能亢进　高碘致甲亢通常与补碘前的碘营养状况有关。流行病学研究表明，碘缺乏地区人群补碘后，甲亢的发病率明显增高。如丹麦阿尔伯格地区属中度碘缺乏地区（尿碘中位数 53μg/L），丹麦政府实行碘盐政策（碘盐浓度 13mg/kg）后，甲亢发病率有所上升。对某地 10 万人群的弥漫性甲状腺肿伴甲状腺功能亢进（Graves 病）的流行病学调查结果亦显示，碘摄入量增加为 Graves 病发生的危险因素之一。但应注意的是，碘缺乏人群在补碘后出现的甲亢通常是一过性的，与长期碘缺乏下形成的功能自主性结节相关。

（4）甲状腺炎/甲状腺癌　补碘导致的甲状腺炎发病率增加以及高碘地区自身免疫甲状腺炎（autoimmune thyroid disease，AITD）高发的现象屡有报道。体内动物实验显示，高碘饲料可加剧 AITD 动物模型的病变发展。我国一项 5 年前瞻性流行病学调查发现，碘超量和碘过量地区 AITD 的发病率呈现不同程度增高；同时还发现高碘地区的甲状腺癌发病率显著高于甲状腺癌的国际平均发病水平，提示高碘摄入可能与甲状腺癌的发生有关。但目前尚无充分的证据证明碘过量与甲状腺癌发生的相关性。

2. 其他毒性

动物实验研究发现，高碘可导致一定程度的胚胎发育毒性，如活胎平均身长较适宜碘组短、囟门闭合程度延迟以及张耳和睁眼时间滞后、骨骼畸形等发育异常。动物实验研究发现，在仔鼠脑发育期，过量碘的摄入可使脑内乙酰胆碱酯酶活性升高，导致学习记忆能力障碍。水迷宫实验中，高碘组仔鼠较适碘组仔鼠穿越迷宫的时间延长，错误次数增多。高碘还可诱发豚鼠大脑皮质和海马细胞凋亡。有流行病学研究提示高碘区儿童平均智商明显低于对照区。但高碘引起的发育异常等的流行病学研究证据尚十分有限。

（五）硒

硒对人体的必需剂量和毒性剂量之间的范围很窄，故易因摄入过量而造成中毒。食物中硒的活性和毒性取决于硒的化学形式。不同价态硒的毒性依次为天然有机硒>硒酸盐（6$^+$）>二价硒酸盐（4$^+$）>硒化物（2$^-$）>合成有机硒化合物，而元素硒相对无毒。不同形式的硒导致的硒中毒机制可能也不一样，中毒机制可能涉及干扰硫代谢、催化巯基氧化和抑制蛋白质合成等。

动物摄入高剂量硒可产生明显的急性毒性，其症状主要表现为呼吸窘迫、运动失调、呕吐、腹痛、腹泻，甚至死亡。动物长期采食高硒植物或谷物（含量大于 30mg/kg）可发生亚急性硒中毒，俗称蹒跚病和瞎撞病，主要表现为神经系统症状，最后可因神经麻痹、虚脱和呼吸衰竭而死亡。实验研究提示大鼠口服 0.6mg/（kg·d）亚硒酸钠，45d 即可发生白细胞数升高和明显的肝硬化。

慢性硒中毒的主要症状为指甲变脆、头发或指甲脱落、胃肠道紊乱、皮疹、呼出大蒜臭味以及神经系统异常等。

实验研究还提示亚硒酸钠和硒酸钠可诱导外周血淋巴细胞染色体畸变，还可导致染色体形态不良和着丝粒早裂。采用体外全胚胎培养术观察亚硒酸钠及硒酸钠对大鼠胚胎的毒性，发现两者均具有增加胚胎畸形率并抑制其生长的作用。用含亚硒酸钠的双蒸水饲养大鼠，结果显示高剂量硒可引起明显的胎盘损伤。

（六）氟

除了食物中的氟以外，饮水氟是人体过量摄入氟的重要来源之一。氟中毒主要影响骨骼、牙齿。氟对神经系统也有一定毒性，流行病学研究表明地方性氟中毒地区儿童智力发育水平低于正常对照区的儿童。

（1）氟斑牙 因为食物或饮水含氟量过高，氟损害牙釉质发育期牙胚的造釉细胞，影响牙齿的正常矿化过程，如果儿童在牙齿发育钙化期氟摄入过多，则易导致氟斑牙。氟斑牙多发于恒牙，牙面出现不透明斑块、粗糙或牙面呈黄褐色或黑色，还可出现牙缺损、牙釉质脱落等症状。氟斑牙是通过慢性氟中毒最先出现且较特征性的症状。

（2）氟骨症 氟骨症是指长期摄入过量氟化物引起氟中毒并累及骨组织的一种慢性侵袭性全身性骨病。由于体内过量的氟影响了正常钙、磷的代谢，如氟与钙结合形成氟化钙沉积于骨骼中导致骨硬化，进而导致血钙下降而引发甲状旁腺功能亢进症。氟骨症的临床症状包括腰腿关节疼痛、关节僵直、骨骼变形、骨折、骨样硬化、骨软化症以及神经根、脊髓受压迫的症状。

（七）其他微量元素

铬的毒性与其化学价态相关，六价铬毒性最大，三价铬次之，金属铬通常不引起中毒。食物中的铬均为三价铬。国际癌症研究机构（International Agency for Research on Cancer，IARC）已将六价铬列为"对人类确认的致癌物"。

锰过量通常是由于职业性吸入过量导致的锰中毒，少见通过食物摄入锰而发生中毒的报道。长期全肠外营养、肾功能不全、肝功能障碍的临床病人可能出现锰中毒。锰过量主要导致神经系统毒性。

第二节 营养素过量的不良健康效应评价

营养素过量的不良健康效应是制定营养素可耐受最高摄入量的基础数据，也是营养素风险评估的必要步骤。本节主要介绍营养素过量导致不良健康效应的评估，下一节将主要叙述营养素可耐受最高摄入量的制定及营养素过量的风险评估。

一、 营养素的体内稳态

营养素的体内稳态是指机体对营养素的缺乏或过量具有一定的调节能力，即营养素在边缘缺乏或边缘过量的情况下，正常机体可发挥一定的调控作用（对吸收、利用、蓄积、排泄的调节），协调各个器官/组织，维持机体内营养素的相对稳定状态（如血钙、血锌等并不随着膳食摄入量的改变而明显变化），故在一定的摄入范围或时间期限内并不表现出营养素缺乏/过量的不良效应。但营养素的体内稳态是有一定度量的，当未采取相应的纠正措施、营养素缺乏/过量进一步发展的情况下，超出机体内环境的协调负荷，从而打破营养素稳态，即会产生营养素缺乏/过量导致的不良健康效应的临床症状和体征。

营养素的体内稳态主要通过营养素的吸收、重吸收、再分布和再利用而调节，如在胃肠道对铁的吸收率随机体内铁储存（运铁蛋白饱和度等）而有所变动，血钙水平可通过小肠吸收、骨沉积及释放、尿钙排泄及维生素 D 的活化来进行调节、水溶性维生素摄入过多则通过尿液排出增多等。体内相应的生物标志物可能对机体体内营养素的稳态调节有一定指示作用，也可为营养素缺乏/过量的健康效应评估提供依据。

可用于营养素过量的健康效应评估的生物标志物应该是机体内可定量的生化、生理、行为或其他改变，并应尽可能的与已明确的健康效应或疾病具有较明确的指示作用和生物学意义，即超出稳态范围的体内营养素负荷可作为不良健康效应的指示物。但要充分验证营养素不良健康效应的生物标志物的有效性和实用性，须阐明营养素的体内稳态及相应阶段的指示物、明确该生物标志物的作用机制并确定不良健康效应发生的过程及生物标志物在该过程中的变化，明确效应与标志物的因果关系等。此外，生物标志物还应具有一定的特异性和敏感性，且测量结果需稳定可重复。

虽然营养素体内稳态的生物标志物可对营养素过量不良健康效应起到良好的指示作用，但目前通过验证的、与营养素摄入量具有明确相关性的生物标志物并不多，且应用时须考虑生物标志物对该营养素不同形式或长期/短期摄入的不同指示性。

二、 营养素过量的不良健康效应资料来源和评价

广义上，不良健康效应指生物体出现形态、生理、生化、生长发育、生殖功能或寿命的改变，机体正常功能受损、对额外应激的代偿能力降低，且对其他有害因素的易感性增加。营养素过量摄入可导致机体依次出现以下效应：①尚在稳态调节范围内、未产生导致不良效应的生化改变；②超出稳态调节范围，但未产生导致不良效应的生化改变；③已超出稳态调节范围，并已产生可引起潜在不良效应的生化改变；④出现可观察到的微小、可逆的不良效应；⑤出现明显但可逆的临床症状及不良效应表现；⑥出现了明显的临床症状，但器官损害尚在可逆状态；⑦不良效应逐步发展到出现不可逆的器官损害。值得说明的是，并不是所有可观察到的机体结构和/或功能上的改变都是不良健康效应，某些变化较轻微

且具有一定自限性和/或可逆性，故生物学作用不大，一般来说④~⑦内发生的效应即可纳入营养素过量的风险评估之中，但营养素过量的不良健康效应有其特殊性，如一些营养素之间的相互作用和竞争性拮抗是否可作为不良健康效应需要进行个案分析并结合科学的判断。在④之前产生的生化指标变化等也可能作为不良健康效应的生物标志物用于风险评估。

与一般的外源外学物相比，营养素过量的不良健康效应评价有其复杂性和特殊性，主要包括以下几方面：①因营养素缺乏和过量时均可能导致不良健康效应，即营养素存在两条不同的摄入剂量-反应曲线，且两条曲线相互独立、具有不同的毒性效应及作用机制，而外源化学物低于阈值的摄入一般不造成危害；②营养素及生物活性成分之间的相互作用，某营养素的过量摄入可能影响其他营养素的吸收、代谢、排泄和生物利用率等，如草酸盐、磷酸盐的摄入会抑制某些矿物质的吸收、利用，而抗坏血酸可促进它们的生物利用；③各个营养素具有特定的、选择性的代谢途径，但可由于该营养素的不同化学结构、摄入时间及其同时摄入其他膳食成分的相互作用而影响其生物利用率，从而对机体表现出不同效应；④营养素缺乏或过量的剂量-反应关系通常难以获得；⑤不同生命阶段人群敏感性的变化：在不同的年龄或生理状态下（婴儿、老年、妊娠、哺乳等），人体对营养素的不良效应的敏感性甚至毒性症状会发生变化。

（一）资源来源及数据质量评价

循证营养学是将循证医学的原则和方法应用于营养学研究，其核心仍然是充分利用现有的文献资料、系统收集和评估最佳证据，以利用营养相关政策和指南及营养干预的有效实验。故在制定营养素可耐受最高摄入量时，需要采用证据权重的方法来进行营养素过量的不良健康效应的描述。WHO 营养素风险评估专家小组推荐系统综述为有效的证据权重方法。文献和资料的收集、评价及使用原则可描述如以下几个步骤：①首先纳入相关的 Meta 分析和系统综述进行分析，也可根据所收集到的资料用 Meta 分析和系统综述的方法进行分析；②优先选用设计合理实施良好的人群随机对照干预实验（random controlled trials，RCT）和队列研究；③如果缺乏随机对照干预和队列研究，再酌情采用其他人体（临床）干预试食研究、观察性研究、病例对照研究；④在所研究效应缺乏相应的人体研究的情况，可以考虑设计合理（阳性及阴性对照、剂量设计合理、数据可信，实验结果包括剂量-效应关系等）的动物实验研究；⑤体外细胞研究和其他动物实验可提供相应的背景信息和作用机制等资料。

采用循证营养学的原则和方法进行营养素的不良健康效应识别是目前最科学的方法，其基本要求和原则包括以下几点：①研究主题明确，以确定系统综述证据收集的标准；②形成因果关系的假设：如果某一营养素过量的危害已知，即研究主题为营养素摄入与该已知危害；如危害未知，则首先应收集范围较广泛的文献以大致锁定危害；③严格遵守循证的原则，在确立纳入标准后，仅分析符合纳入标准的研究，不应考虑与研究主题不符或不符合纳入标准的研究；与研究主题相关但不符合纳入标准的研究可作为背景信息而不作为证据进行分析；如果研究者认为一项不符合纳入标准的研究极为重要应作为证据进行分析，则应相应更改研究主题或文献纳入标准进行文献再搜集和再分析；④符合研究主题和纳入标准的文献具体信息应充分纳入并分析，包括研究设计、研究对象（人群、动物、体外）、研究对象特征、研究方法的质量及质量评价标准、对目标人群的适用性、研究效应度及证据的不确定性；⑤在数据足够的情况下，应进行敏感性分析检验相关效应，并在数据适宜的情况下进行定量分析（亚组 Meta 分析或 Meta 回归分析）。

在数据收集整理时，如果所研究营养素过量的不良健康效应已得到各权威组织的公认，则应注意收集近期相关研究进一步对该效应的剂量-反应关系进行确认，并减少其不确定性。如有研究提示新的不良健康效应或对已明确的不良健康效应的更新的机制研究，则应注意检索查阅其他最新的相关资料。

1. 人群资料

就人群研究而言，营养素过量的不良健康效应的复杂性包括以下几方面：①营养素的吸收、代谢及排泄能力受个体生理特征及其营养和健康/疾病状态的影响；②营养素过量的评估须考虑不同人群的差异（年龄、性别、生理特征、膳食习惯等），如孕妇、儿童可能对某些营养素的作用特别敏感；③关于人群营养素总摄入量（包括食物、营养强化食品和营养素补充剂来源）的资料较为有限且难以获得。故目前营养素过量的不良健康效应评价的数据来源常不能只依靠人群研究，而需要结合动物实验。

营养素过量的人群资料通常较难获得。人群研究包括实验性研究（随机对照干预研究、交叉设计干预研究等设计）和观察性研究（前瞻性队列研究、回顾性队列研究、病例-对照研究以及案例报告等）。各类研究均有其优缺点，就证据等级而言，设计良好实施严谨的随机对照实验和前瞻性队列研究对不良健康效应的评估最为有效。通常对于药物或其他外源化学物，随机双盲安慰剂对照研究被认为是人体实验研究中证据等级最高的，实验期限较长的随机对照研究可提供较可靠的证据。但就营养素而言，受试物的化学结构、给予形式、给予方式及其膳食摄入等相关因素均须考虑在内，除给予受试物外的背景膳食来源的营养素摄入须重点考虑。但在观察性研究中，营养素的摄入量通常来源于膳食调查，调查结果通常是一个范围而不是一个确切的值，不同的膳食调查方法也会带来相应的不确定性。

在人群研究中用于营养素过量的不良健康效应评估的信息包括以下几个方面：①研究对象的人口学特征：研究对象的年龄、性别、种族/民族、健康状况/疾病状态、样本量；②营养素的性质、营养素摄入的剂量、营养素摄入期限、膳食及其他来源（膳食补充剂、饮水等）的营养素摄入；③研究中所采用的营养素摄入评价方法；④研究的观察终点（研究期限、疾病发生或生物标志物的变化）、营养素摄入与观察终点的关系；关键不良健康效应；⑤其他：效应量大小、混杂因素及不确定性的分析等。

根据所提取的人群研究信息评估其研究质量大致可将研究分为三类。第一类研究"偏倚小、结果可信"，即研究设计合理，研究对象、分组及营养素摄入量评估清晰、分析合理，效应终点检测合理，数据分析及结果报告清晰，无明显误差，失访描述清楚，无明显偏倚。第二类研究"有可疑偏倚，但不足以推翻结果"，即不完全符合第一类要求的研究，有一定缺陷但未造成重大偏倚，也可能由于研究缺乏相关信息而无法评价研究的局限性。第三类为"偏倚严重，可能推翻结果"，即在研究设计、数据分析或结果报告中有严重误差或不清晰的研究，包括缺乏大量关键信息的研究及存在人为误差的研究。

就营养素过量的流行病学研究而言，一项较全面的第一类研究的特点应主要包括以下几个方面：①前瞻性研究中进入队列的人员选择无偏倚；②队列的建立和追踪描述清晰；

③营养摄入的评估采用经验证的膳食调查方案；④定量分析营养素摄入的种类和数量；⑤应用经验证的方法判定不良健康效应终点；⑥记录了相关药物及膳食补充剂的摄入；⑦失访人数少且属于随机失访；⑧随访期限较长，足够观察到所研究的不良健康效应；⑨数据分析方法（采用多变量校正方法等）有效及结果报告合理。

2. 动物实验

动物实验结果通常是外源化学物的不良健康效应分析的重要数据来源，但就营养素过量而言，将动物实验研究和体外研究的结果推导到人类，相应的不确定性较外源化学物更大。除了与外源化合物相似的高剂量的动物实验推导到低剂量的人体实际摄入所带来的不确定性外，还应注意营养素在动物和人体代谢及毒性机制的可能不一致导致毒性症状的生理学意义不一，且过量引起不良健康效应的营养素剂量极可能会影响其他营养素的吸收代谢，从而产生相应毒性症状。但动物实验研究仍可为营养素过量的不良健康效应提供毒性作用机制、生物标志物、生物相关性及剂量–反应关系等有效信息。动物实验研究的质量评价也相当重要，大部分原则可参照人群研究的质量评价，但应注意所评估毒效应的种间差异、给予动物受试物的方式（人类摄入该营养素方式或所关注的摄入方式）及给予受试物时动物禁食的状态等。体外实验研究对于营养过量的不良健康效应评估的意义更为有限，但在设计良好的情况下，也可提供关于毒性作用机制、靶器官分子通路等相关信息。

（二）营养素过量的关键不良健康效应

营养素过量通常会导致一系列不良健康效应，而关键不良健康效应是指引起危害的最低摄入量水平所对应的不良健康效应。需注意的是，对应于不同的年龄/性别/生理状态的人群可能具有不同的关键不良健康效应。实际工作中，动物实验和人群研究可能会提示不同的关键不良健康效应，且根据人群研究和动物实验所推导出的具有保护性的最低剂量水平极有可能有所差异，只能根据研究质量及实际情况进行专业的评估和判定。如将动物实验的数据用于关键不良健康效应及可耐受最高摄入量的制定，应着重考虑在动物实验中观察到的不良效应与人类相关不良健康效应的相关性，同时考虑到实验动物的生长阶段和性别。在人群研究中，应注意到流行病学研究的质量等级，并应注重因果关系分析及其不确定性。如近年来流行病学研究提示过量铁摄入与Ⅱ型糖尿病的发生风险有关，但国内外各机构对相关研究证据进行评价后，认为目前流行病学研究结果尚不一致，不能确定过量铁摄入与Ⅱ型糖尿病的关联性，暂时不将该效应认为是铁过量的关键不良健康效应，更不能在此效应的基础上制定相关健康指导值。

在某些情况下，在文献分析过程中会锁定几个关键不良健康效应（有生物学意义的较低剂量水平），在这种情况下，建议分别分析相应的文献证据，针对有效的数据分别建立阈值，再权重比较各效应的生物学意义和证据强弱，从而最终确定采用的关键不良健康效应及其对应的阈值。在确定关键不良效应时，所参照研究中营养素在不同食物中的生物利用度与吸收率，不同年龄、性别、生理阶段的人群对该营养素吸收和代谢的差异，由基因或其他因素导致的个体对该营养素反应的差异，以及特殊生命阶段暴露于该营养素的影响等相关文献均应纳入分析。

在确定及对关键不良健康效应进行剂量相关评估时应注意以下几点：不良健康效应的证据应主要建立在人群资料基础上；当所关注效应的真正效应终点（如心血管疾病的发

生、发展等）不易直接测定时，研究必须使用经验证的有效生物标志物来评估；目标变量的变化应同时具有统计学意义和生物学意义。

第三节　营养素可耐受最高摄入量的制定

营养素可耐受最高摄入量是基于该营养素过量可能导致的不良健康效应的评估所制定的可保护大部分人群的参考值。目前各个国家/组织在制定相应营养素推荐摄入量时均将其制定作为一个重要的部分。

一、营养素可耐受最高摄入量概述

我国膳食营养素参考摄入量（dietary reference intakes，DRIs）：DRIs 是在每日膳食推荐营养素供给量（recommended daily allowance，RDA）基础上发展起来的一组每日平均膳食营养素摄入量的参考值。其中包括四项内容：平均需要量（estimated average requirement，EAR）、推荐摄入量（recommended nutrients intake，RNI）、适宜摄入量（adequate intake，AI）和可耐受最高摄入量（tolerable upper intake level，UL）。即营养素的最大安全摄入剂量常使用可耐受最高摄入量（upper level 或 tolerable upper intake level，UL）衡量，即只要平均每日摄入量低于 UL，对一般人群中的几乎所有健康个体都不致产生有害效应。在大多数情况下，UL 值的制定应考虑到膳食、强化食品、补充剂和添加剂等各种来源的营养素的总和。由于某些天然存在于食物中的营养素形式与补充剂中的形式不同，而毒副作用主要与强化食品和补充剂中的营养素含量有关，故其 UL 值应着重考虑这些来源。我国和美国食特营养委员会（food and nutrition board，US FNB）采用的"可耐受最高摄入量（UL）"这一术语。英国维生素矿物质专家委员会（expert group on vitamins and minerals，UK EVM）则对维生素和矿物质采用"最高安全限量（safe upper limit，SUL）"的术语，其含义是类似的。国际营养素补充剂学会联盟（The International Alliance of Dietary Supplement Associations，IADSA）强调服用营养素补充剂（而不仅是所有来源的总摄入量）有关的数据及其重要性，并由此推荐了服用营养素补充剂的维生素矿物质最高剂量，用于指导正常膳食的健康成人摄入维生素矿物质补充剂的安全剂量。

对宏量营养素而言，涉及可耐受最高摄入量的还包括宏量营养素可接受范围（acceptable macro nutrient distribution ranges，AMDR）这一概念。AMDR 为预防产能营养素缺乏，同时降低慢性病风险而提出的三大宏量营养素每日摄入量的下限和上限；即 AMDR 是指脂肪、蛋白质、碳水化合物理想的摄入量范围，该范围可以提供这些必需营养素的需要，并有利于降低慢性病的发生危险。传统上 AMDR 常用占能量摄入量的百分比表示，当摄入量高于推荐的范围，其发生慢性病的风险会相应增加。

RDA 为较早的营养素推荐量指标，主要用于预防典型的营养素缺乏症状和体征的推荐摄入量，即为确保发挥必需生理功能的营养素需要量。在以往风险评估及营养素过量的研究较缺乏的情况下，部分国家管理机构有时将 RDA 推荐作为制定 UL 值的依据，即用简单数学的方法根据 RDAs 的若干倍数来制定 UL 值。但目前营养科学界已达成共识，RDA 和 UL 是基于不同的健康效应和评价指标的，以 RDA 为依据的最高摄入量并不合理，缺乏科学性也无法达到保护作用，不能恰当地解决该维生素的安全性问题，UL 值须根据用不同的方法体系来制定。2003 年国际食品法典营养和特殊食品法典委员会（Codex Committee on Nutrition and Foods for Special Dietary Uses，CCNFSDU）即不再考虑根据 RDA 制定的最高安全摄入限量。目前大多数国家/组织制定的营养素的 UL 值均是依据风险评估的方法/原则。

二、 营养素可耐受最高摄入量制定的风险评估模型

目前 CCNFSDU 已明确提出营养素风险评估的原则，风险评估已成为制定大多数营养素最高安全摄入量方法的依据，虽然美国 FNB、欧盟食品科学委员会（Scientific Committee for Food，SCF）和英国 EVM 等组织推荐的营养素安全摄入限值的可能有所不同，但其采用的评估方法都是基于风险评估的原理，只是可能选择的不良健康效应的评估终点不一。值得注意的是，风险评估法不适用于尚未发现有不良健康效应的营养素及现有资料表明导致风险的摄入量水平与对健康有益的摄入量水平有重叠的营养素。

营养素过量风险评估的步骤及内容见图 16-1，其原则与外源化学物的风险评估方法类似，包括危害识别、危害特征描述（剂量-反应评估）、暴露评估、风险特征描述四个步骤。其中营养素的可耐受摄入量的建立主要集中在危害识别及危害特征描述阶段。

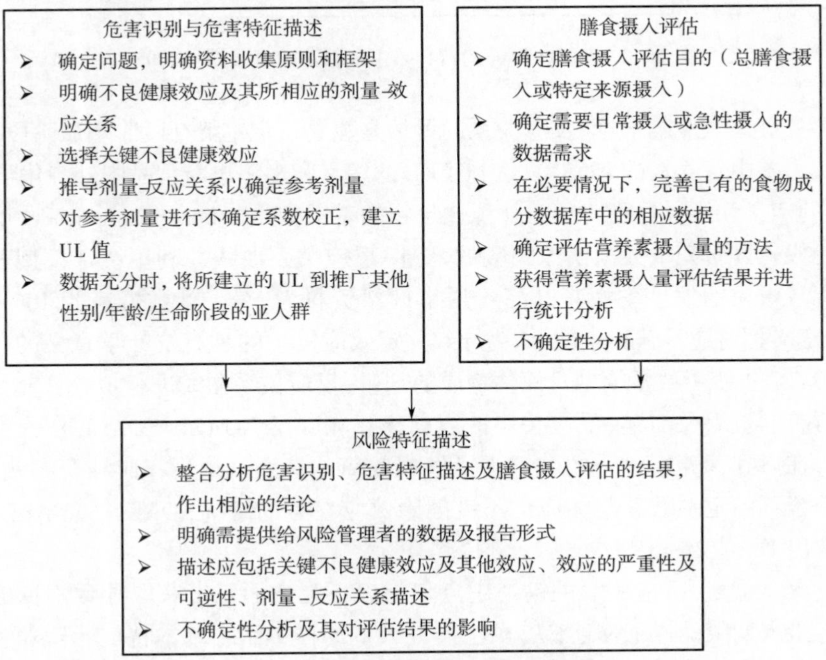

危害识别与危害特征描述
- 确定问题，明确资料收集原则和框架
- 明确不良健康效应及其所相应的剂量-效应关系
- 选择关键不良健康效应
- 推导剂量-反应关系以确定参考剂量
- 对参考剂量进行不确定系数校正，建立 UL 值
- 数据充分时，将所建立的 UL 到推广其他性别/年龄/生命阶段的亚人群

膳食摄入评估
- 确定膳食摄入评估目的（总膳食摄入或特定来源摄入）
- 确定需要日常摄入或急性摄入的数据需求
- 在必要情况下，完善已有的食物成分数据库中的相应数据
- 确定评估营养素摄入量的方法
- 获得营养素摄入量评估结果并进行统计分析
- 不确定性分析

风险特征描述
- 整合分析危害识别、危害特征描述及膳食摄入评估的结果，作出相应的结论
- 明确需提供给风险管理者的数据及报告形式
- 描述应包括关键不良健康效应及其他效应、效应的严重性及可逆性、剂量-反应关系描述
- 不确定性分析及其对评估结果的影响

图 16-1 营养素过量的风险评估模型

（一）营养素可耐受最高摄入量的制定

营养素 UL 值的制定应遵循风险评估中图 16-1 危害识别与危害特征描述的原则和步骤，实际上是即本章第二节营养素过量的不良健康效应评估的内容。WHO/FAO 营养素风险评估专家组在 2005 年即制定了《营养素和相关物质摄入上限水平的模型》的指南，图 16-2 所示为 WHO/FAO 推荐的建立 UL 值的流程，其中关键步骤包括：①关键不良健康效应的确定及描述；②NOAEL、LOAEL 及基准摄入量（benchmark intake，BI）的推导；③确定相应的不确定系数；④对相应年龄/性别/生命阶段的人群制定 UL 值；⑤酌情将该 UL 值推导到其他年龄/性别/生命阶段的人群。

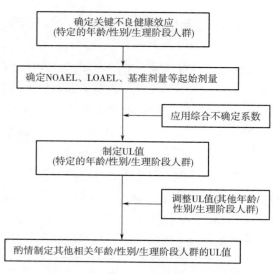

图 16-2　WHO 推荐的营养素 UL 制定的流程图（2005）

关键不良健康效应的剂量-反应关系的评估是建立一定年龄/性别/生命阶段人群 UL 值的关键步骤。图中营养素的 NOAEL 与 LOAEL 的定义和来源也与食品中外源化学物 NOAEL 及 LOAEL 的定义和推导过程一致。外源化学物的基准剂量（benchmark dose，BMD）是依据动物实验或人群研究中数据模拟相应的剂量-反应关系曲线、利用统计模型获得的可使化学毒物有害效应的发生率稍有升高（通常计量资料为 5%、计数资料为 10%）的剂量；与 BMD 的定义相对应，营养素的 BI 为导致一定效应发生的具有统计学意义的营养素的摄入量。BMD/BI 法使用数学模型对评估物质的剂量-反应关系曲线进行拟合，充分考虑了实验设计中所有剂量组及剂量-反应关系曲线斜率，克服了 NOAEL/LOAEL 作为参考剂量的很多缺陷。在得到营养素过量的关键不良健康效应的参考剂量后，应结合案例具体分析，给出一个综合不确定系数并与相应的不良健康效应参考剂量（NOAEL、LOAEL 或 BI）相除，从而得出 UL 值。

推导营养素剂量-反应关系关键考虑点包括以下几方面：①获取导致不良健康效应的摄入水平与摄入期限的详细描述；②关注研究人群的样本量、基本特征、营养素摄入的形式/途径/频率、研究人群的膳食史相关信息；③注意观察性研究中营养素摄入量调查和评估的方法；④实验性研究中，尽可能计算总营养素摄入数据而不仅是给予量；⑤在数据适宜情况下，建议进行 Meta 分析。

由于营养素的特殊性，在营养素 UL 值的制定和推荐时应着重说明以下几点：①关键不良健康效应的性质（严重性、可逆性、是否有敏感亚人群）；②不良健康效应是否与营养素的摄入形式相关（如叶酸补充剂较膳食来源的风险大或已形成的维生素 A 较其维生素 A 原风险高等）；③特定年龄/性别/生理状态人群（总膳食摄入或一定形式摄入）是否是同样的毒效应；④其他的风险人群（如营养不良、特殊疾病患者）的性质及其风险。无法建立 UL 值的情况下应解释原因（数据缺乏等），并描述结果的不确定性。

当将对某一人群所制定的 UL 值推导到其他年龄、性别、生理状态的亚人群时，需要在充分理解相应人群的生理特征和代谢及不良健康效应的异同性的基础上进行推导。在大多数情况下，如当儿童的 UL 值制定资料不足，需要从正常成人的 UL 值进行推导时，由于缺乏成年人与儿童的该营养素代谢、稳态、毒代动力学差异的相关数据，目前主要按相应的比例计算，如按年龄组的体重比、按能量需求比（又称为代谢体重，$BW^{0.75}$）、按体表面积比（可按照体重计算：$BW^{0.66}$）进行推算等，比例中的体重均为该年龄性别组的参考体重。①按体重相比：$UL_{儿童} = UL_{成人} \times （体重_{儿童}/体重_{成人}）$；②以体表面积相比：$UL_{儿童} = UL_{成人} \times （体重_{儿童}/体重_{成人}）^{0.66}$；③以能量需求相比：$UL_{儿童} = UL_{成人} \times （体重_{儿童}/体重_{成人}）^{0.75}$。在实际应用中，按体重相比的公式并没有考虑到基础代谢率及能量摄入等，仅以体重相比推算出的 UL 值通常较由体表面积或代谢体重推算出来的要低，甚至可能低于儿童的营养素需求量，故通常不采用体重比，按体表面积或代谢体重更为合理。如果假设能量与营养素的代谢与利用相平行（如维生素 B_1 和维生素 B_2），则采用能量需求比更为合理，但实际上这种比例的方法仍没有考虑到营养素的稳态及在儿童生长期需求等。能量需求的比例 $BW^{0.75}$ 也不适用于孕期妇女（能量代谢率较高）和老年人（瘦体重及基础代谢较低）。在实际应用时，针对不同的营养素，在推导 UL 时能否采用比例或者说选择哪一种比例均需要有科学的证据支撑。

（二）营养素过量的膳食暴露评估

膳食暴露评估是评估某一特定人群营养素过量风险的必要环节。膳食暴露评估主要任务是收集所关注人群的营养素/食物消费数据（包括日常膳食、营养素补充剂、营养强化食品、甚至饮水等）及食物营养成分含量数据估算出营养素摄入量。营养素的膳食摄入评估的方法与外源化学物暴露评估的方法类似，但需要注意根据评估目的合理选择膳食调查方法，并掌握各地膳食习惯、充分利用各国/地区的食物成分表数据等。营养素摄入评估应获得该地区人群营养素摄入量及其分布、营养素超过 UL 值的比例、导致营养素摄入过量的主要食物或膳食补充剂来源、营养素过量的主要人群等信息。

（三）营养素过量的风险特征描述及不确定性评估

在完成营养素的 UL 值制定和某特定地区某一特定人群的膳食暴露评估后，应对该地区人群的该营养素过量的进行风险特征描述。膳食暴露评估和风险特征描述通常具有地区/人群特异性，即其结果不能推广应用于食物供应及/或膳食模式不同的其他地区/人群。

风险特征描述应包括的要点主要有以下几方面：①不良健康效应（尤其是关键不良健康效应）的性质（严重性、可逆性）；剂量-反应关系的性质、参考剂量的制定；与摄入量、数据推导等相关的不确定性并制定定量不确定系数；UL 值的推导；②营养素摄入量评估的方法；估计超出 UL 值的人群比例、平均膳食摄入及高水平摄入人群；确定高风险的亚人群；分析营养素摄入过量的主要来源，提出相应的保护营养素摄入正常的建议和措施；③为保护特定的亚人群，评估可能还需解决以下相关问题，如：如果某种食物中该营养素的强化水平增加，不同亚人群的营养素摄入量分布的变化情况及过量的摄入情况如何？或如果对营养素补充剂的营养素的含量设置限值，低水平摄入或/和敏感亚人群的营养素摄入量能否达到推荐量？

在不确定性评估中，对于外源化学物从动物实验外推到人体时一般采用比较保守的不确定系数（uncertainty factors，UF），多数选择 100 的 UF（即 10 倍种属差异，10 倍个体变异），但就营养素的 UL 值而言，数据通常来源于人群，且就动物实验而言这些既定值可能偏大。这些系数的使用可能导致所制定的 UL 低于或接近特定人群的某些营养素 RNI（如铁、锌、铜等矿物质）。故目前主要对每种营养素进行个例分析，充分考虑来自研究对象、研究期限与数据质量等多方面的不确定因素选用 UF，如当数据资料质量较高，不良健康效应相对温和且可逆时，UF 可适当低。一般来说，应考虑以下几种不确定性：①人群变异即由研究人群推广到总人群的变异或种内变异；如果 NOAEL/LOAEL/BI 值来源于一个相对不敏感人群，则应设立相应的不确定系数以保护较敏感人群。就外源化学物而言，通常选择 10 作为种内变异的不确定系数，但对某些营养素而言，10 可能偏高（如生育期妇女维生素 A 的 UL 值、儿童维生素 D 的 UL 值等）；②种间差异：由动物实验推导到人的不确定系数，考虑到动物与人的吸收、代谢及排泄等动力学差异及毒效应差异等，可能由代谢体重来推导较外源化合物默认的 10 更为妥当，但仍应根据实际情况（如不良效应的性质）来具体分析；③LOAEL 推导到 NOAEL 值通常是 1~10 之间，这部分不确定系数的确定应考虑到研究中的剂量-反应关系曲线，如有不同的营养素摄入量下导致的关键不良效应的数据，可考虑进行数据拟合以计算 BI 来替代 NOAEL 作为参考剂量；④研究时限：参考剂量来源的研究期限较短、不足以发生所关注的不良健康效应，应增加相应不确定系数，这部分的不确定系数对于蓄积性的营养素（如脂溶性维生素）尤为重要；⑤研究质量：如人群研究质量较低（如样本量小、代表性不佳、研究终点效应测定误差等），应综合个案分析其研究质量来确定不确定系数；⑥研究对象：在个别情况下，特定年龄/性别/生理状态的人群的 UL 值不适用于该人群中的敏感亚类，如人群中的特定营养状态人群（如遗传性血色素病的铁摄入的 UL 值）等，需要在制定 UL 值时予以考虑或说明；⑦不良健康效应：所观察/评价的不良健康效应的生物学意义及效应的可逆性以及该营养素过量导致不良健康效应的机制；⑧营养素膳食摄入数据：研究是否纳入并分析讨论了营养素摄入的全部来源，干预研究也应考虑到除干预措施外是否纳入了膳食或其他来源的背景营养素摄入；⑨营养素不同形式以及在不同的膳食中其生物利用度的差异，包括食物来源与膳食补充剂、营养素强化食品来源的营养素产生危害的差异。

三、 HOI/OSL 法

采用风险评估法制定营养素 UL 值的前提是该营养素或相关成分具有已知的不良效应、能得出 LOAEL/NOAEL、BI 或其他毒性阈值。但有些营养素即使在最高的干预、使用或观察剂量下，都未观察到不良健康作用，如维生素 B_2、维生素 B_{12}、生物素等，但这不表示此类营养素无论多高剂量长期摄入都不会产生健康风险。就这类营养素而言，WHO/FAO 营养素风险评估技术小组建议采用"所观察到的最高摄入量（highest observed intake, HOI）"作为安全摄入的参考值。即现有充分数据表明，人群摄入量达到 HOI 都未观察到不良健康效应。"观察到的安全水平（observed safe level, OSL）"与 HOI 含义相似，指有足够证据表明安全的最高摄入量。HOI/OSL 法适用于尚未发现有不良健康作用的营养素及"非传统营养素"（包括叶黄素、番茄红素等植物化学物等）。需注意的是，HOI 和 OSL 并不意味着待评价物质在任何可能的摄入量水平都安全。HOI/OSL 法已用于维生素 B_{12} 及一些生物活性成分（如肉碱、辅酶 Q_{10}、硫酸软骨素、氨基葡萄糖、肌酸、叶黄素和番茄红素）及牛磺酸、L-谷氨酰胺、L-精氨酸等的风险评估。

我国居民膳食参考摄入量 DRIs（2013）目前对叶黄素的 UL 即是基于 HOI/OSL 原则根据人体资料来制定的：文献中尚未见口服叶黄素对人体及动物有不利影响。在广泛检索文献和案例报道后，发现临床试验研究对 16 名视网膜色素变性（retinitis pigmentosa）患者，每天补充叶黄素 40mg 连续 9 周，随后改为每天 20mg 叶黄素继续干预 17 周，仍未观察到明显的毒副作用。但鉴于目前人群干预试验研究使用的最大剂量为 40mg/d，均未发现毒副作用，因此将 40mg/d 作为叶黄素可耐受最高摄入量。

（陈锦瑶）

本章小结

本章主要介绍了各类营养素过量摄入可能导致的毒性效应，营养素过量的不良健康效应评价的主要方法及数据评估原则和方案，并着重讲解了营养素可耐受最高摄入量制定的方法和过量的风险评估。营养素过量是食品毒理学及营养毒理学研究的重点方向，是营养科学与毒理学的交叉点。目前营养素可耐受最高摄入量的制定主要采用风险评估的方法，在制定可耐受最高摄入量后也可结合对特定人群营养素过量的风险进行评估。

🔍 思考题

1. 简述维生素 A 过量的主要毒性效应。
2. 简述 HOI/OSL 法建立营养素可耐受摄入量的方法。
3. 如何合理地选用人群数据来评价营养素的不良健康效应？
4. 简述营养素过量的风险评估中可能的不确定性。
5. 简述 WHO 推荐的营养素 UL 值制定的程序。

参考文献

[1] 孙长灏. 营养与食品卫生学：第八版. 北京：人民卫生出版社，2017.

［2］中国营养学会. 中国居民膳食营养素参考摄入量（2013 版）. 北京：科学出版社, 2014.

［3］张立实, 李宁. 食品毒理学. 北京：科学出版社, 2017.

［4］World Health Organization/Food and Agriculture Organization of the United States（WHO/FAO）. A model for establishing upper levels of intake for nutrients and related substances: report of a Joint FAO/WHO Technical Workshop on Food Nutrient Risk Assessment. WHO Headquarters, Geneva, Switzerland, 2-6 May 2005.

［5］Codex Alimentarius Commission. Procedural Manual 19th edition, Section 4: Risk Analysis. Nutritional risk analysis: principles and guidelines for application to the work of the Committee on Nutrition and Foods for Special Dietary Uses. Rome: WHO/FAO, 2010.

［6］European Food Safety Authority. ULs for vitamins and minerals. Scientific Committee on Food. Scientific Panel on Dietetic Products, Nutrition and Allergies, Parma, Italy, 2006.

［7］Dufour A, Wetzler S, Touvier M, Lioret S, Gioda J, Lafay L, Dubuisson C, Calamassi-Tran G, Kalonji E, Margaritis I, Volatier JL. Comparison of different maximum safe levels in fortified foods and supplements using a probabilistic risk assessment approach. Brit. J. Nutr. 2010, 104 (12): 1848-1857.

［8］Flynn A, Kehoe L, Hennessy Á, Walton J. Estimating safe maximum levels of vitamins and minerals in fortified foods and food supplements. Eur. J. Nutr. 2017, 56 (8): 2529-2539.

第十七章
食品中常见的有毒有害物质

第一节　植物性食品中的天然毒性物质

植物在长期的进化过程中为了应对昆虫、微生物、人类等的威胁，在体内产生累积了特定的有毒物质，这是生物自我保护的一种手段。

植物无法自主运动，因此植物更擅长利用化学物质引导采食者的行为，这也是动植物间共同进化的体现。例如，成熟的果实香甜可口，可以吸引动物食用并帮助植物传播种子，而未成熟的果实中则往往口感差并含有多种有毒物质，告诫动物不要采食。天然植物中有毒物质主要包括抗营养因子、有毒生物碱、有毒蛋白质、外源凝集素和过敏原等。

一、抗营养因子

植物性食品原料在植物生长代谢过程中产生的干扰身体对营养素吸收利用的物质称为抗营养物（antinutritive substances），它们对动物生长和健康有害。这些物质如果对动物主要产生毒性作用，称之为毒素；如果对动物主要产生抗营养作用，则称之为抗营养因子（antinutritional factors）。

抗营养因子的抗营养作用主要表现为降低营养物质的利用、影响动物的生长和健康。抗营养因子和毒素之间没有特别明确的界限，有些抗营养因子表现出毒性作用。抗营养物可分为三类：干扰蛋白质消化或氨基酸及其他营养素的吸收与利用的物质、干扰矿物元素的吸收或代谢利用的物质、抗维生素。

（一）蛋白酶抑制剂

蛋白酶抑制剂（trypsin inhibitor）主要存在于豆类、花生等及其饼粕内，目前在自然界中已经发现有数百种，包括胰蛋白酶抑制剂、胃蛋白酶抑制剂和糜蛋白酶抑制剂，它们分别可抑制胰蛋白酶、胃蛋白酶和糜蛋白酶的活性，其中对胰蛋白酶抑制剂的研究最为广泛。

含有蛋白酶抑制剂的食物包括豆类、谷类、油料作物等的种子和禽类蛋的蛋清。胰蛋白酶抑制因子的抗营养作用主要表现在以下两方面：一是与小肠液中胰蛋白酶结合生成无活性的复合物，降低胰蛋白酶的活性，导致蛋白质的消化率和利用率降低；二是小肠中胰蛋白酶因与胰蛋白酶抑制剂结合而经粪排出体外，使其含量下降，反馈效应促使胰腺分泌更多的胰蛋白酶原到肠道中，引起动物体内蛋白质内源性消耗。胰蛋白酶抑制剂的去除方法主要包括热处理法、化学处理法、作物育种法。

（二）植物凝集素

植物凝集素（plant lectins）是一类广泛存在于植物组织中的糖结合蛋白，其结构中至少含有一个非催化结构域能可逆地结合特异性糖类或糖蛋白，对糖分子具有高度的亲和性。

大多数植物凝集素，如大豆凝集素（soybean agglutinin），在消化道中不被蛋白酶水解，可破坏小肠黏膜并干扰多种酶的分泌，导致糖、氨基酸和维生素 B_{12} 的吸收不良以及离子运转不畅，严重影响和抑制肠道对食物的消化吸收，使动物对蛋白质的利用率下降，生长受阻甚至停滞。由于肠道黏膜损伤，肠黏膜上皮通透性增加，使植物凝集素和其他一些肽类以及肠道内有害微生物产生的毒素吸收进入体内，对器官和机体免疫系统产生不良影响。此外，植物凝集素还引起肠内肥大细胞的去颗粒体作用，血管渗透性增加，使血清蛋白渗入肠腔。它还能结合淋巴细胞，从而产生 IgG 类体液抗凝集素。植物凝集素能影响脂肪代谢，还显著拮抗肠道产生 IgA，多数受损伤的小肠壁表面对肠道内的蛋白水解酶有抗性。植物凝集素可以通过高温加热的方法去除。

（三）植酸与植酸盐

植酸（phytic acid）是环己六醇六磷酸酯，即肌醇-6-磷酸酯，广泛存在于植物体内，在禾谷果实的外层（如麦麸、米糠）中含量尤其高，豆类、棉籽、油菜籽及其饼粕中也含有。植酸在植物体中一般不以游离形式存在，而是与钙、镁、钾、钠、铁等金属离子结合，以复合盐类（与若干金属离子）或单盐（与一个金属离子）的形式存在，称为植酸盐。

植酸是强螯合剂，其磷酸根可与多种金属离子（如 Zn^{2+}、Ca^{2+}、Cu^{2+}、Fe^{2+}、Mg^{2+}、Mn^{2+}、Mo^{2+} 和 Co^{2+} 等）结合成相应的不溶性复合物，形成稳定的植酸盐而不易被肠道吸收，从而降低了动物体对这些金属离子的利用，特别是植酸锌几乎不为畜禽所吸收。若钙含量过高，形成植酸钙锌，更降低了锌的生物利用率。植酸可结合蛋白质的碱性残基，抑制胃蛋白酶和胰蛋白酶的活性，可导致蛋白质的利用率下降。植酸盐还能与内源淀粉酶、蛋白酶、脂肪酶结合而降低它们的活性，使食物的消化受到影响。植酸和植酸盐的去除方法包括机械加工法，添加适量的酶制剂，添加一定的矿物元素制剂（如锌、铜、钙、镁、铁）。

（四）草酸和草酸盐

草酸（oxalic acid）又名乙二酸，在植物中大多以草酸盐的形式存在。植物中含有大量草酸盐，尤以叶部最多，如菠菜、雍菜、苋菜、牛皮菜等。在繁茂期收获的新鲜叶较晚期收获的草酸盐含量高，可达 0.3%～0.9%。植物中的草酸可以游离酸形式存在，但一般多以可溶性的钾盐、钠盐和不溶性的草酸钙结晶存在，以植物叶中含量最高，其次为花、果实与种子，茎中含量最少。

草酸是植物性食品原料中的一种抗营养因子，被人或动物摄入后，在消化道中能与二价、三价金属离子如钙、锌、镁、铜和铁等形成不溶性的草酸盐沉淀而随粪便排出，使这些矿物质元素的利用率降低。草酸盐对黏膜具有较强的刺激作用，故大量摄入草酸盐时可刺激胃肠道黏膜，从而引起腹泻，甚至导致胃肠炎。草酸盐也可在血管中结晶并渗入血管壁，引起血管坏死，导致出血。草酸盐晶体有时也能在脑组织内形成，从而引起中枢神经系统的机能紊乱。摄入体内的草酸盐 90% 以上可从肾脏排出。草酸盐结晶通过肾脏排出时，可导致肾小管阻塞、变性和坏死，引起肾功能障碍。草酸及草酸盐的消除方法包括水浸泡或用热水浸烫，可除去大部分草酸盐。食用富含草酸盐的食物时，最好与富含钙质的食物如豆腐、虾皮等一同食用，可以减少机体对草酸盐的吸收。此外，也可适当添加锌、镁、铁、铜等元素。

（五）单宁类物质

单宁（tannins）又称鞣酸（tannic acid），是水溶性的多酚类物质，味苦涩，分为缩合单宁和水解单宁。单宁具有多酚羟基结构，因此具有较强的生理活性，包括抗氧化、抗肿瘤、抗衰老、抑制微生物等对人体有益的方面，与此同时，食用过量的多酚也会导致抗营养性。

单宁主要存在于谷类、豆类籽粒、棉籽、菜籽及其饼粕和某些块根植物中。缩合单宁是由植物体内的一些黄酮类化合物缩合而成，高粱和菜籽饼中的单宁均为缩合单宁，它使菜籽饼颜色变黑，产生不良气味，降低动物的采食量。缩合单宁一般不能水解，具有很强的极性而能溶于水。单宁的酚羟基可与蛋白质结合而形成沉淀，从而降低蛋白质和碳水化合物的利用率，还通过与胃肠黏膜蛋白质结合，在肠黏膜表面形成不溶性复合物而损害肠壁，干扰某些矿物质（如铁）的吸收，影响动物的生长发育。单宁既可与钙、铁和锌等金属离子结合形成沉淀，也可与维生素 B_{12} 形成络合物而降低它们的利用率。食物中过量单宁的消除方法包括发芽法来处理抗营养因子，使产品的营养价值及适口性得到明显改善。

二、有毒生物碱

生物碱（alkaloids）一般指存在于生物体内的碱性含氮化合物，多数具有复杂的含氮杂环，难溶于水，具有旋光性，能与酸生成水溶性盐。生物碱种类众多，目前已知的生物碱有 10000 种左右，按结构可分为 59 种类型。多数生物碱对人或动物有药理作用，许多中草药的有效成分即为生物碱，也有些生物碱对人体会产生明显的毒性作用。长期的进化使人类将生物碱类物质感知为苦味，以规避生物碱的毒性作用，但也因此使得以生物碱为主要成分的中药呈现苦味。

有毒生物碱类主要存在于毛茛科、芸香科、豆科等许多植物的根、果中，它们能引起摄食者轻微的肝损伤，中毒的主要表现是恶心、腹痛、腹泻甚至腹水，长时间连续食用含生物碱的食物也可能导致死亡，一般中毒者都可康复。

存在于食物中的有毒生物碱主要有龙葵素、秋水仙碱、麦角碱、咖啡碱等。

1. 龙葵素（solanine）

龙葵素也称为马铃薯毒素、茄碱，为一种有毒的糖苷生物碱。这种生物碱主要是以茄啶为糖苷配基构成的茄碱和卡茄碱两种，共计 6 种不同的糖苷生物碱。马铃薯不同部位中龙葵素的含量差别很大，成熟的块根内含 0.004%，皮内含 0.01%，芽内含 0.5%。

2. 秋水仙碱（colchicine）

秋水仙碱也称秋水仙素，因最初从百合科植物秋水仙球茎中提取出来，故名秋水仙碱。秋水仙碱易溶于水、乙醇和氯仿，味苦，有毒。鲜黄花菜中秋水仙素含量较高，每 100g 鲜黄花菜中含 0.1~0.2mg 的秋水仙素。

3. 麦角碱（ergot alkaloids）

麦角碱为麦角菌中含有的一类有毒生物碱。麦角碱的活性成分是以麦角酸为基本结构的一系列生物碱衍生物，目前已经从麦角中提取了 40 多种生物碱。麦角菌是致禾本科植物病害的一种真菌，最喜寄生在小麦、黑麦、大麦等多种禾本科植物的子房里。麦角菌的孢子落入三麦花蕊的子房中繁殖，形成菌丝，经 2 到 3 周后发育形成坚硬、褐至黑色的角状菌核，即在麦穗上形成麦角。麦角中含有麦角碱、麦角胺、麦碱等多种有毒的麦角生物碱。

三、 蘑菇毒素

蘑菇通用名为菌菇，是一类真菌，现已知约有 3250 种。毒蘑菇又称毒蕈，我国有 100 种左右，引起人严重中毒的有 10 种。毒蘑菇中的毒物质称为蘑菇毒素（mushroom toxins），目前已发现的蕈毒素主要有鹅膏菌素、鹿花菌素、蕈毒定、蝇蕈碱、色胺类毒素、异噁唑衍生物、鬼伞素等。

各种毒蘑菇所含的毒素种类不同。多数毒蘑菇的毒性较低，中毒表现轻微。但有些蘑菇毒素的毒性极高，可迅速致人死亡。毒蘑菇含有的毒素成分尚不完全清楚。毒性较强的如毒伞肽、毒蝇碱、光盖伞素、鹿花毒素。毒蘑菇中毒的类型包括胃肠炎型，神经、精神病变型，溶血型，肝病型，呼吸与循环衰竭型，皮炎型。

由于蕈毒素一般不能通过烹调、加工破坏，而且许多毒素还没有确定而无法检测，有毒和无毒菇不易辨别，所以目前蘑菇中毒唯一的预防措施是避免食用野生蘑菇。

四、 生氰糖苷

生氰糖苷（cyanogentic glycosides）是由氰醇衍生物的羟基和 D-葡萄糖缩合形成的糖苷，生氰糖苷物质可水解生成高毒性的氢氰酸（hydrogen cyanide），从而对人体造成危害。生氰糖苷广泛存在于豆科、蔷薇科、禾本科等的 10000 余种植物中。含有生氰糖苷的食源性植物有木薯、杏仁、枇杷和豆类等，主要是苦杏仁苷和亚麻仁苷。

苦杏仁苷对小鼠的急性经口摄入 LD_{50} 为 443mg/kg，对大鼠的急性经口摄入 LD_{50} 为 405mg/kg，属中等毒性；亚麻仁苷毒性比苦杏仁苷弱，属于低等毒性。生氰糖苷有较好的水溶性，类似杏仁的核仁类食物及豆类在食用前要较长时间的浸泡；将木薯切片，用流水研磨可除去其中大部分的生氰糖苷和氢氰酸。尽管如此，一般的木薯粉中仍含有相当量的氰化物。

五、过敏原

食物过敏是指接触（摄取）某种外源物质后所引起的免疫学反应，这种外源物质就称为过敏原（allergen）。

从理论上讲，食品中的任何一种蛋白质都可使特殊人群的免疫系统产生 IgE 抗体，从而产生过敏反应。但实际上仅有较少的几类食品成分是过敏原，这些食品包括牛乳、鸡蛋、虾和海洋鱼类等动物性食品，以及花生、大豆、菜豆和马铃薯等植物性食品。

过敏原大多是相对分子质量为 10000~70000 的蛋白质。植物性食品的过敏原往往是谷物和豆类种子中的所谓"清蛋白"，许多过敏原仍未能从种子中纯化和鉴定出来。

第二节　动物性食品中的天然毒性物质

一、畜产品毒素

家畜，如猪、牛、羊等人类普遍食用的动物，在正常情况下，它们提供的食用畜产品是无毒的，除去人工饲养过程的农兽药残留外，畜产品中的毒素主要来源于以下方面。

（一）激素类

动物的一些内分泌腺体中含有大量激素，屠宰未清除或清理不当导致人误食，引发人体激素过量而中毒。

1. 甲状腺激素

甲状腺素（thyroxine）的理化性质非常稳定，一般的烹调方法达不到去毒无害化的作用。一旦误食动物甲状腺，过量甲状腺素扰乱人体正常的内分泌活动，分解代谢增高、产热增加、各器官系统活动平衡失调，出现既有甲亢症状、又有中毒特点的各种症状。

2. 肾上腺激素

肾上腺的皮质能分泌多种重要的脂溶性激素，被人误食，使机体内的肾上腺素（adrenaline）浓度增高，引起中毒。肾上腺素中毒的潜伏期很短，食后 15~30min 发病。血压急剧升高、恶心呕吐、头晕头痛、四肢与口舌发麻、肌肉震颤，重者面色苍白、瞳孔散大，高血压、冠心病者可因此诱发中风、心绞痛、心肌梗塞等，危及生命。

（二）肝脏中的有毒物质

1. 胆酸

动物肝中主要的毒素是胆酸（cholalic acid），主要存在于熊、牛、羊、山羊和兔等的肝脏中，猪肝不含足够数量的胆酸，因而不会产生毒作用。动物食品中的毒素胆酸是指胆酸、脱氧胆酸和牛磺胆酸的混合物，以牛磺胆酸（cholyltaurine）的毒性最强，脱氧胆酸次之。大量摄入富含胆酸的动物肝，特别是处理不当时，可能会引起中毒症状。

2. 维生素 A

维生素 A 为一种脂溶性维生素，在动物肝脏中含量丰富。其化学本质是具有 β-白芷酮环结构的不饱和醇。维生素 A 缺乏会导致干眼症，会出现皮肤干燥、脱屑和脱发等症状。但是过量摄入维生素 A 会引起急性或慢性中毒。动物肝脏、鱼肝油中含有丰富的维生素 A，急性中毒往往因食用超量的鱼肝油引起。

（三）乳汁中的有毒物质

乳制品中某些霉菌毒素，是经饲料进入牲畜体内，在代谢作用下产生新的毒素，进入乳汁中的。比如采用霉变的玉米作为饲料，产生黄曲霉毒素 B_1 在牛体内代谢，转化为黄曲霉毒素 M_1。

二、 贝类毒素

贝类自身并不产生毒物，但是当它们通过食物链摄取海藻或与藻类共生时就变得有毒了，足以引起人类食物中毒。蚝、牡蛎、蛤、油蛤、扇贝、紫鲐贝和海扇等贝类软体动物都有涉及。主要的贝类毒素包括麻痹性贝类毒素（paralytic shellfish poisoning）和腹泻性贝类毒素（diarrheal shellfish poisoning）两类。

麻痹性贝类毒素危害较大，其专指摄食有毒的涡鞭毛藻、莲状原膝沟藻、塔马尔原膝沟藻后被毒化的双壳贝类所产生的生物毒素，主要是岩蛤毒素（saxitoxin）、膝沟藻毒素（gonyatoxin）和新岩蛤毒素等。

少量麻痹性贝类毒素就对人类产生高度毒性，是低分子毒物中毒性较强的一种。1mg 岩蛤毒素即可使人中度中毒，对人的最小经口急性致死剂量为 1.4~4.0mg/kg。严重者常在 2~12h 之内死亡，死亡率一般为 5%~18%。

三、 鱼类毒素

（一）河豚毒素

河豚是味道极鲜美但含有剧毒的鱼类，大约 80 种河豚已知含有或怀疑含有河豚毒素。河豚毒素是一种全氢化喹唑啉化合物，微溶于水，在低 pH 时较稳定，碱性条件下易降解。河豚毒素对热稳定，100℃处理 24h 或 120℃处理 20~60min 方可使毒素完全受到破坏。

河豚毒素是强烈的神经毒素，很低的浓度就能选择性地阻断钠离子通道，阻断神经冲动的传导，使呼吸抑制，引起呼吸肌和血管神经麻痹，是自然界毒性最强的非蛋白物质之一。对人的经口最小致死量为 40μg/kg。

（二）鱼卵毒素

我国能产生鱼卵毒素（ichthyotoxin）的鱼有十多种，其中主要是淡水鱼，包括淡水石斑鱼、鳇鱼和鲶鱼等。鱼卵毒素为一类毒性球蛋白，具有较强的耐热性，100℃约 30min 使毒性部分被破坏，120℃约 30min 使毒性全部消失。一般而言，耐热性强的鱼卵蛋白毒性也强，其毒性反应包括恶心、呕吐、腹泻和肝脏损伤，严重者可见吞咽困难、全身抽搐甚至休克等表现。

（三）鱼胆毒素

鱼胆毒素（ichthyocholaotoxin）含于鱼的胆汁中，是一种细胞和神经毒素，可引起胃肠道的剧烈反应、肝肾损伤及神经系统异常。胆汁中含有毒素的鱼类主要是草鱼、鲢鱼、鲤鱼、青鱼等我国主要的淡水经济鱼类。

（四）鱼类组胺

海洋鱼类蛋白质含量、尤其游离氨基酸含量比较丰富，因此它们比其他动物组织更易腐败。海洋鱼类腐败变质后将产生一定数量的组胺（histamine）。在海产品中，鲭鱼亚目的鱼类如青花鱼、金枪鱼、蓝鱼和飞鱼等在捕获后易产生组胺，其他鱼类如沙丁鱼、凤尾鱼和鲕鱼中毒也与组胺有关。淡水鱼组胺相对较少，一般不会引起中毒。

组胺对人胃肠道和支气管的平滑肌有兴奋作用，从而导致人呼吸紧促、疼痛、恶心、呕吐和腹泻，这些症状经常伴随神经性和皮肤的症状如头痛、刺痛、发红或荨麻疹等。

（五）雪卡毒素

雪卡鱼中毒泛指食用热带和亚热带海域珊瑚礁周围的鱼类而引起的食鱼中毒现象。有超过400多种的鱼被认为是雪卡鱼，实际含毒的有数十种，其中包括几种经济价值比较重要的海洋鱼类，如梭鱼、黑鲈和真鲷等。雪卡鱼的种类随海域不同而不同，但在外观上与相应的无毒鱼很难区分。雪卡毒素中毒的症状与有机磷中毒相似。症状可持续几小时到几周，甚至数月的时间。在症状出现的几天后，有时有死亡现象发生。

（六）维生素 A

鱼肝油中含有丰富的维生素 A，大量食用鱼肝油或海鱼肝会引起急性或慢性中毒。

第三节　食品加工过程中形成的衍生毒性物质

一、多环芳烃 ［包含苯并（a）芘类］

多环芳烃（polycyclic aromatic hydrocarbon）是人类最早发现的致癌物。目前发现的多环芳烃有400多种，其中苯并（a）芘是最主要多环芳烃，在食品中最多见，且有较强的致癌活性。

（一）食品中多环芳烃的来源

多环芳烃主要由各种有机物如煤、汽油及香烟等不完全燃烧而产生，在熏、烤食品中已检出不同种类的多环芳烃，包括苯并（a）芘、苯并菲和苯并蒽，其中苯并（a）芘的检出量可达 2~200μg/kg。

（二）多环芳烃的毒性和致癌性

多环芳烃的急性毒性为中等或低毒性，如萘，小鼠经口和静脉给药的 LD_{50} 为 100~

5000mg/kg，大鼠经口给药的 LD_{50} 为 2700mg/kg。大多数多环芳烃具有遗传毒性或可疑遗传毒性，并有致癌和可疑致癌性。苯并（a）芘为高活性致癌剂，但并非直接致癌物，必须经细胞微粒体中的混合功能氧化酶激活才具有致癌性，并可通过胎盘使子代发生肿瘤。

（三）生物标志物

多环芳烃的致癌机制主要是在体内细胞色素 P4501A1 或 P4501A2 作用下发生环氧化，形成的终致癌物 7，8-二氢二醇-9，10-环氧化物与 DNA 结合形成加合物，导致基因突变，从而诱导肿瘤的发生。在多数研究中测定尿中代谢物，如尿硫醚、1-奈酚、3-萘胺、羟基菲和 1-羟基芘等均可作为机体暴露的生物标志物。

（四）预防措施

（1）避免食品直接与炭火接触，高脂食品在烹调时要避免温度过高导致脂肪裂解形成多环芳烃。

（2）防止沥青和机械润滑剂中包括多环芳烃在内的有害物的污染。

（3）去除食品中多环芳烃的措施：油脂中的多环芳烃可用活性炭去除。

（4）制定食品中多环芳烃允许量标准。GB 2762—2017《食品安全国家标准 食品中污染物限量》规定食品中苯并（a）芘的限量为熏、烧、烤肉类≤5μg/kg，油脂及其制品≤10μg/kg。

二、 硝酸盐和亚硝酸盐

（一）主要来源

1. 植物性膳食中的硝酸盐和亚硝酸盐

植物在利用氮合成氨基酸的生化反应过程中会产生硝酸盐，光合作用不充分的植物体内会积蓄较多的硝酸盐。同时，植物体内的还原酶会将部分硝酸盐还原成亚硝酸盐。所以，所有的植物中都会含有硝酸盐和亚硝酸盐。

2. 作为动物性制品的防腐剂和发色剂

腌肉、腌鱼、火腿、香肠、罐头等的加工中。GB 2760—2014《食品安全国家标准 食品添加剂使用标准》规定在肉类制品和肉类罐头中亚硝酸钠/亚硝酸钾的最大使用量为150mg/kg。

（二）毒性研究

动物毒理试验表明，亚硝酸盐大鼠经口急性毒性 LD_{50} 为 180mg/kg；亚硝酸盐的 ADI 为 $0\sim0.2$mg/（kg·d）；人体亚硝酸盐中毒剂量为 $300\sim500$mg，致死量约为 3000mg。

三、 N-亚硝基化合物

亚硝基化合物（N-nitroso compounds）是一类具有 N—N =O 结构的化合物，对动物有较强的致癌性，目前研究的 300 多种亚硝基化合物中发现 90% 具有致癌性。根据其结构可分为亚硝胺和亚硝酰胺，亚硝胺和亚硝酰胺的分子结构如图 17-1 所示。

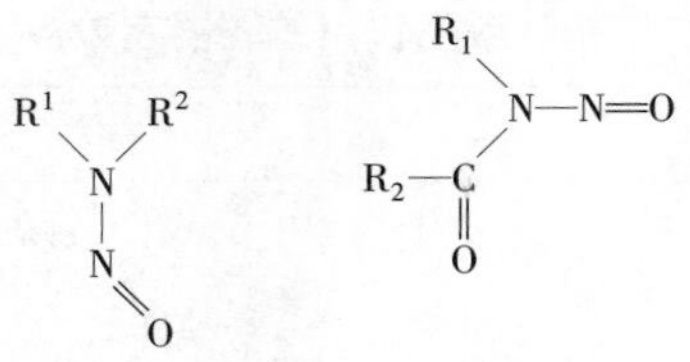

图 17-1　亚硝胺（1）和亚硝酰胺（2）的分子结构式

亚硝胺的结构 R_1 和 R_2 为烷基、芳香基和环状化合物，亚硝酰胺的 R_1 可以为烷基和芳香基，R_2 为酰基。

（一）食品中亚硝基化合物

1. 肉制品

在腌肉、腌鱼或烟熏鱼中均可检出痕量的亚硝胺，这类食品为食品中亚硝胺的主要来源。

2. 乳制品

乳制品中含量在 $0.5 \sim 5.2 \mu g/kg$ 范围内。

3. 蔬菜和水果

蔬菜和水果中含量在 $0.013 \sim 6.0 \mu g/kg$ 范围内。

4. 霉变食品

霉菌污染食品而发生霉变，使食品中仲胺和亚硝酸盐含量增高，在适宜的条件下可形成亚硝胺。

（二）N-亚硝基化合物毒性

1. 一般毒性

各种 N-亚硝基化合物的毒性作用相差很大，它们的急性毒性 LD_{50} 最低为 18mg/kg，最高者为 7500mg/kg，见表 17-1。

表 17-1　　　　　　　　　N-亚硝基化合物对雄性大鼠急性经口毒性

N-亚硝基化合物	$LD_{50}/(mg/kg)$	N-亚硝基化合物	$LD_{50}/(mg/kg)$
甲基苄基亚硝胺	18	二丁基亚硝胺	1200
二甲基亚硝胺	$27 \sim 41$	二戊基亚硝胺	1750
二乙基亚硝胺	216	乙基二羟乙基亚硝胺	≥ 7500
二丙基亚硝胺	4000	甲基亚硝基脲烷	240

2. 致癌作用

N-亚硝基化合物为强致癌物，尽管目前缺少它们对人类肿瘤的直接致癌作用证据，但它们对动物的致癌性是肯定的，甲基亚硝胺和二乙基亚硝胺致癌作用很强，而亚硝基二乙醇胺，亚硝基醇氨酸致癌性很弱。表 17-2 为一些亚硝胺致癌作用的器官特异效应。

表 17-2   亚硝胺致癌作用的靶器官效应

化合物	作用靶器官
R$_1$=R$_2$（如 DMN，DEN，DBN）	主要是肝、肾脏、膀胱和肺
R$_1$=R$_2$（如甲基苄基亚硝胺）	主要是食道、前胃、肺和肝脏
环状（NPYR，NPIP）	肝脏、食道和鼻腔
酰烷基亚硝胺	神经系统
R$_1$ 或 R$_2$ 具有的官能团	肝和膀胱

注：DMN 为二甲基亚硝胺；DEN 为二乙基亚硝胺；DBN 为二丁基亚硝胺；NPYR 为吡咯亚硝胺；NPIP 为哌啶亚硝胺。

3. 致畸作用

研究发现亚硝酰胺对动物具有致畸作用。给妊娠动物甲基亚硝基脲或乙基亚硝基脲，胎仔发现有无眼、脑积水、脊柱裂或少趾等畸形。

4. 致突变作用

亚硝酰胺是直接致突变物，能引起细菌、真菌、果蝇和哺乳类动物发生突变，而亚硝胺需经混合功能氧化酶代谢活化后才有致突变性。

（三）N-亚硝基化合物危害的预防措施

（1）改进食品加工技术。

（2）防止食物霉变及其他微生物污染。

（3）施用钼肥，避免长期施用氮肥。由于钼在生物体内作用是固氮和还原硝酸盐，是硝酸还原酶的组成成分，能降低植物中硝酸盐含量。

（4）多食用抑制亚硝胺形成的食物。提倡多吃蔬菜，少吃荤菜，增加维生素 C 摄入量。

（5）制定标准并加强监测。目前我国已制定了海产品、肉制品 N-亚硝胺类化合物的限量际准。海产品中 N-二甲基亚硝胺的限量为 ≤4μg/kg，肉制品中 N-二甲基亚硝胺为 ≤3μg/kg。

四、 丙烯酰胺

丙烯酰胺被国际癌症研究机构（IARC）划分为 2A 类致癌物。2002 年瑞典国家食品局资料表明油炸、烘烤和高度油炸食品如炸薯条、法式油炸土豆片、谷物、面包等均有高含量的丙烯酰胺。

（一）丙烯酰胺的理化性质

丙烯酰胺为白色晶体，相对分子质量为 71.09，分子结构式如图 17-2 所示。丙烯酰胺熔点为 84.5℃，在室温下缓慢升华。丙烯酰胺包含活泼的双键和氨基基团，在高于其熔点的温度下，可发生快速的聚合反应，并剧烈放热。

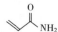

图 17-2　丙烯酰胺分子结构式

（二）食物中丙烯酰胺的来源

丙烯酰胺主要在富含碳水化合物的食品中形成，当富含碳水化合物的食品加热到 120℃时丙烯酰胺开始形成，140～180℃为生成的最佳温度。丙烯酰胺的形成可能与美拉德反应有关。

（三）食品中丙烯酰胺的含量

丙烯酰胺主要来源的食品为炸土豆条 16%～30%，炸马铃薯片 6%～46%，咖啡 13%～39%，饼干 10%～20%，面包 10%～30%，其余均小于 10%。联合国粮农组织和世界卫生组织下的食品添加剂联合专家委员会（JECFA）根据各国的摄入量，认为人类的平均摄入量大致为 $1\mu g/(kg \cdot d)$，而高消费者大致为 $4\mu g/(kg \cdot d)$，包括儿童。按体重计，儿童丙烯酰胺的摄入量为成人的 2～3 倍。

（四）丙烯酰胺的吸收、分布及代谢

进入人体内的丙烯酰胺约 90%被代谢，仅少量以原形经尿液排出。丙烯酰胺进入体内后，在细胞色素 P4502E1 的作用下，生成活性环氧丙酰胺（glycidamide）。该环氧丙酰胺比丙烯酰胺更容易与 DNA 上的鸟嘌呤结合形成加合物，导致遗传物质损伤和基因突变。目前，尚未见人体丙烯酰胺暴露后形成 DNA 加合物的报道。

（五）丙烯酰胺的毒性

1. 急性毒性

中等毒物质，大鼠、小鼠、豚鼠和兔经口 LD_{50} 为 150～180mg/kg。

2. 神经毒性

人和动物大剂量暴露于丙烯酰胺后，引起中枢神经系统的改变。而长期低水平暴露于丙烯酰胺后，则导致周围神经系统的病变，伴有或没有中枢神经系统的损害。

3. 生殖毒性

丙烯酰胺对雄性实验动物的生殖能力有损伤。高剂量的显性致死试验中，丙烯酰胺对雄性生殖细胞有毒性，其生殖发育毒性 NOAEL 为 $2mg/(kg \cdot d)$。

4. 遗传毒性

丙烯酰胺可引起哺乳动物体细胞和生殖细胞的基因和染色体异常，如微核形成、姐妹染色单体交换、多倍体、非整倍体和其他有丝分裂异常，并可诱导体内细胞转化。环氧丙酰胺可诱导大鼠肝细胞和人体乳腺细胞的非程序 DNA 合成（UDS），诱导细菌的基因发生突变。

5. 致癌性

近几年来动物试验的研究结果表明，丙烯酰胺与肺癌、乳腺癌、甲状腺癌、口腔癌、肠道肿瘤和生殖道肿瘤的发生存在相关性。

（六）丙烯酰胺的控制与预防

（1）少吃煎炸和烘烤食品，多食新鲜蔬菜和水果。

（2）通过降低烹调温度和缩短烹调时间来减少有关食品中的丙烯酰胺含量，从而可达到预防的目的。

（3）应加强食物中丙烯酰胺含量监测，研究丙烯酰胺的生成和影响条件、毒性作用和阈值等，制定食品中允许限量标准。

五、 杂环胺

目前从烹调食物中分离出的杂环胺类化合物有 20 多种，主要分为两大组即氨基咪唑氮杂芳烃类，主要包括喹啉类（IQ）、喹噁啉类（IQx）、吡啶类（PhIP）；氨基咔啉类主要包括 α-咔啉（AαC）、δ-咔啉和 γ-咔啉。

（一）食品中杂环胺的形成

烹调的鱼和肉类食品是膳食杂环胺的主要来源，食品中形成的杂环胺的前体物质主要为肉类组织中的氨基酸和肌酸或肌酸酐。根据报道，食品中 PhIP 在烹调的肉类食品中不仅广泛存在，且检出量高。在煎、烤肉类食品形成的氨基咪唑类杂环胺中，PhIP 可占 80% 以上，其次为二甲基喹噁啉类（MeIQx）占 10%，三甲基喹噁啉类 DiMeIQx 和 IQ 均小于 5%。

（二）杂环胺的毒性

1. 致突变性

Ames 试验结果中显示，在 S9 代谢活化系统中杂环胺有较强的致突变性，其中 TA98 比 TA100 更敏感，提示杂环胺可造成移码突变。除诱导细菌突变外，杂环胺还可导致哺乳类动物细胞的 DNA 损害，包括诱发基因突变、染色体畸变、姊妹染色单体互换、DNA 链断裂和程序性 DNA 合成等。IQ 和 MeIQx 对细菌的致突变性较强，而 PhIP 对哺乳细胞的致突变性较强。

2. 致癌性

所有的杂环胺对啮齿动物均有不同程度的致癌性。目前已经确定有十余种。膳食中的杂环胺在动物试验研究发现有致癌性，确定的化合物有 PhIP、IQ、MeIQ、MeIQx、4, 8-DiMeIQx、7, 8-DiMeIQx、Trp-P-1、Trp-P-2、Glu-P-1 和 Glu-P-2，所用动物包括大小鼠和猴子。

（三）杂环胺对人体致癌性的生物标志物

对杂环胺与机体交互作用的生物标志物研究发现，尿杂环胺代谢物可反映机体内暴露水平，其中 II 相代谢酶催化产物是比较理想的反映内暴露水平的标志物，如 N-OH-PhIP-N-葡萄糖苷为表示 PhIP 激活的标志物，而 N-PhIP-N$_2$-葡萄糖苷为解毒的标志物。

（四）控制食品中杂环胺形成的方法

（1）要避免用过高的温度烹煮肉和鱼。

（2）不要吃烧焦的食品或应该将烧焦部分去掉后再吃。

（3）烧烤肉类时避免食品与明火直接接触。

（4）增加蔬菜和水果摄入量。膳食纤维有吸附杂环胺并降低其活性的作用。

（5）加强监测。研究杂环胺的生成和影响条件、毒性作用和阈剂量等，制定食品中允许限量标准。

六、 糠氨酸

糠氨酸（furosine）又称呋喃素，化学式为 ε-N-2-呋喃甲基-L-赖氨酸（缩写为

FML），如图 17-3 所示。

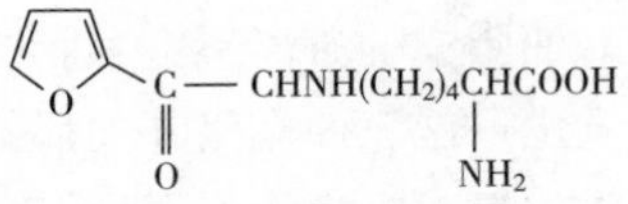

糠氨酸是直接来源于阿马多里（amadori）重排的产物，是美拉德反应初期的产物，可以反映由于发生美拉德反应而不被人体利用的赖氨酸的含量。1992 年，欧盟各国政府就将糠氨酸含量作为判断液态乳成品质量优劣的一个重要指标。常见食品中糠氨酸的含量见表 17-3。

$$\begin{array}{c} \text{O} \\ \| \\ \end{array}$$

C—CHNH(CH$_2$)$_4$CHCOOH

　　NH$_2$

图 17-3　糠氨酸分子结构式

表 17-3　　　　　　　　　常见的几种食品中糠氨酸的含量

乳制品	糠氨酸含量/ （mg/kg 蛋白质）	乳制品	糠氨酸含量/ （mg/kg 蛋白质）
原料乳	35～55	乳粉	1800～12000
巴氏消毒乳	48～75	婴儿食品（粉）	9300～18900
超高温灭菌乳	500～1800	面条	400～8500
无菌乳/灭菌乳	5000～112000	烘焙类食品	200～6000

七、　4-甲基咪唑

4-甲基咪唑（4-methylimidazole，4-MI），又称为 4-甲基-1H-咪唑，化学结构式如图 17-4 所示。

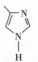

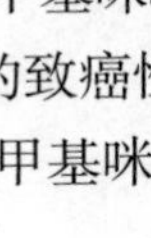

图 17-4　4-甲基咪唑分子结构式

食品中的 4-甲基咪唑大多来焦糖色素，主要是焦糖色素Ⅲ和焦糖色素Ⅳ会含有 4-甲基咪唑。焦糖化过程中，由于糖类物质与氨基类物质发生美拉德反应，形成的二羰基化合物——丙酮醛，是形成 4-甲基咪唑的重要前体。

毒理学研究表明，4-甲基咪唑的急性毒性 LD$_{50}$ 为 751mg/kg（大鼠，经口），为低毒类物质。FAO、WHO 及 JECFA 对 4-甲基咪唑作了限量规定，确定其 ADI 值为不超过 200mg/kg。2012 年，IARC 对 4-甲基咪唑的致癌性进行了评价，将其列为可能致癌物（2B）。美国加利福尼亚州政府于 2011 年将 4-甲基咪唑列为致癌化学物。

八、　油脂氧化及有害加热产物

油脂及富含油脂的食品在贮藏过程中，如果贮藏条件不当，可能会发生油脂的水解、油脂的氧化酸败及油脂的异构化等化学反应。反应的结果是出现油脂黏度升高、外观变稠、烟点降低、色泽加深、产生哈败味等感官方面的变化，同时也会引发对食用者健康的伤害，轻者呕吐或腹泻，重者损害肝脏，油脂的高度氧化产物还可能致癌。油脂的氧化酸败类型主要有水解型酸败、酮型酸败及氧化型酸败三种类型，在贮藏过程中以油脂氧化酸败最为常见。

食品油脂中的游离不饱和脂肪酸与氧所发生的一系列反应主要包括自动氧化、光氧化及酶促氧化。这三种氧化方式都是自由基反应机制，油脂中的不饱和脂肪酸被氧化生成氢过氧化物，氢过氧化物很不稳定，分解形成自由基。反应中形成的自由基可能聚合形成多聚物，有些聚合物具有机体毒性；自由基也可能生成一系列小分子化合物，如酸、醇等，这些小分子物质表现出强烈的不良风味及一定的生理毒性。

九、 氯丙醇

氯丙醇类化合物是植物蛋白质在酸水解过程中产生的污染物。如果不采取特殊的生产工艺，凡是以酸水解植物蛋白质为原料的食品中都会存在不同水平的氯丙醇，包括酱油、醋、鸡精等调味品以及某些保健食品。氯丙醇有多种同系物，包括单氯取代 3-氯-1，2-丙二醇（3-MCDP）和 2-氯-1，3 丙二醇（2-MCDP）及双氯取代的 3-二氯-丙醇（1，3-DCP）和 2，3-二氯丙醇（2，3-DCP），其中 3-氯丙醇在食品中污染量大、毒性强。因此常以 3-氯丙醇作为氯丙醇的代表和毒性参照物。

（一）氯丙醇在体内的代谢

3-氯-1，2-丙二醇可通过血睾和血脑屏障在全身分布，并可在小鼠附睾中蓄积。给大鼠腹腔注射 100mg/kg 的 3-氯-1，2-丙二醇，24h 后发现 8.5% 的 3-氯 1，2-丙二醇以原形从尿排出。3-氯-1，2-丙二醇在体内主要通过与谷胱甘肽结合进行解毒，产生 2，3-二羟基半胱氨酸和硫醚氨酸。在体内可代谢为 β-氯乳醛、β-氯乳酸、草酸和二氧化碳，因此尿液中 β-氯乳酸可作为机体接触氯丙醇的标志物。

（二）氯丙醇的毒性

1. 急性毒性

3-氯-1，2-丙二醇为中等毒物质，大鼠经口 LD_{50} 为 150mg/kg，2-氯-1，3-丙二醇经口大鼠 LD_{50} 为 120mg/kg，腹腔注射途径大鼠 LD_{50} 为 110mg/kg。

2. 亚慢性和慢性毒性

氯丙醇的作用靶器官主要为肾脏和生殖系统，还可损害肝脏和神经系统。主要表现为肝脏肿大、肾脏损害，并出现蛋白尿和葡萄糖尿。

3. 遗传毒性

一些细菌回复突变试验发现 3-氯-1，2-丙二醇有致突变作用，但所用剂量较高，微核试验未发现有致突变作用。

（三）预防和控制

降低终产品中氯丙醇的措施和方法主要是如下改进食品生产加工工艺：

（1）降低原料中脂肪和油的含量；

（2）控制酸水解过程，以减少产品中氯丙醇含量；

（3）在酸水解过程中加碱处理以除去氯离子。

第四节　食品中微生物产生的毒性物质

食品中的微生物有的对身体无害，有的会随着食物进入人体对健康造成危害，在食品生产过程中如果原料使用不当，会导致食品出现安全问题，引起食物中毒等。因此，必须要对食物中的微生物加以重视，微生物的存在会在一定程度上影响食品的食用功能，可能会导致人体的机体功能和器官遭到不同程度的损害。部分微生物属于病原微生物，常见的有大肠杆菌、李斯特菌、沙门氏菌以及变形杆菌等。这些细菌对人体的危害极大，一旦误食了含有这些细菌的食物很可能会出现中毒、头晕、眼花等症状。

一、细菌毒素

细菌是具有细胞壁的单细胞原核微生物，按形态可分为杆菌、球菌和螺形菌，是食品污染最常见的有害因素之一，在全世界所有的食源性疾病暴发的案例中，60%以上为细菌性致病菌所致。

（一）金黄色葡萄球菌毒素

金黄色葡萄球菌为革兰氏阳性兼性厌氧菌，适应环境能力强，在干燥的环境中可生存数月，其有较强的耐热性。人和动物的化脓性感染部位常为其感染源，如奶牛患化脓性乳腺炎时，乳汁中可能带有金黄色葡萄球菌；带菌从业人员直接或间接污染各种食物；畜、禽局部患化脓性感染时，感染部位的金黄色葡萄球菌对体内其他部位进行污染。金黄色葡萄球菌可产生非常耐热的肠毒素，100℃下加热30min都不能使其破坏。受污染的食物在20~37℃下经4~8h即可产生毒素。含蛋白质丰富，水分较多，同时含一定淀粉的食物，如奶油糕点、冰淇淋、冰棒等，或含油脂较多的食物，受金黄色葡萄球菌污染后易形成毒素。

金黄色葡萄球菌能产生数种引起急性胃肠炎的蛋白质类肠毒素，分为A、B、C、D、E及F五种血清型。肠毒素可耐受100℃煮沸30min而不被破坏。它引起的食物中毒主要症状是呕吐和腹泻。

（二）蜡样芽孢杆菌毒素

蜡样芽孢杆菌为革兰氏阳性、需氧或兼性厌氧芽孢杆菌。菌体不耐热，可产生不耐热的肠毒素。主要污染乳及乳制品、肉类制品、蔬菜、米粉、米饭等。在我国引起中毒的食品以米饭、米粉最为常见。

污染的食物主要为含淀粉较多的各类食物。临床以呕吐、腹泻为主要特征。病情较轻，病程短，一般不超过12h。

（三）肉毒梭菌毒素

肉毒梭菌为革兰氏阳性菌、厌氧杆菌，主要存在于罐头食品、家庭自制的腌菜、腊肉、酱菜中。在高压蒸汽 121℃、30min，或湿热 100℃、5h 方可致死。当环境条件适宜时，如 pH4.5~9.0、温度 15~55℃，肉毒梭菌芽孢杆菌产毒，即肉毒毒素，这是一种毒性很强的神经毒素，对人的致死量为 10^{-9}mg/kg，但肉毒毒素不耐热，可加热使其破坏。

二、 真菌毒素

真菌毒素是某些丝状真菌产生的具有生物毒性的次级代谢物，这些真菌包括曲霉、青霉、镰刀霉、链格孢霉、棒孢霉和毛壳菌等。

（一）黄曲霉毒素

黄曲霉毒素（AFT）是一类化学结构类似的化合物，均为二氢呋喃香豆素的衍生物。黄曲霉毒素是主要由黄曲霉（*aspergillus flavus*）寄生曲霉（*a. parasiticus*）产生的次生代谢物，在湿热地区食品和饲料中出现黄曲霉毒素的概率最高。

它们存在于土壤、动植物、各种坚果中，特别是容易污染花生、玉米、稻米、大豆、小麦等粮油产品，是霉菌毒素中毒性最大、对人类健康危害极为突出的一类霉菌毒素。

黄曲霉毒素被 IARC 划定为 1 类致癌物，是一种毒性极强的剧毒物质。黄曲霉毒素的危害性在于对人及动物肝脏组织有破坏作用，严重时可导致肝癌甚至死亡。在天然污染的食品中以黄曲霉毒素 B_1 最为多见，其毒性和致癌性也最强。

（二）赭曲霉毒素

赭曲霉毒素包括七种结构类似的化合物。其中赭曲霉毒素 A 对农产品污染最重，与人类健康最密切。赭曲霉毒素 A 是由多种生长在粮食（小麦、玉米、大麦、燕麦、黑麦、大米和黍类等）、花生、蔬菜（豆类）等农作物上的曲霉和青霉产生的。动物摄入了霉变的饲料后，这种毒素也可能出现在猪和母鸡等的肉中。赭曲霉毒素可诱发的疾病有慢性间质肾病、肾间质纤维化、肾小管变性等。我国国家标准规定谷物及其制品中赭曲霉毒素 A 的限量为 5.0μg/kg。

（三）玉米赤霉烯酮

玉米赤霉烯酮又称为 F-2 毒素，由感染赤霉病的玉米中分离得到。其产毒菌株主要是镰刀菌属。自然界中玉米赤霉烯酮最常见的两种降解产物为 α-玉米赤霉醇和 β-玉米赤霉醇，在玉米、大麦、小麦、小米中广泛出现。玉米赤酶烯酮诱发的疾病常见的有雌激素中毒症。我国国家标准规定谷物及其制品中玉米赤霉烯酮的限量为 60μg/kg。

第五节　食品包装材料污染中的毒性物质

现代包装技术已经成为食品行业不可缺少的关键环节，它不仅可以大大延长食品的保存期，还可以保持食品的新鲜度，提高食品的美观和商品的价值，但是由于使用了种类繁多的包装材料，如塑料、纸、金属包装、锡箔纸、复合材料玻璃、陶瓷等在一定程度上也增加了食品的不安全因素。

包装材料会同食物直接接触，而其中的很多成分可以迁移到食品中，这种现象可能发生在任何包装材料中，并使食品产生或积聚有毒有害物质，对身体健康产生影响。

一、　塑料包装污染中的毒性物质

塑料是一种高分子聚合树脂为基本成分，再加入一些改善性能的各种添加剂，如增塑剂、填充剂、润滑剂、着色剂等制成的高分子材料。塑料可分成热塑性塑料和热固性塑料，用于包装食品及容器的热塑性塑料有聚乙烯（PE）、聚丙烯（PP）、聚苯乙烯（PS）、聚氯乙烯（PVC）、聚碳酸酯（PC）等；热固性塑料有三聚氰胺（蜜胺）以及脲醛树脂（电玉）等。虽然塑料作为包装材料有物理性优良、化学性稳定、质量轻、方便运输、易加工成型、美观等优点，但仍存在着一些安全问题：

（1）树脂本身有一定的毒性；

（2）树脂中残留有毒单体，裂解物及老化产生的有毒物质；

（3）塑料包装容器表面的微尘杂质及微生物污染；

（4）塑料制品在制作过程中添加的稳定剂、增塑剂、着色剂等带来的危害；

（5）塑料回收材料再利用时附着的一些污染物和添加的色素可造成食品污染。

塑料中小分子单体的数目越多，聚合度就越高，塑料的稳定性就越好，当与食品接触时，向食品中迁移的可能性就越小。

二、　纸质包装污染中的毒性物质

纸或纸质材料也经常用作食品的包装，具有成本低、易获得、可回收重复利用等优点，在食品应用中，纸及其制品作为包装材料的用量也越来越大。

纸及其制品包装材料在一些发达国家占整个包装材料的 40%~50%，在我国约占 40%，常见的包装用纸主要有牛皮纸，羊皮纸和防潮纸等。虽然纸都是纯净无毒的，但是受原材料的污染，或经过加工处理，纸和纸制品通常都会含有一些化学污染物，杂质，细菌等，从而影响食品的安全性：

（1）原料中的杂质；

（2）造纸过程中添加的助剂残留；

（3）彩色颜料污染；

（4）纸表面杂质及微生物污染；

（5）纸在加工处理时含有的化学物质。

三、 金属包装污染中的毒性物质

金属作为食品包装也有很长的历史，具有包装效果优良，包装材料和包装容器的生产效率高，包装流体食品和贮藏性能好等特点。使用最广泛的是马口铁，常作为罐装食品的包装材料，而其他的金属包装近些年来也得到广泛应用。

马口铁中主要含有锌层，接触食品后部分会迁移至食品，所以目前黑铁皮的使用量更大。不锈钢容器长期存放盐，酱油，醋等会与其中的电解质发生化学反应，使有毒的金属元素溶出。铝可在神经细胞中大量滞留引起神经递质缺乏症，若铝在人体内积累过多，可引起智力下降，记忆力减弱，导致老年性痴呆。

四、 涂料包装污染中的毒性物质

食品容器涂料是涂在食品容器内壁形成一层保护膜的涂料，具有耐浸泡，耐酸碱，抗腐蚀的作用。这种涂料是在溶剂挥发后固化成膜而发挥作用。目前市面上广泛使用的涂料有聚酰胺环氧树脂、过氧乙烯树脂、环氧酚醛树脂、有机硅防粘涂料、石蜡涂料、聚四氟乙烯涂料和生漆涂料。

（1）环氧树脂中使用的固化剂常带有一定的毒性，如脂肪胺类，乙二胺会刺激皮肤和黏膜，引起过敏呈变态反应。另外所含的双酚 A 类物质会引起生殖系统病变甚至染色体异常。

（2）过氯乙烯中含有氯乙烯单体具有一定毒性，要求成膜后其单体溶出量不得大于 1mg/L。

（3）环氧酚醛涂料存在少量游离酚和甲醛等未聚合单体分子和低分子聚合物，与食品接触后会向食品中迁移而造成污染。

（4）聚四氟乙烯树脂涂料有塑料之王之称，它在涂装时分为底漆和面漆，有的底漆中含铬，使用时温度加热超过 300℃会分解产生挥发性很强的有毒氟化物。

（5）生漆涂料有两个安全性问题，一个是个别人会对漆酚产生过敏，二是生漆作为内壁涂料时其游离酚可向食品中迁移。

五、 玻璃包装污染中的毒性物质

玻璃是由硅酸盐、碱性成分（纯碱、石灰石、硼砂）等金属氧化物为原料，在 1000～1500℃高温下融化而成的固体物质。

玻璃包装相对于其他包装更加安全稳定，与大多数内容物不发生化学反应，但仍有些许不足之处。其质量大、运费高、脆性大、加工耗能大，另外，在玻璃着色时用到的金属盐，作为食品包装时容易对人造成危害。在玻璃制品的原料中，二氧化硅的毒性虽然很小，但应注意二氧化硅原料的纯度。

六、 复合包装材料包装污染中的毒性物质

所谓复合材料，就是由两种及两种以上的具有不同性质的物质黏合在一起组成的材料，而复合包装材料是在微观结构上遵循扬长避短的结合，发挥所组成物质的优点，扩大使用范围，提高经济效益的一种包装材料。它具有保护性强、操作性好、商品性高和安全卫生的特点。

复合包装材料仍有可能存在安全性问题，主要是在黏合剂的选择使用方面，聚氨酯型黏合剂是较为常见的一种黏合剂，其含有甲苯二异氰酸酯（TDI），在加热的情况下，会迁移至食品中并水解生成具有致癌性的2，4-氨基甲苯（TDA）危害人体健康，另外复合原材料中本身有毒的物质也会使食品造成污染。

七、 其他容器包装材料包装污染中的毒性物质

除了以上在生活中我们常见的食品包装、橡胶，陶瓷等也在广泛应用，如婴儿奶嘴、瓶盖垫片、瓦罐食品等，若不加强安全管理依旧会对人造成严重危害。

橡胶主要有天然橡胶和合成橡胶。天然橡胶主要成分是天然高分子化合物，含烃量达90%以上，在人体内不会被酶解吸收；而合成橡胶主要来源于石化产品，种类较多具有一定毒性，与食品接触会发生迁移污染食品，温度越高，污染量越大，常见的品种有丁腈橡胶、丁二烯橡胶、丁苯橡胶、乙丙橡胶等，均为高分子化合物聚合而成，未聚合的单体残留于橡胶制品中。

陶瓷主要安全问题由釉彩引起，含有铅、镉、砷等有害物质溶出，浸入有机酸含量高的食品中时，随食品进入人体，造成危害，因此选购陶瓷时尽量不要选用色彩鲜艳的包装餐具。

第六节　食品中农药与兽药残留

目前，全球使用的农药品种达1400多个，常用品种也有40种左右。根据化学成分和结构，可将其分为有机氯类、有机磷类、氨基甲酸酯类和拟除虫菊酯类等多个类别。

农药的大量使用带来了许多负面影响，不仅对土壤、水体、大气等自然环境造成直接污染，而且还通过食物链的生物富集作用大量残留于食物中，严重威胁着人类健康。

一、农药残留

（一）有机氯类农药残留

有机氯农药，曾常用的品种主要有 DDT、六六六（HCH）、（异）艾氏剂、（异）狄氏剂、氯丹、七氯、硫丹、毒杀芬等，尤其是 DDT 和 HCH 曾被大量应用。此类农药具有代谢和排泄缓慢、半衰期长、蓄积性强、残留高、毒性强等特点，具有"三致"作用。我国于 1984 年全面禁止使用。

（二）有机磷类农药残留

有机磷类农药是继有机氯类农药之后开发出的一类含磷的化学合成农药，大多属于磷酸酯类或硫代磷酸酯类，是我国使用量最大的一类农药，约占我国杀虫剂总量的 70%。按有机磷类农药对小鼠经口 LD_{50} 大小，将其分为 4 大类：剧毒类，包括对硫磷、甲拌磷和内吸磷等；高毒类，包括敌敌畏、氧化乐果和甲胺磷等；中等毒类，包括乐果、敌百虫和倍硫磷等；低毒类，包括马拉硫磷、辛硫磷和杀螟松等。目前此类农药中的一些剧毒、高毒品种已逐渐被限制或禁止使用，如我国已于 2008 年 1 月 9 日起停止甲胺磷、对硫磷、甲基对硫磷、久效磷和磷胺在国内的生产、流通和使用。

（三）氨基甲酸酯类农药残留

氨基甲酸酯类农药是针对有机磷类农药的缺点，在研究毒扁豆碱生物活性及其化学结构关系的基础上开发出的一类植物源农药，经常使用的约有 40 种。常用品种主要有西维因、叶蝉散、涕灭威、呋喃丹、异索威、灭草灵等。除涕灭威、可百威等少数品种毒性较强外，多数氨基甲酸酯类农药品种对人和动物毒性较低。

动物试验表明，除西维因等少数品种外，多数氨基甲酸酯类农药并无明显"三致"作用、繁殖毒性和神经毒性；人群流行病学调查显示，至今未见此类农药对人有"三致"作用的直接证据。

（四）拟除虫菊酯类农药残留

拟除虫菊酯类农药是继有机氯、有机磷和氨基甲酸酯类农药后，于 20 世纪 70 年代模拟天然除虫菊酯的化学结构开发出的一类仿生合成农药。常用品种有 20 余个，包括甲氰菊酯、氯氰菊酯、氰戊菊酯、溴氰菊酯、联苯菊酯等。但目前一些毒性较大的品种已逐渐被限制或禁止使用。如我国从 1999 年 11 月起，禁止氰戊菊酯农药、含氰戊菊酯有效成分的农药（如来福灵）以及含氰戊菊酯的混配农药在茶叶生产上应用。拟除虫菊酯类农药一般无明显蓄积性和慢性毒性，对皮肤和/或眼睛也无刺激作用或仅有轻微作用，也无明显的"三致"作用。

二、兽药残留

（一）激素类

通常将天然激素及其制剂以及合成的激素衍生物或类似物统称为激素类药物。其中，性激素类药物和 β-激动剂是人类和畜禽疾病防治及食品动物生产中使用最广泛的激素类药物之一。

1. 性激素类药物

性激素类药物包括天然的性激素及其制剂和人工合成的激素衍生物或类似物，以合成性激素类药物为主。根据化学结构，可将其分为甾类和非甾类两大类。此类药物口服易吸收，吸收后多数品种（己烯雌酚等除外）主要在肝脏进行代谢，排出体外，但其代谢物可在体内尤其是肝、肾、脂肪等可食组织中残留，其中孕酮、炔雌醚等孕激素主要残留于脂肪组织，己烯雌酚则主要残留于肝、肾。

在人类和畜禽疾病治疗及食用动物生产中，短期、小剂量使用此类药物不仅不会对人和动物造成严重危害，而且有利于畜产品生产。但长期大量使用尤其是非法使用或滥用此类药物后，会对人和动物健康造成潜在危害，可影响第二性征、性器官结构与功能，造成肝、肾功能损伤，诱发疾病和癌症。

2. β-激动剂

β-激动剂又称β-兴奋剂，其化学结构和药理性质类似于肾上腺素和去甲肾上腺素，属拟肾上腺素药物，以克伦特罗应用最普遍。克伦特罗因其制剂常用盐酸盐形式，又称盐酸克伦特罗，俗名"瘦肉精"。具有热稳定性，一般烹调方法（100℃）不能破坏其活性。

我国《动物性食品中兽药最高残留限量》规定：禁止将克伦特罗及其盐和酯、沙丁胺醇及其盐和酯、西马特罗及其盐和酯用于食品动物，并要求其在所有食品动物的所有可食组织中不得检出。

（二）抗生素类药物残留

抗生素类药物在动物性食品中残留，会造成人体多器官系统受损，并引起一系列不良反应，如过敏反应，肝、肾、消化系统、心血管与造血系统、神经系统等结构与功能异常，肠道微生物正常菌群破坏，细菌产生耐药性，二重感染，影响营养素吸收利用，以及其他毒副作用等。

1. β-内酰胺类抗生素

β-内酰胺类抗生素是分子中含有β-内酰胺环结构的一类抗生素的总称，为人畜共用抗生素。主要包括青霉素类（penicillins）和头孢菌素类（cephalosporins），其中前者常用品种有青霉素钠盐或钾盐、氨苄青霉素钠、青霉素 V 钾等，后者包括头孢氨苄、头孢孟多、头孢吡肟等。

2. 大环内酯类抗生素

通常所说的大环内酯类抗生素（macrolides）指微生物产生的、其分子中含一个 12~16 元大环并有内酯结构的一类弱碱性抗生素。此类抗生素为人畜共用抗生素，常用品种包括红霉素、阿奇霉素、泰乐菌素、替米考星、依维霉素等。

3. 四环素类抗生素

四环素类抗生素（tetracyclines）为由链霉菌属产生或经半合成制取的分子中含有十二氢化骈四苯结构的一类衍生物，由于这类抗生素的细菌耐药性普遍、毒副作用大、不良反应多等问题，使用受到很大限制，如欧洲已禁止这类抗生素作为动物促生长目的的应用。目前，四环素类抗生素常用作兽药和饲料添加剂的品种主要有金霉素、土霉素、四环素、多西环素等，我国允许使用土霉素钙盐。

4. 氨基糖苷类抗生素

氨基糖苷类抗生素（aminoglycoside antibiotics）由微生物产生或经人工半合成制取的一类由2或3个氨基糖与一个氨基环己醇以醚键连接而成的苷类抗生素，称氨基甙类或氨基环己醇类抗生素，为人畜共用抗生素。常用品种主要有两类，一类是抗菌性的如新霉素、大观霉素、安普霉素等，另一类是驱线虫的，如越霉素A、潮霉素B等。

5. 酰胺醇类抗生素

酰胺醇类抗生素是由委内瑞拉链霉菌或 *Hydrocarbonclastus* 棒状杆菌产生或人工合成的分子中含有D-（-）-苏-1-对硝基苯基-2-氨基-1，3-丙二醇结构的一类广谱抗生素的总称，又称氯霉素类抗生素，为人畜共用抗生素。主要包括氯霉素及其衍生物和甲砜霉素及其衍生物两大类，尤以氯霉素及其衍生物为主，其中常用品种包括氯霉素、甲砜霉素、氟苯尼考（兽医专用）等。

第七节　重金属污染

食物中含有80余种金属和非金属元素，其中一类是人体必需且在食物中大量存在的常量元素，如碳、氢、氧、钙、钾、钠、磷等；另一类被称为营养必需的微量元素，如铜、铁、锌、锰、碘、硒等；还有一些元素既不是人体必需的，又不是有益的，甚至对人体还有一定的毒性，这类元素称为有毒元素，如汞、铅、镉、砷等。一般将微量元素和有毒元素合称为限量元素。限量元素尤其是有毒元素一般具有蓄积性强、半衰期长、在体内不易排出等特点，并可通过如农用化学物质、食品添加剂、食品加工设备等的使用，工业"三废"的排放，食物链的富集等多种途径直接或间接污染食品，经饮食、饮水、呼吸等途径进入人体后对机体造成多种损害。因此，限量元素尤其是有毒元素对食品的污染及其安全性问题受到全球高度关注。下面介绍汞、镉、铅和砷的残留与毒性。

一、汞

汞（hydrargyrum，Hg）又称水银，是地球上储量较大、分布极广的一种银白色液态重金属元素。汞在自然界中以元素汞、无机汞化物和有机汞化物3种形式存在。元素汞常温下易挥发；硫酸汞、卤化汞和硝酸汞等二价无机汞盐易溶于水，一价无机汞化物（如氯化亚汞）微溶于水；一些有机汞化物（如甲基汞、乙基汞、氯化乙基汞等）还具有挥发性。

（一）污染来源

几乎所有食品都含汞，但除鱼、贝类等水产品含量较高外，多数食品中汞的含量较低。造成食品汞污染的原因和途径主要是自然环境中的汞污染，含汞"三废"物质和农药污染，食物链的生物富集作用，食品在加工与贮运过程中被污染。

（二）毒性与危害

汞及其化合物可经人消化道、呼吸道和皮肤吸收，胎儿可通过胎盘吸收，尤其是有机汞的吸收率较高。吸收后广泛分布于体内各组织和体液中，尤以肝、肾、心、脑、骨等组织含量较高。体内半衰期长，如元素汞、无机汞和甲基汞分别为约 60d、40d 和 80d。除元素汞外，所有汞化物在体内代谢缓慢，主要随尿和粪便排出，但排泄较缓慢。因此，汞易在体内有蓄积性，危害较大。

（三）安全限量

我国《动物性食品中兽药最高残留限量》规定：禁止将氯化亚汞（甘汞）、硝酸亚汞、醋酸汞和吡啶基醋酸汞用于所有食品动物，并要求其在所有食品动物的所有组织中不得检出。我国 GB 2762—2017《食品安全国家标准　食品中污染物限量》规定了部分食品中汞的最高残留限量（maximum residue limit，MRL）（mg/kg）：乳及乳制品和蔬菜及其制品≤0.01（以 Hg 计），粮食（成品粮）≤0.02（以 Hg 计），肉、鲜蛋（去壳）≤0.05（以 Hg 计），鱼类（不包括食肉鱼类）及其他水产品≤0.5（甲基汞），食肉鱼类（如鲨鱼、金枪鱼及其他）≤1.0（甲基汞）。

二、铅

铅（plumbum，Pb）为地壳中含量最丰富的一种灰白色、质软的重金属元素。铅在自然界中主要以化合物形式与其他矿物元素（如锌、铜、银等）共存，元素铅含量很少。元素铅的熔点 327℃，加热至 400~500℃时可形成铅蒸气和生成氧化铅，不易溶于酸碱溶液，但可溶于热浓硝酸、沸浓盐酸及硫酸。

（一）污染来源

几乎所有食品都含铅，但除一些特殊食品如传统工艺生产的皮蛋等铅含量较高外，多数食品铅含量较低。植物性食品铅含量一般高于动物性食品，且前者以根茎类的铅含量最高，动物性食品中以骨骼和内脏高于肌肉、脂肪等。造成食品铅污染的主要原因和途径与汞基本类似。除此之外，汽车尾气排放也是造成食品铅污染的重要原因之一。含铅材料（如马口铁、陶瓷、搪瓷等）制造的食品容器（如锡酒壶、陶器、加工机械等）和包装材料的使用也可能造成食品铅污染。

（二）毒性与危害

正常人铅每日平均摄入量 200~400μg，其中绝大多数（85%~90%）经消化道摄入，少部分经呼吸道吸入。铅吸收进入人体后最初主要分布于肝、肾、肺、脾、脑等软组织，数周后约 95%的铅以不溶性磷酸铅沉积于骨骼和毛发中。骨铅呈稳态，并与血液和软组织中的铅保持着动态平衡。铅在人体内的半衰期长，一般为 1460d，骨中为 3650d。体内铅代谢困难且缓慢，主要随尿（约排出量 76%）和粪便排出，但排泄缓慢，故铅蓄积性强，易在体内残留，对人类健康危害大。

（三）安全限量

我国 GB 2762—2017《食品安全国家标准　食品中污染物限量》规定了部分食品中铅的 MRL（mg/kg）：婴儿配方乳粉（乳为原料，以冲调后乳汁计）≤0.02，鲜乳、果汁≤

0.05mg/L，水果、蔬菜（球茎、叶菜、食用菌除外）≤0.1，谷类、豆类、薯类、畜禽肉类、鲜蛋、果酒、小水果、浆果、葡萄≤0.2，球茎蔬菜、叶菜类≤0.3，鱼类、可食用畜禽内脏≤0.5，茶叶≤5.0。

三、镉

镉（cadmium，Cd）是一种微带蓝色的银白色重金属元素。自然界中分布广泛，且几乎都以无机化合物形式与其他矿物元素（如锌、铜、铅等）共存。无机镉化物有的溶于水，有的不溶于水。有机镉化物很不稳定故自然界中不存在，生物体内的镉多与蛋白质结合存在。

（一）污染来源

几乎所有食品都含镉，但除贝类、鱼类等水产品和动物肾中镉含量较高外，多数食品中镉含量并不高。造成食品镉污染的主要原因和途径与汞基本类似。除此之外，含化肥及含镉材料制造的食品容器和包装材料的使用也是造成食品镉污染的原因之一。

（二）毒性与危害

正常人每日通过食物摄入的镉为 10~40μg，一般不会危及人类健康。镉主要经呼吸道（吸收率25%~50%）和消化道（吸收率5%左右）快速吸收，吸收后广泛分布于体内各组织和体液中，其中经呼吸道摄入的镉主要分布于肾、肝和肺，经消化道摄入的镉主要分布于肾和肝，其次是脾、胰等组织。镉在体内的半衰期很长（10~40年），代谢非常缓慢，主要随粪便（70%~80%）和尿排出。因此，镉及其化合物易在体内长期大量蓄积残留，对人类健康造成危害。

（三）安全限量

我国 GB 2762—2017《食品安全国家标准　食品中污染物限量》规定了部分食品中镉的 MRL（mg/kg）：鲜蛋、水果、新鲜蔬菜≤0.05，鱼、畜禽肉类、面粉、杂粮（玉米、小米、高粱、薯类）、根茎类蔬菜（芹菜除外）≤0.1，大米、大豆、叶菜、芹菜、食用菌类≤0.2，花生、畜禽肝脏≤0.5，畜禽肾脏≤1.0。

四、砷

砷（arsenic，As）是一种有灰、黄和黑色三种颜色同分异构体的半金属元素，在自然界中分布广泛，主要以化合物（尤其是硫化物）形式与其他矿物元素（如铜、铅、锌、铁等）并存。

（一）污染来源

几乎所有食品都含砷，但除鱼、虾等水产品砷含量较高外，多数食品中砷含量并不高。造成食品砷污染的主要原因和途径与汞基本类似，尤其是含砷农药（如砷酸铅制剂等）、饲料添加剂（如阿散酸等）、药物（如新砷凡纳明）等的使用是造成食品砷污染的重要原因。

（二）毒性与危害

正常人每日砷摄入量 70~170μg 一般不会对人体造成危害。砷主要经消化道和呼吸道吸收，吸收后广泛分布于体内各组织和体液中，尤以肝、肾、脾、消化道、肌肉等组织含量较高，皮肤、毛发、指甲和骨骼也是体内砷的主要贮存库。砷在肝中代谢后主要随尿和粪便排出，但代谢物和原形在体内的蓄积性强，长时间大量残留对人体危害大。

（三）安全限量

我国 GB 2762—2017《食品安全国家标准　食品中污染物限量》规定了部分食品中砷的 MRL（mg/kg）：蔬菜≤0.5（总砷），肉及肉制品≤0.5（总砷），鲜乳≤0.1（总砷），面粉≤0.5（总砷）、鱼≤0.1（无机砷），油脂及其制品≤0.1（总砷），大米和糙米≤0.2（无机砷），乳粉<0.5（总砷），贝类、虾蟹类、其他水产品≤0.5（无机砷），糖果、可可脂、巧克力≤0.5（无机砷）。

第八节　食品掺假与非法添加案例分析

一、"香精大米"

俗话说"国以民为本，民以食为天，食以安为先"，粮食为我们生活之所系，大米又是粮食之根本，清香可口的大米一直深受大众喜爱，食品掺假与非法添加也随着人们的需求而来。据央视《消费主张》披露，在西北地区最大的粮油批发市场西安粮油批发交易市场及附近，为了使假冒的五常"稻花香"有香味，在加工过程中添加香精，几乎已经是公开的秘密。据说加工 10t "香米"，需要不到 1kg 的香精。香精大米即在大米抛光的过程中加入香精，原本普通的大米经过香精的润滑，就具备了原本普通大米不具有的特殊香味，香精大米也就堂而皇之地登上了人们的餐桌。GB 2760—2014《食品安全国家标准　食品添加剂使用标准》关于食品添加剂的使用原则规定：不应掩盖食品本身或加工过程中的质量缺陷或以掺杂、掺假、伪造为目的而使用食品添加剂。而且 2009 年，国家卫生部监督局公开征求《食品用香料、香精使用原则》（征求意见稿）意见函和国家卫生部专门发布的公告明确列明：大米等粮食生产者不得在生产加工过程中使用香精香料。大米中非法添加了液体香精给大米的食用带来了安全隐患，对人体构成潜在的健康危险。

食用香料有 1700 种以上，香料的使用增强了食品的风味。但是再好的物质都是适度有益，过度有害。即使是天然香料也具有一定的药用活性和毒性。例如，乳粉等食品中的香兰素对大鼠经口的 LD_{50} 为 1.58g/kg，毒性 ADI 为 0~10mg/kg。

二、"雕白粉豆腐"

豆腐是我们餐桌上常见的食材，然而，很多豆腐并不像其颜色看起来那么"清白"，一些小作坊生产的豆腐，在制作环节可能使用非法添加物，比如 2014 年青岛市黄岛区食药监局灵山卫食药所查处两处豆腐黑作坊，就给豆腐加了雕白粉使其看起来白嫩可口。雕白粉（吊白块）是次硫酸氢钠甲醛的俗称，常用于工业漂白剂、还原剂等，是一种强致癌物质，对人体的肺、肝脏和肾脏损害极大，普通人经口摄入 10g 纯吊白块就会中毒致死，为加强对可能添加次硫酸氢钠甲醛（吊白块）产品质量及其生产经营的监督管理，杜绝吊白块掺入食品和用于食品生产加工，保证人民群众的生命安全及身体健康，根据《中华人民共和国产品质量法》、《中华人民共和国标准化法》的有关规定及国务院关于整顿和规范市场经济秩序的有关精神，质检总局制定了禁止在食品中使用次硫酸氢钠甲醛（吊白块）产品的监督管理规定。吊白块的毒性与其分解时产生的甲醛有关。口服甲醛溶液 10~20mL 可致人死亡。口服甲醛溶液后很快吸收，甲醛的致癌性在国内外都是受到高度关注的。

基于甲醛急性毒性和对人体健康的影响，美国环保局限定甲醛仅能在限定范围和应用量的条件下作为动物食品添加剂。虽然根据目前收集到的资料显示，豆腐、面粉及粉丝中检测出的次硫酸氢钠甲醛分解产生的甲醛浓度虽尚不足以引起食用者发生严重的急性中毒，但其长期、潜在的影响应引起人们的高度重视。

三、"三聚氰胺奶粉"

2008 年家喻户晓的三鹿三聚氰胺奶粉事件至今仍让我们心有余悸。2008 年 6 月 28 日，兰州市的解放军第一医院收治了首例患"肾结石"病症的婴幼儿。家长反映，孩子从出生起，就一直食用河北石家庄三鹿集团所产的三鹿婴幼儿奶粉。9 月 11 日，除甘肃省外，中国其他省区都有类似案例发生。经相关部门调查，高度怀疑石家庄三鹿集团的产品受到三聚氰胺污染。三聚氰胺是种化工原料，可导致人体泌尿系统产生结石。9 月 13 日，卫生部证实，三鹿牌奶粉中含有的三聚氰胺，是不法分子为增加原料奶或奶粉的蛋白质检出量，而人为加入的。动物的毒理学实验表明，以三聚氰胺给小鼠灌胃的方式进行急性毒性实验，灌胃死亡的小鼠输尿管中均有大量晶体蓄积，部分小鼠肾脏被膜有晶体覆盖。亚慢性毒性试验结果表明，以三聚氰胺掺入饲料喂养动物，动物肾脏中可见淋巴细胞浸润，肾小管管腔中出现晶体，血清尿素氮（BUN）和肌酐（CRE）升高。

三聚氰胺作为化工原料，可用于塑料、涂料、黏合剂、食品包装材料的生产。三聚氰胺不是食品原料，也不是食品添加剂，禁止人为添加到食品中。资料表明，三聚氰胺可能从环境、食品包装材料等途径进入到食品中，其含量很低。为确保人体健康和食品安全，根据《中华人民共和国食品安全法》及其实施条例规定，卫生部等五部门在总结乳与乳制品中三聚氰胺临时管理限量值公告（2008 年第 25 号公告）实施情况基础上，考虑到国际食品法典委员会已提出食品中三聚氰胺限量标准，特制定我国三聚氰胺在食品中的限量值。婴儿配方食品中三聚氰胺的限量值为 1mg/kg，其他食品中三聚氰胺的限量值为 2.5mg/kg，高于上述限量的食品一律不得销售。

四、"苏丹红鸭蛋"

　　中央电视台《每周质量报告》2006年11月12日报道，在北京市场上，一些打着白洋淀"红心"旗号的鸭蛋宣称是在白洋淀水边散养的鸭子吃了小鱼小虾后生成的。但当地养鸭户却表示，这种红心鸭蛋并不是出自白洋淀，正宗白洋淀产的鸭蛋心根本不红，而是呈橘黄色，主要吃玉米饲料。据央视随后调查，石家庄平山县、井陉县的一些养鸭户和养鸭基地，在鸭子吃的饲料里添加了一种"红药"，这样生出来的鸭蛋呈现鲜艳的红心，而且加得越多，蛋心就越红。当地人都把这种加了红药的蛋叫做"药蛋"，自己从来不吃。经过中国检验检疫科学院食品安全研究所检测，结果发现这些鸭蛋样品里含有偶氮染料苏丹红Ⅳ号，含量最高达到了0.137mg/kg。苏丹红分为Ⅰ、Ⅱ、Ⅲ、Ⅳ号，都是工业染料，有致癌性。苏丹红Ⅳ号颜色更加红艳，常被用来做鞋油、油漆等工业色素，毒性也更大。国际癌症研究机构将苏丹红Ⅳ号列为三类致癌物。

　　卫生部公告2005年第5号文件提醒食品和食品添加剂生产经营者应严格遵守法规标准规定，不得将苏丹红作为食品添加剂生产、经营和使用。各地食品安全监督部门应加强对辖区内餐饮单位的监督检查，发现违法销售和使用含苏丹红食品的行为要依法严厉处罚。

五、"瘦肉精猪肉"

　　2011年3月15日中央电视台3·15特别节目曝光，双汇宣称"十八道检验、十八个放心"，但猪肉不检测"瘦肉精"。河南孟州等地添加"瘦肉精"养殖的有毒生猪，顺利卖到双汇集团旗下公司。"瘦肉精"属于肾上腺类神经兴奋剂。把"瘦肉精"添加到饲料中，可以增加动物的瘦肉量。国内外的相关科学研究表明，食用含有"瘦肉精"的肉会对人体产生危害，瘦肉精的主要添加成分盐酸克伦特罗属于非蛋白质激素，耐热，使用后会在猪体组织中形成残留，尤其是在猪的肝脏等内脏器官残留较高，食用后直接危害人体健康。比如人类食用含"瘦肉精"的猪肝0.25kg以上者，常见有恶心、头晕、四肢无力、手颤等中毒症状。国家严禁把瘦肉精添加到动物的饲料饮水中等，为此国家以及各省都出台了很多相关的监管检测法规。为了深入贯彻《国务院关于整顿和规范市场经济秩序的决定》《国务院办公厅关于继续深入开展严厉打击制售假冒伪劣商品违法犯罪活动联合行动的通知》，以及国务院领导同志的指示精神，国家法规规定杜绝在饲料和饲料添加剂以及饲养过程中非法使用盐酸克伦特罗等药品（包括激素类、镇静剂类和其他各种违禁药品），农业部等5部局决定在全国范围内对非法生产、销售和使用盐酸克伦特罗等药品的违法行为进行严厉查处。

（贺晓云）

本章小结

本章主要介绍了食品中天然有毒物质、激素类药物、抗生素类药物、农药、限量元素，食品加工过程中可能形成的 N-亚硝基化合物、多环芳烃、杂环胺、丙烯酰胺和氯丙醇等有害物质的种类、来源、毒性和预防措施，以及食品中非法添加有毒有害物的危害。简要介绍了部分有毒物质的作用机理。

思考题

1. 植物中天然的有毒有害物质有哪些？如何预防？

2. 动物中天然的有毒有害物质有哪些？如何预防？

3. 如何预防食用马铃薯引起的食物中毒？

4. 以性激素和 β-激动剂为例，简述激素类药物的残留与危害。

5. 以有机氯类、有机磷类、氨基甲酸酯类和拟除虫菊酯类农药为例，简述农药的残留与危害。

6. 请以汞、铅、镉和砷为例，简述限量元素的残留与危害。

7. 食品加工过程中形成的污染物 N-亚硝基化合物、多环芳烃类化合物、杂环胺、丙烯酰胺和氯丙醇的形成条件、影响因素、毒性及预防措施是什么？

8. 简述食品中非法添加有毒有害物的危害。

参考文献

［1］李迪．食品中微生物危害的分析和控制．现代食品，2018（11）：77-79.

［2］陈长宏，张科，陈环．食品的细菌污染及预防．现代农业科技，2010（20）：348-350.

［3］丁晓雯，柳春红．食品安全学．北京：中国农业大学出版社，2011.

［4］牛静崧，刘子健，张颜颜．食品中的细菌分类及灭菌方法．食品安全导刊，2019（Z2）：29.

［5］Mansour SA. Monitoring and health risk assessment of heavy metal contamination in food. Practical food safety：contemporary issues and future directions. New Jersey：John Wiley & Sons Ltd. Co，2014.

［6］李宁，马良．食品毒理学：第二版．北京：中国农业大学出版社，2016.

第十八章
食品添加剂安全性

第一节　食品添加剂概述

一、 食品添加剂定义、 分类和应用

随着食品工业的发展，食品添加剂（food additives）已越来越多地应用于食品工业。食品添加剂在食品中的应用使得我们的饮食丰富多彩，当今社会我们几乎接触到的每一种食品都与食品添加剂息息相关。一般人每天可能摄入几十种食品添加剂，例如饮料中的增稠剂、冰淇淋中的乳化剂、做馒头的发酵粉等都属于食品添加剂。现代食品工业发展的需求带动了食品添加剂工业的发展，而食品添加剂工业的发展也推动了食品工业的进步，食品添加剂的种类和用量日益增多，使用范围也不断扩大，食品添加剂已经成为现代食品工业生产中必不可少的物质，被称为"食品工业的灵魂"，食品添加剂的安全性直接关系到食品安全，是食品安全的重要问题。

不同国家和国际组织根据自己的理解和要求对食品添加剂给出了不同的定义。

在日本的《食品卫生法》中，食品添加剂是指生产食品过程中，以生产或保存食品为目的，用添加、混合、浸润等方法加入到食品中的物质。食品添加剂可能用于调味、延长保质期或者改善食品的色、味等感官性质，食品添加剂可以作为食品的成分存留在终产品中如色素和防腐剂，也可以发挥功能性作用后不存留在终产品中。在日本，除了一些例外，所有的食品添加剂都适用于食品添加剂指定系统，不管是合成的还是非合成的，该系统主要是基于使用者的申请对食品添加剂进行审批。日本食品添加剂有指定添加剂、既存添加剂、天然香料和一般食品饮料添加剂 4 种。统计至 2014 年，日本共批准指定食品添加剂440 多种，属于安全性和使用功能已经获得确认的添加剂，可以在全国范围内使用；既存食品添加剂 360 多种，属于在日本有长期使用历史和经验，被广泛认可的添加剂；天然香料约 600 种，包括植物源、动物源的香料；一般食品饮料添加剂约 100 种，既可以作为食

品，也可以作为食品添加剂使用。

在韩国的《食品添加剂法典》中，食品添加剂是指在食品生产、加工、制备过程中，以达到技术为目的而有意加入到食品中或与食品混合在一起可以提高食品的口感、风味等特性的物质。一般情况下食品添加剂的使用限量应该以达到其技术目的最低使用量为限。

美国的食品添加剂是指有意使用的，导致或者期望导致它们直接或间接地成为食品或者影响食品特征的物质。在食品生产、加工、包装、运输、贮存过程中使用的任何物质，如果能直接或间接地成为食品成分或者影响食品特征，则符合食品添加剂的定义。美国将食品添加剂分为直接食品添加剂（direct food additives）和间接食品添加剂（indirect food additives）两类。直接食品添加剂指有意添加到食品中、在终产品发挥特定功能的食品添加剂，如防腐剂。次级直接食品添加剂（secondary direct food additives）指在食品的生产加工过程中加入但不在终产品中发挥功能作用的食品添加剂，如酶制剂等。间接食品添加剂是指不通过直接添加、而是迁移进入食品的食品添加剂，如食品包装材料物质。

欧盟规定，食品添加剂是指有意加入到食品中、本身不作为食品消费，通常也不作为食品成分的物质，无论其是否具有营养价值，在食品中加入的目的是为了在食品的生产、加工、制作、处理、包装、运输或储存过程中达到一定的工艺目的，其本身或者其副产品直接或者间接的成为食品的一部分。不包括加工助剂、为了植物健康而用于保护植物或者植物制品的物质、香料物质、作为营养素加入到食品中的物质。

国际食品法典委员会（CAC）是1963年由联合国粮农组织（FAO）和世界卫生组织（WHO）联合建立的政府间国际组织，其宗旨是协调指定国际食品标准、准则和建议，负责制定国际"食品法典"，为保护消费者健康和保证公平贸易贡献力量。食品添加剂法典委员会（Codex Committee on Food Additives，CCFA）是CAC的委员会之一，负责制定食品添加剂的最大允许使用量、确定食品添加剂的功能、推荐食品添加剂的特性和纯度质量规格、考虑食品中添加剂的分析方法以及食品添加剂的标签等其他相关标准。CAC标准体系中的食品添加剂是指"其本身通常不作为食品消费，不用作食品中常见的配料物质，无论其是否具有营养价值。在食品中添加该物质的原因是出于生产、加工、制备、处理、包装、装箱、运输或储藏等食品的工艺需求（包括感官），或者期望它或其副产品（直接或间接地）成为食品的一个成分，或影响食品的特性"。该定义不包括为了保持或提高营养质量而添加的食品营养强化剂物质。

按照《中华人民共和国食品安全法》（以下简称《食品安全法》）的定义，食品添加剂指为改善食品品质和色、香、味以及为防腐、保鲜和加工工艺的需要而加入食品中的人工合成或者天然物质，包括营养强化剂。

食品添加剂种类繁多，各国允许使用的食品添加剂种类各不相同。据统计，全世界应用的食品添加剂品种已多达25000余种（其中80%为香料），直接使用的有3000~4000种，其中常用的有600~1000种。欧盟允许使用的有1000~1500种，FAO/WHO推荐使用的食品添加剂有400多种（不包括香精、香料）。截至2018年，我国近1300家企业取得食品添加剂生产许可证，允许使用的食品添加剂有2000余种。据中国食品添加剂和配料协会报告，2017年我国食品添加剂主要品种总产量达到1125万t，销售额达1098亿元，主要产品出口额 363 亿美元。2017 年我国食品添加剂主要大类产品包括：①甜味剂产品，其中高倍甜味剂销量达 11 万 t（不含复配产品），主要的甜味剂有糖精（钠）、甜蜜素、安赛蜜、阿斯巴甜、甜菊糖苷、罗汉果苷、三氯蔗糖、糖醇类产品等；②着色剂产品，2017 年销售量42 万 t，销售额 37.7 亿元，出口量 9613t，出口总额为 24 亿美元，在着色剂三大类产品中，合成色素销量 0.4 万 t，天然色素 1.6 万 t，焦糖色素约 40 万 t；③食用香精香料产品，其中酵母抽提物产销量增长较为明显，这与国内烘焙与发酵面食领域、食品调味领域的产品销售有所增长直接相关；④防腐剂和抗氧化剂产品，主要产品苯甲酸和苯甲酸钠产销量同比增长超过 20%，主要原因是我国批准苯甲酸和苯甲酸钠可用于饲料生产，拓宽了其应用范围，产品的发展潜力增大。其他产品有山梨酸钾、山梨酸、脱氢乙酸、对羟基苯甲酸乙酯及其钠盐、对羟基苯甲酸甲酯钠、脱氢醋酸钠、双乙酸钠、丙酸钙等。天然防腐剂乳酸链球菌素、纳他霉素和聚赖氨酸的市场需求量增加。抗氧化剂特丁基对苯二酚（TBHQ）在赢得反倾销诉讼后，由于印度产品仍然采用恶意压低价格的方式进行市场竞争，对国内企业的销售产生不利影响，2017 年国内企业销量比 2016 年减少超过 50t；⑤增稠剂、乳化剂和品质改良剂产品，乳化剂主要品种（单甘酯）销量同比增长 10%，销售额同比增长10%；增稠剂（不包括淀粉产品）销量同比增长 16%，销售额增长 15%；变性淀粉销量同比增长 23%，销售额同比增长 20%；面粉改良剂产品同比增长 9%，销售额同比增长 16%，磷酸盐产品产量同比持平，复配膨松剂（泡打粉）销量同比下降 67%，这类产品仍处于由含铝盐配方向无铝盐配方的过渡期，企业技术改造、科技创新主要围绕生产自动化、工艺改进方面进行；⑥营养强化剂和功能性食品配料，由于国家大力推进营养产业的发展，同时我国居民越来越重视健康营养，市场的需求和政策导向的落实大大促进了营养健康产业的平稳发展，营养强化剂单品和复合营养素类产品的产销稳步增长，维生素 C、维生素 E、维生素 D_3 等继续在世界上占有领先优势，氨基酸类产品赖氨酸、苏氨酸、甲硫氨酸等产销量也大幅提高，除传统的维生素、矿物质等营养素产品外，近年来年功能性食品配料（包括功能性提取物）也获得长足发展，功能性提取物一直是国内企业出口的主要大类产品，多年来在国际市场上赢得声誉，具有较强的市场竞争力。

　　食品添加剂的分类可按其来源、功能和安全评价的不同而有不同划分。

　　按来源分，食品添加剂可分为天然食品添加剂和化学合成食品添加剂。化学合成食品添加剂又可细分为一般化学合成品和人工合成天然类似物。一般着色剂、香料、甜味剂、增稠剂、酶制剂等通常会分成天然、合成两类，天然来源的又细分为植物、动物、微生物来源。

　　按功能分类是食品添加剂最常用的分类方法，食品添加剂应用的主要目的是发挥其功能，按功能分类可便于迅速查出所需的添加剂。不同国家对食品添加剂的功能判定不完全一样，我国食品添加剂按功能类别分为 22 类，分别为酸度调节剂（01）、抗结剂（02）、消泡剂（03）、抗氧化剂（04）、漂白剂（05）、膨松剂（06）、胶基糖果中基础剂物质（07）、着色剂（08）、护色剂（09）、乳化剂（10）、酶制剂（11）、增味剂（12）、面粉处理剂（13）、被膜剂（14）、水分保持剂（15）、防腐剂（16）、稳定和凝固剂（17）、甜味剂（18）、增稠剂（19）、食品用香料（20）、食品工业用加工助剂（21）、其他（22）共22 类。日本食品添加剂按照功能分为 27 大类，包括：酸味剂、抗结剂、消泡剂、防霉剂、抗氧化剂、防黏着剂、漂白剂、胶姆糖基础剂、固色剂、保色辅助剂、膳食补充剂、乳化剂、被膜剂、香料、面粉处理剂、食用着色剂、保湿剂、杀虫剂、非营养甜味剂、防腐剂、品质保持剂、膨松剂、调味剂、溶解或抽提剂、杀菌剂、增稠剂或稳定剂和杂项（吸收剂、酿造剂、发酵调节剂、过滤助剂、处理剂、品质改良剂）。韩国《食品添加剂法典》包括了食品添加剂和食品接触表面清洁溶液两大类，将食品添加剂分为 3 类：天然添加剂、合成添加剂以及混合添加剂；目前的食品添加剂法典中包括了 211 种天然食品添加剂，436 种合成食品添加剂，7 类混合食品添加剂，分别为含有谷氨酸钠的配料、面条中使用的碱性食品添加剂、防腐剂、糖精钠、预制的焦油染料、发酵粉、稀释的食品添加剂；食品接触表面清洁溶液包括乙醇、次氯酸水、过氧化氢、过氧乙酸等 12 种制剂。

按安全评价分类，是将食品添加剂按其安全性进行分类。CCFA 提出按照安全性评价资料，将食品添加剂分为 A、B、C 三大类，每类再细分为①、②亚类。A 类包括：①经 JECFA 评估，认为毒理学资料清楚，已制定人体每日容许摄入量（ADI），或者认为毒性有限、不需要制定 ADI 值的；② JECFA 已制定暂定 ADI，但毒理学资料不够完善，暂时允许使用于食品的。B 类包括：① JECFA 曾进行过评价，但未建立 ADI 值；② JECFA 未进行过安全评价的。C 类包括：① JECFA 根据毒理学资料认为在食品中使用不安全的；②JECFA根据毒理学资料认为应该严格限制作为某些特殊用途的。

二、 食品添加剂的管理

世界各国对食品添加剂的审批、使用都有严格的管理规定。

美国 1938 年联邦食品、药品、化妆品法（Federal Food, Drug and Cosmetic Act, FD&C），赋予美国食品与药物管理局（Food and Drug Administration, FDA）管理食品、食品成分的权利。1958 年通过了 FD&C 食品添加剂补充法案，美国 FDA 进行食品添加剂上市前的审批，同时也要求生产者证实其使用安全性。美国 FDA 食品添加剂安全办公室（Office of Food Additive Safety, OFAS）的申请审查部（The Division of Petition Review, DPR）主要负责在食品中具有功能作用的食品添加剂上市前的审批工作，其中包括食品添加剂的风险评估内容。申请食品添加剂，申请者需要提交两方面的资料，一是食品添加剂化学特征和工艺方面的资料，主要包括食品添加剂的特征或鉴别信息、生产工艺资料、食品添加剂的特征和纯度质量规格标准，食品添加剂在食品中的稳定性、预期工艺效果和用途、食品中食品添加剂的分析方法以及估计的摄入量；二是安全性评价方面的资料，用于食品中直接食品添加剂或者色素添加剂的安全性评价，包括根据食品添加剂的化学结构估计其潜在的毒性特征，然后根据毒性特征信息和估计的累积暴露量将申报的食品添加剂划归不同的关注水平 [（concern level, CL），低（CLI）、中（CL II）、高（CL III）]。不同关注水平的食品添加剂需要进行不同阶段的毒理学试验。动物试验主要有经口急性试验（啮齿类动物）、短期喂养试验（至少 28d，啮齿类动物）、亚慢性喂养试验（90d，啮齿类动物子宫内暴露）、亚慢性喂养试验（90d，啮齿类动物）、亚慢性喂养试验（90d，非啮齿类动物）、长期喂养试验（2 年，啮齿类动物宫内暴露致癌作用和慢性毒性）、长期喂养试验（2 年，啮齿类动物致癌作用）、短期喂养试验（至少 1 年，非啮齿类动物）、多代繁殖喂养试验（最少 2 代，啮齿类动物）、致畸试验、短期潜在致癌性试验、代谢试验等。必要时要求提交人体试验资料。美国对食品添加剂使用需要符合联邦法规 21 章的 172 至 178 部分的规定。

　　欧盟于 2008 年 12 月颁布了有关食品添加剂、食品香料、食品用酶制剂法规（package on food improvement agents，FIAP），包括一个框架性法令和三个独立的法令，为食品添加剂、食品用酶制剂和食品香料建立了共同批准程序并且对三类物质分别建立了独立的管理法规。食品添加剂、食品用酶制剂和食品香料共同批准程序以 EFSA 开展的危险性评估以及欧盟委员会及其成员在委员会程序框架下实行的危险性管理体系为基础，由委员会对所有相关物质的每一类品种建立一般肯定列表并对其维持和更新。一旦一类物质被列入肯定列表，则意味着所有的生产者均可在欧盟市场上销售该产品。肯定列表更新的申请由申请者直接交给欧盟委员会，不需首先通过各国国内部门。委员会递交申请表到 EFSA 和各成员国，EFSA 必须在 6 个月内反馈评估意见。委员会作为危险性管理者，它将负责以 EFSA 的评估意见为基础，同时必须考虑任何其他相关的立法因素，草拟一份对申请物质的总结性结论。该总结可以与 EFSA 的危险性评估结果不一致，但是必须解释理由。关于原指令中允许使用的物质，必须经过 EFSA 重新评估和审定，认为安全的物质才能列入肯定列表中继续使用。申请食品添加剂需要申请者提交的资料主要包括技术资料和毒理学评价资料。技术资料主要有食品添加剂的特征信息（根据不同产品类型而异，主要包括化学名、CAS 号、商品名、分子结构、分子质量、纯度及测定方法、物理特性、杂质、其他资料）、微生物学特征、理化和微生物质量标准、生产工艺、食品中的分析方法、在食品中的反应及转归、功能及建议的使用量、暴露量资料、对于微生物生产的食品添加剂特殊资料、转基因的食品添加剂所需的特殊资料以及已经批准和评价的情况等。毒理学资料主要有食品添加剂毒理学评价的总体框架、试验设计、毒理学试验研究、报告、结果和结论等。食品添加剂只有该法规所规定的标准才可被批准使用。也就是说只有列在该法规附录 II 欧盟名单上的食品添加剂可上市，并且只可在指定条件下用于食品中，只有列在该法规附录 III 欧盟名单上的食品添加剂才可在指定条件下用于食品添加剂、食品酶和食品香料中。该法规还规定了使用欧盟清单所规定食品添加剂的基本条件，即食品添加剂应用时必须安全，其必须因技术性需求而应用，不得误导消费者，必须对消费者有益。此外该法规还对食品添加剂的带入原则、甜味剂的特定使用条件、着色剂的特定使用条件做了规定。

　　日本劳动厚生省于 1947 年通过了第一部完整的食品卫生法，开始了食品添加剂允许使用的名单（肯定列表）管理，只有经过劳动厚生省审批的食品添加剂才能使用。日本的食品添加剂审批主要是依申请而进行的，食品安全委员会负责食品添加剂的风险评估工作。除了基于申请的指定系统外，劳动厚生省考虑在没有申请者申请的情况下评价和批准一些特定的食品添加剂。这些食品添加剂必须符合以下两个标准：一是 JECFA 已经完成了这些食品添加剂的安全性评价，它们的安全性在一定的水平下是确定的；二是必须在美国和欧盟成员国内广泛使用，对它们的需求程度较高。在日本，既存食品添加剂（指在食品卫生法修订之前已经使用或者在市场上销售、列入既存食品添加剂名单的物质）、天然香料物质、既用作食品也用作食品添加剂的物质免于按照指定系统进行管理。申请者申请一种新的食品添加剂或者申请修改一种已批准食品添加剂的使用规定，应该向厚生劳动省提出申请，同时提交所需的资料。申请食品添加剂新品种所需提交的资料主要包括：食品添加剂的来源和详细的研制过程资料以及其他国家允许使用的情况；理化特征和质量规格标准资料；能够证明食品添加剂在申请食品类别中发挥功能作用的有效性资料；安全性评价资料，主要包括毒性资料、代谢和药动学资料、食品添加剂每日摄入量的资料等；使用情况建议资料，包括建议的使用范围、使用量。申请修改已批准食品添加剂的使用规定，所需资料主要包括：其他国家允许使用的情况；能够证明食品添加剂在申请食品类别中发挥功能作用的有效性资料；食品添加剂每日摄入量的资料以及建议的使用范围、使用量。日本的食品添加剂使用标准按照食品添加剂的类别为排列顺序，介绍了允许使用的食品添加剂功能类别、食品添加剂名称、目标食品、最大限量、使用限制等内容。

在澳大利亚食品添加剂指通常不作为食品消费，通常也不作为食品成分，有意添加到食品中用以达到一个或者多个功能目的的物质。澳大利亚新西兰食品标准局负责食品添加剂的审批和风险评估工作。申请新的食品添加剂或者修改现在食品添加剂使用情况，应该提交食品添加剂的技术信息、与食品添加剂安全性相关的信息和食品添加剂膳食暴露量的信息。

按照我国《食品安全法》的要求，生产使用食品添加剂新品种需要向国家卫生健康委员会提出申请，经过国家卫生健康委员会批准后方可生产使用。国家卫生健康委员会制定了《食品添加剂新品种管理办法》及《食品添加剂新品种申报与受理规定》来规范食品添加剂新品种的审批工作。《食品添加剂新品种管理办法》规定了食品添加剂新品种的范围、作为食品添加剂新品种的基本要求、食品添加剂新品种许可工作的程序、申请食品添加剂新品种的资料要求等。《食品添加剂新品种申报与受理规定》中详细规定了申报食品添加剂新品种所需要提供的资料以及对每项资料的具体要求。按照上述规定，食品添加剂新品种是指未列入食品安全国家标准的食品添加剂品种、未列入国家卫生健康委员会公告允许使用的食品添加剂品种和扩大使用范围或者用量的食品添加剂品种。申请食品添加剂新品种生产、经营、使用或者进口的单位或者个人（以下简称申请人），应当提出食品添加剂新品种许可申请，并提交以下材料：①添加剂的通用名称、功能分类，用量和使用范围；②证明技术上确有必要和使用效果的资料或者文件；③食品添加剂的质量规格要求、生产工艺和检验方法，食品中该添加剂的检验方法或者相关情况说明；④安全性评估材料，包括生产原料或者来源、化学结构和物理特性、生产工艺、毒理学安全性评价资料或者检验报告、质量规格检验报告；⑤标签、说明书和食品添加剂产品样品；⑥其他国家（地区）、国际组织允许生产和使用等有助于安全性评估的资料。申请食品添加剂品种扩大使用范围或者用量的，可以免于提交安全性评估材料，但是技术评审中要求补充提供的除外。食品添加剂新品种行政许可的具体程序按照《中华人民共和国行政许可法》和《卫生行政许可管理办法》等有关规定执行。GB 2760—2014《食品安全国家标准　食品添加剂使用标准》和GB 14880—2012《食品安全国家标准　食品营养强化剂使用标准》分别规定了我国食品添加剂和营养强化剂的定义、范畴、使用原则、允许使用的品种、使用范围和使用量等。食品添加剂的使用应符合以下基本要求：不应对人体产生任何健康危害；不应掩盖食品腐败变质；不应掩盖食品本身或加工过程中的质量缺陷或以掺杂、掺假、伪造为目的而使用食品添加剂；不应降低食品本身的营养价值；在达到预期效果的前提下尽可能降低在食品中的使用量。食品添加剂的质量规格要求规定了批准使用的食品添加剂品种的化学结构、理化特性、鉴别试验、纯度、杂质含量以及相应的检验方法。我国食品添加剂质量规格要求主要由颁布制定的国家标准和行业标准、国家卫生健康委员会公告中规定的食品添加剂质量规格要求以及指定的食品添加剂质量规格要求等构成。

综上所述，各主要国家对于食品添加剂的管理制度主要包括，制定食品添加剂管理的相关法律法规，规定食品添加剂管理的主要制度。对于食品添加剂新品种和修改使用范围或使用量的食品添加剂，一般都需要政府主管部门的许可，许可一般都依申请而进行，都需要申请者提供一定的资料，虽然各个国家和地区对于资料要求不完全一致，但都需要提供证明食品添加剂的安全性和工艺必要性等资料。对于批准使用的食品添加剂，均制定相应的法规或者标准规定允许使用的品种、使用范围和使用量，并对食品添加剂自身的质量制定质量规格标准规定。

第二节　食品添加剂安全性

一、食品添加剂的安全性和毒性

提到食品添加剂，最重要的就是其安全性，尽管添加剂在用于食品之前其安全性已通过评估，按规定的范围和用量使用食品添加剂应该是安全的，但由于食品添加剂的不规范使用仍时有发生，超范围和超量使用食品添加剂可能对公众健康带来危害，食品添加剂的安全性仍是公众关注的食品安全问题之一，每隔一段时间就可能因某个食品添加剂或不是食品添加剂的所谓"食品添加剂"问题在公众中引起广泛的争议与关注。

食品添加剂的安全性评价是对食品添加剂进行安全性或毒性鉴定，以确定该食品添加剂在食品中无害的最大限量，对有害的物质提出禁用或放弃的理由。毒性是指某种物质对机体造成损害的能力，毒性大表示较小的剂量即可造成损害，毒性小则必须用较大剂量才能造成损害。所谓毒性是相对而言的，某种物质不论其毒性强弱，对人体都有一定的剂量-效应关系，从这个角度来说食品添加剂大都具有产生危害的可能性。应用食品添加剂时，毒性大小的科学判断方法可以看其 ADI 值，一般来说 ADI 值越小，其毒性相对越大。

安全性是指使用某种物质不会产生危害的实际必然性，食品添加剂若大量使用可能产生危害作用，但按规定进行适当使用时未必会给人类带来危险性，安全性评价就是要确定食品添加剂在食品使用中无害的最大剂量，不管是天然食品添加剂还是合成食品添加剂，他们之间并不存在谁更有害的说法，虽然一般来说天然食品添加剂会更安全些。

近年来，我国食品安全事件频发，其中与食品添加剂有关的食品安全事件并不多，但是有些事件被误认为是食品添加剂问题事件，当前，我国食品添加剂使用中主要存在以下几个方面的问题。

（一）食品添加剂超范围、超限量使用问题

GB 2760—2014 规定了食品添加剂允许使用的品种、使用范围及使用量。扩大使用范围、使用量均需经审批同意，而不少食品生产加工者没按要求进行申报，而是随意扩大使用范围或超出规定的最大使用量。2008 年全国打击违法添加非食用物质和滥用食品添加剂专项整治领导小组公布了一批食品加工过程中易滥用的食品添加剂品种名单，例如，在渍菜（泡菜等）中着色剂（胭脂红、柠檬黄等）超量或超范围（诱惑红、日落黄等）使用，馒头违法使用漂白剂硫黄熏蒸等。

（二）使用化工原料冒充食品添加剂

我国允许生产、经营和使用的食品添加剂必须为 GB 2760—2014 所列的品种或批准的品种，但一些不法商贩和生产单位在利益驱动等因素驱动下，把化工产品当作食品添加剂使用，国家明确规定苏丹红、吊白块、孔雀石绿、瘦肉精、工业用滑石粉、甲醛、黄樟素等 18 种材料不得用作材料加工食品。

（三）食品添加剂质量不合格

质量不合格主要是指纯度不够，纯度低的食品添加剂容易含有超范围的汞、铅、砷等有害金属物质，会严重影响到产品质量，危害消费者的身体健康。其次，过期的食品添加剂也不能真正起到食品添加剂的功能作用，同时由于长期保存而导致可能发生化学反应产生有毒有害物质，从而影响到食品的质量及安全性，要杜绝使用过期的食品添加剂。

（四）食品添加剂重复使用现象严重

一种食品添加了过多类型的食品添加剂，这就有可能导致这些食品添加剂发生反应，产生一些有害物质，此外，由于很多食品添加剂的配方是不对外公开的，也就有可能导致同一种食品添加剂重复添加的现象。

（五）产品标签上标注模糊问题

《预包装食品标签通则》规定：食品添加剂应当标示其在 GB 2760—2014 中的食品添加剂通用名称。食品添加剂通用名称可以标示为食品添加剂的具体名称，也可标示为食品添加剂的功能类别名称并同时标示食品添加剂的具体名称或国际编码（INS 号）。标示的一般原则是：直接使用的食品添加剂应在食品添加剂项中标注；营养强化剂、食用香精香料、胶基糖果中基础剂物质可在配料表的食品添加剂项外标注；非直接使用的食品添加剂不在食品添加剂项中标注；食品添加剂项在配料表中的标注顺序由需纳入该项的各种食品添加剂的总重量决定。食品添加剂在配料表中的标示形式，可以按照加入量的递减顺序全部标示食品添加剂的具体名称，或者按照加入量的递减顺序全部标示食品添加剂的功能类别名称及国际编码，或者按照加入量的递减顺序全部标示食品添加剂的功能类别名称及具体名称。但是许多食品生产厂家为迎合消费者的心理，故弄玄虚，应该标注的不标，使消费者误以为该食品不含食品添加剂，更有甚者的是一些厂家在产品中使用食品添加剂，一边又在产品标识上标明"本产品不含任何添加剂"、"不含防腐剂"等词；有的标注语言模糊，在产品包装配料表中只是标注食品添加剂的类别，却不标明具体品种；有的在产品不显眼的地方用很小的字体标注。

食品添加剂的毒性效应包括急性毒性、亚急性和亚慢性毒性、慢性毒性效应，致突变和致癌性，生殖毒性和致畸作用，过敏反应等。食品添加剂种类繁多，每种食品添加剂的毒性作用都不同，不可能一一介绍，后文将对比较受公众关注的一些主要食品添加剂品种的毒性和安全性进行介绍。

二、甜味剂

甜味剂是能赋予食品甜味的食品添加剂。按来源分为天然甜味剂和合成甜味剂两大类。常用的合成甜味剂包括糖精钠、甜蜜素、阿斯巴甜、安赛蜜、三氯蔗糖、糖醇类产品等，在一些低热量软饮料及糖尿病患者的食品中往往添加合成的甜味剂。甜菊糖苷、罗汉果苷、甘草酸铵则为天然甜味剂。

（一）糖精钠（sodium saccharin）

糖精钠为无色或稍带白色的结晶性粉末，无臭或有微弱香气，分子式为 $C_7H_4NN_aO_3S \cdot 2H_2O$，相对分子质量为241.20，其化学结构见图18-1，其甜度约为蔗糖的 $300\sim500$ 倍，耐热、耐碱性差，酸性条件下加热甜味消失。糖精钠自1884年就开始生产和使用，是使用历史最长的合成甜味剂，在生物体内不被分解，由肾排出体外，其急性毒性不强，小鼠经口、静脉注射途径 LD_{50} 分别为 17.5 和 6.3g/kg，但对于其长期食用致癌性一直有争议。

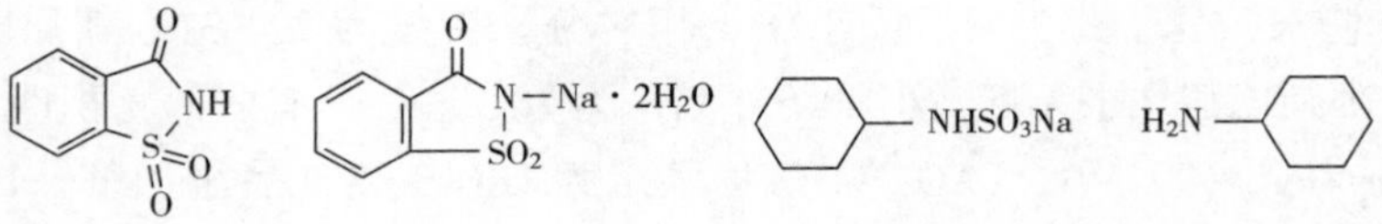

图18-1　糖精、糖精钠、甜蜜素和环己胺的结构

美国科学院于1955年、1968年、1970年及1974年分别成立过专门委员会对糖精钠的安全性进行大规模的评估，FAO/WHO食品添加剂专家委员会也曾在1968年、1974年和1977年对糖精钠的致癌性进行讨论。虽然大多数流行病学、毒理学及代谢的研究都表明糖精钠不会致癌，但也有一些糖精钠致癌的报告。1971年，美国FDA报告糖精钠可导致大鼠的移行性上皮细胞癌，1972年发现糖精钠有胚胎致癌性，用含7.5%糖精钠的饲料喂养大鼠，其子代可出现膀胱癌。1976年，加拿大科学家发现用含5%糖精钠的食物饲喂大鼠50周，100只大鼠有3只患膀胱癌。糖精钠也有明显的辅助致癌作用。将糖精钠和胆固醇的颗粒（1∶4）直接置入大鼠的膀胱中，$40\sim52$ 周之后即可出现肿瘤。以 $2\sim6$g/kg 剂量的甜蜜素与糖精钠的混合物（10∶1）连续饲喂大鼠80d，105周之后，有8只大鼠产生膀胱肿块。但JECFA于1987年和1988年对糖精进行了审定，并在1993年再次研究这个问题。最近的研究显示出糖精致癌性可能不是糖精所引起，而是与钠离子及大鼠的高蛋白尿有关。糖精的阴离子可作为钠离子的载体而导致尿液生理性质的改变。1984年JECFA将糖精钠的ADI值由 $0\sim5$mg/kg 体重暂改为 $0\sim2.5$mg/kg 体重，并禁止在婴儿食品中添加糖精钠。我国在冷饮、水果干类、果酱、蜜饯凉果、腌渍蔬菜、新型豆制品、熟制豆类、熟制坚果与籽类、复合调味料和配制酒中允许使用糖精钠，不同类别食品中最大使用量不同，冷饮食品中最大使用量为0.15g/kg（以糖精计）。

（二）甜蜜素（sodium cyclamate）

甜蜜素的化学名称为环己基氨基磺酸钠，分为无水品和结晶品，分别为白色结晶粉末、针状结晶和白色针状、片状结晶，分子式为 $C_6H_{12}NN_aO_3S \cdot nH_2O$（无水品 $n=0$，结晶品 $n=2$），相对分子质量为无水品 201.22、结晶品 237.25，其化学结构见图 18-1，其甜度约为蔗糖的 30 倍。

甜蜜素的急性毒性不强，小鼠经口、静脉注射途径 LD_{50} 分别为 10~15g/kg 和 7g/kg，对其致癌性有一定争议，1968 年，美国 FDA 在大鼠中发现了甜蜜素的致畸、致癌和致突变性。1969 年，世界各国相继禁止其用于食品中。但随后多个试验表明其无致癌性，目前有 40 多个国家承认它的安全性。1982 年 JECFA 重新审议，将 ADI 值由 0~4mg/kg 改为 0~11mg/kg。值得关注的是，有研究表明甜蜜素在生物体内可转化形成毒性更强的环己基胺，而环己基胺是一类亚胺化合物，具有一定的致癌性。我国在冷饮、加工水果、腌渍蔬菜、熟制豆类、腐乳类、熟制坚果与籽类、面包、糕点、饼干、饮料、复合调味料、配制酒和果冻中允许使用甜蜜素，最大使用量为 0.65~8.0g/kg。但由于该物质的甜度较低，因此在蜜饯等食品中往往存在糖精钠和甜蜜素超标的情况。

（三）阿斯巴甜（aspartame）

阿斯巴甜的化学名称为 L-天门冬酰-L-苯丙氨酸甲酯，又名蛋白糖、甜味素，为白色的结晶颗粒或粉末，分子式为 $C_{14}H_{18}N_2O_5$，相对分子质量为 294.31，其甜度约为蔗糖的 100~200 倍。阿斯巴甜几乎无毒，小鼠经口 LD_{50} 为 10g/kg，但有弱的蓄积性，阿斯巴甜的 ADI 为 0~11mg/kg。1982 年，FAO/WHO 将其定为 GRAS 类食品添加剂，1991 年确定其 ADI 为 0~40mg/kg。阿斯巴甜含有苯丙氨酸成分，对苯丙酮酸尿患儿不利，因此含阿斯巴甜的食品应带有警示标志，不能用于苯丙酮酸尿患者。由于阿斯巴甜的耐热性差，我国对阿斯巴甜主要允许使用于调制乳、发酵乳、乳化制品、脂肪类甜品、冷冻饮品、饮料、果汁、咖啡、面包、糕点等食品中。

（四）安赛蜜（acesulfame potassium）

安赛蜜又名 AK 糖，其化学名称为乙酰磺胺酸钾，为无色至白色的结晶粉末，无臭，有强烈的甜味；分子式为 $C_4H_4KNO_4S$，相对分子质量为 201.24。安赛蜜为第四代合成调味剂，WHO、FDA 等权威机构经过 15 年的调查研究得出结论认为"安赛蜜对人体和动物安全、无害"，全球有 90 多个国家批准安赛蜜用于食品，我国批准可使用于风味发酵乳、以乳为主要配料的即食风味食品、冷冻饮品、水果罐头、果酱、蜜饯、加工食用菌和藻类、熟制坚果与籽类、糖果、杂粮罐头、谷类和淀粉类甜品、烘烤食品、调味品、酱油、饮料、果冻等食品中，最大使用量为 0.3~4.0g/kg。

（五）其他甜味剂

木糖醇（xylitol），分子式为 $C_5H_{12}O_5$，相对分子质量为 152.15，为白色结晶或结晶粉末，有清凉甜味，木糖醇也存在于天然食品中，机体也可以由葡萄糖醛酸合成木酮糖，后者的正常代谢产物即为木糖醇。木糖醇的体内代谢与胰岛素无关，因此适用于糖尿病患者，甜度约为蔗糖的 65%，可在各类食品中按生产需要适量使用。

甜菊糖苷是以甜叶菊干叶为原料经提取、精制而成的食品添加剂，主要糖苷为甜菊苷和瑞鲍迪苷，为白色至浅黄色粉末或晶体，味甜、浓度高时稍苦，pH3 时对热稳定性强。

我国批准可使用于风味发酵乳、冷冻饮品、蜜饯凉果、熟制坚果与籽类、糖果、糕点、餐桌调味料、调味品、饮料、果冻、膨化食品和茶制品等食品中，最大使用量为 0.2～10.0g/kg。

三、着色剂与护色剂

着色剂是使食品赋予色泽和改善食品色泽的食品添加剂，又称为食用色素，自远古时代起，色素就被用来使食品的外观更加吸引人，食用色素作为食品添加剂可以说是有相当长的时间，食用色素可提高食品的商业价值和促进食欲。着色剂能呈色是因为分子本身含有可吸收可见光的一些特征基团和共轭键。着色剂按其来源和性质可分为合成色素和天然色素两大类，合成色素采用人工合成的方法制得，有偶氮类和非偶氮类化合物，油溶性偶氮类色素不溶于水，进入体内不易排出，毒性较大，现在基本上已不再使用。水溶性偶氮类色素较易排出体外，毒性较低，现在使用的合成色素有相当部分属水溶性偶氮类物质。一般认为，天然色素安全，色泽自然，有些还具有营养价值或药理作用，但稳定性一般不强；人工合成色素价廉、溶于水，使用方便，着色力强且稳定，色泽亮丽均一，但有一定的毒性。而护色剂是指能与肉及肉制品中呈色物质作用，使之在食品加工、保藏等过程中不致分解、破坏，呈现良好色泽的食品添加剂。

(一) 合成色素

早期的合成食用色素大多是由煤焦油合成的偶氮化合物、联苯和三苯胺化合物、黄嘌呤化合物和嘧啶化合物，这些物质大多都曾被用作纺织染料，用于食品前开展的毒理学研究少，这类色素曾给人类造成了很大的危害，由于添加色素的糖果等食品的消费者主要是儿童，其危害性更为严重。鉴于煤焦油染料的危害性，1960 年美国通过了着色添加剂修正案，停止使用了大多数的煤焦油染料。我国也逐步取消了煤焦油染料在食品中的应用。在美国和许多欧洲国家禁止使用的食用色素除奶油黄外，还有给橘子皮上色的 2 号橘红和 40 号红。研究表明，2 号橘红有一定的致癌性。2 号橙红、丽春红 MX 也是活性很强的致癌物，至少可诱导两种动物产生肿瘤。油橙 SS、1 号橙、猩黄色 OB、苏丹 1 号红及 2 号红至少对一种动物有致癌作用。酒石碘、亮青 FSF 和暗绿 FSF 也被禁止用于食品。近 20 年来，美国已禁止使用业已证明对人体有害或致癌的 200 种食用色素，包括我国目前还在使用的苋菜红。我国目前允许使用的一些合成色素及其急性毒性和化学结构分别见表 18-1、图18-2。

表 18-1　　　　　　　　　　　合成色素的 ADI 和急性毒性

名称	ADI/ (mg/kg)	LD_{50} (小鼠经口 mg/kg)	致癌和致突变	最大使用量/ (mg/kg)
苋菜红	0～0.5	>10 000	+	50～300
胭脂红	0～4	19 300	—	50～1000
赤藓红	0～1.25	6 800	—	15～100

续表

名称	ADI/ （mg/kg）	LD$_{50}$ （小鼠经口 mg/kg）	致癌和 致突变	最大使用量/ （mg/kg）
新红	—	10 000	—	50~100
柠檬黄	0~7.5	12 750	—	50~500
日落黄	0~2.5	2 000	—	50~500
靛蓝	0~2.5	2 500	—	10~300
亮蓝	0~12.5	3 000	—	10~500

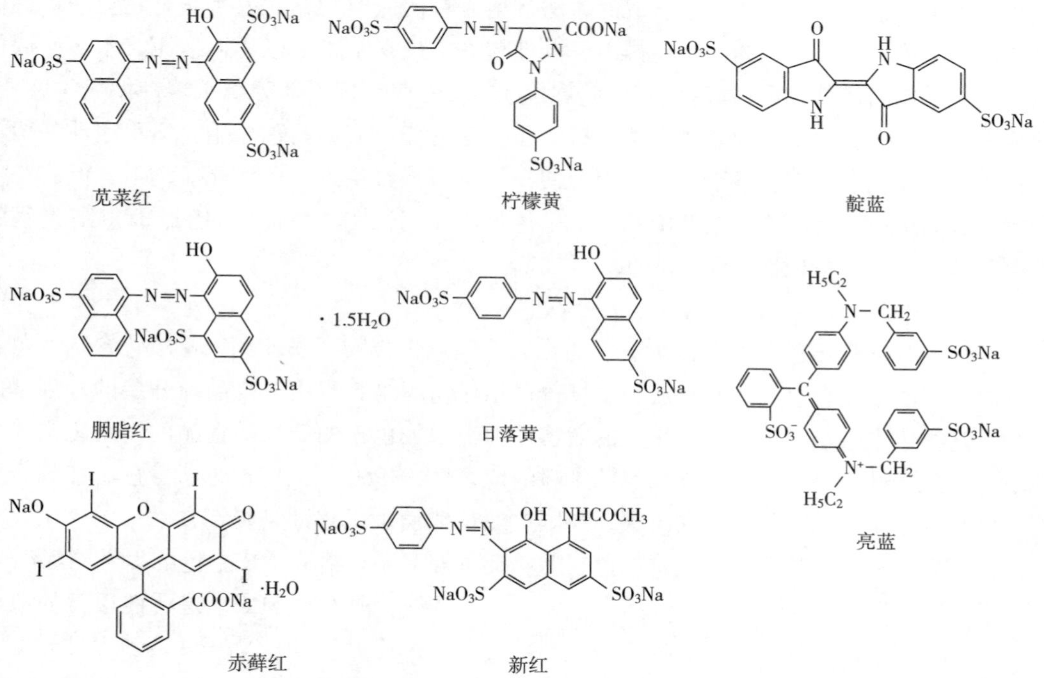

图 18-2　几种合成色素的结构

　　苋菜红（amaranth）为红棕色至暗红褐色粉末或颗粒，易溶于水，不溶于油脂，是目前使用比较广泛的水溶性偶氮类合成色素。苋菜红的急性毒性低，慢性毒性试验对肝脏、肾脏的毒性均低，被认为是安全性高的食用合成色素。对其使用的争议主要在致癌性，苋菜红是一类偶氮色素，这类物质大多具有致癌风险，此外，在胃肠道中可被还原为亚胺类致癌物。由于致癌风险，1976 年美国 FDA 和英国等国家禁止苋菜红在食品中使用。苋菜红的小鼠经口 LD$_{50}$ 大于 10g/kg，其 ADI 为 0~0.5mg/kg。色淀是由水溶性色素沉淀在许可使用的不溶性基质上，基质部分大多为氧化铝。目前，我国规定苋菜红及其铝色淀可用于冷冻饮品、果酱、蜜饯、可可制品、巧克力和巧克力制品、果蔬汁饮料、碳酸饮料、风味饮料、固体饮料、配制酒、果冻等食品，最大使用量为 0.05~0.3g/kg。

柠檬黄为橙黄色或亮橙色粉末或颗粒，溶于水，微溶于乙醇、油脂。柠檬黄虽然属于偶氮类色素，但是合成色素中毒性最弱的，小鼠经口 LD_{50} 为 12.75g/kg，ADI 为 0~7.5mg/kg，经长期毒性试验表明其安全性高，猫和狗食用含 2%柠檬黄的食物持续 2 年，没有发现不良反应。以 1.5%的剂量饲喂 64 周或以 5%的剂量持续饲喂 2 年，未发现肿瘤。柠檬黄色素的主要问题为其致畸性，此外据统计，每万人中就有一人对柠檬黄敏感，尤其是阿斯匹林过敏者发病率更高，柠檬黄的过敏症状包括风疹、哮喘和血管性浮肿等，具有潜在的生命危险。目前，我国规定柠檬黄及其铝色淀可用于风味发酵乳、调制炼乳、冷冻饮品、果酱、蜜饯凉果、腌渍蔬菜、熟制豆类、加工坚果与籽类、可可制品、巧克力和巧克力制品、除胶基糖果以外的其他糖果、面糊、裹粉、煎炸粉、虾味片、粉圆、即食谷物、谷类和淀粉制品、糕点上彩、蛋卷、烘烤食品、调味糖浆、香辛料酱、复合调味料、饮料、配制酒、果冻、膨化食品等食品，最大使用量为 0.05~0.5g/kg。

（二）天然色素

天然胡萝卜素 β-胡萝卜素为广泛存在于水果、蔬菜、谷物等食品中的脂溶性天然色素。天然胡萝卜素是以胡萝卜、棕榈果油、甘薯或其他可食用植物为原料，经溶剂萃取、精制而成的天然食品添加剂，主要着色物质为 β-胡萝卜素和 α-胡萝卜素，β-胡萝卜素占大多数。天然胡萝卜素呈红棕色至棕色或橙色至暗橙色的固体或液体，天然胡萝卜素被认为是安全的食用色素，其 ADI 值无规定，可在各类食品中按生产需要适量使用。

β-胡萝卜素除了天然来源外，还有以维生素 A 乙酸酯为起始原料以化学合成法制成的化学合成来源，以及采用丝状真菌三孢布拉霉（blakeslea trispora）发酵而成的来源。化学合成和发酵来源的 β-胡萝卜素，其纯度都要求超过 96%。β-胡萝卜素在生物体内可分解为维生素 A（视黄醇），故又称维生素 A 原。人体摄入的维生素 A 约有 1/3 来自 β-胡萝卜素，人体对 β-胡萝卜素的吸收率不高，仅为 10%~70%。摄入过多的 β-胡萝卜素，仅使血清中的 β-胡萝卜素含量升高，而维生素 A 的含量未见明显增加。大量摄入 β-胡萝卜素可使其沉积在人体的皮下脂肪中，使皮肤变黄。以 20mg/kg 的 β-胡萝卜素连续经口给予大鼠 6 个月，没有发现任何异常的变化，目前为止未发现因摄入过多 β-胡萝卜素引起中毒的报道。目前，我国规定 β-胡萝卜素可用于调制乳、风味发酵乳等乳制品以及多种油脂制品、冷冻饮品、水果罐头、果酱、蜜饯凉果等水果制品、多种蔬菜制品、食用菌和藻类、加工坚果与籽类、可可制品、巧克力和巧克力制品、糖果、装饰糖果、面糊、煎炸粉、即食谷物、米面制品、烘烤食品、熟肉制品、水产品、蛋制品、调味料、饮料、蒸馏酒、发酵酒、果冻、膨化食品等多种食品中，不同类别的食品，其最大使用量为 0.02~20.0g/kg 不等。

β-胡萝卜素不仅仅是一种食品色素，而且也是一种天然抗氧化剂。β-胡萝卜素的防癌作用多有研究，在美国芝加哥进行的一项长达 19 年流行病调查发现，无论吸烟与否，肺癌和支气管癌的发病率和从新鲜水果、蔬菜中摄入的 β-胡萝卜素含量呈负相关；有关 β-胡萝卜素预防癌症的多项流行病学调查结果表明，多吃富含 β-胡萝卜素的水果和蔬菜对预防癌症有效。但是，单纯大量服用 β-胡萝卜素能否预防癌症，特别是头颈部癌仍有争议。在我国河南林州市进行的服用 β-胡萝卜素防癌的干预研究结果表明，服用 β-胡萝卜素组的人群胃癌死亡率减少了 21%，但在芬兰进行的长达 10 年的试验中却发现服用 β-胡萝卜素组人群的肺癌发病率增加了 18%，死亡率增加了 8%。另一项对 2.2 万名美国医务人员进行

服用 β-胡萝卜素长达 12 年的研究表明,单纯服用 β-胡萝卜素对癌及心血管疾病既无预防作用,也无有害作用。目前,我国人均每天摄入 β-胡萝卜素约 3~4mg;美国 FDA/NCI 推荐的 β-胡萝卜素摄入剂量为 5~6mg/d,安全摄入剂量为 30mg/d。

番茄红素由于最早从番茄中分离得到故称番茄红素,属于异戊二烯类化合物,是一种类胡萝卜素天然食用色素。番茄红素广泛存在于番茄、桑葚、草莓、西瓜和红色葡萄柚中,每 100g 含量可达 3~14mg,主要存在于茄科植物番茄的成熟果实中,是目前在自然界的植物中被发现的最强抗氧化剂之一,在所有类胡萝卜素中,番茄红素的抗氧化活性最强,其抗氧化活性比 β-胡萝卜素高出一倍。番茄红素具有优越的生理功能,具有抗癌抑癌的功效,目前,已发现番茄红素对消化道癌、前列腺癌和胰腺癌有良好的防治作用;而且对于预防心血管疾病、动脉硬化等各种成人病、增强人体免疫系统以及延缓衰老等都具有重要意义,因此,番茄红素已成为一种很有发展前途的新型功能性天然色素。

以茄科番茄属植物番茄 (lycopersicon esculentum mill) 的果实、果皮或其制品为原料,以有机溶剂或超临界流体(包括二氧化碳等)为萃取介质制备的番茄红素,为深红色膏状物或油状液体。以食品的其他类胡萝卜素生产中常用的合成中间体为原料经维蒂希缩合反应制得的合成番茄红素为红色至紫红色晶体,分子质量为 536.87ku。我国允许番茄红素作为着色剂使用于调制乳、风味发酵乳、糖果、即食谷物、烘烤食品、固体汤料、半固体复合调味料、饮料、果冻等食品中,最大使用量为 0.015~0.39g/kg。

栀子黄是以茜草科植物栀子 (gardenia jasminoides ellis) 的果实为原料提取而成,主要着色物质为藏花素、藏花酸。粉末产品呈橙黄色至橘红色,浸膏产品呈黄褐色,液体产品呈黄褐色至橘红色。栀子黄是我国特有的天然食用色素,安全性高,但栀子苷的含量要控制在 1% 以下。我国允许栀子黄用于人工黄油及制品、冷冻饮品、蜜饯类、腌制蔬菜、熟制坚果与籽类、坚果与籽类罐头、可可制品、巧克力和巧克力制品、糖果、面制品、糕点、饼干、熟肉制品、烘烤食品、熟肉制品、调味品、饮料、配制酒、果冻和膨化食品等多种食品中,不同类别的食品,其最大使用量为 0.3~1.5g/kg 不等。

其他天然食用色素还有焦糖色、红曲米、红曲红、栀子蓝、天然苋菜红等。虽然许多合成色素具有毒性和致癌性,但天然色素也不总是安全无害的。例如,我国规定用氨法和亚硫酸铵法制造焦糖色中的 4-甲基咪唑含量应控制在 200mg/kg 以下,而 4-甲基咪唑属于 2B 类致癌物,从而引起了人们对氨法和亚硫酸铵法制造焦糖色安全性的关注。

(三)护色剂

我国目前允许使用的护色剂主要有硝酸钠(钾)和亚硝酸钠(钾),硝酸盐在亚硝酸菌的作用下还原为亚硝酸盐,亚硝酸盐再在酸性条件下生产亚硝酸,亚硝酸很不稳定,分解产生亚硝基,亚硝基与肌红蛋白反应生产鲜艳亮红色的亚硝基肌红蛋白,此外,这两种护色剂也有抑菌和增强风味的作用。硝酸钠(钾)和亚硝酸钠(钾)允许使用于腌腊肉制品类、酱卤肉制品类、熏、烧肉类、油炸肉类、西式火腿、肉灌肠类、发酵肉制品类等肉制品中,最大使用量分别为 0.5g/kg、0.15g/kg,使用中应严格控制使用量,产品中的残留不应超过规定标准,因为亚硝酸盐在胃内与仲胺合成亚硝胺,亚硝胺为致癌物;此外,亚硝酸盐外观及味道与食盐相似,0.3~0.5g 即可导致中毒,3g 可致死,应专人妥善保管。此外,我国允许使用葡糖糖酸亚铁作为护色剂,用于腌制蔬菜(仅限),最大使用量为

0.15g/kg，允许 D-异抗坏血酸及其钠盐可作为护色剂和抗氧化剂使用于葡萄酒中（最大使用量为 0.15g/kg）以及浓缩果蔬汁中（按生产需要适量使用）。

四、防腐剂

防腐剂（preservatives）为对微生物具有杀灭、抑制或阻止其生长作用，可防止食品腐败变质、延长食品储存期的食品添加剂物质，按作用可分为杀菌剂和抑菌剂两类，按性质可分为有机化学防腐剂和无机化学防腐剂。防腐剂是人类使用历史最悠久、最广泛的食品添加剂，在人类历史早期为了生存必须保存足够的食物以备不时之需，例如，采用二氧化硫作为熏蒸消毒剂来保存食物，采用亚硝酸盐作为肉类的防腐剂，烟熏和盐腌的食物保存方式被广泛使用。现代食品工业的发展也离不开防腐剂的使用，谷物等农产品在收获之后大约有 1/3 会损失掉，损失的主要原因是因为微生物或氧化作用，酵母、霉菌和细菌不仅对食品的外观、味道和营养性产生不良影响，而且产生危害人类健康的毒素，为了防止食品变质，在食品中添加防腐剂是十分必要的。使用防腐剂时应严格遵循国家规定的使用范围和使用量，使用过程中还应考虑食品 pH、原料新鲜程度、均一性以及多种防腐剂使用时协同作用等因素对防腐效果的影响。

目前我国允许使用的防腐剂有 30 余种，以下仅介绍常用的几个防腐剂品种。

（一）苯甲酸及钠盐

苯甲酸（钠）和山梨酸（钾）是我国目前最常用的食品防腐剂，两者往往混合使用，结构见图 18-3。苯甲酸为白色晶体或结晶粉末，有轻微苯甲醛气味，有吸湿性，难溶于常温水，溶于热水，其杀菌最佳 pH 为 2.5~4.0。苯甲酸钠（sodium benzoate）为白色颗粒或结晶型粉末，几乎无嗅，有较好的水溶性，溶于乙醇，在酸性条件（pH 2.5~4）下能转化为苯甲酸，对多种细菌、霉菌和酵母有抑制作用，一般

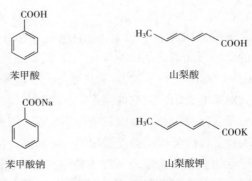

图 18-3 苯甲酸（钠）和山梨酸（钾）的结构

pH 越低，效果越好。我国允许苯甲酸及其钠盐用于果酱、蜜饯凉果、腌渍蔬菜、糖果、醋、酱油、调味料、饮料、配制酒、果酒等食品中，最大使用量为 0.2~2.0g/kg 不等。

苯甲酸钠的急性毒性较弱，大鼠经口 LD_{50} 为 2.7g/kg，但苯甲酸钠在胃的酸性环境下可转化为毒性相对较强的苯甲酸。苯甲酸可在人体内完全降解排出，以含苯甲酸 0，0.5% 和 1% 的饲料饲喂雄性大鼠和雌性大鼠连续 8 周，对其子代（二、三和四代）的进行观察和检查，结果表明大鼠子代的生长、繁殖和形态上没有异常的改变，其他试验也表明苯甲酸无蓄积性、致畸、致癌、致突变和抗原作用。有研究表明，小鼠摄入苯甲酸及其钠盐，会导致体重下降、腹泻、内出血、肝肾肥大、过敏、瘫痪甚至死亡。连续 10 周给小鼠饲以 80mg/kg 的苯甲酸，可导致 32% 的小鼠死亡。苯甲酸钠的毒性作用机制主要有改变细胞膜的通透性，抑制细胞膜对氨基酸的吸收，抑制脂肪酶等酶的活性，影响 ATP 合成受阻。苯

甲酸钠的 ADI 为 0~5mg/kg。

（二）山梨酸及钾盐

山梨酸及其钾盐（potassium sorbate）均为呈白色或类白色粉末或颗粒，对各种酵母和霉菌有较强的抑制能力，但对细菌的抑制能力较弱，属于酸性防腐剂，在酸性条件下防腐作用充分，pH 越低抗菌效果越好，在 pH 为 8 以下防腐作用稳定。1939 年，美国和德国科学家发现具有与 α-不饱和脂肪酸相似结构的化合物对抑制真菌有效，山梨酸正好具有这种结构。山梨酸的抑菌机理一般认为是抑制微生物巯基酶的活性。我国允许山梨酸及其钾盐的使用范围与苯甲酸及其钠盐相似。山梨酸钾对人造黄油、鱼、奶酪面包和蛋糕等食品的防腐作用比苯甲酸盐更强。低浓度的山梨酸钾主要用于控制霉菌和酵母的生长，适用于奶酪、烘焙食品、水果饮料、泡菜、水果、蔬菜、鱼、肉制品和酒类等食品的防腐。

山梨酸、山梨酸钾的大鼠经口 LD_{50} 分别为 10.5、4.2g/kg，小鼠静脉注射给药 LD_{50} 分别为 2.8、1.3g/kg。有研究表明，连续 2 个月每天注射给予大鼠 40mg/kg 剂量的山梨酸，对动物生长、食欲等方面未观察到不良反应，连续 3 个月每天注射给予大鼠 80mg/kg 剂量山梨酸，可导致动物生长滞缓。以 1% 和 2% 剂量的山梨酸钾饲料持续饲喂犬 3 个月，未发现有任何异常的反应。持续两代给予大鼠 5% 山梨酸，对大鼠的生长、繁殖未观察到不良改变。因此，山梨酸被认为基本上是无毒的，其实际上是一种直链不饱和脂肪酸，进入体内后，吸收和代谢与一般的脂肪酸类似。FAO/WHO 将山梨酸钾确定为 GRAS 类食品添加剂，ADI 为 0~50mg/kg。

（三）乳酸链球菌素

乳酸链球菌素（Nisin）为乳酸乳球菌（lactococcus lactis subsplactis）发酵后提取而制得的食品添加剂，是一种含有 34 个氨基酸的多肽物质，Nisin A 的第 27 位氨基酸为组氨酸（His），Nisin Z 的第 27 位氨基酸为天冬酰胺（Asn）。乳酸链球菌素为浅棕色至乳白色粉末，对革兰氏阳性菌有抑制作用，而对革兰氏阴性菌、酵母或霉菌一般无抑制作用，对肉毒梭状芽孢杆菌和其他厌氧菌作用最强，因此在肉类罐头中具有明显防腐效果，用于肉类罐头食品可降低灭菌温度和缩短灭菌时间，从而提高肉制品的嫩度。我国乳酸链球菌素可用于食用菌和藻类罐头、杂粮罐头、肉制品和熟肉制品、蛋制品、酱油、醋、复合调味料、饮料、乳及乳制品等食品中，最大使用量为 0.15~0.5g/kg。乳酸链球菌素可在人体的消化道中被蛋白酶水解，不以原有形式被人体吸收，是一种安全的防腐剂。

五、 食品用香料

食品用香料是能用于调配食品香精，并使食品增香的一类食品添加剂，是食品添加剂中品种最多的一类，可分为天然香料、天然同一香料和合成香料。天然香料是从人类普遍食用的香料植物中采取物理化学方法，如压榨、萃取和蒸馏等方法提取出的天然物质，在特殊或普遍的地区有安全的食用历史。天然同一香料从芳香原料中用化学方法分离出来或用化学方法制取，在化学结构上与天然香料物质相同。合成香料则是指纯粹人工合成，至今在供人类消费的天然制品中尚未发现的香料。食品用香精是由食品用香料和（或）食品用热加工香味料与食品用香精辅料组成的，用来起香味作用的浓缩调配混合物（只产生咸味、甜味或酸味的配制品除外），它含有或不含有食品用香精辅料。通常它们不直接用于消费，而是用于食品加工。

由于食品用香精在食品中用量很小，每种香料在香精中所占比例更少，因此每个品种的香料用量极少，且香精的添加有"自限性"，因为添加量大容易被消费者发现且风味不易被消费者接受，香料多挥发性较强，因此按照规定范围使用尚未发现有损害作用。目前我国批准使用的香料有 1870 种以上，天然香料 393 种以上，合成香料 1477 种以上，由于香料种类繁多，经 JECFA 评价过的食用香料为数极少，难以一一评价，大多数的天然食用香料都被认为是安全的（GRAS 类物质），JECFA 对天然香料和天然同一香料均予以暂时认可，而优先评价人工合成香料。

香料尤其是一些天然香料与人们的生活接触比较紧密，人们在使用时往往容易忽视其安全性问题，即使是天然香料也具有一定的药用活性和毒性，而这些香料大多没有经过全面的毒性试验，过量摄入后会产生不良后果，因此应严格控制其用量。香兰素和乙基香兰素大多是合成产品，广泛用于糕点、饼干、糖果和冷饮等食品中，该物质的急性毒性不强，香兰素对大鼠经口 LD_{50} 为 1580mg/kg，ADI 为 0~10mg/kg，但具有嗜神经性，可产生麻醉作用。其他芳香醛类如苦杏仁油（苯甲醛）对中枢神经也有麻醉作用，对皮肤、黏膜和眼睛也有刺激性作用。邻氨基苯甲醛（anthranilate）是一种具有葡萄甜香的无色液体，广泛用于制造具有葡萄香味食品，邻氨基苯甲醛的天然对等物质在橙油、柠檬油和茉莉油中可以找到，该物质也会引起人类皮肤的过敏。

还有一些食物添加剂可增强食品的风味，被称为风味增强剂或增香剂，例如，味精（谷氨酸钠）。味精为世界上除食盐外消耗量最多的调味剂，1987 年以前味精的使用经常与所谓"中国餐馆综合征"联系在一起，从而引起较大的争议。这类综合病的病症包括出现过敏反应、头痛和昏昏欲睡等。谷氨酸钠的小鼠经口 LD_{50} 为 16.2g/kg，属于无毒物。谷氨酸是一种氨基酸，在人体内代谢可与酮酸发生氨基转移合成其他氨基酸，食用后有 96% 可被人体吸收，一般用量不会产生毒性问题。FDA 确认味精属 GRAS 类食品添加剂，1988 年，JECFA 在第 19 次会议结束了对谷氨酸钠安全性的讨论，肯定了其安全性，并取消了对未满 12 周婴儿不宜使用的限制。

六、 抗氧化剂

油脂及含油脂食品置于空气中，与空气中的氧接触或者是通过溶于油中的氧，脂肪中的不饱和脂肪酸易被氧化，使油脂变败，产生游离脂肪酸，因此油脂变败也称为酸败（rancidity）。酸败的油脂不仅颜色和气味发生变化，营养价值降低，而且还会产生有毒物质，有害健康。能防止或延缓油脂或食品成分氧化分解、变质，提高食品稳定性的食品添加剂为抗氧化剂（antioxidants）。可分为油溶性、水溶性和兼容性，丁基羟基茴香醚（butylated hydroxyanisole，BHA）、二丁基羟基甲苯（butylated hydroxytolune，BHT）和没食子酸丙酯（propyl gallate，PG）是目前广泛应用于油脂工业的油溶性合成抗氧化剂；异抗坏血酸钠、植酸等属于水溶性抗氧化剂，常用于果蔬、水产品的护色、防变色和保鲜；抗坏血酸棕榈酸酯为兼容性抗氧化剂。出于对合成抗氧化剂安全性的担心，目前，从一些植物的茎叶及种子中提取出多种天然抗氧化剂，例如迷迭香提取物已被我国和 FDA 批准作为抗氧化剂应用。此外，一些营养素也具有抗氧化作用，不仅可以防止氧化引起的油脂酸败，亦可消除由人体内源性活性氧自由基，阻断自由基对人体细胞膜及大分子如蛋白质、DNA 的损伤，预防炎症及恶性肿瘤的发生，并提出"抗氧化营养素"概念，如维生素 C（抗坏血酸）、维生素 E（α-生育酚）、维生素 A、β-胡萝卜素、类胡萝卜素（如番茄红素）、原花青素等。

下面主要介绍几种常见的抗氧化剂。

（一）BHA、BHT 和 PG

BHA、BHT、PG 是目前食品工业中最常用的抗氧化剂，其结构如图 18-4 所示。BHA 为白色或微黄色的结晶或蜡状固体，有轻微特征性气味，不溶于水；BHT 为白色或结晶粉末，无味无臭，不溶于水；PG 为白色或乳白色结晶粉末，无臭稍有苦味，难溶于凉水，易溶于热水。BHA、BHT 易溶于油脂，PG 油脂中溶解性相对较差，均对热稳定。我国规定 BHA、BHT、PG 可用于脂肪、油和乳化脂肪制品、熟制坚果与籽类、坚果与籽类罐头、胶基糖果、油炸面制品、杂粮粉、即食谷物、方面米面制品、饼干、腌腊肉制品类、风干水产品、固体复合调味料（仅限鸡肉粉）、膨化食品等，三者的适用范围基本一致，BHA、BHT、PG 的最大使用量分别为 0.2，0.2，0.1g/kg，BHA 和 BHT 的 ADI 为 0~0.5mg/kg，PG 的 ADI 为 0~0.2mg/kg。BHA、BHT、PG 经常混合使用，但法规规定了同一功能的食品添加剂（相同色泽着色剂、防腐剂、抗氧化剂）在混合使用时，各自用量占其最大使用量的比例之和不应超过 1，混用时需要注意添加量适当。

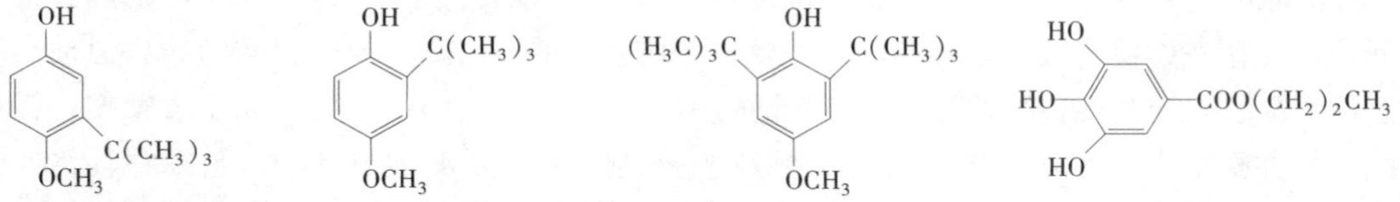

2-叔丁基-4-羟基茴香醚　　3-叔丁基-4-羟基茴香醚　　二丁基羟基甲苯　　没食子酸丙酯

图 18-4　BHA、BHT 和 PG 的结构

BHA、BHT 和 PG 的急性毒性较弱，小鼠急性经口 LD_{50} 分别为 2000，1390，2500~3000mg/kg，大鼠急性经口 LD_{50} 分别为 2200~5000，1970，3600mg/kg。以 1.4~4.7g/kg 剂量的 BHA 连续喂养狗 4 周，会使狗产生轻微的腹泻，也会导致过敏反应和代谢紊乱，BHA 对动物胃肠上皮有一定的损伤作用。亦有研究报道，采用 0.2%~0.8% BHA 含量的饲料喂养大鼠 24 个月，未发现毒性反应，当剂量增加到 1% 含量时，大鼠出现食欲不振和组织病变。用含 BHT 0.2%，0.5%，0.8%的饲料喂饲大鼠两年，与对照组比较未发现异常毒性改变。采用 1%~2%或 2%~3%含量的 PG 饲料喂养大鼠，可观察到大鼠体重减轻，分析其原因可能与大鼠不愿意吃这些带苦味的食品有关，2%~3%PG 组大鼠于 10~16 月时，有 40% 的大鼠死亡，解剖和组织学检查发现肾脏的损害，对其他动物并未造成严重的影响。

BHA 和 BHT 曾被认为是具有抗癌作用的食品添加剂。1967 年，美国有研究发现 BHA 可抑制由二甲基偶氮苯（奶油黄）诱导的大鼠肺癌。在 1976 年美国科学家撰写的综述中认为 BHA 可抑制由苯并（a）芘、二甲基苯并（a）蒽（DMBA）、二甲基亚硝胺（DENA）

等致癌物诱导的大鼠和小鼠的胃、肝、肺和乳腺等器官恶性肿瘤的发生。甚至有人认为，美国人胃癌发病率的显著下降与加工食品中加入的 BHA 有关。但 1997 年日本科学家木原发现，用含 2%BHA 的饲料喂大鼠，有 34.6% 的雄鼠和 29.4% 的雌鼠发生前胃癌。因此，日本目前禁止在食品中添加 BHA。美国将 BHA 和 BHT 从 GRAS 类食品添加剂的名单中删除。但 JECEF 肯定 BHT 无致癌性，美国国家癌症研究所（NCI）采用大小鼠试验研究未发现 BHT 有致癌性。

近年的研究表明，BHA 可导致试验动物胃肠道上皮细胞的损伤，1994 年公布的总结报告中指出，BHA 具有致癌和防癌的双重作用，取决于癌发生的不同时期。食品抗氧化剂在癌发生学中的作用仍未被确切了解，需要开展进一步的研究。

（二）维生素 C（抗坏血酸）

多种新鲜蔬菜、水果中本身含有大量的维生素 C（ascorbic acid），但其在加工过程中易损失。维生素 C 可以作为营养强化剂添加到食品中，也可以作为抗氧化剂添加到食品中，保护食品的色泽（不变色）和风味，以及保护维生素 A、维生素 E 以及其他天然抗氧化剂免受氧化破坏。维生素 C 添加至肉制品中能降低 pH，增强抗氧化作用；用于啤酒、果汁能防治褐变及品质风味的劣变；其抗氧化作用机制为与氧结合，钝化金属离子，从而阻止油脂的氧化酸败。维生素 C 安全性高，目前为止未有维生素 C 中毒的报道，美国 FDA 将维生素 C 列为 GRAS 类物质而未加限量。有研究表明，成年人每天口服 10~20g 维生素 C 未见有毒副作用，有数百人日服 10~20g 维生素 C 长达 10 年之久亦未见毒副作用。但是过度大量食用维生素 C 会引起其他一些物质的毒性作用，例如大剂量服用维生素 C 会导致肾结石的形成；维生素 C 可促进铁的吸收，在人体含铁量过高的情况下，大量服用维生素 C 可作为助氧化剂带来损害。

（三）维生素 E

维生素 E 又名 α-生育酚（α-tocopherol），为一种脂溶性维生素，添加食品中可以作为营养强化剂，也可以作为一种抗氧化剂，维生素 E 常添加在一些高级果油和天然深海鱼油中，抑制油脂的酸败和脂质过氧化。大多数植物油和鱼油中均富含维生素 E，只是含量各有不同。一些特殊的植物油，例如沙棘油、麦胚油和芝麻油因富含维生素 E 而不易酸败，相反，在植物油精炼过程中，维生素 E 可能会从油中除去，结果被精炼过的植物油会因氧化作用而变得不稳定。

维生素 E 几乎是无毒的。维生素 E 大鼠的经口 LD_{50} 为 10g/kg。病人每日口服 300mg 的维生素 E 连续几个月，并没有出现不良影响。但有报道称，成年人长时间每天摄入 720mg 维生素 E，可出现头痛、呕吐、疲乏、昏眩和视力模糊症状。长时间每天口服 1g 维生素 E 可诱发高血压、糖尿病和生殖系统障碍，更高剂量可能会导致出血、破坏免疫系统功能，导致免疫性疾病如哮喘、类风湿性关节炎及红斑狼疮的恶化。

七、营养强化剂

营养强化剂指为增加食品的营养成分（价值）而加入到食品中的天然或人工合成的营养素和其他营养成分，营养强化的主要目的包括：弥补食品在正常加工、储存时造成的营养素损失；在一定的地域范围内，有相当规模的人群出现某些营养素摄入水平低或缺乏，通过强化可以改善其摄入水平低或缺乏导致的健康影响；某些人群由于饮食习惯和（或）其他原因可能出现某些营养素摄入量水平低或缺乏，通过强化可以改善其摄入水平低或缺乏导致的健康影响；补充和调整特殊膳食用食品中营养素和（或）其他营养成分的含量。我国将营养强化剂列入食品添加剂的范畴，对营养强化剂参照食品添加剂的原则管理，日本和美国规定的食品添加剂中包括食品营养强化剂，但 CAC 则不包括。

我国营养强化剂品种有维生素类，矿物质类，氨基酸类，以及其他的天然营养素。维生素类强化剂品种有维生素 A、β-胡萝卜素、维生素 D、维生素 E、维生素 K、维生素 B_1、维生素 B_2、维生素 B_6、维生素 B_{12}、维生素 C、烟酸、叶酸、泛酸、生物素、胆碱、肌醇等。矿物质类强化剂有铁、钙、锌、硒、镁、铜、锰、钾、磷等。氨基酸类主要为 L-赖氨酸和牛磺酸。其他天然营养素有左旋肉碱（L-肉碱）、γ-亚麻酸、叶黄素、低聚果糖、1,3-二油酸 2-棕榈酸甘油三酯、花生四烯酸（AA 或 ARA）、二十二碳六烯酸（DHA）、乳铁蛋白、酪蛋白钙肽、酪蛋白磷酸肽等。营养强化剂中的维生素和矿物质类成分都是人体必需的营养素，如果长期摄入不足就有发生该营养素缺乏症的危险，如维生素 A 缺乏症、缺铁性贫血、缺碘性疾病、坏血病（维生素 C 缺乏症）、脚气病（维生素 B_1 缺乏）、佝偻病（维生素 D 缺乏症）、克山病（硒缺乏为重要原因之一）等；但是如果这些营养素摄入过多，摄入量长期超过可耐受最高摄入量，就可能开始出现毒副作用。因此，这类营养强化剂在食品中的强化量都是一个范围，一方面能满足营养强化的需要，另一方要减少和避免过量中毒的风险。下面以硒营养强化剂为例介绍营养强化剂的安全性问题。

1817 年瑞典化学家柏采利乌斯（Jons Jakob Berzelius，1779—1848）从黄铁矿提取硫黄以制备硫酸时，在硫酸厂铅室中沉淀的红色粉状物质中提炼制得硒，命名为 Selene，在希腊语中为月亮女神的意思。1957 年，德国的 Schwarz K 和 Foltz CM 首次发表硒具有动物营养作用的报告。发现硒是阻止大鼠食饵性肝坏死的第 3 因子的主要组分。1957 年我国学者首先提出克山病与缺硒的有关报告。1973 发现硒是谷胱甘肽过氧化物酶（GSH-Px）的必需组分。1979 年我国的克山病防治研究成果表明，克山病地区人群均处于低硒状态，补硒能有效地预防克山病，从而揭示了硒缺乏是克山病发病的基本因素，同时也证明了硒是人体必需微量元素。

硒在植物体内以多种化合物形式存在，大体可以分为无机态和有机态。作物体内主要以有机硒的形式为主，占 80% 以上，无机硒含量较少，占 8% 左右，主要粮食作物中主要含硒代蛋氨酸（SeMet），聚硒植物如大蒜、洋葱对土壤中的无机硒生物转化为硒代甲硫氨酸外，还富含甲基硒代半胱氨酸（Se-MetSeCys）；动物性食物如家禽、家畜组织脏器中硒形态主要为硒半胱氨酸（SeCys），水生动物组织脏器中主要为硒代蛋氨酸；真菌类食物如硒酵母中主要为硒代蛋氨酸，也富含甲基硒代半胱氨酸。缺硒是发生克山病的重要原因，人群中缺硒现象与其生存环境中土壤硒元素含量低及膳食中硒摄入量不足有关，调查发现克山病区人群血、尿、头发及粮食中硒含量均明显低于非病区，血中 GSH-Px 的活力明显低于非病区人群。克山病是一种以多发性灶状坏死为主要病变的心肌病，硒对心脏有保护作用，用亚硒酸钠在低硒地区进行干预能取得好的预防效果。此外，缺硒被认为也是大骨节病发生的重要原因。但过量的硒摄入也可以引起中毒，中毒症状主要为头发和指甲脱落，皮肤损伤及神经系统异常，肢端麻木、抽搐等，严重者可致死。

我国目前允许进行硒营养强化的食物类别主要有调制乳粉（儿童 60~130μg/kg，其他 140~280μg/kg），大米、小麦粉、杂粮粉及其制品（140~280μg/kg），面包（140~280μg/kg），饼干（30~110μg/kg），含乳饮料（50~200μg/kg）。硒强化来源包括亚硒酸钠、硒酸钠、硒蛋白、富硒食用菌粉、L-硒-甲基硒代半胱氨酸、硒化卡拉胶和富硒酵母。

有研究表明，无机硒与有机硒的毒性有一定的差异。在一项用富硒酵母和亚硒酸钠对大鼠进行的急性毒性研究中，采用雄性断奶 Sprague-Dawley 大鼠（平均体重 50g）通过灌胃给予富硒酵母或亚硒酸钠，富硒酵母的经口 LD_{50} 为 37.3mg/kg，而亚硒酸钠的经口 LD_{50} 为 12.7mg/kg。一项研究表明，采用断乳 Wistar 大鼠，添加到饲料喂饲法给药，设立 3、6、10mg/kg 三个亚硒酸钠组和 3、6、10mg/kg 三个硒甲硫氨酸组以及对照组；经口给药 12 周后，6mg/kg 组动物体重均下降，3mg/kg 组动物肝脏均发生病理学改变，雌鼠肝脏 GSH-Px 活性随硒浓度上升而降低，但硒蛋氨酸组体重下降和肝脏病理学改变程度均弱于同硒浓度亚硒酸钠组。《中国居民膳食营养素参考摄入量第 3 部分：微量元素 WS/T 578.3—2017》中规定，我国成年人硒的 EAR、RNI、UL 值分别为 50、60、400μg/d。

（樊柏林）

本章小结

本章介绍了食品添加剂的定义、分类、应用、各国对食品添加剂的管理以及主要类别食品添加剂的毒性和安全性。食品添加剂是现代食品工业生产中必不可少的物质，但是食品添加剂品种多，如使用不当可能存在一定的安全性问题，常常是百姓关注的食品安全热点领域，容易成为食品安全热点事件。各国对食品添加剂都有严格的管理制度，对于食品添加剂新品种和修改使用范围或使用量的食品添加剂一般都需要政府部门的许可，按照批准的使用范围和用量使用食品添加剂应该是安全的。

🔍 思考题

1. 食品添加剂的定义及各国对食品添加剂定义的主要区别是什么？
2. 食品添加剂的分类原则是什么？
3. 食品添加剂使用的基本要求是什么？
4. 我国食品添加剂使用中存在的主要问题是什么？
5. 我国申报新食品添加剂的流程和要求是什么？

参考文献

[1] 张俭波. 美国食品添加剂管理介绍（待续）. 中国食品添加剂, 2009,（6）：

45-49.

　　[2] 张俭波 . 美国食品添加剂管理介绍（2）. 中国食品添加剂, 2010,（1）: 45-51.

　　[3] 张俭波 . 日本食品添加剂申请审评程序介绍 . 中国食品添加剂, 2009,（6）: 41-45.

　　[4] 骆鹏杰, 张俭波, 贾海先, 王华丽, 张霁月 . 日本和韩国食品添加剂管理与法规标准的概述 . 中国食品添加剂, 2014,（7）: 88-93.

　　[5] 张俭波 . CAC 及各主要国家食品添加剂管理概况 . 中国卫生标准管理, 2011, 2（3）: 54-62.

　　[6] 巢强国 . 食品添加剂安全性述 . 上海计量测试, 2008, 35（1）: 2-7.

　　[7] 吴永宁 . 现代食品安全科学 . 北京: 化学工业出版社, 2003.

　　[8] 刘宁, 沈明浩 . 食品毒理学 . 北京: 中国轻工业出版社, 2005.

第十九章
转基因食品食用安全性评价

20 世纪末，以基因工程技术为核心的生物技术以前所未有的速度迅猛发展，并在医药、农业及食品工业等领域获得广泛的应用，取得了巨大的经济效益和社会效益。基因工程技术又称转基因技术，利用转基因技术制造出来的食品称为转基因食品。

1983 年，第一个转抗虫基因的烟草在美国培植成功，标志着转基因生物的正式诞生；1994 年，首个耐储藏转基因番茄在美国批准进入市场销售，标志着转基因食品的正式问世，1996 年，由这种番茄加工而成的番茄饼允许在超市出售，标志着转基因食品开始了商业化的进程。此后，由于转基因技术研究与产业应用的快速发展，转基因食品的发展十分迅猛。

第一节　转基因食品

一、转基因食品的定义

《农业转基因生物安全管理条例》对农业转基因生物的定义是，利用基因工程技术改变基因组的构成，用于农业生产或者农产品加工的动植物、微生物及其产品称为农业转基因生物，转基因生物又称"基因修饰生物"，英文是 genetically modified organism，通常用英文缩写 GMO 来表示。转基因食品是指以转基因生物为原料加工而成或鲜食的食品。因此，凡是食品加工原料含有转基因生物及其直接加工品的食品就是转基因食品。以转基因大豆为例，它本身就是转基因食品，用它为原料加工的豆腐、豆油、豆奶或提取的大豆蛋白等也都属于转基因食品。

二、转基因食品的分类

（一）按受体生物分类

1. 转基因植物食品

转基因植物食品是指转基因植物产生的食物或利用转基因植物为原料生产的食品或

食品添加剂。目前，在所有转基因生物中，转基因植物占到了 95% 以上，而且被批准上市的基本为转基因植物产品，因此，现阶段所说的转基因食品主要是指转基因植物食品。国内外已研究开发并商品化生产的转基因植物品种主要有大豆、玉米、油菜、棉籽（棉花）、马铃薯、番茄、番木瓜、甜瓜、西葫芦、向日葵、胡萝卜、甜菜、甜椒、辣椒、芹菜、黄瓜、莴苣、豇豆等，其中大豆、玉米、棉花和油菜是主要商业化种植的转基因植物。

2. 转基因动物食品

转基因动物食品是指由转基因动物产生的食物或利用转基因动物为原料生产的食品或食品添加剂。目前已开发的转基因动物包括高不饱和脂肪酸猪、快速生长的转基因鱼、高乳铁蛋白奶牛等，但转基因动物食品的产业化应用还有待时日。2015 年，美国 FDA 批准了 AquaBounty 公司的快速生长的转基因大西洋三文鱼的市场化运作，这是全球首例上市的转基因动物食品。

3. 转基因微生物食品

转基因微生物食品是指由转基因微生物产生的食物或利用转基因微生物为原料生产的食品或食品添加剂。目前国内外已研究开发并商品化生产的转基因微生物品种主要是基因改造的食用菌和食品工程菌以及用这些生产的酶制剂等食品添加剂。

（二）按产品功能分类

1. 环境适应类转基因食品

环境适应类转基因食品是指通过基因工程技术改造获得的具有耐除草剂、抗虫、抗真菌、抗重金属、抗病毒或病菌、抗旱、抗盐碱或抗霜冻等特性的农业生物产品及以该产品为原料加工生产的食品或食品添加剂。这类产品又称第一代转基因食品，目前绝大多数转基因食品都属此类，且耐除草剂和抗虫产品所占的比例最大。

2. 复合性状转基因食品

复合性状转基因食品是指在一种生物中转化了两个或两个以上目的基因并获得各自的生物学性状的农业生物产品及以该产品为原料加工生产的食品或食品添加剂，如抗虫耐除草剂玉米、抗虫抗病大豆等。目前这类转基因产品的市场份额在逐年增加，该类转基因食品又称为第二代转基因食品。

3. 品质改良类转基因食品

品质改良类转基因食品是指通过基因工程技术改造获得的具有改变营养成分种类、含量及配比、抗腐败、改善风味、外观或增加保健功能等特性的农业生物产品及以该产品为原料加工生产的食品或食品添加剂，该类转基因食品又称第三代转基因食品，如富含胡萝卜素的"黄金大米"、高赖氨酸玉米，防褐变的马铃薯、苹果等。

三、 转基因食品的市场化现状

（一）中国转基因食品的市场化现状

中国一直高度重视转基因技术研究与应用，20 世纪 80 年代，中国即开始进行转基因作物的研究，是国际上农业生物工程应用最早的国家之一，转基因作物育种的整体水平在发展中国家处于领先地位，某些项目已进入国际先进行列。

但中国对转基因食品批准上市的态度是十分谨慎的。目前只有耐储存番茄、抗虫棉花、改变花色矮牵牛、抗病辣椒、抗病番木瓜、转植酸酶玉米和抗虫水稻这七种作物获得了安全证书，而实现大规模商业化生产的转基因食品只有抗虫棉花和抗病番木瓜。改变花色矮牵牛不属于食品，转基因甜椒、番茄不属于优良品种，在市场竞争中已经淘汰，目前这两个品种安全证书已过了有效期，并无商业化种植。华中农业大学培育的高抗鳞翅目害虫转基因抗虫水稻"华恢 1 号"及杂交种"Bt 汕优 63"和中国农业科学院研制的转植酸酶基因玉米于 2009 年获农业部颁发的安全证书，根据《中华人民共和国种子法》，这几个产品还需要进行区试实验，因此，目前都没有进入商业化生产。

因此，目前国内生产的在中国市场上出售的转基因食品只有棉籽油和木瓜。棉籽榨油可以食用，在部分农村，农民吃的就是棉籽油。2017 年，中国转基因棉花种植面积为 280 万 hm^2，转基因棉花占到 95%。木瓜的种植面积为 $7130hm^2$，主要产于广东、广西和海南，其中 86%为转基因产品。

中国进口的转基因食品主要是大豆、玉米、油菜及相关产品。2018 年，中国进口了 8803 万 t 大豆，其中 90%以上是转基因大豆。中国还是转基因玉米的进口国，2018 年中国玉米进口量达到 352 万 t。截至 2018 年，中国共批准 55 个转化体的进口安全证书，其中大豆转化体 16 个、玉米转化体 20 个、油菜转化体 9 个、棉花转化体 9 个、甜菜转化体 1 个，涉及抗虫、耐除草剂、耐旱、品质改良和育性改变等性状。

（二）国外转基因食品的市场化现状

截至 2017 年，已有 29 种转基因作物批准进行商业化种植，包括大豆、棉花、油菜、玉米、烟草、马铃薯、番茄、水稻、南瓜、杨树、亚麻、小扁豆、甜瓜、甜菜、甜椒、苹果、苜蓿、番木瓜、菊苣、李子、矮牵牛、玫瑰花、康乃馨等。

转基因三文鱼目前是唯一市场化的转基因动物。2017 年 8 月，美国 AquaBounty Technologies 公司宣布，已向加拿大客户出售了 4.53t 转基因三文鱼。这意味着在公开市场上，转基因动物的食品完成了首次销售。

美国是最早种植转基因植物的国家，其种植面积一直居全球首位。2017 年，美国的转基因植物的种植面积为 7500 万 hm^2，占全球的 40%，据美国国家农业统计局公布的 2018 年全美农作物种植面积及主要转基因作物普及率的报告声称，近几年大豆、玉米、棉花、油菜、甜菜的转基因普及率持续维持在 90%以上。紧随其后的是巴西、阿根廷、加拿大和印度，这四个国家的转基因作物种植面积占全世界总种植面积的 51.3%。

大豆、玉米、油菜、棉花是种植面积最广、应用最多的转基因产品。2017 年，全球大豆的种植面积为 9410 万 hm^2，占大豆播种面积的 77%；转基因玉米的种植面积达到 5970 万 hm^2，占全球玉米播种面积的 32%，转基因棉花为 2421 万 hm^2，占棉花播种面积的 80%。油菜为重要的油料作物，油菜种子含油量占其干重的 35%~45%，含有丰富的脂肪酸和维生素，2017 年转基因油菜种植面积为 1020 万 hm^2，占全球转基因作物种植面积的 5%，相当于油菜种植面积的 30%。

四、 转基因食品的安全性争论

转基因食品问世已有 20 余年，但对它的食用安全性问题的担忧及争论一直没有停止。在人类历史上，还没有任何一种食品的安全性问题如转基因食品这样受到如此广泛、深入、持久的关注。对转基因食品的食用安全性的忧虑主要表现在以下几个方面。

（一）外源基因所编码的蛋白对人体是否有直接或间接的毒性

一些转基因食品，特别是抗病抗虫的转基因食品，它们转入的基因编码了对细菌或害虫有害的毒蛋白，这些毒蛋白在发挥杀虫抗菌作用的同时，是否对人和动物造成伤害呢？也就是常说的"动物不吃，人能吃吗？"

一般来说，转基因食品中使用的抗虫抗病的基因应该对人类和非目标的动物是无毒害的。以转基因植物中最常用的抗虫基因苏云金芽孢杆菌基因为例，苏云金杆菌是自然界中普遍存在的一类细菌，该菌中存在一大类杀虫基因，统称 Bt 基因，Bt 基因编码产生的 Bt 蛋白作为生物杀虫剂已广泛应用了 60 多年，科学家对其杀虫机理也有比较透彻的研究。Bt 蛋白存在于伴孢晶体中，当害虫取食后，在昆虫中肠的碱性（pH 10~12）条件下晶体溶解产生原毒素，由中肠内的酶系统作用，释放出活性毒素，毒素与昆虫中肠内特异的受体结合而产生毒杀作用。这一杀虫机理使得某一特定的 Bt 基因只对某一类昆虫有特异的毒杀作用。而哺乳动物的胃液为强酸性（pH 1~2），且肠胃中也不存在与 Bt 毒素结合的受体，当 Bt 蛋白进入到哺乳动物肠胃中后，在胃液的作用下几秒钟之内全部降解。多年的研究已反复证实这种 Bt 毒蛋白对哺乳动物、鸟、鱼以及非目标昆虫是无害的。

（二）外源基因编码的蛋白对人体是否有致敏性

食物过敏一直是食品安全中的重要问题，过敏反应主要是人们对食物中的某些物质特别是蛋白质产生病理性免疫反应，大多数是由免疫球蛋白性 IgE 介导的，轻者会出现皮疹、呕吐、腹泻，重者甚至会危及生命。转基因食品中由于引进了新基因，会产生新的蛋白质，有可能会是人们从未接触过的物质，也许会引起人们对原来不过敏的食品产生了过敏反应。对于转基因食品的过敏反应的评价，国际上有一整套的程序和方法，叫"决定树"原则。主要包括序列分析、过敏血清抗体结合试验、模拟胃肠消化及动物模型等五个步骤来评价转基因食品的是否会引起人或动物产生过敏反应，凡是任何一步的结果如果判定为有致敏的可能，该转基因食品都会被取消研发和上市的资格。因此，经过这一系列的评价，转基因食品增加过敏性的风险较小。

（三）外源基因是否会发生水平转移

人们担心一些用抗生素抗性为标记基因来筛选的转基因食品，因其本身带有抗生素抗性，在人或牲畜吃了以后，这些抗性基因会通过基因水平转移进入到肠道微生物或其他致病菌中，使有害微生物对抗生素产生耐药性。事实上，不同种属间生物发生基因水平转移的概率几乎为零，此外，目前通过基因敲除技术已可以把转基因生物中的抗性基因完全去掉，所以，可以完全不用对于抗生素抗性基因的水平转移有太多的顾虑。

（四）伦理学争议

关于转基因食品的伦理学争论主要集中在转基因动物方面。由于动物，尤其是猪与人类有较近的亲缘关系，因此有些研究者想借助于转基因动物，作为人类器官来源。但有关转基因动物引发的伦理学问题很多，这也是转基因动物发展缓慢的主要原因之一。如有研究者计划将人类脏器细胞基因组导入猪细胞基因组，在猪体内表达转基因脏器，然后将转基因猪器官移植给人体，以解决人体器官供应短缺的问题。该研究一开始，就引起了强烈争议，认为无论对动物还是对人类都是不仁道的。又如在转基因鱼的研究中，研究者将人生长激素基因转入鱼基因组，加速鱼的生长。这引起的质疑是，如果该转基因鱼上市后，是否会引起正常人尤其是婴幼儿的快速生长，另外是否会引起"人吃人"的嫌疑？

　　虽然有以上疑虑，但是迄今为止，尚无一例批准的转基因食品对健康不利的基于科学的证据，而且，各国政府和国际组织对转基因食品的监管的重视程度是其他食品所不可比拟的，因此，对于转基因食品的食用安全的过度担忧是没有必要的。

第二节　转基因食品的安全性评价原则

　　安全评价（即风险评估）是农业转基因生物安全管理的核心，通过科学分析各种科学资源，判断每一具体的转基因生物是否存在危害或安全隐患，预测危害或隐患的性质和程度，划分安全等级，提出科学建议。

　　风险评估是按照规定的程序和标准，利用现有的所有与转基因生物安全性相关的科学数据和信息，系统地评价已知的或潜在的与农业转基因生物有关的、对人类健康和生态环境产生负面影响的危害。这些数据和信息，主要来源于产品研发单位、科学文献、常规技术信息、独立科学家、管理机构、国际组织及其他利益团体等。

　　整个评估过程由危害识别、危害特征描述、暴露评估和风险特征描述等四部分组成。通过风险评估预测在给定的风险暴露水平下农业转基因生物所引起的危害的大小，并作为风险管理决策的依据。

　　在进行农业转基因生物风险评估时，一般应遵循以下原则。

一、　实质等同性原则

　　自从 1993 年经济合作与发展组织（OECD）在转基因食品安全中提出"实质等同性"（substantial equivalence）概念以来，实质等同性已被很多国家在转基因生物安全评价上广泛采纳。实质等同性的含义是指转基因物种或其食物与传统物种或食物具有同等安全性。

　　所谓"实质等同性"原则，主要是指通过对转基因作物的农艺性状和食品中各主要营养成分、营养拮抗物质、毒性物质及过敏性物质等成分的种类和数量进行分析，并与相应的传统食品进行比较，若二者之间没有明显差异，则认为该转基因食品与传统食品在食用安全性方面具有实质等同性，不存在安全性问题。具体来说，包括两个方面内容：一是农艺学性状，如转基因植物的形态、外观、生长状况、产量、抗病性和育种等方面应与同品系对照植株无差异；二是食物成分，转基因植物应与同品系非转基因对照植物在主要营养成分、营养拮抗物质、毒性物质及过敏性物质等成分的种类和含量应该基本相同。

根据"实质等同性"分析的结果，可将转基因作物归纳为以下三类。

（1）转基因作物与对照物具有实质等同性。

在这种情况下，转基因作物即被认为与对照物具有同等安全性，不需要进行进一步的安全性分析。但这种情况并不多见，一般是用转基因作物加工的产品如精炼油、玉米淀粉、精制糖等可以归为此类。

（2）除了一些明确的差异外，转基因作物与对照物具有实质等同性。

目前第一代转基因作物都是在此范畴内，进一步的安全性分析主要应围绕这些差异（即转入基因表达的蛋白）进行。

（3）在许多方面转基因作物与对照物不具有实质等同性，或找不到可进行比较的传统对照物。

当然这并不能说明此转基因作物就是不安全的，但在这种情况下，需要对该转基因作物进行全面彻底的安全性分析。部分营养品质改良的转基因作物属于此范畴。

为了便于实质等同概念的理解和应用，OECD 列举了 5 项应用原则：①如果一种新食品或经过基因修饰的食品或食物成分被确定与某一传统食品大体相同，那么更多的安全和营养方面的考虑就没有意义；②一旦确定了新食品或食物成分与传统食品大体相同，那么二者应该同等对待；③如果新食品或食物成分的类型鲜为人知，难以应用实质等同性原则，对其评估时就要考虑在类似食品或食品成分（如蛋白质、脂肪和碳水化合物等）的评估过程中所积累的经验；④如果某种食品被确定为实质不等同，那么评估的重点应放在已经确定的差别上；⑤如果某种食品或食品成分没有可比较的基础（如没有与之相应的或类似的传统食品做比较），评估该食品或食物成分时就应该根据其自身的成分和特性进行研究。总之，如果转基因食品与传统食品相比较，除植入的基因和表达的蛋白不同外，其他成分没有显著差别，就认为二者之间具有实质等同性。如果转基因食品未能满足实质等同原则的要求，也并不意味着其不安全，只是要求进行更广泛的安全性评价。

二、 个案分析原则

因为转基因生物及其产品中导入的基因来源、功能各不相同，受体生物及基因操作也可能不同，所以必须有针对性地逐个进行评估，即个案分析原则（case by case）。目前世界各国大多数都采取了个案分析原则。

个案分析就是针对每一个转基因食品个体，根据其生产原料、工艺、用途等特点，借鉴现有的已通过评价的相应案例，通过科学的分析，发现其可能发生的特殊效应，以确定潜在的安全性，为安全性评价工作提供目标和线索。个案分析为评价采用不同原料、不同工艺、具有不同特性、不同用途的转基因食品的安全性提供了有效的指导，尤其是在发现和确定某些不可预测的效应及危害中起到了重要的作用。

个案分析的主要内容与研究方法包括：①根据每一个转基因食品个体或者相关的生产原料、工艺、用途的不同特点，通过与相应或相似的既往评价案例进行比较，应用相关的理论和知识进行分析，提出潜在安全性问题的假设。②通过制定有针对性的验证方案，对潜在安全性问题的假设进行科学论证。③通过对验证个案的总结，为以后的评价和验证工作提供可借鉴的新案例。

三、　渐进原则

渐进原则（step by step）又称分阶段原则，转基因生物及其产品的开发过程需要经过实验研究、中间试验、环境释放、生产性试验和商业化生产等环节。每个环节都要进行风险评估和安全评价，并以上步实验积累的相关数据和经验为基础，层层递进，确保安全性。

四、　科学基础原则

在进行安全评价时，必须以科学为基础（science-based），采用合理的方法和手段，以严谨、科学的态度对待。不但要充分利用已有的科学信息和科学资源，还强调重视申请人及第三方检测机构提供的技术资料、安全评价实证实验的结果。

五、　熟悉原则

熟悉原则（familiarity）指对所评价转基因生物及其安全性的熟悉程度，根据类似的基因、性状或产品的历史使用情况，决定是否可以采取简化的评价程序，这是为了促进转基因技术及其产业发展的一种灵活运用。

第三节　转基因食品安全评价内容

国际食品安全标准主要由国际食品法典委员会（CAC）制定。这是联合国粮食及农业组织（FAO）和世界卫生组织（WHO）共同成立的，是政府间协调各成员国食品法规标准和方法并制定国际食品法典的唯一的国际机构。其所制定的食品标准被世界贸易组织（WTO）规定为国际贸易争端裁决的依据。国际食品法典委员会于2003年起先后发布了3个有关转基因生物食用安全性评价的指南，分别针对转基因植物、动物和微生物，各国都在该指南的基础上制定了各自的安全评价标准。转基因产品食用安全性的评价主要包括四个方面，即毒理学评价、营养学评价、致敏性评价和非期望效应评价。

一、　毒理学评价

目前在食品安全评价中一般需要进行外源蛋白与已知毒蛋白的氨基酸序列比对、外源蛋白急性经口毒性试验、全食品亚慢性毒理学试验等毒理学安全评价。其中，主要运用了食品毒理学中一般毒性的评价技术和方法。

（一）氨基酸序列比对

将外源蛋白的氨基酸序列与国际上通用的蛋白数据库进行比对，分析其与已知的毒素及抗营养因子是否具有同源性，排除转基因可能引入毒素和抗营养因子的可能性。中国已颁布转基因外源蛋白与已知毒蛋白及抗营养因子氨基酸序列比对的标准，在进行相关评价时需参照执行。

（二）急性经口毒性试验

转基因食品的急性经口毒性试验，一般选择小鼠作为研究对象，评价的对象主要是针对转基因生物中新表达的物质（通常是蛋白质），这些物质在转基因产品中的表达量有限，一般采用体外表达并经过实质等同验证后的受试物。在转基因安全评价中，通常采用限量法，即24h内一次或多次灌胃给予受试物最大的剂量。中国要求最好达到5000mg/kg体重，即实际无毒的水平，与美国FDA对食品的急性毒性评价要求一致，OECD针对化学品的急性毒性评价，一般要求2000mg/kg体重。根据急性毒性实验得出的LD_{50}值，可获得该受试物的急性毒性分级，中国食品毒理标准将急性经口毒性分为5个等级，即极毒（LD_{50} < 1mg/kg）、剧毒（LD_{50} 1 ~ 50mg/kg）、中等毒（LD_{50} 51 ~ 500mg/kg）、低毒（LD_{50} 501 ~ 5000mg/kg）和实际无毒（LD_{50} > 5000mg/kg）。关于转基因外源蛋白急性毒性评价的方法，中国已颁布了有关标准，在相关安全性评价中需参照执行。

（三）亚慢性毒理学试验

亚慢毒理学实验可以反映出转基因食品对于生物体的中长期营养与毒理学作用，因此是转基因食品食用安全性评价工作的重要评价手段之一。通常选择的动物是刚断乳的大鼠，大鼠的生命期一般为2年，90d对大鼠来说是其生命期的1/8，即相当于人生命期的10年，从断乳开始喂养90d，覆盖了大鼠幼年、青春期、性成熟、成年期等敏感阶段。评价方法上，在不影响动物膳食营养平衡的前提下，按照一定比例（通常设2~3个剂量组）将转基因食品掺入到动物饲料中，让动物自由摄食，喂养90d时间。试验期间每天观察动物的一般情况、行为等，观察是否有异常及出现死亡的情况。每周称量动物体重与进食量，分析动物的生长情况及对食物的利用情况。实验末期，宰杀动物，称量脏器质量，计算脏体比，反映动物的营养与毒理状况。对主要脏器作病理切片，观察是否有病理学改变。检测实验动物的血常规和血生化指标，进一步观察动物体内各种营养素的代谢情况。将转基因食品与非转基因食品及正常动物饲料组的各项指标进行比较，判断转入基因是否对生物体产生了不良的营养学与毒理学作用。中国已颁布转基因产品亚慢毒性标准，在进行相关评价时需参照执行。

根据动物实验的结果，计算暴露指数，即转基因外源物质从动物试验获得的不产生明显毒性影响的最高剂量与其理论或估计暴露剂量之间的比值。暴露剂量可根据外源物质在转基因生物食用饲用部分的表达量及该转基因生物在人群中的食用量计算。暴露指数越大，说明该食品越安全。

二、营养学评价

(一) 成分分析

根据不同类型的转基因食品, 选择与其相关的主要营养成分如蛋白质及氨基酸组成、脂肪及脂肪酸、碳水化合物、脂溶性维生素及水溶性维生素、常量元素及微量元素等全成分分析和特征成分分析, 包括可能的毒素、抗营养学因子和非期望物质等。

1. 营养物质

目前全球最多的转基因食品来源于抗虫害、耐除草剂农作物, 这些转基因食品与相应的非转基因食品在营养成分、抗营养因子和化学性质方面的一致性是保证其食用安全性和营养学等同的第一步。许多研究结果证明, 抗虫害、耐除草剂基因修饰的食品中营养成分改变不大。但对于营养改善型转基因作物, 其营养成分往往会发生较大改变。因此, 我们该如何针对转基因食物的特点, 对其营养素成分作更细致的研究比较, 这仍然是营养学研究所面临的一个巨大挑战。

2. 抗营养因子

抗营养因子主要是指一些能影响人或动物对食品中营养物质吸收和对食物消化的物质, 许多食品本身就含有大量的毒性物质和抗营养因子, 如大豆和小麦中的胰蛋白酶抑制剂、玉米中的植酸、菜籽油中的芥酸、叶类蔬菜中的亚硝酸盐类、豆类中的凝集素等。对于转基因食品中抗营养因子的分析, 比较其与受体生物中抗营养因子的种类、含量是否有差异, 一般认为, 转基因食品不应含有比同品系传统食物更高及更多的抗营养因子。

3. 天然毒素和有害成分

某些食品中含有一种或几种毒素, 并不意味着一定会引起毒性反应。只有处理不当, 才会引起严重的生理反应甚至死亡。需对特定的转基因食品中的天然毒素或有害物质进行检测, 如棉籽中的棉酚、油菜籽中的硫代葡萄糖苷等。对转基因食品中毒素的评价原则是: 转基因食品不应含有比同品系传统食物更高的毒素。

4. 其他关键成分

其他的一些关键成分, 也可能影响该食品的安全性, 如耐除草剂转基因食品中的除草剂残留, 需要评价是否符合相关的限量标准。

(二) 营养学评价

根据转基因作物的营养价值和期望摄入量, 还可考虑对其进行全面的营养学评价。如用转基因饲料喂养以该饲料为食品的动物, 为期 28d 或 90d, 观察有关生长发育、营养学、代谢学的指标, 如进食量、体重增长、乳产量及成分 (乳牛)、产蛋量 (鸡)、食物转化率及体组织成分测定 (鱼) 等。营养学评价本身虽不是安全性评价所必须的, 但能提供大量有用的资料。还有人认为, 作为食品或饲料的转基因作物与传统对照物 "实质不等同" 时, 可用 "营养等同性" 来代替 "实质等同性" 分析。

三、 致敏性评价

据报道有 3.5%~5.0%的人群及 8%的儿童对食物中某种成分有过敏反应。食物过敏一直是食品安全中的重要问题，过敏反应主要是人们对食物中的某些物质特别是蛋白质产生病理性免疫反应，大多数是由免疫球蛋白性 IgE 介导的，轻者会出现皮疹、呕吐、腹泻，重者甚至会危及生命。转基因食品中由于引进了新基因，会产生新的蛋白质，有可能会是人们从未接触过的物质，可能会引起人们对原来不过敏的食品产生新的过敏反应。因此，转基因食品是否会导致致敏性风险一直是安全性评价中的关键问题。2001 年，FAO/WHO 提出了转基因产品致敏性评价程序和方法，主要评价方法包括基因来源、与已知致敏原的序列相似性比较、血清筛选试验、模拟胃液消化试验和动物模型试验等。最后综合判断该外源蛋白的潜在致敏性的高低。这个程序和方法，又称致敏评价决定树。其中运用了一些食品毒理学中涉及的免疫毒性评价技术和方法。具体如下：

（一）氨基酸序列相似性比较

用计算机进行序列分析已成为研究不同蛋白质空间结构、功能和进化关系的重要手段，通过对蛋白质的氨基酸序列相似性分析或者特征序列的同一性程度可用来推断其与过敏原的交叉反应能力的高低。

目前国际上已经建立了多个致敏原氨基酸序列的数据库，包括 AllergenOnline、SDAP、COMPARE 等，此外中国广州医科大学也建立了 ALLERGENIA 数据库。这些数据库会定期更新，不断完善过敏原数目、非冗余度、数据准确性等。利用这些数据库，通过便捷有效的局部比对策略，为安全评估提供简单而有效的工具。引起过敏反应的蛋白质与 T 细胞结合的最短长度为 8 个或 9 个氨基酸，应至少含有两个 IgE 抗体结合位点，因此，除了进行全长的比对，还需检索是否有 8 个连续相同氨基酸序列。

在数据库中将外源蛋白质的氨基酸与致敏原的氨基酸序列相比较，如果二者在 80 个阅读框中含有相同氨基酸的数量大于或等于 35%，或含有 8 个连续相同的氨基酸，认为外源蛋白质和已知致敏原有较高的相似序列。中国已颁布转基因外源蛋白与已知致敏原相似性比较的信息学标准，在进行相关评价时需参照执行。

（二）血清筛选试验

过敏人的血清中，会含有特定过敏原的 IgE 抗体，这些抗体会与相关的过敏原结合发生反应。所谓血清筛选，就是用对食物过敏的人血清对外源蛋白进行检测，看是否能发生结合反应。如果目的基因来源于已知过敏食物，需通过特异性 IgE 抗体结合试验，选择对该物种过敏的人血清进行检测。若目的基因不是来源于人的过敏物种，需通过定向 IgE 抗体结合试验，选择与该物种同源或种属接近的过敏物种的人血清进行检测。酶联免疫吸附试验（ELISA）、蛋白印迹法（Western blot）是检测致敏原的常用方法。为了结果准确可靠，需选用一定份数的过敏人血清，且血清中特异性 IgE 抗体的浓度要尽量高，一般要求大于 3.5kIU/L。

（三）模拟胃液消化试验

一般情况下，食物致敏原能耐受食品加工、加热和烹调，并能抵抗胃肠消化酶，在小肠黏膜被吸收入血后产生免疫反应，所以目的蛋白质是否在模拟胃液中被消化是评估蛋白质致敏性的一个重要指标。模拟胃液配方通常根据美国药典，一些主要的食物致敏原如卵白蛋白、牛奶 β-乳球蛋白等在该消化液中 60min 不被酶解，而非食物致敏原如蔗糖合成酶等 15s 内即被酶解。

评价的方法是将受试蛋白质、胃蛋白酶混合液在 37℃ 水浴中反应，并分别在不同时间（1h 内）终止反应，通过 SDS-PAGE 电泳，分析受试蛋白质的降解情况。试验中需要设立阳性和阴性对照，不能被降解的蛋白质或降解片段分子质量大于 3.5ku 的蛋白质都有可能是潜在的致敏蛋白质。中国已颁布转基因外源蛋白模拟胃肠液消化稳定性试验的标准，在进行相关评价时需参照执行。

（四）动物模型

动物模型试验是 2001 年 FAO/WHO 生物技术食品致敏性联合专家咨询会议发布的转基因食品致敏性评估树状分析策略中新增加的另一评估方法。到目前为止，尚未建立对致敏原评估的标准动物模型。许多动物包括狗、幼猪、豚鼠、BALB/c 小鼠、C3H/HeJ 小鼠、挪威棕色大鼠等均被用做实验对象。在动物模型试验中，将受试动物暴露于受试物，通过检测动物血清中特异 IgE 抗体含量，来确定动物的敏感性。

致敏性评估中动物模型应具有以下四个特点：①暴露于人类致敏原后产生过敏反应，暴露于非人类致敏原后不产生过敏反应；②对不同致敏原产生的过敏反应的强度与人类相似，对人类致敏原产生的过敏反应的强度：强致敏原（如花生）>中等致敏原（如牛乳）> 弱致敏原（如菠菜叶）；③与人类的胃肠系统相似；④ 能发生和人体相似的抗原-抗体反应。由于 BALB/c 小鼠和挪威棕色大鼠比其他动物更符合以上四个特征，因此研究者普遍认为这两种动物作为动物模型更具有前途。

四、　非预期效应评价

转基因的目标是将有利于生物本身或满足人类需求的目的基因插入到宿主生物的基因组中，得到的转基因生物获得了外源基因赋予的特性，如抗虫、抗除草剂、抗逆、营养物质富集等，并能在受体生物中稳定表达，这些特性是预期可产生的，被称为预期效应；但在一些情况下，转基因生物可能获得某些其他的特性或某些已有的特性失去或被修改，这些改变并非是转基因操作期望产生的，因此称为非预期效应。

（一）非预期效应的可能来源

转基因生物非预期效应产生的原因可能有①转化效应：通过不同的转化途径将外源基因整合到基因组中，转化操作可能会对外源基因的转录和表达产生非预期的影响；②位置效应：插入位点附近的 DNA 序列可能对外源基因的转录产生非预期的影响，或者外源基因可能影响插入位点附近的基因的转录或表达；③重组效应：外源基因对于受体生物而言，是异源基因，可能被受体生物的重组和修复系统识别，通过重组和修复作用引起外源或内源基因的结构改变，产生非预期效应；④插入效应：外源基因插入到受体生物内源基因的阅读框功能区或一些调控区，可能改变内源基因的功能或表达；⑤诱导效应：外源基因的转录或表达可能会直接或间接地诱导或沉默一些内源基因的转录或表达。⑥双向效应：有些基因具有双向（正面和负面）作用，如一种麦子的基因 eLr34，它的存在可以抵抗多种麦子的疾病，但它也可导致顶叶的提前衰老，在没有疾病的情况下可能降低产量。如果把该基因转入大麦，有可能该负面效应变强，导致生长迟缓和不育的非预期效应。以上这些因素，都可能引起转基因生物代谢途径的变化，导致转基因生物固有性状或特性的改变，产生非预期效应。

（二）非预期效应评价的内容

转基因产品的非预期效应评价是转基因产品食用安全评价的一个重要内容，一直受到科学家和公众的广泛关注。一般在产品研发时，会观察转基因生物及对照物的农艺性状、环境适应性及营养组成变化的差异，来判断其是否存在非预期效应。目前对转基因食品的非预期效应的评价主要涉及以下内容。

1. 关键成分分析

食品中的关键成分包括主要的营养成分、抗营养成分、毒素等。如果转基因导致食品中的关键成分改变，可能会对健康产生影响。从理论上来说，转基因操作引入目的基因，导致食品的成分改变应该仅为目的基因的表达产物，而对其他的关键成分没有影响，如果导致其他关键成分产生的改变，这是非"意料"中的，因此是非预期效应。

关键成分分析，除了检测转基因产品中的关键成分，还需检测与其在同等条件下种植的非转基因传统对照产品的成分，比较这些成分转基因产品与非转基因产品是否存在显著的差异，并对这种差异是否有生物学意义及是否会产生安全性的影响进行评估。一般来说，检测的主要营养成分有脂肪、碳水化合物、蛋白质、维生素、矿物质等，如果有重要的蛋白、脂肪的改变，还需检测蛋白的氨基酸组成及脂肪酸组成谱。转基因不应导致产品中的主要营养素的含量发生显著改变，除非是以改变品质为目的的转基因操作，如提高玉米中赖氨酸的含量，提高油大豆中的油酸含量等。抗营养成分需根据不同的品种进行选择，如大豆检测凝集素和胰蛋白酶抑制剂，玉米检测植酸和香豆素，油菜籽检测单宁、硫代葡萄苷和芥酸，马铃薯则检测龙葵碱的含量。如果转基因产品中的这些物质的含量比非转基因产品高，则可能是非预期效应。相关产品中的毒素类的物质，对健康肯定有影响，如玉米、大豆中的黄曲霉毒素，这些成分的含量也不应比非转基因产品高。OECD 发布了针对不同转基因作物的共识文件，对不同转基因作物需检测的成分给出了建议，在进行非期望效应评价时，可以参考。

此外，还需要根据已有的知识，关注预期效应对相关联的代谢物是否有影响，特别是当目的基因为酶类时，如提高八氢番茄红素合成酶的转基因油菜，除了八氢番茄红素含量发生改变，如其维生素 E、叶绿素和脂肪酸的代谢也发生了改变，这就是非预期效应。

判断关键成分的差异是否具有生物学意义，还需要建立不同产地、品种、季节的非转基因产品的相关成分的数据库，获得大量非转基因产品相关成分的合理范围区间，这样，转基因产品与非转基因产品如果存在差异，但在合理的范围区间内，可认为是天然变异，不会引起对健康不利的影响。如果差异在合理区间外，则具体分析是否对健康有影响。国际生命科学会建立了 ILSI 作物成分数据库，如今已更新到 7.0 版，收集了不同地区、时间的传统培育的玉米、大豆、棉花、油菜、大米、马铃薯、高粱及苹果产品的成分数据，包括氨基酸、碳水化合物、脂肪酸、纤维、矿物质、维生素、生物活性成分等的信息，这些信息包括成分含量及范围，在进行非期望效应分析时可以参考。

2. 致敏性分析

如果接受基因操作的作物本身是可致敏的食物，如大豆，需对其内源性的致敏原的含量进行检测，转基因操作应不增加物种内源的致敏原含量，如检测结果显示内源致敏原含量增加了，则视为非预期效应。

此外，需对目的基因表达蛋白进行致敏性评价。如著名的转巴西坚果 2S 清蛋白基因大豆事件。大豆是营养丰富的食物，但缺乏含硫氨基酸。巴西坚果（bertholletia excelsa）中有一种富含甲硫氨酸和半胱氨酸的蛋白质（2S albumin）。为进一步提高大豆的营养品质，1994 年美国先锋种子公司的科研人员尝试将巴西坚果中编码 2S albumin 蛋白的基因转入大豆中。研究结果表明转基因大豆中的含硫氨基酸的确提高了。但是，研究人员对转入编码蛋白质 2S albumin 的基因的大豆进行测试时发现对巴西坚果过敏的人同样会对这种大豆过敏，蛋白质 2S albumin 可能正是巴西坚果中的主要过敏原。这不是研究者预期的结果，因此，先锋种子公司终止了这个产品。

3. 全食品毒性研究

一般来说，转基因食品在上市之前，需要进行全食品的亚慢毒性试验评价。该试验在评价产品的亚慢毒性的同时，也是对其非预期效应的观察。因为亚慢试验是在不导致营养不足的基础上，连续 90d 给予动物以最大量的转基因产品，观察其在行为、生长、发育、进食、血液学、生化学、病理学等方面情况，大鼠 90d，其生命期相当于人的 8 年时间，因此，观察时间是比较长的，如果产品本身有什么对健康不利的影响，应该都会反映出来。理论上，如果转基因产品出现了对健康有害的任何表现，都是非预期的，因此，广义上，转基因全食品的 90d 喂养，实验不仅是毒性评价，也是非预期效应的重要评价内容。此外，在必要时可开展长期（1 年以上）及繁殖（多代）等评价，可以反映出转基因食品长期的和对后代影响的非期望效应。

法国分子内分泌学家 Seralini 及其同事 2012 年在 *Food and Chemical Toxicology* 发表的论文称：用耐除草剂转基因玉米 NK603 和添加草甘膦除草剂 Roundup 的饲料对实验鼠进行 2 年的喂养，在所有喂食含有 NK603 和草甘膦除草剂饲料的雌性实验鼠中，50% 到 80% 的实验鼠长了肿瘤，而且平均每只长的肿瘤多达 3 个，在对照组中，只有 30% 患病。在接受实验的雄性实验鼠中，出现的主要健康问题包括肝脏受损、肾脏和皮肤肿瘤以及消化系统疾病。

这是非预期的结果，引起了很大轰动。但欧洲食品安全局（European Food Safety Authority，EFSA）对该研究的最终评估中，彻底否定了转基因玉米有毒甚至致癌的研究结论。欧洲食品安全局认为，该研究结论不仅缺乏数据支持，而且实验设计和方法存在严重漏洞：①研究使用的大鼠是一种容易发生肿瘤的品系；②研究未遵循国际公认的实施该实验的标准方法；③对于这一类型的研究，国际食品法典委员会要求每个实验组至少需要 50 只大鼠。该研究每个实验组只使用 10 只大鼠，不足以区分肿瘤发生是由于概率还是特别的处理导致；④缺乏喂食大鼠的食物组成、储存方式或其可能含有的有害物成分（例如真菌毒素）等细节。法国国家农业科学研究院（INRA）院长 François Houllier 在《Nature》杂志发表文章指出，这一研究缺乏足够的统计学数据，其实验方法、数据分析和结论都存在缺陷，应对转基因作物进行更多公开的风险-收益分析，开展更多的跨学科转基因作物研究，尤其着重研究其对动物和人体的长期影响。2013 年 11 月 28 日，*Food and Chemical Toxicology* 杂志发表声明，决定撤回这篇文章，并强调该撤回决定是在对该文及其报告数据进行了彻底的、长时间的分析，以及对论文发表的同行评议过程进行调查之后做出的。

为了验证该结论，法国及欧洲当局随即决定展开三项研究计划，分别为由欧盟资助的"转基因生物风险评估与证据交流"项目（GMO risk assessment and communication of evidence，GRACE，研究对象为 MON810）和"转基因作物 2 年安全测试"项目（GM plant two year safety testing，G-TwYST，研究对象为 NK603），法国资助的"90 天以上的转基因喂养"项目（GMO90+，研究对象为 NK603 和 MON810），该三个项目耗资 1500 万欧元，结果均显示，未发现长期食用转基因玉米对实验动物产生不良影响。

4. 组学研究

定向比较转基因和非转基因成分的差异，可能不能全面检测到非预期效应情况，因为有些成分的改变是预想不到的，如果没有检测，可能会被遗漏。因此，有人提出开展组学的检测，从基因组、蛋白组和代谢组的三个水平检测转基因和非转基因产品的差异，尽可能更全面地发现转基因非预期效应的情况。

（1）功能基因组学　通过 DNA 微阵列技术检测转基因产品与非转基因产品的基因表达差异，提取样品的 mRNA，反转录为 cDNA，样品与固定排列的多个探针（一般为有功能作用的基因的特异片段）进行杂交，绘制表达图谱，如果发现了表达谱的差异，考虑进一步的研究。

（2）蛋白质组学　通过双向电泳技术将转基因、非转基因产品的总蛋白质进行分离，通过比较后，用质谱技术鉴定差异蛋白。此外，近年兴起的同重元素标记相对和绝对重量（isobaric tags for relative and absolute quantity，iTRAQ）技术，通过 4~8 种同位素标记不同样品的多肽基团，进行串联质谱分析，可高通量地定性及定量检测 4~8 种样品间的差异蛋白。通过蛋白组学可发现多个蛋白在含量上的差异及有或无的差异，再根据差异蛋白的性质、功能及差异的量进行进一步的判断。

（3）代谢组学　通过气相色谱、液相色谱与质谱联用或核磁共振等技术，分析转基因和非转基因产品代谢产物的差异或喂饲转基因食品的动物样品中一些代谢物的差异，定性和定量地分析遗传修饰对代谢应答的影响。

组学的技术可以很大程度上扩大分析化合物的数量，增加检测非预期效应的范围，但目前来说在转基因的非预期效应的评价中应用并不多，因为组学的数据库需不断完善，取样方法、样品的处理有待标准化，最重要的是对数据的处理和分析需要的专业水平很高，否则很难获得有用的结果。此外，一般如果有对健康影响较大的问题，在品种筛选、关键成分分析、亚慢毒性研究过程中就会发现，因此，组学检测得出的差异性成分，要么是差异不显著，没有生物学意义的，要么是功能不明确或功能不重要的物质，且组学的检测费用很高，因此，除非有非常必要的理由，一般不建议采用组学的方法检测。常规的转基因产品的食用非预期效应安全评价，进行关键成分检测、全食品亚慢毒性研究再结合其他毒性、致敏性和营养学评价即可。

非预期效应并非是转基因操作所特有的，常规育种也经常会引起非预期效应的产生，而且在食用安全方面，非预期效应不一定是有害的，也可能是有益的或中性的。

第四节　转基因食品的安全管理

早在转基因技术出现伊始，国际组织、各国政府及科学界就开始关注其安全性。1975年召开的阿西洛马国际会议，确立了对于重组 DNA 技术的基本共识，包括认可它对于生命科学的意义，正视其潜在的生物安全风险，在保证安全的前提下鼓励继续研究。1986 年OECD 发布《重组 DNA 安全性考虑》，成为全球各国制定转基因操作指南和安全评价指导性文件的主要参考。此后，美国、欧盟、日本等国也出台了相应的转基因生物安全管理法规和文件，明确了监管负责部门，规范转基因研发活动，开展安全评价和监管，并制定相应的转基因产品标识管理要求，保障全球范围内转基因产品商业化的安全。从安全管理角度看，各国转基因生物安全管理既能遵循科学原则又基于本国的国情，从而有效确保了转基因作物安全、持续、有序的商业化应用。

一、　管理理念

世界上主要国家对农业转基因生物的安全管理基本上都是采取了行政法规和技术标准相结合的方式，但在具体管理上，各国略有不同，可以归纳为三种类型。一种是以产品的特性和用途为基础的模式。美国是这种管理模式的代表，不对农业转基因生物单独立法，将其纳入现有法规中进行管理，增加转基因产品有关条款，认为转基因生物与非转基因生物在安全性方面没有本质区别。第二种是以过程为基础的管理模式。欧盟是这种管理模式的代表，以是否采用转基因技术进行判断，认为转基因技术本身具有潜在危险，采取预防原则，单独立法。第三种是中间模式。中国属于这一模式，既对产品又对过程进行评估，体现了中国对转基因工作一贯的管理政策，即研究上要大胆，坚持自主创新；推广上要慎重，做到确保安全；管理上要严格，坚持依法监管。

二、　美国转基因生物的安全管理

（一）法规及管理机构

美国是全球转基因技术领先的国家，也是转基因产品出口大国。美国认为需要监管的对象是生物技术产品，而非生物技术本身。1986 年美国白宫科技政策办公室颁布了《生物技术法规协调框架》，要求联邦政府在现有法律框架下制定实施法规，形成了美国转基因生物安全管理的基本框架。美国转基因管理由美国农业部、环保署和食药局共同负责。美国农业部主要职责是监管转基因植物的种植、进口以及运输，以保障转基因生物的农业和生态安全，法律依据主要是 2000 年的《植物保护法案》，该法案整合了以前的《联邦植物害虫法案》《有害杂草法案》和《植物检疫法案》。环保署的监管内容主要是转基因作物的杀虫特性及其对环境和人的影响，其监管的不是转基因作物本身，而是转基因作物中含有的杀虫或杀菌等农药性质的成分，法律依据为《联邦杀虫剂、杀真菌剂、杀啮齿动物药物法案》。食药局负责监管转基因生物制品在食品、饲料以及医药等中的安全性，主要法律依据为《联邦食品、药品与化妆品法》。此外，国家卫生研究院负责对实验室转基因生物安全进行监管。

（二）转基因生物的安全评价

美国农业部、环保署、FDA 在现有法律框架下建立了各自的安全评价制度，分别为转基因田间试验审批制度、转基因农药登记制度和转基因食品自愿咨询制度。转基因田间试验审批制度由美国农业部执行，主要管理转基因生物的跨州转移、进口、环境释放和解除田间种植管制四类活动，解除非监管状态许可，即生产种植的商业化许可，获得非监管状态的转基因作物可以大规模生产种植。田间试验审批的重点为试验环境和安全控制措施，评价试验内容通常由研发单位自行决定。转基因农药登记制度由美国环保署执行，环保署将抗虫转基因植物、抗病毒转基因植物和转基因微生物农药纳入《联邦杀虫剂、杀菌剂和杀鼠剂法案》管理范畴，基于农药管理模式建立了转基因生物管理制度，二者管理程序相同，只是在资料要求中增加了转基因的相关内容。环保署主要对植物内置式农药试验许可、登记和残留容许三种活动进行安全评价，与常规农药相比转基因农药所要求的数据资料较少，审查时间较短。转基因食品资源咨询制度由美国 FDA 执行，共分为两种类型：一是转基因食品新表达蛋白的早期咨询制度，FDA 鼓励研发者在研发早期向其进行咨询，早期咨询主要针对转基因新表达蛋白的过敏性和毒性；二是转基因食品上市前的咨询制度，研发者完成自我评价后，可以向食药局申请上市前的咨询，咨询内容包括新表达蛋白和转基因生物。

三、 欧盟转基因生物的安全管理

（一）法规及管理机构

欧盟是全球对于转基因生物安全管理较严格的地区。欧盟认为，转基因技术有潜在危险，凡是通过转基因技术得到的转基因生物都要进行安全评价和监管。相比转基因作物种植，欧盟对于转基因产品进口的政策较为宽松。欧盟对转基因产品单独立法，并在实践中不断进行补充、修订。欧盟转基因法规框架分为两个层次：第一层次针对转基因生物，1990 年制定的《转基因生物有意环境释放》90/220 号指令（后被 2001/18 号指令替代）规范了任何可能导致转基因生物与环境接触的行为，包括转基因生物及产品田间试验、商业化种植、进口和上市销售。第二层次针对转基因食品，《转基因食品和饲料管理条例》（1829/2003/EC）和《转基因生物追溯性及标识办法以及含转基因成分的食品及饲料产品的追溯性管理条例》（1830/2003/EC）于 2003 年发布，前者建立了欧盟转基因食品统一的审批和执行制度，后者规定了转基因食品追踪和标识制度。欧盟转基因生物安全管理决策权在欧盟委员会和部长级会议，日常管理由欧洲食品安全局和各成员国政府负责。

（二）转基因生物的安全评价

欧盟 2001/18/EC 指令对具有生命活力的转基因生物释放到环境以及将转基因生物产品投放市场之前的安全评价、产品安全审查做出了明确规定。欧盟按照产品用途将转基因生物审批分为两类：第一类是用作食品、饲料的转基因生物，通常为进口转基因产品；第二类是用于种植的转基因生物，批准后可在指定区域种植。对于用作食品、饲料的转基因生物，研发者向一个成员国主管部门递交申请书，主管部门直接将申请材料转交欧洲食品安全局进行安全评价。欧洲食品安全局设有包括食品科学委员会、植物科学委员会等多个专门的科学小组，针对转基因产品进行安全评价。欧洲食品安全局在 6 个月内完成安全评价报告，提交给欧盟委员会和各成员国。在收到意见后 3 个月内，欧盟委员会在考虑安全评价报告、相关法规等因素后向各成员国代表组成的食品常务委员会呈交批准或拒绝的决定草案，食品常务委员会对决定草案按特定多数表决制进行投票，得到批准的转基因食品可以在全欧盟境内上市销售。用于以种植为目的转基因生物，审批程序类似，环境释放所在国主管部门需承担相应的安全评估工作。所有获得批准的授权有效期为 10 年，并可延续。

四、 日本转基因生物的安全管理

（一）法规及管理机构

日本是转基因农产品主要进口国家之一，对转基因单独立法进行安全管理。2003 年加入卡塔赫纳生物安全议定书后，日本制定了日本卡塔赫纳法，涉及转基因生物环境安全管理。日本的转基因生物安全管理法规体系的建设按照政府机构职能进行明确分工。文部科学省发布了《重组 DNA 实验指南》，负责审批转基因生物的研究与开发工作；农林水产省制定了《农业转基因生物环境安全评价指南》，负责转基因生物的环境安全评价和饲料的安全评价；厚生劳动省发布了《转基因食品安全评价指南》，负责转基因食品的安全性评价。

（二）转基因生物的安全评价

日本政府规定，转基因研发实验必须遵循文部科学省的《重组 DNA 实验指南》，转基因农作物的研发首先要在实验室及封闭温室内规范开展，从源头降低风险。实验室中研发出的转基因作物如果进行商业化，必须在田间种植和上市流通之前，逐一地对其环境安全性、食品安全性或饲料安全性进行评价。依据《转基因食品和食品添加剂安全评价指南》，日本厚生劳动省负责转基因食品和食品添加剂的受理和反馈，并委托内阁府食品安全委员会开展第三方安全评价工作。依据《转基因饲料安全评价指南》，日本农林水产省和内阁府食品安全委员会负责对饲料进行安全评价。日本农林水产省负责转基因生物环境安全评价，根据日本卡塔赫纳法分为两类：第一类指使用转基因生物时不采取任何封闭措施，包括直接用于食品、饲料及加工。使用者必须向有关部门提交生物多样性风险评估报告和相关申请，经主管部门批准后方可使用；第二类指具有隔离措施下的转基因生物试验，需要向相关负责省厅进行申请，采取得到有关省厅认可的隔离措施。

五、 中国转基因生物的安全管理

中国是发展利用转基因技术及其产物的大国，也是较早实行转基因安全管理的国家之一，已形成了一套适合中国国情并与国际接轨的转基因安全管理体系，能够在保障人类健康、保护生态环境安全的同时，促进农业转基因生物技术和产业健康有序发展。

（一）转基因食品安全的管理体系

中国农业转基因生物安全管理实行"一部门协调、多部门主管"的体制。国务院组建了由农业、科技、环境保护、卫生、检验检疫等有关部门组成的农业转基因生物安全管理部级联席会议制度，研究和协调农业转基因生物安全管理工作中的重大问题。农业农村部负责全国农业转基因生物安全的监督管理工作，成立了农业转基因生物安全管理办公室。县级以上农业农村部门，按照属地化管理原则管理本行政区域的转基因安全管理工作。出入境检验检疫部门负责进出口转基因生物安全的监督管理工作，县级以上各级人民政府卫生行政主管部门依照《食品安全法》的有关规定负责转基因食品卫生安全的监督管理工作。同时，要求转基因研发单位、种子生产经营单位等转基因从业者落实主体责任，做好本单位农业转基因生物安全管理工作，依法依规开展转基因活动。

（二）转基因食品安全的主要管理制度

中国关于转基因技术安全管理最早的部门规章是在 1993 年由原国家科委（现科学技术部）颁布的《基因工程安全管理办法》。1996 年，原农业部（现农业农村部）颁布《农业生物基因工程管理实施办法》，规范了农业生物基因工程领域的研究与开发。2001 年，国务院颁布了《农业转基因生物安全管理条例》，对农业转基因生物进行全过程安全管理，确立了转基因生物安全评价、生产许可、加工许可、经营许可、进口管理、标识等制度。2002 年以来，根据《农业转基因生物安全管理条例》，原农业部先后制定了《农业转基因生物安全评价管理办法》《农业转基因生物进口安全管理办法》《农业转基因生物标识管理办法》《农业转基因生物加工审批办法》等配套规章，原国家质量监督检验检疫总局发布了《进出境转基因产品检验检疫管理办法》，从而确立了中国农业转基因生物安全管理"一条例、五规章"的基本法规框架。根据转基因安全管理的发展和需要，2016 年原农业部对《农业转基因生物安全评价管理办法》进行了修改。2017 年，国务院对《农业转基因生物安全管理条例》进行了修改，安全评价、标识、进口管理办法也据此进行了相应修改。此外，中国制定了转基因植物、动物、动物用微生物安全评价指南，发布实施了农业转基因生物安全管理标准 190 余项，涵盖了转基因安全评价、监管、检测等多个方面，形成一套科学规范的技术规程体系。

六、 转基因食品标识管理制度

鉴于转基因食品的飞速发展，许多国家都出台了相应的转基因食品的管理制度，而转基因食品标识制度是其中的重要组成部分。目前有 60 多个国家已制定了转基因食品的标识制度。

（一）标识的类别

世界各国家和地区的转基因食品标识制度类别主要分为两类，即自愿标识和强制标识。其中强制标识又分为以过程为基础及以产品为基础两种。

自愿标识是指由生产者和销售者根据具体情况决定是否对转基因食品加贴特殊标识，它是建立在转基因食品与传统食品的实质等同理念的基础上。如果转基因食品与传统食品是实质等同的，在组成成分、营养价值、用途、致敏性等方面没有差别，就没必要对转基因食品加以标识。只有在以上方面出现差异时，才需要对其加以标签进行标注。目前加拿大、阿根廷、南非、菲律宾等国家和地区对转基因食品采取自愿标识的政策。

强制标识是指食品中转基因物质超过规定的含量，必须加以标识。强制标识是建立在给予消费者充分的信息以保证其知情权和选择权的基础上，这与转基因食品的安全性无关。这是因为只要是被批准上市的转基因食品就已进行了严格的安全评价。以过程为基础的强制标识制度要求：只要生产过程中使用了转基因成分，无论最终产品中是否能够检测出转基因成分，就要进行标识。该过程是指“从农场到餐桌”的整个生产销售过程，包括种子的选择、作物的收获、生产加工，最后到超市货架上，这种特性一直都需要标明，并将身份文件留存一定年限。采用该制度的国家和地区主要是欧盟。以产品为基础的强制标识是对能够在最终产品中检测出转基因成分的食品进行标识，大部分国家采用的是这种模式，例如美国、澳大利亚、新西兰、日本、俄罗斯、韩国、泰国等。

（二）标识的范围

关于标识的范围，主要是以下几种：①对所有的转基因食品均进行标识管理，如欧盟、澳大利亚、新西兰、巴西等国家和地区；②只对重要的转基因食品进行标识。目前全球种植最多的转基因作物是玉米、棉花、油菜和大豆等。多数国家标识的范围主要集中在这几类。其中棉花一般不作为食品直接进入人类消化系统，所以除了中国、日本外，其他国家都不要求对其进行标识；油菜主要用于榨油，一般来说精炼油里不再含转基因成分（外源 DNA 或蛋白质），而其副产品菜籽饼也不直接进入人类消化系统，除欧盟和中国外，其他国家也不要求对其标识。韩国的标识范围包括转基因大豆、玉米和马铃薯及其制品；以色列、泰国、中国台湾仅要求对转基因大豆和转基因玉米及其部分产品进行标识；③实行自愿标识政策的国家，如加拿大规定：只有当转基因食品与其传统对照食品相比具有明显差别，用于特殊用途或具有特殊效果和存在过敏原时，才属于标识管理范围。

（三）标识的阈值

大部分国家和地区的转基因标识管理政策允许在食品（饲料）中存在少量转基因成分。这种转基因成分的存在是在收获、运输及加工过程中，无法通过技术手段加以消除的意外混杂，因此不需要进行标识，并规定食品（饲料）中转基因成分意外混杂的最高限量，即阈值。若食品（饲料）中转基因成分的含量超过这一阈值，则需对该食品（饲料）进行标识。澳大利亚、新西兰等国家规定的标识阈值为 1%，欧盟的标识阈值为 0.9%，韩国、马来西亚的标识阈值为 3%。瑞士规定原材料或单一成分饲料中 GM 成分超过 3%，混合饲料中 GM 成分超过 2%，则需要进行标识。俄罗斯、日本等的标识阈值为 5%。美国农业部新发表转基因标识规定自 2020 年 1 月 1 日起，含转基因成分 5% 以上的食品以适当方式标注转基因信息。中国的转基因标识管理为定性标识，没有阈值。各主要国家和地区转基因食品标识阈值详见表 19-1。

表 19-1　　　　　　　　各主要国家和地区转基因食品的标识阈值

国家及地区	标识阈值/%
美国、日本、俄罗斯、泰国、中国台湾	5
韩国、马来西亚、瑞士	3
澳大利亚/新西兰、巴西、捷克、以色列、沙特阿拉伯	1
欧盟、土耳其	0.9
中国	—

第五节　转基因食品的发展趋势

一、 转基因食品的商业化发展

转基因技术可以使不同物种之间的基因进行重组，这是传统育种技术所无法实现的。人们根据实际需要，有针对性地对传统产品进行改造，赋予转基因产品各种优良性状，从而满足人类的不同需求。此外，当今世界资源日益匮乏，人口日益膨胀，环境日益恶化，转基因技术为实现现代农业的可持续发展提供了一种新策略。

转基因食品的研发和商业化，在以下几方面对可持续发展做出重要贡献：①促进了粮食、饲料和纤维安全及自足，通过持续增加农业生产力和提高农民经济利益，提供更多实惠的粮食，有利于减轻贫困和饥饿；②减少对农业的环境影响，传统农业对环境有严重影响，使用转基因技术能够减少这种影响。迄今为止使用该技术获得的益处包括：显著减少杀虫剂喷洒，节约矿物燃料，通过使用耐除草剂转基因作物实现免耕或少耕土地，可减少CO_2排放，保持水土；③节约耕地。通过转基因技术增加粮食产量，从而相应节约了耕地，2016 年转基因作物增产 8250 万 t 粮食，实现节约耕地 2250 万 hm^2；④水资源保护，通过对水资源利用效率的增加将对全球水资源保护和利用产生主要影响。目前全球 70% 的淡水被用于农业，这在未来显然不能承受，抗旱性状作物将对世界范围内的种植体系的可持续性产生重大影响，尤其是对于干旱比发达国家更普遍和严重的发展中国家而言。

根据国际农业生物技术应用服务组织（The International Service for the Acquisition of Agri-biotech Application，ISAAA）2017 年的最新数据，转基因作物的商业化种植面积 1996 年为 170 万 hm^2，到 2017 年增加到 1.898 亿 hm^2，22 年间增加了 112 倍，约占全球耕地总面积的 12%。其中最主要的四种作物为大豆、棉花、玉米和油菜。从 2011 年，发展中国家转基因作物的种植面积已连续 6 年超过了发达国家的转基因作物种植面积，2016 年，转基因作物为发展中国家和发达国家所带来的经济效益分别为 100 亿美元和 82 亿美元。2017 年，全球转基因作物的种子价值高达 172 亿美元。

二、　现代生物技术的发展趋势

（一）复合性状的转基因食品

随着生物技术的发展，转基因植物基因工程技术已从单性状基因转化发展到复合性状基因转化，并能在一种植物中转化多个目的基因并获得各自的生物学性状。与单性状转基因作物相比，复合性状转基因作物具有以下三方面优势：一是将现代生物技术与传统育种相结合，开辟育种新途径，节省资源；二是拓展转基因作物功能，使一个作物聚合多个转基因性状，满足多元化需求；三是以目前研发的单性状转基因作物为育种材料，充分利用现有资源，节省研发时间，降低研发成本，提高资源利用效率。因此，发展复合性状转基因植物势在必行。复合性状的转基因作物的种植面积近年来一直在增长，2017 年，14 个国家种植了两种或更多性状复合的转基因作物，种植面积为 7770 万 hm^2，占转基因作物总面积的 41%，而 2016 年，这个数字为 7540 万 hm^2。

（二）基因编辑技术在农业领域中的应用

基因编辑是近年来在生物技术领域快速发展和应用的一项技术。该技术通过识别特异序列位点的核酸内切酶，实现基因组的定点编辑和修饰。编辑技术主要包括锌指核酸酶（zinc finger nuclease，ZFN）、类转录激活因子效应物核酸酶（transcription activator-like effector nuclease，TALEN）和规律性重复短回文序列簇（clustered regularly interspaced short palindromic repeats/CRISPR associated 9，CRISPR/Cas9）技术。CRISPR/Cas9 技术为第三代基因编辑技术，由于其简单、高效和易操作等特性，是目前主流的基因编辑技术。基因编辑技术已在多个农业作物中应用，包括玉米、大豆、水稻、小麦和番茄等，发挥抗病和品质改良的作用。

基因编辑技术对作物基因组的修饰包括突变、插入、敲除等，根据基因操作不同，可将基因编辑作物分为两类：①点突变或少量碱基突变，或删除某特定的基因，不引入任何外源基因或只少量引入外源 DNA 序列（<20bp）；②基因突变或修复，引入了外源基因。对于第一类基因编辑作物，美国等产品监管模式的国家采取的态度相对宽松，基因编辑技术的转基因玉米、油菜、大豆、蘑菇等 30 余种产品都被美国 FDA 豁免监管，理由是这些产品不含任何其他物种外源的遗传物质，不在"生物技术产品监管协调框架"管理范畴。持同样态度的还有阿根廷、澳大利亚、新西兰等国家。而过程监管模式的国家如欧盟、中国等认为其仍属于转基因产品的范畴，但可按特殊转基因产品进行监管，并完善相关的法律法规；针对第二类基因编辑技术产品，所有国家均认为同其他转基因产品一样需要进行监管。

由于转基因食品在人类可持续发展方面的诸多益处，如减少饥饿、保护环境、节约资源、增加经济效益等，转基因食品的产业化发展必将继续不断扩大，随着新的生物技术的开发，转基因的育种技术将更加高效、精确和针对性强，并将进一步促进转基因食品产业化的发展。

（卓　勤）

本章小结

本章介绍了转基因食品的定义、分类、安全性评价的原则、内容、安全管理以及发展趋势等。重点阐述了转基因食品食用安全评价的内容及各国对转基因食品的安全管理。转基因食品在市场化前，需进行毒理学、致敏性、营养学及非预期效应的评价，转基因食品的安全评价是十分严格的，经过安全评价批准上市的转基因食品是可以放心食用的。

🔍 思考题

1. 按受体生物分，转基因食品分为几类？全球最主要的转基因食品是哪些？
2. 中国市场上可以购买到的转基因食品有哪些？
3. 抗虫转基因食品，人吃了会有中毒吗？为什么？
4. 如何理解转基因食品的安全性评价的实质等同性原则？
5. 转基因食品的毒理学评价内容都有哪些？
6. 对转基因食品的成分分析都有哪几类？分别包括什么？
7. 转基因食品的致敏性评价有哪些内容？
8. 对农业转基因生物的管理模式有哪三种类型？
9. 简述各主要国家对转基因食品标识的阈值。

参考文献

［1］农业部农业转基因生物安全管理办公室. 转基因食品面面观. 北京：中国农业出版社，2014.

［2］农业部农业转基因生物安全管理办公室. 农业转基因生物知识 100 问. 北京：中国农业出版社，2011.

［3］农业部农业转基因生物安全管理办公室，中国农业科学院生物技术研究所，中国农业生物技术学会. 转基因 30 年实践. 北京：中国农业科学技术出版社，2012.

［4］ISAAA. Global status of commercialized Biotech/GM Crops in 2017：Biotech crop adoption surges as economic benefits accumulate in 22 Years. ISAAA Brief No. 53. ISAAA：Ithaca，NY. 2017.

［5］Principles for the risk analysis of foods derived from modern biotechnology，CAC/GL 44-2003.

［6］Guideline for the conduct of food safety assessment of foods derived from recombinant-DNA plants，CAC/GL 45-2003.

第二十章
食品安全性毒理学评价程序
与食品安全风险分析

食品安全既关系着国家、社会的稳定发展，也与每个公民的健康息息相关。食品安全法是整个食品安全法律体系的基本法，其所确立的全程预防和控制、全程追溯、风险治理、透明度等基本原则贯穿于整个食品安全法律、法规、安全标准等体系中。

食品安全性毒理学评价是运用食品毒理学的方法，对于直接和间接用于食品的、存在潜在危害的各种因素（化学、生物和物理因素等）进行综合分析，评价其是否影响人体健康的科学过程。为了统一各评价试验的内容、目的和结果判定，规范不同受试物选择毒性试验的原则，我国制定了一系列的国家标准，包括食品安全性毒理学评价程序、食品毒理学实验室操作规范及各项具体试验的操作标准。

食品安全风险分析是对食品中危害人体健康的因素进行评估，根据风险程度确定相应的风险管理措施，控制或者降低食品安全风险，并且在风险评估和风险管理的全过程中保证风险相关各方保持良好的风险交流状态。世界卫生组织（WHO）和联合国粮农组织（FAO）在食品安全风险分析的发展中起了主导作用，WHO 和 FAO 制定的《食品安全风险分析 国家食品安全管理机构应用指南》为实施食品安全分析建立了系统性框架，各国政府在此基础上建立并不断完善国家层面上的食品安全风险分析体系。

第一节 食品安全性毒理学评价程序

毒理学安全性评价（toxicological safety evaluation）即对人类使用某种物质的安全性做出评价的研究过程，是通过动物实验和对人群的观察，阐明待评价物质的毒性及潜在的危害，决定其能否进入市场或阐明安全使用的条件，以达到最大限度的减少其危害作用、保护人民身体健康的目的。安全性评价需要按照一定的程序进行，通过一系列的毒理学试验，获得 NOAEL 或 LOAEL。在此基础上，根据受试物的毒作用性质、特点、剂量-反应关系及人群实际接触情况等，进行综合分析，确定安全系数。用 NOAEL 或 LOAEL 除以安全系数，可以制定安全限值。

根据我国相关规定，不同毒理学安全性评价程序适用于不同检测对象，GB 15193.1—

2014《食品安全国家标准　食品安全性毒理学评价程序》适用于食品的毒理学安全性评价程序。本节重点阐述与食品毒理学安全性评价相关的食品安全国家标准，不包括转基因食品安全性评价（详见第十九章）。

一、　我国食品安全法律法规体系

（一）中华人民共和国食品安全法

《中华人民共和国食品安全法》（以下简称《食品安全法》）是为了保证食品安全，保障公众身体健康和生命安全而制定。《食品安全法》总则中明确规定：国务院食品安全监督管理部门依照本法和国务院规定的职责，对食品生产经营活动实施监督管理。国务院卫生行政部门依照本法和国务院规定的职责，组织开展食品安全风险监测和风险评估，会同国务院食品安全监督管理部门制定并公布食品安全国家标准。

食品安全的风险预防是现代食品安全问题监管的核心内容，而风险预防的具体措施是需要依靠一套科学的食品安全标准。在许多法治发达的国家，食品安全标准也被作为一项重要的食品安全监管工具，对食品生产经营者的各项活动做出规定或指引，这也为消费者判断食品质量提供了具体的依据。《食品安全法》第三章将食品安全标准的制定原则、标准性质、标准内容、制定程序等内容均纳入到了法律范围，确立了食品安全标准的法律效力，即食品安全标准是强制执行的标准，不得在此之外制定与食品有关的强制性标准。为了配合《食品安全法》的贯彻实施，国家相继颁布了配套的实施条例和食品安全标准管理办法等。

截至 2019 年 11 月，我国现行有效的食品安全国家标准共计 1270 项，这些食品安全国家标准成为保障食品安全的基本底线，其中与食品安全性毒理学评价相关的食品安全国家标准为 GB 15193 系列，共 26 项。

（二）食品安全性毒理学评价程序和方法

食品安全性毒理学评价程序和方法为不同食品检验机构进行食品安全性毒理学评价时提供统一标准，为食品毒理学安全性评价提供可靠的技术方法，使得不同检验机构检验结果具有可比性，确保结论的科学性和公正性。我国食品毒理学研究和评价工作始于新中国成立后，随着国内外毒理学研究和评价方法的不断发展，《食品安全性毒理学评价程序》经历了试行草案及不断修订/增加/转化/删减的过程。截至目前共颁布和实施四版，分别为 1985 年卫生部颁布的《食品安全性毒理学评价程序》（试行）；1994 年颁布的 GB 15193.1~19；2003 年颁布 GB 15193.1~21；2014/2015 年陆续颁布的 GB 15193 系列标准。

现行有效的版本 GB 15193—2014/2015 是根据《食品安全法》及其实施条例和《食品安全国家标准"十二五"规划》的要求，借鉴和采纳国际先进并且成熟的方法，同时充分考虑我国食品毒理学评价发展现状，兼顾标准的科学性、合理性、协调性修订而成。其主要内容和特点如下。

1. 加强毒理学标准体系的建设，完善毒理学检验方法

现行有效的食品安全性毒理学评价程序及方法由 26 项标准构成我国的食品毒理学标准体系，包括 1 项食品安全性毒理学评价程序、1 项食品毒理学实验室操作规范、1 项健康指

导值的制定、1 项受试物处理方法、1 项 "三致" 物质处理方法、1 项病理学检查技术要求和 20 项具体的食品毒理学试验方法标准。

2. 加强与相关规定的衔接，增强操作性和指导性

该标准明确了适用于不同检验对象的评价程序。对于食品及其原料、食品添加剂、辐照食品以及食品污染物，应按照《食品安全性毒理学评价程序》进行评价；对于新食品原料、食品相关产品新品种，除符合上述标准外，还应符合《新食品原料申报与受理规定》、《食品相关产品新品种申报与受理规定》的要求。农药、兽药残留的毒理学试验，按照农业部门 GB 15670—2017《农药登记毒理学试验方法》、《兽药临床前毒理学评价试验指导原则》进行评价。

3. 采用国际通用的方法，遗传毒性试验组合更加科学合理

新标准中的遗传毒性试验组合参照国际常用的试验组合，推荐了两种遗传毒性试验组合。

4. 在与国际同步的基础上，充分考虑我国实际

各项检验方法主要参考了经济合作与发展组织（OECD）《化学品测试方法》、美国国家环境保护局（USEPA）《健康效应测试指南》、美国食品与药物监督管理局（USFDA）《红皮书 2000—食物成分安全性毒性评价原则》等，同时充分考虑我国的国情。例如，将 GB 15193.8—2003《小鼠睾丸染色体畸变试验》修订为 GB 15193.8—2014《食品安全国家标准　小鼠精原细胞或精母细胞染色体畸变试验》，在增加国际上普遍使用的小鼠精原细胞染色体畸变试验的同时保留了目前国内很多检验机构仍在开展的精母细胞染色体畸变试验。

二、 食品安全性毒理学评价程序

（一）适用范围

适用于评价食品生产、加工、保藏、运输和销售过程中涉及的可能对健康造成危害的化学、生物和物理因素的安全性，检验对象包括：

（1）食品及其原料、食品添加剂、新食品原料、辐照食品；

（2）食品相关产品　用于食品的包装材料、容器、洗涤剂、消毒剂和用于食品生产经营的工具、设备；

（3）食品污染物　如生物毒素、重金属等。

（二）受试物基本信息

试验前必须尽可能地收集受试物的相关资料，这是毒理学试验设计的基础。资料尽可能涵盖以下几方面：

（1）受试物的名称、批号、含量、保存条件、原料来源、生产工艺、质量规格标准、性状、人体推荐（可能）摄入量、产品说明书等有关资料；

（2）对于单一成分的物质，应提供受试物（必要时包括其杂质）物理、化学性质（包括化学结构、纯度、稳定性等），对于混合物（包括配方产品），应提供受试物的组成，必要时应提供受试物各组成成分的物理、化学性质（包括化学物名称、化学结构、纯度、稳

定性、溶解度等）有关资料；

（3）若受试物是配方产品，应是规格化产品，其组成成分、比例及纯度应与实际应用的相同，若受试物是酶制剂，应该使用在加入其他复配成分以前的产品作为受试物。

（三）食品安全性毒理学评价试验

1. 经口急性毒性试验

（1）目的和原理　急性经口毒性试验是检测和评价受试物毒性作用最基本的一项试验，即经口一次性或 24 h 内多次给予受试物后，在短期内观察动物所产生的毒性作用，包括中毒体征和死亡，通常用 LD_{50} 来表示。该试验可提供在短期内经口接触受试物所产生的健康危害信息；作为急性毒性分级的依据；为进一步毒性试验提供剂量选择和观察指标的依据；初步估测毒作用的靶器官和可能的毒作用机制。

（2）试验依据　GB 15193.3—2014《食品安全国家标准　急性经口毒性试验》。

（3）方法　根据受试物的性质和已知资料，可选用霍恩氏法、限量法、上-下法、寇氏法、机率单位-对数图解法或急性联合毒性试验，一次或 24 h 内多次（不超过 3 次），经口灌胃给予实验动物受试物，记录观察期内（一般观察 14d，必要时延长至 28d，特殊应急情况下至少观察 7d）动物死亡数、死亡时间及中毒表现等。

（4）结果判定　根据 LD_{50} 值确定受试物的急性毒性分级，见表 20-1。如 LD_{50} 小于人的推荐（可能）摄入量的 100 倍，则一般应放弃该受试物应用于食品，亦不再继续进行其他毒理学试验。

表 20-1　　　　　　　　　　急性毒性（LD_{50}）剂量分级表

级别	大鼠经口 LD_{50}/（mg/kg）	相当于人的致死量	
		mg/kg	g/人
极毒	< 1	稍尝	0.05
剧毒	1~50	500~4000	0.5
中等毒	51~500	4000~30000	5
低毒	501~5000	30000~250000	50
实际无毒	>5000	250000~500000	500

2. 遗传毒性试验

（1）目的　了解受试物的遗传毒性以及筛查其潜在致癌作用和细胞致突变性。

（2）试验依据

GB 15193.4—2014《食品安全国家标准　细菌回复突变试验》；

GB 15193.5—2014《食品安全国家标准　哺乳动物红细胞微核试验》；

GB 15193.6—2014《食品安全国家标准　哺乳动物骨髓细胞染色体畸变试验》；

GB 15193.8—2014《食品安全国家标准　小鼠精原细胞或精母细胞染色体畸变试验》；

GB 15193.9—2014《食品安全国家标准　啮齿类动物显性致死试验》；

GB 15193.10-2014《食品安全国家标准　体外哺乳类细胞 DNA 损伤修复（非程序性 DNA 合成）试验》；

GB 15193.11—2015《食品安全国家标准　果蝇伴性隐性致死试验》；

GB 15193.12—2014《食品安全国家标准　体外哺乳类细胞 HGPRT 基因突变试验》；

GB 15193.20—2014《食品安全国家标准　体外哺乳类细胞 TK 基因突变试验》；

GB 15193.23—2014《食品安全国家标准　体外哺乳细胞染色体畸变试验》。

（3）方法　一般遵循原核细胞与真核细胞、体内试验与体外试验相结合的原则。根据受试物的特点和试验目的，推荐下列遗传毒性试验组合，见表 20-2。

表 20-2　　　　　　　　　　　　　　　遗传毒性实验组合

组合一	组合二	备选
①	①	⑥⑦⑧
②或③	②或③	
④或⑤	⑨或⑩	

（4）结果判定

①如遗传毒性试验组合中两项或以上试验阳性，表示该物质很可能具有遗传毒性和致癌作用，一般应放弃受试物应用于食品。

②如遗传毒性试验组合中一项为阳性，则再选两项备选试验（至少一项为体内试验）。如再选的试验均为阴性，则可继续进行下一步的毒性试验；如其中一项试验阳性，则应放弃该受试物应用于食品。

③如三项试验均为阴性，则可继续进行下一步的毒性试验。

3. 28d 经口毒性试验

（1）目的和原理　确定在 28d 内经口连续接触受试物后引起的毒性效应，了解受试物剂量-反应关系和毒作用靶器官，确定 28d 经口 LOAEL 和 NOAEL，初步评价受试物经口的安全性，并为下一步较长期毒性和慢性毒性试验剂量、观察指标、毒性终点的选择提供依据。

（2）试验依据　GB 15193.22—2014《食品安全国家标准　28d 经口毒性试验》。

（3）方法

①实验动物选择和分组：选择已有资料证明对受试物敏感的物种和品系，一般啮齿类动物首选大鼠，非啮齿类动物首选犬。试验至少设立 3 个受试物剂量组，1 个阴性（溶媒）对照组，必要时增设未处理对照组。试验开始前应对实验动物进行检疫观察和环境适应，通常大鼠 3~5d，犬 7~14d。

②剂量设计：参考急性毒性 LD_{50} 和人体推荐摄入量。原则上高剂量应使部分动物出现比较明显的毒性反应，但不引起死亡；低剂量不宜出现任何观察到毒效应（相当于 NOAEL），且高于人的实际接触水平；中剂量介于两者之间，可出现轻度的毒性效应，以得出 LOAEL。一般递减剂量的组间距以 2~4 倍为宜。能求出 LD_{50} 的受试物，以 LD_{50} 的 10%~25% 作为 28d 经口毒性试验的最高剂量组，此 LD_{50} 百分比的选择主要参考 LD_{50} 剂量-反应曲线的斜率，然后下设几个剂量组，最低剂量组至少是人体预期摄入量的 3 倍；求不出 LD_{50} 的受试物，试验剂量应尽可能涵盖人体预期摄入量 100 倍的剂量。对于人体拟摄入

量较大的受试物，高剂量组亦可以按最大给予量设计。

③试验步骤和观察指标：根据受试物的特性和试验目的，选择受试物掺入饲料、饮水或灌胃方式连续给予实验动物 28d。给样期内每天观察记录动物出现中毒的体征、程度和持续时间及死亡情况；每周记录体重、摄食量，计算食物利用率，试验结束时，计算动物体重增长量、总摄食量、总食物利用率；若受试物经饮水给予，应每日记录饮水量；试验前和试验结束时，对实验动物进行眼部检查；试验结束时，进行血液学检查、血生化检查、尿液检查、体温和心电图检查（犬）、病理检查。

（4）结果判定　对只需进行急性毒性、遗传毒性和 28d 经口毒性试验的受试物，如试验未发现有明显毒性作用，综合其他各项试验结果可做出初步评价；如试验中发现有明显毒性作用，尤其是有剂量–反应关系时，则考虑进行进一步毒性试验。

4. 90d 经口毒性试验

（1）目的和原理　确定在 90d 内经口重复接触受试物引起的毒性效应，了解受试物剂量–反应关系、毒作用靶器官和可逆性，得出 90d 经口 LOAEL 和 NOAEL，初步确定受试物的经口安全性，并为慢性毒性试验剂量、观察指标、毒性终点的选择以及获得"暂定的人体健康指导值"提供依据。

（2）试验依据：GB 15193. 13—2015《食品安全国家标准　90d 经口毒性试验》。

（3）方法

①实验动物选择和分组：选择已有资料证明对受试物敏感的物种和品系，一般啮齿类动物首选大鼠，非啮齿类动物首选犬。试验至少设立 3 个受试物剂量组，1 个阴性（溶媒）对照组，必要时增设未处理对照组。若试验中期需要观察血液生化指标、尸检或试验结束做恢复期观察，对照和高剂量组需增设卫星组。试验开始前应对实验动物进行检疫观察和环境适应，通常大鼠 3~5d，犬 7~14d。

②剂量设计：参考急性毒性 LD_{50} 剂量、28d 经口毒性试验剂量和人体推荐摄入量。原则上高剂量应使部分动物出现比较明显的毒性反应，但不引起死亡；低剂量不宜出现任何观察到毒效应（相当于 NOAEL），且高于人的实际接触水平；中剂量介于两者之间，可出现轻度的毒性效应，以得出 LOAEL。一般递减剂量的组间距以 2~4 倍为宜，如受试物剂量总跨度过大可加设剂量组。能求出 LD_{50} 的受试物，以 28d 经口毒性试验的 NOAEL 或 LOAEL 作为 90d 经口毒性试验的最高剂量；或以 LD_{50} 的 5%~15% 作为最高剂量，此 LD_{50} 百分比的选择主要参考 LD_{50} 剂量–反应曲线的斜率，然后下设几个剂量组，最低剂量组至少是人体预期摄入量的 3 倍。求不出 LD_{50} 的受试物，试验剂量应尽可能涵盖人体预期摄入量 100 倍的剂量。对于人体拟摄入量较大的受试物，高剂量组亦可以按最大给予量设计。

③试验步骤和观察指标：根据受试物的特性和试验目的，选择受试物掺入饲料、饮水或灌胃方式连续给予 90d。给样期内至少每天观察一次实验动物的一般临床表现，并记录动物出现中毒的体征、程度和持续时间及死亡情况。每周记录体重、摄食量，计算食物利用率，试验结束时，计算动物体重增长量、总摄食量、总食物利用率；若受试物经饮水给予，应每日记录饮水量；试验前和试验结束时，对实验动物进行眼部检查；试验中期、试验结束、恢复期结束进行血液学检查、血生化检查、尿液检查、体温和心电图检查（犬）、病理检查。必要时根据受试物的性质及所观察到的毒性反应，增加其他指标（如神经毒

性、免疫毒性、内分泌毒性指标)。

(4) 结果判定

①NOAEL≤人的推荐（可能）摄入量的 100 倍表示毒性较强，应放弃该受试物应用于食品。

②NOAEL 介于人的推荐（可能）摄入量的 100~300 倍，应进行慢性毒性试验。

③NOAEL ≥ 人的推荐（可能）摄入量的 300 倍则不必进行慢性毒性试验，可进行安全性评价。

5. 致畸试验

(1) 目的和原理　了解受试物是否具有致畸作用和发育毒性，并得到致畸作用和发育毒性的 NOAEL。母体在孕期受到可通过胎盘屏障的某种有害物质作用，影响胚胎的器官分化与发育，导致结构异常，胎仔畸形。因此，在受孕动物胚胎的器官形成期给予受试物，可检出该物质对胎仔的致畸作用。检测妊娠动物接触受试物后引起的致畸可能性，预测其对人体可能的致畸性。

(2) 试验依据　GB 15193.14—2015《食品安全国家标准　致畸试验》。

(3) 方法

①实验动物选择和分组：啮齿类动物首选大鼠，非啮齿类动物首选家兔。试验至少设立 3 个受试物剂量组，1 个阴性（溶媒）对照组，溶媒对照组除不给受试物外，其余处理均同剂量组。必要时设立阳性对照组，曾用阳性物开展过致畸试验，并在所用试验动物种系有阳性结果发现，可略去。试验开始前实验动物在实验动物房至少应进行 3~5d 的检疫观察和环境适应。

②剂量设计：参考急性毒性试验剂量、28d 经口毒性试验剂量、90d 经口毒性试验剂量和人体推荐摄入量，同时还应参考受试物的其他毒理学资料。原则上高剂量应使部分动物出现某些发育毒性和（或）母体毒性；如母体动物有死亡发生，应不超过母体动物数量的 10%。低剂量不应出现任何观察到的母体毒性或发育毒性作用。一般递减剂量的组间距以 2~4 倍为宜。当组间差距较大时（如超过 10 倍）加设剂量组。能求出 LD$_{50}$ 的受试物，根据 LD$_{50}$ 值和剂量-反应曲线的斜率设计最高剂量。求不出 LD$_{50}$ 的受试物，若 28d 或 90d 经口毒性试验未观察到有害作用，以 NOAEL 作为最高剂量；若 28d 或 90d 经口毒性试验观察到有害作用，以 LOAEL 作为最高剂量，以下设 2 个剂量组。

③试验步骤和观察指标：性成熟雄性和雌性动物通常按 1：1 或 1：2 合笼交配，次日对雌性动物行阴栓检查或阴道涂片，判定是否交配，当日作为"受孕" 0d。如果 5d 内未交配，应更换雄性动物。每个剂量组的怀孕动物数，大鼠不少于 16 只，家兔不少于 12 只。在胚胎器官形成期（大鼠孕期的第 6~15d，家兔孕期的第 6~18d）经口灌胃给予受试物。每日对动物进行临床观察，及时记录各种中毒体征。在受孕第 0d、给予受试物第 1d、给予受试物期间每 3d 及处死当日称母体体重。若通过饮水途径给予受试物，应记录饮水量。于分娩前 1d（通常大鼠为孕第 20d，家兔为孕第 28d）处死母体，剖腹检查亲代受孕情况和胎体发育。对所有妊娠动物进行尸体解剖和肉眼观察，对肉眼发现异常的脏器进一步做组织病理学检查。对胎仔进行外观检查、骨骼标本检查和内脏检查。

(4) 结果判定　根据观察到的效应和产生效应的剂量水平评价是否具有致畸性。若致畸试验结果阳性，不再继续进行生殖毒性和生殖发育毒性试验。致畸试验中观察到的其他发育毒性，应结合28d和（或）90d经口毒性试验结果进行评价。

6. 生殖毒性试验

（1）目的和原理　了解受试物实验动物繁殖及对子代的发育毒性，如性腺功能、发情周期、交配行为、妊娠、分娩、哺乳和断乳以及子代的生长发育等。得到生殖发育毒性的NOAEL，为初步制定人群安全接触限量标准提供科学依据。

凡受试物能引起生殖机能障碍，干扰配子的形成或使生殖细胞受损，其结果除可影响受精卵及其着床而导致不孕外，尚可影响胚胎的发生及发育，如胚胎死亡导致自然流产、胎仔发育迟缓以及胎仔畸形。如果对母体造成不良影响会出现妊娠、分娩和乳汁分泌的异常，也可出现胎仔出生后发育异常。

（2）试验依据　GB 15193.25—2014《食品安全国家标准　生殖毒性试验》。

（3）方法

①实验动物及分组：首选大鼠，7~9周龄，亲代（F0代）雌鼠应为非经产鼠、非孕鼠。每组应有足够的雌鼠和雄鼠配对，产生约20只受孕雌鼠。通常每组F0代大鼠两种性别各30只，F1、F2、F3代每种性别需要25只（至少每窝雌雄各取1只，最多每窝雌雄各取2只）。试验至少设三个受试物组和一个对照组。

②剂量设定：最高剂量应使F0代动物出现明显的毒性作用，但不引起动物死亡；中间剂量可引起轻微的毒性作用反应；低剂量应不引起亲代及其子代动物的任何毒性反应（可按NOAEL的1/30，或人体推荐摄入量的10倍）。

③试验步骤和观察指标：

a. 给予受试物：应在交配前连续经口给予两种性别的各代大鼠至少10周，并连续给予至试验结束，其子代在断乳后每日给予。

b. 交配：同一受试物剂量组雌雄鼠1∶1同笼，查到阴栓当天为"受孕"0d。

c. 仔鼠数量标准化：每窝仔鼠于出生后第4天调整至相同数量（每窝8~10只）。

d. 观察代数：随检验目的而异，可作一代、二代、三代或多代观察。如在两代生殖试验中观察到受试物对子代有明显的生殖、形态或毒性作用，需要进行第三代生殖毒性试验。

e. 观察指标：每日对实验动物进行临床观察，记录体重、摄食量等。在分娩后（哺乳0d）尽快检查记录每窝仔鼠的数量、性别、死产数、活产数及肉眼可见的异常。对F0、F1代雌鼠每日检查阴道和子宫颈，及发情周期。试验结束时，各代雄鼠均应对附睾的精子进行检查；所有F0、F1代动物脏器称重；所有F0代动物作大体解剖和组织病理学检查；F1、F2、F3代每窝每种性别至少取3只进行同样检查。

（4）数据处理和结果判定　计算繁殖指数，包括受孕率、妊娠率、出生活仔率、出生存活率、哺乳存活率、性别比。逐一比较受试物组动物与对照组动物繁殖指数是否具有显著性差异，以评定受试物有无生殖毒性，并确定其生殖毒性的NOAEL和LOAEL。同时根据体重、观察指标、大体解剖和病理组织学检查结果，进一步估计生殖毒性的作用特点。

①NOAEL≤人的推荐（可能）摄入量的100倍表示毒性较强，应放弃该受试物用于食品。

②NOAEL≥人的推荐（可能）摄入量的300倍，不必进行慢性毒性试验，可进行安全

性评价。

③NOAEL 介于人的推荐（可能）摄入量的 100~300 倍，进一步进行慢性毒性试验。

7. 毒物动力学试验

（1）目的和原理　了解受试物在体内的吸收、分布、排泄速度等相关信息，为选择慢性毒性实验的合适实验动物种、系提供依据；了解代谢物的形成情况。对一组或几组实验动物分别通过适当的途径一次或在规定的时间内多次给予受试物。然后测定体液、脏器、组织、排泄物中受试物和（或）其代谢物的量或浓度的经时变化。进而求出有关的毒物动力学参数，探讨其毒理学意义。

（2）试验依据　GB 15193.16—2014《食品安全国家标准　毒物动力学试验》。

（3）方法

①实验动物：原则上尽量使用与人具有相同毒物动力学或代谢模式的动物种系来进行试验。一般选用年轻、健康的成年动物。首选大鼠，6~12 周龄。

②剂量设定：试验中至少需要选用两个剂量水平，每个剂量水平应使其受试物或受试物的代谢物足以在排泄物中测出。剂量设置时应充分考虑现有的毒理学所提供的信息。如果缺乏相应的毒理学资料，则高剂量水平应低于 LD_{50}，或低于急性毒性剂量范围的较低值。低剂量水平应该是高剂量水平的一部分。

③试验步骤和观察指标：

a. 受试物准备：纯度不应低于 98%。试验可采用"未标记的"或"标记"的受试物。

b. 给予途径：一般采用灌胃，某些情况下还可以采用吞服胶囊、掺入饲料的方式。采用静脉注射给予受试物，要选择合适的注射部位和注射量。

c. 生物样品分析方法建立和确证。由于生物样本一般来自全血、血清、血浆、尿液、器官或组织等，具有取样量少、受试物浓度低、干扰物质多以及个体差异大等特点，因此必须根据受试物的结构、生物介质和预期的浓度范围，建立灵敏、特异、精确、可靠的生物样本定量分析方法，并对方法进行确证。生物样本分析首选色谱法，也用免疫学方法（放射免疫分析法、酶免疫分析法、荧光免疫分析法等）、微生物学方法、同位素示踪法。方法确证通过考察其特异性、标准曲线与定量范围、精密度与准确度、定量下限、样品稳定性和提取回收率几个方面。

d. 观察指标：记录每只实验动物染毒剂量、体重，给予受试物前后生物材料中受试物及其代谢物的测定值等原始数据，绘制受试物浓度-时间曲线，计算与吸收、分布、代谢、排泄相关的各项毒物动力学参数；对于进行代谢研究的，给出代谢物的化学结构，并提出代谢途径。

（4）试验的解释　根据试验结果，对受试物进入机体的途径、吸收速率和程度，受试物及其代谢物在脏器、组织和体液中的分布特征，生物转化的速率和程度，主要代谢物的生物转化通路，排泄的途径、速率和能力，受试物及其代谢物在体内蓄积的可能性、程度和持续时间做出评价。结合相关学科的知识对各种毒物动力学参数进行毒理学意义的评价。

8. 慢性毒性和致癌试验

（1）目的和原理　确定在实验动物的大部分生命周期间，经口重复给予受试物引起的慢性毒性和致癌效应，了解受试物慢性毒性剂量-反应关系、肿瘤发生率、靶器官、肿瘤性质、肿瘤发生时间和每只动物肿瘤发生数，确定慢性毒性的 NOAEL 和 LOAEL，为受试物能否应用于食品的最终评价和制定健康指导值提供依据。

（2）试验依据

①GB 15193.26—2015《食品安全国家标准　慢性毒性试验》；

②GB 15193.27—2015《食品安全国家标准　致癌试验》；

③GB 15193.17—2015《食品安全国家标准　慢性毒性和致癌合并试验》。

（3）方法

①动物选择：慢性毒性和致癌合并试验，选择肿瘤自发率低的动物种属和品系，首选大鼠。慢性毒性试验，啮齿类动物首选大鼠，非啮齿类动物首选犬。致癌试验选择肿瘤自发率低的动物种属和品系，可选用大鼠和小鼠。

②剂量及分组：试验至少设 3 个受试物组，1 个阴性（溶媒）对照组。高剂量组选择最大耐受剂量，原则上应使动物出现比较明显的毒性反应，但不引起高死亡率；低剂量不引起任何毒性效应；中剂量介于二者之间，可引起轻度的毒性效应。一般剂量的组间距以 2~4 倍为宜，不超过 10 倍。

③试验期限：慢性毒性和致癌合并试验试验期限至少 24 个月。慢性毒性试验试验期限至少 12 个月。致癌试验期限大鼠为 24 个月，小鼠为 18 个月。

④试验步骤和观察指标：根据受试物的特性和试验目的，选择受试物掺入饲料、饮水或灌胃方式给予。试验期内至少每天观察一次实验动物的一般临床表现，并记录动物出现中毒的体征、程度和持续时间及死亡情况；特别注意肿瘤的发生，记录肿瘤发生时间、部位、大小、形状和发展等情况。试验期间前 13 周每周记录动物体重、摄食量或饮水量（当受试物经饮水给予时），之后每 4 周 1 次。试验结束时，计算动物体重增长量、总摄食量、食物利用率（前 3 个月）、受试物总摄入量。试验前和试验结束时，对实验动物进行眼部检查；试验第 3 个月、第 6 个月和第 12 个月，必要时第 18 个月和试验结束时，进行血液学检查、血生化检查、尿液检查，试验结束时进行病理检查。试验期间每组动物非试验因素死亡率应小于 10%，濒死动物应尽可能进行血液生化指标检测、大体解剖以及组织病理学检查，每组生物标本损失率应小于 10%。

（4）结果判定

①根据慢性毒性试验所得 NOAEL 进行评价：NOAEL≤人的推荐（可能）摄入量的 50 倍，表示毒性较强，放弃该受试物用于食品；NOAEL≥人的推荐（可能）摄入量的 100 倍，可考虑允许使用于食品；NOAEL 介于人的推荐（可能）摄入量的 50 倍和 100 倍之间，经安全性评价后，决定该受试物可否用于食品。

②根据致癌试验所得的肿瘤发生率、潜伏期和多发性等进行致癌试验结果判定原则（凡符合以上情况之一，可认为致癌试验结果阳性。若存在剂量-反应关系，则判断阳性更加可靠）：肿瘤只发生在试验组动物，对照组无肿瘤发生；试验组与对照组动物均发生肿瘤，但试验组发生率高；试验组动物中多发性肿瘤明显，对照组中无多发性肿瘤，或只是少数动物有多发性肿瘤；试验组与对照组动物肿瘤发生率虽无明显差异，但试验组中发生时间较早。

（四）评价试验选择的原则

根据 GB 15193.1—2014《食品安全国家标准食品 安全性毒理学评价程序》，不同受试物选择毒性试验应当遵守以下原则：

（1）凡属我国首创的物质，特别是化学结构提示有潜在慢性毒性、遗传毒性或致癌性或该受试物产量大、使用范围广、人体摄入量大的物质 应进行系统的毒性试验，包括急性经口毒性试验、遗传毒性试验、90d 经口毒性、致畸试验、生殖发育毒性试验、毒物动力学试验、慢性毒性试验和致癌试验（或慢性毒性和致癌合并试验）。

（2）凡属与已知物质（指经过安全性评价并允许使用者）的化学结构基本相同的衍生物或类似物，或在部分国家和地区有安全食用历史的物质 可先进行急性经口毒性试验、遗传毒性试验、90d 经口毒性试验和致畸试验，根据试验结果判定是否需要进行毒物动力学试验、生殖毒性试验、慢性毒性试验和致癌试验等。

（3）凡属已知的或在多个国家有食用历史的物质，同时申请单位又有资料证明申报受试物的质量规格与国外产品一致 可先进行急性经口毒性试验、遗传毒性试验和 28d 经口毒性试验，根据试验结果判定是否进行进一步的毒性试验。

（4）食品添加剂、新食品原料、食品相关产品、农药残留和兽药残留的安全性毒理学评价试验的选择。

①食品添加剂。

香料：a. 凡属世界卫生组织（WHO）已建议批准使用或已制定日容许摄入量者，以及香料生产者协会（FEMA）、欧洲理事会（COE）和国际香料工业组织（IOFI）四个国际组织中的两个或两个以上允许使用的，一般不需要进行试验；b. 凡属资料不全或只有一个国际组织批准的先进行急性毒性试验和遗传毒性试验组合中的一项，经初步评价后，再决定是否需进行进一步试验；c. 凡属尚无资料可查、国际组织未允许使用的，先进行急性毒性试验、遗传毒性试验和 28d 经口毒性试验，经初步评价后，决定是否需进行进一步试验；d. 凡属用动、植物可食部分提取的单一高纯度天然香料，如其化学结构及有关资料并未提示具有不安全性的，一般不要求进行毒性试验。

酶制剂：a. 由具有长期安全食用历史的传统动物和植物可食部分生产的酶制剂，世界卫生组织已公布日容许摄入量或不需规定日容许摄入量者或多个国家批准使用的，在提供相关证明材料的基础上，一般不要求进行毒理学试验；b. 对于其他来源的酶制剂，凡属毒理学资料比较完整，世界卫生组织已公布日容许摄入量者或多个国家批准使用，如果质量规格与国际质量规格标准一致，则要求进行急性经口毒性试验和遗传试验。如果质量规格标准不一致，则需增加 28d 经口毒性试验，根据试验将结果考虑是否进行给其他相关毒理学试验；c. 对其他来源的酶制剂，凡属新品种的，需要先进行急性经口毒性试验、遗传毒性试验、90d 经口毒性试验和致畸试验，经初步评价后，决定是否需要进一步试验。凡属一个国家批准使用，世界卫生组织未公布日容许摄入量或资料不完整的，进行急性经口毒性试验、遗传毒性试验和 28d 经口毒性试验，根据试验结果判定是否需要进一步的试验；d. 通过转基因方法生产的酶制剂按照国家对转基因管理的有关规定执行。

其他食品添加剂：a. 凡属毒理学资料比较完整，世界卫生组织已公布日容许摄入量或不需规定日容许摄入量者或多个国家批准使用，如果质量规格与国际质量规格标准一致，则要求进行急性经口毒性试验和遗传毒性试验。如果质量规格标准不一致，则需增加 28d 经口毒性试验，根据试验结果考虑是否进行其他相关毒理学试验；b. 凡属一个国家批准使用，世界卫生组织未公布日容许摄入量或资料不完整的，则可先进行急性经口毒性试验、遗传毒性试验、28d 经口毒性试验和致畸试验，根据试验结果判定是否需要进一步的试验；c. 对于由动、植物或微生物制取的单一组分、高纯度的食品添加剂，凡属新品种的，需要先进行急性经口毒性试验、遗传毒性试验、90d 经口毒性试验和致畸试验，经初步评价后，决定是否需进行进一步试验。凡属国外有一个国际组织或国家已批准使用的，则进行急性经口毒性试验、遗传毒性试验和 28d 经口毒性试验，经初步评价后，决定是否需进行进一步试验。

②新食品原料按照《新食品原料申报与受理规定》（国发食品发［2013］23 号）进行评价。

③食品相关产品按照《食品相关产品新品种申报与受理规定》（卫监督发［2011］49 号）进行评价。

④农药残留按照 GB 15670《农药登记毒理学试验方法》系列标准进行评价。

⑤兽药残留按照《兽药临床前毒理学评价试验指导原则》（中华人民共和国农业部公告第 1247 号）进行评价。

（五）食品安全性评价时需要考虑的因素

（1）试验指标的统计学意义、生物学意义和毒理学意义对实验中某些指标的异常改变，应根据试验组与对照组指标是否有统计学差异、其有无剂量反应关系、同类指标横向比较、两种性别的一致性及与本实验的历史性对照值范围等，综合考虑指标差异有无生物学意义，并进一步判断是否具有毒理学意义。此外，如在受试物组发现某种在对照组没有发生的肿瘤，即使与对照组比较无统计学意义，仍要给予关注。

（2）人的推荐（可能）摄入量较大的受试物应考虑受试物过大时，可能影响摄入量及其生物利用率，从而导致某些毒理学表现，而非受试物的毒性作用所致。

（3）时间-毒性效应关系对由受试物引起实验动物的毒性效应进行分析评价时，要考虑在同一剂量水平下毒性效应随时间的变化情况。

（4）特殊人群和易感人群 对孕妇、乳母或儿童食用的食品，应特别注意其胚胎毒性或生殖发育毒性、神经毒性和免疫毒性等。

（5）人群资料 由于存在着动物与人之间的物种差异，在评价食品的安全性时，应尽可能收集人群接触受试物后的反应资料，如职业性接触和意外事故接触等。在确保安全的条件下，可以考虑遵照有关规定进行人体试食试验，并且志愿受试者的毒物动力学或代谢资料对于将动物试验结果推论到人具有很重要的意义。

（6）动物毒性试验和体外试验资料 本章参照 GB 15193 系列标准所列的各项毒性试验和体外试验系统是目前管理（法规）毒理学评价水平下所得到的最重要资料，也是进行安全性评价的主要依据，在试验得到阳性结果，而且结果的判定涉及到受试物能否用于食品时，需要考虑结果的重复性和剂量-反应关系。

（7）不确定系数即安全系数 将动物毒性试验结果外推到人时，鉴于动物与人的物种和个体之间的生物学差异，不确定系数通常为 100，但可根据受试物的原料来源、理化性质、毒性大小、代谢特点、蓄积性、接触的人群范围、食品中的使用量和人的可能摄入量、使用范围及功能等因素来综合考虑其安全系数的大小。

（8）毒物动力学试验的资料　毒理动力学试验是对化学物质进行毒理学评价的一个重要方面，因为不同化学物质、剂量大小，在毒物动力学或代谢方面的差别往往对毒性作用影响很大。在毒性试验中，原则上应尽量使用与人具有相同毒物动力学或代谢模式的动物种系来进行试验。研究受试物在实验动物和人体内吸收、分布、排泄和生物转化方面的差别，对于将动物试验结果外推到人和降低不确定性具有重要意义。

（9）综合评价　在进行综合评价时，应全面考虑受试物的理化性质、结构、毒性大小、代谢特点、蓄积性、接触的人群范围、食品中的使用量和适用范围、人的推荐（可能）摄入量等因素，对于已在食品中应用了相当长时间的物质，对接触人群进行流行病学调查具有重大意义，但往往难以获得剂量-反应关系方面的可靠资料；对于新的受试物质，则只能依靠动物试验和其他试验研究资料。然而，即使有了完整和详尽的动物试验资料和一部分人类接触的流行病学研究资料，由于人类的种族和个体差异，也很难作出能保证每个人都安全的评价。所谓绝对的食品安全实际上是不存在的。在受试物可能对人体健康造成的危害以及其可能的有益作用之间进行权衡，以食用安全为前提，安全性评价的依据不仅仅是安全性毒理学试验的结果，而且与当时的科学水平、技术条件以及社会经济、文化因素有关。因此，随着时间的推移，社会经济的发展、科学技术的进步，有必要对已通过评价的受试物进行重新评价。

第二节　食品安全风险分析

食品安全是一项基本的公共卫生问题，风险分析由风险评估、风险管理和风险交流构成。食品安全风险分析作为一种基于科学的食品安全决策工具，是一门在全球经济一体化和食品贸易国际化背景下产生和发展起来的新兴学科。本节以 WHO 和 FAO 制定的《食品安全风险分析　国家食品安全管理机构应用指南》为蓝本，并追踪食品安全风险评估最新研究进展，阐释食品安全风险分析，及其组成部分风险评估、风险管理和风险交流的内容。

一、食品安全风险分析

（一）风险分析背景

1. 食品安全环境的变化

随着经济全球化、社会文明程度提高，食品生产、国际贸易、新技术的应用、公众对健康保护的期望以及一些因素呈现出不断变化的国际趋势，一个要求日益严格的实施食品安全体系的环境逐渐形成。世界贸易组织（WTO）对食品安全的规定以技术性贸易壁垒的形式存在，通常以《技术性贸易壁垒协议》（TBT）或《卫生与植物卫生措施协议》

（SPS）通报的形式在 WTO 各成员国公布后予以实施。SPS 第二条和第五条，及 TBT 第二条均赋予风险评估以贸易争端仲裁地位。管理国际食品贸易的法规必须建立在科学与风险评估的基础之上，各国采取的保护消费者的措施必须是科学的，且不对贸易产生不必要的阻碍。

2. 食品安全体系的演变

食品安全体系由法律与标准体系、行政监管与检测体系、宣传教育与公众监督体系构成，贯穿于食品"从农田到餐桌"全过程。基于贸易全球化及全球食品安全体系中急剧发生的各种影响因素（图 20-1），各国政府必须建立并不断完善食品管理体系，为食品管理提供可行的法律法规制度。

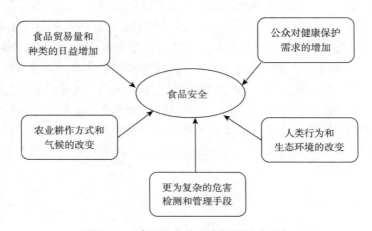

图 20-1 食品安全体系变化的影响因素

3. 各类食品危害

食源性危害可能来源于生物、物理、化学等不安全因素。当前备受关注的食源性危害有①生物性危害：感染性细菌、产毒生物、真菌、寄生虫、病毒等；②物理性危害：砂石等；③化学性危害：天然毒素、农药兽药残留、食品添加剂。不同类型危害差别很大，需要利用不同的技术方法、数理模型等手段进行危害评估。

（二）风险分析框架

风险分析是一门系统科学，需要广阔的视角、广泛的数据收集以及综合分析法等。它是一个基于公开透明、决策过程记录完备和过程开放的体系，需要所有受到风险或风险管理措施影响的利益相关方参与。风险分析受到科学技术发展及情况不断演变等因素影响，因此是个不断迭代的过程。

风险分析作为应用于食品安全的科学工具，是对机体、系统或亚组人群可能暴露于某种危害而进行控制的过程，是制定食品安全标准的基本方法。风险分析框架包括三个部分：①风险评估：详细分析已知的或人类暴露于食品危害的潜在不利健康影响的发生；②风险管理：根据风险评估、控制策略和监管行动，权衡政策选择的过程；③风险交流：风险管理者、消费者和其他利益相关者就风险管理选择和行动交换信息和意见。三者之间紧密关联而又相互区别，见图 20-2。1991 年，FAO 和 WHO 食品标准、食品中化学物与食品贸易联合会议建议 CAC 把风险评估原则应用到决策过程。

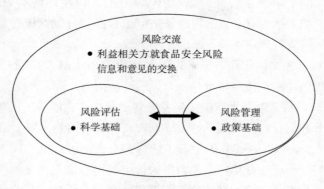

图 20-2　风险分析框架

（三）风险分析效益

在食品安全领域应用风险分析，有利于做出与公众健康风险相应的决策，促进对食源性因素影响公众健康的认知，利于对风险管理的执行成本和预期收益进行比较，为不同的食品安全问题制定政策优先顺序提供技术支撑，提高相应国家或区域组织在食品国际贸易中的地位。国家食品安全监管的任务，不是消除危害，而是将风险控制在可接受的范围内。

二、　食品安全风险评估

（一）风险评估的目的与特征

风险评估是风险分析的科学基础。食品安全风险评估指的是对食品、食品添加剂和食品相关产品中的生物性、化学性和物理性危害因素对人体健康可能造成的不良影响所进行的科学评估。风险评估可为制定食品标准提供科学依据，如评价现有标准的适用性、论证制定修订标准的必要性、确定重点关注食品、提出标准建议值或管理限量值、确定关键控制环节/制定生产规范；为食品安全监管决策提供咨询建议；用于评价食品安全管理成效；同时也是风险交流工作的重要信息来源。

1. 需要进行食品安全风险评估的情形

（1）通过食品安全风险监测或者接到举报发现食品、食品添加剂、食品相关产品可能存在安全隐患的。

（2）为制定或者修订食品安全国家标准提供科学依据需要进行风险评估的。

（3）为确定监督管理的重点领域、重点品种需要进行风险评估的。

（4）发现新的可能危害食品安全因素的。

（5）需要判断某一因素是否构成食品安全隐患的。

（6）处理与食品安全相关的国际贸易争端需要的。

2. 风险评估基本特征

（1）客观、透明、资料完整，可供进行独立评审。一项风险评估应该是客观、无偏见的，不应让非科学的观点或价值判断（例如经济、政治、法律等因素）影响评估结果。

（2）原则上风险评估和风险管理的职能应分别执行。风险评估本身是一个客观工作，由科学家独立完成，如果认为有必要，风险评估应进行同行评议。但在整个风险评估过程中，风险评估者和风险管理者应保持不断的互动交流。

（3）风险评估应遵循结构化和系统化的程序。WHO 和 CAC 均制定了风险评估的方法学指南，各国可根据国情采用或制定食品安全风险评估指南。

（4）风险评估应以科学数据为基础，并考虑到"从生产到消费"的整个食物链。尽可能从国内外多渠道，收集合理、质量良好、详细、具有代表性的数据，如发表的科学文献、国家食品监测数据、FAO/WHO 建立的地区性膳食调查、由 JECFA、JMPR 和 JEMRA 进行的国际性风险评估等。当无法获得特定的数据时，可利用专家意见来解决重要问题和不确定性。运用访谈、德尔菲法、调查和问卷调查等信息诱导技术挖掘出专家知识，有助于使专家的意见尽可能地有证据作支撑。在风险评估过程中的某些步骤不可避免需要运用默认的假设，这些假设必须尽可能地保持客观、符合生物学原理和一致性。

风险评估所用的科学信息中存在着两个显著特性，即不确定性和变异性。变异性是一个观察值和下一个观察值不同的现象；而不确定性是未知性，如由于现有数据不足，或者由于对涉及的生物学现象了解不够。现有风险评估方法利用动物开展毒理学评价存在动物向人外推、高剂量向低剂量外推、敏感人群预测等不确定性。风险评估中常常利用一系列的可能数值来解决现有科学信息的不确定性问题。风险评估者应对风险评估中的不确定性及其来源进行明确的描述，也应描述默认的假设是如何影响评估结果的不确定度。如有必要或在适当的情况下，风险评估结果的不确定度应当与生物系统的内在变异性所造成的影响分开描述。风险评估者必须保证让风险管理者明白现有数据的局限性对风险评估结果的影响。

同时，风险评估是一个不断迭代的过程。当有新的信息或需要新的资料时，应该对风险评估进行审议和更新。

（二）风险评估中常用术语

1. 危害

危害指食品中所含有的对健康有潜在不良影响的生物、化学、物理因素或食品存在状况。

2. 危害识别

危害识别指根据流行病学、动物试验、体外试验、结构–活性关系等科学数据和文献信息确定人体暴露于某种危害后是否会对健康造成不良影响、造成不良影响的可能性，以及可能处于风险之中的人群和范围。

3. 危害特征描述

危害特征描述指对与危害相关的不良健康作用进行定性或定量描述。可以利用动物试验、临床研究以及流行病学研究确定危害与各种不良健康作用之间的剂量–反应关系、作用机制等。如果可能，对于毒性作用有阈值的危害应建立人体安全摄入量水平。

4. 暴露评估

暴露评估是描述危害进入人体的途径，估算不同人群摄入危害的水平。根据危害在膳食中的水平和人群膳食消费量，初步估算危害的膳食总摄入量，同时考虑其他非膳食进入人体的途径，估算人体总摄入量并与安全摄入量进行比较。

5. 风险特征描述

风险特征描述是在危害识别、危害特征描述和暴露评估的基础上，综合分析危害对人群健康产生不良作用的风险及其程度，同时应当描述和解释风险评估过程中的不确定性。

6. 健康指导值（health-based guidance values，HBGV）

健康指导值是指人类在一定时期内（终生或24h）摄入某种（或某些）物质，而不产生可检测到的对健康产生危害的安全限量，包括日容许摄入量（acceptable daily intake，ADI）、耐受摄入量（tolerable inteke，TI）、急性参考剂量（acute reference dose，AFrD）。

7. 基准剂量（benchmark dose，BMD）

基准剂量是依据剂量-反应关系研究的结果，利用统计学模型求得的受试物引起某种特定的、较低健康风险发生率（通常定量资料为10%，定性资料为5%）剂量的95%可信限区间下限值。

8. 起始点（point of departure，POD）

起始点是从人群资料或实验动物的敏感观察指标的剂量-反应关系得到的，用于外推健康指导值的剂量值，如 NOAEL 和 BMD 等。

（三）风险评估步骤

根据国际食品法典委员会的描述，风险评估通常由危害识别、危害特征描述、暴露评估和风险特征描述4个步骤组成（图20-3）。前两步可合并称为危害评估，其重要产出是建立危害物的健康指导值。暴露评估是食品安全风险评估中最关键的技术环节，暴露评估需要大量的食物污染物残留量数据和膳食消费量数据。在风险特征描述步骤，将获得的暴露评估结果（人群摄入量）与危害评估结果（健康指导值）进行比较分析，进而完成整个风险评估过程。通常情况下，随着数据和假设的进一步完善，整个过程要不断重复，其中

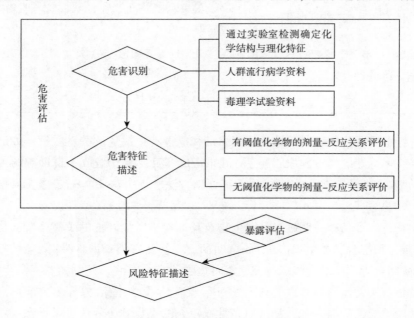

图 20-3　风险评估的四个步骤

有些步骤也要重复进行。

1. 危害识别和危害特征描述

这个步骤的主要数据来源于动物实验以及人类流行病学研究。危害识别与危害特征描述重点之一在于人类健康指导值的确定。在进行危害识别和危害特征描述时，需要根据风险评估的目的确定证据的搜寻策略，主要通过检索已有的、与评估相关的所有国际权威机构出具的相关技术报告或通告、国内外重要刊物上发表的学术论文及相关领域的权威论著和书籍等，必要时可引用未公开发表的内部技术资料等数据。动物实验鼓励优先引用WHO、FAO/WHO JECFA 等权威机构的最新技术报告或述评，人群研究数据引用与所在地区/国家相关的权威结果。按照一定的规律将所需信息进行整理，并按证据等级对其进行分类评价和排序。在此基础上，结合风险评估者的工作实践、评估目的、社会现况等因素，综合预测危害是否可能发生及危害特征。

食品中化学性危害主要包括有意加入的化学物（食品添加剂、农药残留、兽药残留及其他农用化学品）、无意进入的污染物和天然存在的毒素（如真菌毒素、植物毒素、动物毒素），微生物中细菌毒素不包括在内。微生物危害则主要关注食源性致病微生物及其毒素。食品中微生物危害与化学性危害差异较大，见表20-3。

表 20-3　　　　　　　　　　食品中化学性危害和微生物危害差异

化学性危害	微生物危害
危害一般在原料食品或随食品配料进入，或通过某些加工步骤进入食品	危害能在"从生产到消费"每个环节进入食品
进入食品后通常不会发生显著变化	在食物链中受环境影响呈现生长或衰亡的动态变化
健康风险有可能是急性的，但一般是慢性的	健康风险通常是急性的，并来源于食物的单一可食部分
毒性作用的类型在不同个体之间一般是相似的，但个体敏感性可能不同	相同剂量下健康终点差异大；要考虑微生物的致病力、宿主的易感性
——	潜在二次传播

在化学性危害评估中，对于缺乏危害识别和危害特征描述的关键数据，如通过文献检索不能直接获得待评价物质健康指导值（如 ADI、TDI、ARfD 等），需自行设计试验进行数据采集。"安全性评价"为一个标准危害评估方法，该方法中，确定最大可接受暴露水平来符合"理论零风险"。

在微生物危害评估中，明确识别微生物及其毒素是风险评估的关键步骤，优先考虑食物-致病性微生物组合，如生鸡肉-空肠弯曲菌、婴幼儿谷类辅助食品-阪崎肠杆菌、生羊肉-沙门氏菌组合等。要综合临床研究、流行病学研究与监测、动物实验、微生物学研究、微生物在食物链中的增殖和衰亡的动力学过程及其传播/扩散潜力等多方面信息，对可能引起不良健康效应的种类（如致病菌对正常成年人的不良健康效应、条件致病菌对免疫力低下人群的健康效应）进行定性或定量描述，着重描述特定微生物的致病力、宿主的易感性及剂量–反应关系。

2. 暴露评估

对不同暴露人群摄入的危害水平进行特征描述，是食品安全风险评估的核心步骤。暴露评估监测手段有外暴露评估和内暴露评估。外暴露评估指测定个体或人群通过食品和其他渠道可能摄入的生物性、化学性和物理性因素的浓度或含量，根据人体接触特征（如接触时间、途径等），估计个体或人群的暴露水平的方法。当摄入途径为食物时，称为膳食暴露评估。食品中待评估物质主要经由食物或饮水摄入机体，故本段内容阐述以膳食为暴露途经的暴露评估。

（1）膳食暴露评估　可利用食物消费量和待评估物质在食品中的含量水平等基础数据，计算人体接受待评估物质的暴露量，计算公式如下：

$$膳食暴露量 = \sum \frac{食物消费量 \times 待评估物质浓度}{体重} \tag{20-1}$$

其中食物消费量数据可运用总膳食研究、膳食记录、三日（或一日）膳食回顾法、食物频率问卷等人群营养调查数据；亦可采用推荐摄入量、生理需要量、食物平衡表及权威文献数据等。

待评估物质浓度数据可利用污染物、天然毒素、营养素及食品添加剂的建议最高限量（maximum level，ML）和农药、兽药最大残留（maximum residue level，MRL）限量标准，全球环境监测体系/食品污染监测与评估体系（GEMS/Food）数据库；常规检测、田间实验、专项调查、双份饭研究、总膳食研究获得的各种调查研究数据及食源性疾病监测数据；也可以利用食品制造商、相关监管部门的抽检数据。

进行这个阶段的分析需要利用食品原料、添加到主要食品中的食品配料以及整体食品环境中的危害水平，来追踪食物生产链中危害水平的变化。这些数据与目标消费人群的食品消费模式相结合，用以评估特定时期内实际消费的食品中的危害暴露。外暴露评估中各种数据来源存在一定的局限性及不确定性，但能够明确危害的具体来源，为日常监管提供依据。

（2）内暴露评估　通过监测生物样本中待评估物质的生物标志物浓度，结合代谢物与对应相关系数换算得到每日暴露量。内暴露量能准确反映所有暴露来源、暴露途经的待评估物质总暴露量，即使外部来源未知，也不受影响。

生物标志物指能反映生物机体与环境因素相互作用而引起的机体任何可测定的改变因子。应用灵敏、特异性的生物标志物能准确的表述从接触危害到发病过程的暴露水平、生物学效应和遗传易感性。在暴露评价中，可根据公式推算或已经验证的生物学标志代表内剂量，尽可能保证人群的实际暴露和剂量–反应关系的准确性。

（3）食品化学性危害和微生物危害暴露特征　暴露评估分为短期急性暴露和长期慢性暴露。对化学性危害风险的评估通常针对危害的长期或终生慢性暴露，这种危害通常具有多种来源的联合暴露、累积暴露。对某些污染物、农药和兽药残留，常考虑急性暴露。微生物危害风险的评估通常针对一种受污染食品的单一暴露。微生物暴露评估需要考虑在食物生产到消费全过程中致病菌及其毒素水平的变化，同时需要考虑交叉污染、不完全烹调等因素。

　　根据各项数据的不同来源，风险评估精确性存在差异，见图 20-4。由于暴露评估需要各种来源的数据信息、大量假设和数据模型的建立和推导，因此暴露评估是整个风险评估过程中不确定性的主要来源之一。应加强暴露科学各类数据如理化性质、环境监测、生物监测、组学数据等的关联分析，优化剂量反应评估模型和外推系数，降低风险评估中的不确定性。

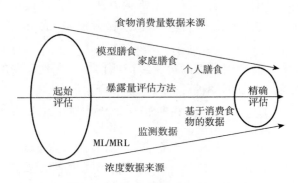

图 20-4　暴露评估数据来源与风险评估准确度相关

3. 风险特征描述

　　对前面三个步骤的结果进行整合，形成对风险定性或定量的估计，还应描述不确定性和变异性。风险特征描述常常包括对风险评估其他方面的叙述，如来源于其他食品风险的相对分级，对各种"假设"情形中风险的影响，以及为减少不确定性而需要进一步开展的科学工作。

　　在定性风险评估中，结果用描述性词语表示，如高、中、低。在定量风险评估中，结果则以数值形式表示。某些情况下，中间形式指半定量风险评估。如一种半定量方法可能对评估过程的每一步骤都赋予分值，结果以风险分级的形式表示。

　　（1）对化学性风险特征描述而言，主要采取与一个产生"理论零风险"的暴露水平比较的方式，即将估算出的人体暴露量与健康指导值（如 ADI、PTWI、PTMI 等）进行比较。①对非遗传毒性物质和非致癌物的风险评估，通常方法是在 NOAEL 的基础上再加上安全系数，产生出每天容许摄入量（ADI）或每周耐受摄入量（PTWI），用人群实际摄入水平与 ADI 或 PTWI 进行比较，就可对该物质对人群的危害进行评估；②而对遗传毒性致癌物，目前国际上建议用剂量-反应模型，基准剂量下限值（BMDL）和暴露指数（margin of expose，MOE）进行评估。BMDL 为诱发 5% 或 10% 肿瘤发生率的低侧可信限；BMDL 除以人群估计摄入量，则为 MOE。MOE 越小，该物质致癌危险性也就越大，反之就越小。

　　（2）对微生物风险特征描述而言，要评估危害在食品生产到消费不同阶段中的发生和传播，通过在食品加工过程不同阶段的逐步"推进"达到对风险的估计，描述实际摄入的致病菌及其毒素产生不良健康影响的可能性及程度。微生物风险分级的结果可应用于制定质量控制体系如危害分析关键控制点（hazard analysis critical control point，HACCP）、设定食品安全目标（food safety objective，FSO）。FSO 和执行目标（performance objective，PO）的概念是针对工业界和监管部门将"风险"转化为一个可定义的目标，从而建立的一个联合运用良好卫生规范（good hygiene practices，GHP）和 HACCP 原则的食品安全管理体系。

（四）风险评估模型及技术进展

根据危害的类型、食品安全问题的特点以及各种可用的时间和资源，所采用的风险评估方法/模型不尽相同。表 20-4 所示为目前常见风险评估模型、其主要原理及作用。

表 20-4　　　　　　　　　　常用风险评估模型一览表

模型	主要原理及作用
模糊综合评价模型	定性与定量相结合的多目标决策分析方法，以模糊隶属度函数为桥梁将风险不确定性转化成确定性，对模糊性加以量化，以便利用传统的数学方法分析和处理，是食品安全评估领域使用最广泛的一种分析方法
指标打分法	建立在模糊综合评价和专家评价方法基础上的一种简单的风险评估方法。依托相关领域专家对各风险指标的认识，赋予各指标一定分值，就每个指标分别打分进而累计总分，结合各风险指标的权重值运用模糊综合评价矩阵计算得出综合风险结果
层次分析与灰色关联分析法	从系统内部发掘信息、利用信息、分层排序、进行建模，通过多因素统计之灰色关联分析确定主次因素以及对确定各因素间的强弱、大小和次序，构建出的食品安全综合评价指标体系模型
毒理学关注阈值决策树方法	基于国际通用概念和方法，建立针对毒理学数据不足的毒理学关注阈值决策树方法及其配套数据库
人群长期食物消费量模型	利用个体 3d 食物消费调查数据，采用数学模型拟合、模拟抽样验证等手段，基于二部分混合效应回归模型，建立人群食物长期消费量的模型，并利用模型估计人群各类食物或化学物的长期消费量或摄入量
化学物概率评估模型	利用蒙特卡罗原理，以人群食物食用率作为关键参数构建模型。重点解决化学物概率风险评估中多种食品暴露及如何利用多个来源的食物消费量数据等问题
高端暴露膳食模型	基于人体生理限制和科学假设，建立高端暴露膳食模型，解决缺乏原始消费数据时对多种食物来源的化学物的高端暴露量进行可靠估计的问题
风险-受益评估模型	建立有害与有益的健康效应与目标人群膳食暴露量之间的剂量-反应关系，选择统一的健康度量指标最终定性或定量的比较风险与受益
中国膳食暴露量评估模型软件	按国际通用标准，利用我国总膳食研究和食品监测等基础数据，基于 SAS 编程技术，开发的膳食暴露评估模型软件。

风险评估是一项多学科交叉的科学活动，离不开各学科的技术进步及其科学数据。随着与风险评估密切相关的毒理学和暴露科学的相关检测技术、计算模块和方法快速发展，及流行病学研究模式推进到分子流行病学的暴露-标志物-疾病关联的研究模式，风险评估方法及研究模式得以快速进展。在食品安全风险评估领域中，风险评估者根据危害的特点，合理地选择评估技术和方法，最大程度地降低评估过程中不可避免的不确定性。表 20-5 系统总结了近 20 年来毒理学、暴露科学、流行病学等风险评估相关学科的

技术进展与挑战。

表20-5 风险评估相关学科的技术进展与挑战

领域	技术进展	优势和潜在应用	未来挑战
毒理学	非测试与体外监测技术和方法	可快速探明化学物与生物分子的互作关系，检测结果可靠且各实验室间一致性好；充分利用计算机和生物信息学技术，通过模拟和信息整合，解决化学物毒性数据缺乏的问题	重点解决毒理学测试技术的适用性问题：①如何调整基于药物研发的技术模型，使之适用于污染物风险评估；②如何完善缺乏代谢能力的体外测试模型和策略，使之适用于人体效应的外推和预测；③如何解决生物效应检测单一化问题，建立适用于大部分毒性终点危害识别的试验组合
	细胞多效应监测技术	可同时检测多种细胞效应（受体结合、基因激活、细胞增殖、线粒体失调、遗传毒性、细胞毒性等）；具有不同遗传背景的细胞培养可研究基因对化学物毒性效应的影响	
	器官模型和虚拟组织模型	3D器官培养或器官芯片模型（多种细胞共存）可模拟体内环境研究化学物的器官毒性；虚拟组织模型通过整合现有知识，预测人体组织的早期效应	
	转基因生物和替代物种测试技术	转基因大鼠可研究基因-环境的相互作用，遗传多样性试验可研究个体易感性；替代物种（线虫、果蝇、斑马鱼等）模型用于危害识别和生物效应测试，可预测整体生物和种群效应	
暴露科学	遥感和个人传感器技术	填补了传统现场监测系统在时间和空间上的空白，实现长时监测；可（与全球定位系统结合）全程记录人体活动和现场污染情况，实时掌握个体暴露情况	重点解决数据的整合和转化问题：①如何协调创建或整合各类暴露信息数据库，解决数据多样性、信息碎片化甚至无法获得的问题；②如何整合相互校准环境暴露和试验暴露数据以及试验检测数据和模型外推数据，提高暴露评估精确度；③如何整合环境介质、生物样本、常规基质（血液、尿液）和新型基质（牙齿、毛发等）方面的暴露数据，建立大数据间的一致性关联
	靶向和非靶向分析技术	两项技术大大提升了人类暴露和生态环境监测的精度和广度，有助于研究暴露与疾病相关性；针对生物样本的靶向检测可直接提供内暴露甚至靶器官暴露信息	
	新型生物基质监测	除了血液、尿液等常规生物标本，牙齿、毛发、指甲、胎盘、胎粪等新的生物基质监测可更好反映不同生命期（如胎儿）的暴露情况，有利于分析目标物质的时空暴露特征	
	组学技术	组学技术可研究化学物对基因、蛋白、转录、代谢等的影响，亦可直接发现暴露标志物或效应标志物；大量数据有助于建立暴露与结局的关联	
	生理药代动力学模型	研究生化和生理变异与人群效应变异之间关系，解释试验体系和人类暴露场景内在联系，可用于多途径暴露评估、内外暴露的剂量转换以及剂量外推不确定性系数的校正等	

续表

领域	技术进展	优势和潜在应用	未来挑战
流行病学	分子流行病学	基于组学技术的分子流行病学将流行病学研究从传统的经验观察推进到关注发病机制的基础生物学，借助暴露与疾病（危害评估）之间的生物标志物，扩展流行病学研究模式	重点解决统计分析和建模技术问题：①如何对不同数据流（人群、动物、体外）进行权重分析，提高危害识别证据强度；②如何建立最佳统计方法和分析模型，挖掘大量组学数据和大型生物样本价值，精确估计暴露水平
	大数据整合分析技术	研究对象从特定的固定人群向大型人群转变，形成了大量数据和生物样本库；机器学习模型为疾病时空分布分析和风险预测提供有效工具	

目前，这些技术手段逐步应用于食品安全风险评估领域，加强现代技术和科学数据的整合应用是全球风险评估的重要手段。

三、　食品安全风险管理

（一）风险管理定义

风险管理是一个国家食品管理部门的职责，选择最优风险管理措施是对科学信息和其他因素（如经济、社会、文化、伦理等）进行整合和权衡的过程。风险管理者在确定风险分析的范围过程中，尤其是在问题形成的过程中，应该与风险评估者进行充分交流和相互配合。因此，风险评估与风险管理的关系是互动的、不断迭代的过程。风险分析框架整体上强调风险评估与风险管理必须分开，但是风险管理者应该经常与风险评估人员进行交流，同时要确保风险评估人员代表科学的立场。风险评估工作者提出的科学建议很重要，但不应该从风险管理者的角度做出结论。

（二）风险管理框架

风险管理通常分为四个部分：①初步风险管理活动；②风险管理方案的确定；③风险管理措施的实施；④全过程的监控与评估。WHO/FAO 推荐的风险管理的一般框架（risk management framework，RMF）见图 20-5，包括四个主要环节以及许多具体行动。该体系的全过程是一个循环流程，在各阶段与实施步骤之间存在许多反复性工作。当获得新的信息或者后续阶段的工作表明需要修改或者需要重新评价前期阶段的工作时，可以重复 RMF的部分工作。

1. 初步风险管理活动

（1）识别与描述食品安全问题　对于风险管理者而言，首先必须识别食品安全问题的属性和特征并对此加以描述。食品安全问题可以通过下列措施进行确定：国内和国际（进口）检查、食品监控计划、环境监测、实验室检测、流行病学、临床与毒理学研究、疾病监测、食源性疾病暴发调查、新食品原料和遵从食品标准难度的技术评价等。有时食品安

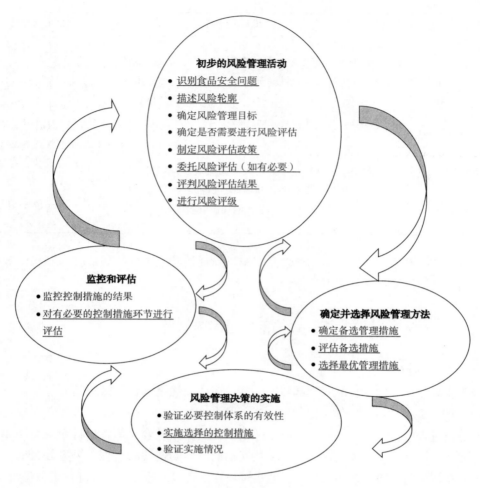

初步的风险管理活动
- 识别食品安全问题
- 描述风险轮廓
- 确定风险管理目标
- 确定是否需要进行风险评估
- 制定风险评估政策
- 委托风险评估（如有必要）
- 评判风险评估结果
- 进行风险评级

监控和评估
- 监控控制措施的结果
- 对有必要的控制措施环节进行评估

确定并选择风险管理方法
- 确定备选管理措施
- 评估备选措施
- 选择最优管理措施

风险管理决策的实施
- 验证必要控制体系的有效性
- 实施选择的控制措施
- 验证实施情况

图 20-5　风险管理一般框架

全问题是通过学者或科学家、食品企业、消费者、相关团队或媒体披露的；有时是由于法律行为以及国际贸易的中断而显现的。对食品安全问题进行简短的初步描述是描述风险轮廓的基础，并可为进一步的行动提供背景和指导。

（2）描述风险轮廓　需要针对某一问题收集信息资料，并采取多种形式表达，目的在于帮助风险管理者采取进一步行动，确定优先解决的问题，能够为必要时委托风险评估提供基础。所收集信息的程度因具体情况而不同，但应足以指导风险管理者决定是否需要进行风险评估及评估的程度。通常情况下，风险轮廓描述主要由风险评估者以及其他熟悉该问题的技术专家来完成。

典型的风险轮廓描述的内容主要包括情况介绍，所涉及的产品与商品；消费者暴露于危害的途径；与暴露有关的可能风险；消费者对该风险的认识；不同风险在不同人群中的分布情况等。

（3）建立风险管理目标　在建立风险轮廓描述之后，风险管理者需要决定更广泛的风险管理目标，同时决定风险评估是否具备可行性与必要性。描述风险管理目标必须在委托风险评估之前进行，确定至少有哪些问题需要且有可能通过风险评估回答。

（4）确定是否有必要进行风险评估　确定是否开展风险评估是风险管理者与风险评估者反复进行的决策，也是建立更广泛风险管理目标的一部分。需要重点考虑以下问题：怎样进行评估、需要解决什么样的问题、什么样的方法可能产生有用的结果、缺乏哪些数据，哪些不确定性可能导致不能获得明确的解决方案。影响风险评估必要性的实际问题有现有的时间与资源、采取风险管理措施的紧迫性、与处理类似问题的措施的一致性、科学信息的有效性等。当风险轮廓描述显示食源性风险影响重大且紧迫时，监管者可以在进行风险评估的同时决定实施临时监管控制措施。另一方面，有些问题不需要进行风险评估就能简单迅速解决，而在某些情况下，由于潜在风险的自限性特点，可能不需要采取具体的监管措施。

（5）风险评估政策　风险管理者负责制定风险评估政策，具体实施过程需要风险评估者的通力合作，而且在开放透明的实施过程中，允许有关利益相关方适当参与其中。风险评估政策需要形成文件，确保其一致、清晰与透明。它是清楚理解风险评估范围及其进行方式的基础，确定风险评估所涉及的食品体系的具体部分、人口分布、地域及时间周期等。风险评估政策可能包括风险分级条件及应用不确定因素的程序。制定的风险评估政策能够为确定合适的保护水平与风险评估的范围提供指导。

（6）委托风险评估　为确保完成风险评估工作，风险管理者必须组织适当的专家队伍开展工作，随之与风险评估者进行广泛的交流，对所开展的工作进行明确的指导，同时保持风险评估与风险管理工作的"功能分离"。风险管理者必须避免试图"引导"风险评估以支持他们倾向的风险管理决定，风险评估者必须客观地收集和评估证据，而不受风险管理者所关心问题的影响。

（7）评判风险评估结果　基于现有数据，风险评估应该清晰且完整地回答风险管理者所提出的问题，并在合适的情形下对风险估计中的不确定性来源进行识别与量化。在判断风险评估是否完善时，风险管理者需要做到以下几点。

①完全了解该风险评估的优缺点以及结果；

②熟悉风险评估中使用的技术，便于向外界的利益相关方进行详细说明；

③了解风险评估准中的不确定度和变异度的本质、来源及范围；

④熟悉并确定风险评估过程中所有重要的假设，了解它们对结果产生的影响。

（8）对食品安全问题进行分级并确立风险管理的优先次序　在特定时间内、有限资源条件下，食品安全监管者对问题进行分级，建立风险管理的优先次序以及为所评估的风险进行分级是非常重要的。

2. 风险管理方法的选择

（1）确定现有的管理措施　风险管理者的责任是确定适当的方法，风险评估者、食品企业中的专家、经济学家及其他利益相关方基于各自的专业技术与知识在确定管理方法过程中也起着重要作用。风险管理方式的一般方法如下：

①消除潜在的风险；

②确定从生产到消费全过程中实施食品安全控制措施的关键点；

③对化学性危害应用规范的毒理学评价标准进行准入及许可的管理模式；

④要求通过标识警示易受危害的消费者群体；

⑤当风险很大程度上产生于监管部门的管辖之外时，应确定非监管性的措施。

理论上讲，确定管理措施的过程是简单的，但食品安全风险管理者在实施所选择措施的能力上往往受到局限，具体的监管部门仅在部分领域具有权限。

（2）评价可供选择的管理措施 在评价和选择食品安全控制措施时，最关键的因素之一是认识到应当在所评价的风险管理措施和该措施所能带来的降低风险水平和/或保护消费者水平之间建立清晰的关联。理想状况下，评估风险管理措施应获得下列信息：

①根据风险管理措施实施的后果，列出可能产生的风险，可用定性或定量的方式表达；

②预计可选的不同风险管理措施对可能风险产生的相对影响；

③实施不同管理措施的可行性及实用性的技术资料；

④不同可选管理措施的成本-效益分析，包括大小与分布情况；

⑤在国际贸易中不同的措施产生的 WTO/SPS 方面的影响。

（3）选择最优管理措施 选择"最合适的"风险管理措施其实是一个政治性与社会性的工作，选定的管理措施应与要解决的实际公众健康风险相对等，风险无法消除，只能控制在"可接受水平"，同时考虑风险管理措施的可行性和有效性。

3. 实施风险管理决策

风险管理决策由多方实施，包括政府官员、食品企业与消费者。实施类型依食品安全问题、具体情况及单位的不同而异。为了有效执行控制措施，食品生产者与加工者通常使用如良好农业规范（good agricultural practices，GAP）、良好操作规范（good manufacturing practices，GMP）、GHP 及 HACCP 体系来进行全面的食品管理。

4. 监控与评估

监控与评估阶段包括收集并分析有关人类健康的数据以及引起所关注风险的食源性危害的数据等，形成对食品安全及消费者健康的总体评价。风险管理者应确认降低风险的措施是否达到预期的结果；是否产生与所采取措施有关的非预期后果；风险管理目标是否可以长期维持。当获得新的科学数据或有新观点时，需要对风险管理决策进行定期的评估。在监督与监测过程中收集到数据表明需要评估时开展评估。

四、 食品安全风险交流

（一）风险交流定义及意义

风险交流是食品安全风险分析框架中的一个重要组成部分，指的是在风险分析全过程中，风险评估人员、风险管理人员、消费者、企业、学术界和其他利益相关方就某项风险、风险所涉及的因素和风险认知相互交换信息和意见的过程。

风险交流应在风险分析的各个环节得到良好实施并起到相应作用。在食品安全突发事件中，科技专家和风险管理者之间的有效交流，以及这两者、其他相关团队和普通公众之间的交流，对帮助人们理解风险并作出知情选择是至关重要的。当食品安全问题不那么紧急、严重时，通过风险分析所涉及的各利益相关方之间充分交流提出的科学数据、观点和看法，通常会提高最终管理决策的水平。在风险管理过程中，多个利益相关方之间的交流能使风险得到更好的理解，从而在风险管理措施上达成一致意见。

（二）风险交流的关键内容

在解决食品安全问题时，良好的风险交流在整个风险管理体系实施过程中非常重要，尤其在风险管理过程中的几个关键点，有效的交流是必要的，图 20-5 中加下划线部分为需要进行有效风险交流的环节。

1. 识别食品安全问题，建立风险轮廓

在初级风险管理的起始阶段，所有利益相关方之间就信息进行开放式交流，对于准确识别食品安全问题非常重要。风险管理者与生产加工食品、学术专家和其他可能受影响的机构经常性、反复进行交流，促成形成准确的概念并达成共识、轮廓描述，最终建立风险轮廓。

2. 建立风险管理目标，制定风险评估政策

风险管理者在与风险评估者和外部利益相关方之间充分交流的基础上，决定一项风险评估是否恰当或者是否必要，且一旦确定解决某个具体食品安全问题的管理目标，就应该通告给各相关方。风险评估政策为主观的、基于价值的科学决策和判断提供必要指导，吸收外部利益相关方的知识和观点参与风险评估政策的选择是适当而且有价值的。

3. 委托风险评估任务，实施风险评估

风险管理者组织风险评估小组，委托风险评估任务，风险管理者与风险评估者之间的交流质量会显著影响最后的风险评估结果的质量，故二者之间应就风险评估的目的和范围，以及可提供的时间和资源，进行清晰而明确的交流。虽然风险评估在风险分析体系中为一个相对"独立"的环节，但是随着风险分析呈现出公开、透明的趋势，鼓励外部利益相关方更多地参与到后续的重复不断的风险评估过程中。

4. 风险评估的结果交流

风险管理者接收风险评估报告后，需要充分理解风险评估的结果、风险管理可能产生的影响以及相关的不确定性，同时向相关团队和公众发布，并收集意见和反馈。负责不同任务的食品安全官员可通过建立一系列交流平台，在生产者、消费者代表和政府官员间架起桥梁，以平等和对话的态度讨论问题、优先次序和策略，进一步理解彼此所持观点。

5. 识别并选择风险管理措施

风险管理的关键在风险分布和均衡性、经济性、成本效益和实现适宜保护水平（appropriate level of protection，ALOP）方面形成决议。该阶段的风险交流对风险分析的成功非常重要。

在食品安全控制措施及其有效性、技术及经济上的可行性方面，产业界的专家一般掌握关键信息和观点；作为食源性危害风险的承受者-消费者（常常由对食品安全感兴趣的消费者组织和非政府组织作为代表）能就风险管理措施提供重要的看法。如果拟采取的风险管理办法包括以信息为基础的方法，如教育消费者的宣传活动、警示标志，就此类措施与消费者进行交流，对于获悉公众需要的信息是什么，以什么形式及何种媒介公布信息最有效，是至关重要的。

涉及食品安全控制措施争议时，生产者和消费者往往把政府作为对立面。尽管生产者

和消费者二者的需求似乎存在不可避免的矛盾，但是这些区别并没有表面看起来那么大。政府官员应促进生产者和消费者之间进行直接交流。

6. 风险管理措施的实施、监控和评估

为保证所选择的风险管理措施得到有效实施，风险管理者需要与承担措施实施任务方保持密切、持续的合作。在生产者实施的初始阶段，政府一般应与他们一起设计共同认可的方案以落实食品安全控制措施，然后通过监督、审查和认证的方式监控其进程和执行情况。当风险管理措施涉及消费者信息时，常需要医疗工作者参与信息发布等开展额外的交流工作。

同时，风险管理者需要收集相关数据，以评估控制措施是否达到了预期效果。风险管理者在建立正规的监控标准和体系方面起领导作用，来自其他各方的信息资源能够起到促进作用。在这一阶段与公共卫生机构的交流尤其重要。

（三）风险交流的路径

详细的书面科学报告和官方对食品安全问题的分析和决策常常是必需的，但有效的风险交流常需要一定沟通技巧，常用的沟通路径见表20-6。

表20-6　　　　　　　　　　　风险交流常用沟通路径

会议性	非会议性
● 听证会	● 访谈
● 公众会议	● 热线和免费电话
● 简短汇报	● 网络
● 答辩性的会议	● 广告和传单
● 员工大会	● 电视和广播
● 专题讨论会	● 报告、手册和通讯
● 重点人群	● 摊位、展览、条幅等
● 研讨会	● 辩论会

上述或者其他方法中哪些路径最适合，取决于问题的特征、利益相关方的类型、性质以及背景情况。例如，对某个当前大家关注的食品安全问题，组织有关管理措施的科学和经济方面的问题的研讨会可能会吸引很多食品企业参与；就风险分析的最新方法学进展召开的专题讨论会，可能会吸引许多学术界专家和其他利益相关方。而一些非会议性方法则非常具有创造性，如每年的3·15晚会管理者、消费者都参与进来，促成了大家对食品安全和其他消费者相关问题的了解。当目的是使公众了解和参与进来的时候，针对某个特定全体的信息应该通过他们关注的媒介传播；当目的是收集信息时，应选择恰当的场合和方式展开，要能鼓励掌握有价值信息的人参与到这个交流过程中来。

（高丽芳）

本章小结

食品安全性毒理学评价是运用食品毒理学的方法，对于食品中可能潜在危害的各种因素进行综合分析、评价其是否影响人体健康的科学过程。目前现行有效的开展食品安全性毒理学评价的标准程序为 2014/2015 版 GB 15193 系列。食品安全性毒理学评价程序及方法 26 项标准构成我国的食品毒理学标准体系。

食品安全风险分析作为一种基于科学的食品安全决策工具，由风险评估、风险管理和风险交流构成。风险评估是风险分析的科学基础，通常由危害识别、危害特征描述、暴露评估和风险特征描述四个步骤组成。

思考题

1. 试述食品安全性毒理学评价定义。

2. 根据现行有效的 GB 15193 标准，列出凡属我国首创的物质，需要进行哪些毒理学试验？按照食品安全性毒理学评价程序——罗列。

3. 进行食品安全性评价时需要考虑哪些因素？

4. 简述食品安全风险分析的一般组成及关系。

5. 简述食品安全风险评估步骤。

参考文献

[1] 刘云. 论我国食品安全标准的法律制度及其改革. 法治社会，2018, 15（3）: 71-78.

[2] WHO/FAO. Food safety risk analysis-a guide for national food safety authorities. FAO Food and Nutrition Paper No. 87. 2006.

[3] 樊永祥. 食品安全风险分析　国家食品安全管理机构应用指南. 世界卫生组织/联合国粮农组织. 北京: 人民卫生出版社，2008.

[4] 刘兆平. 我国食品安全风险评估的主要挑战. 中国食品卫生杂志，2018, 30（4）: 341-345.

推荐阅读

［1］ Bagchi D，Swaroop A. Food toxicology. Boca Raton：CRC Press，2016.

［2］ Sachan A，Hendrich S. Food toxicology：current advances and future challenges. New Jersey：Apple Academic Press，2018.

［3］ Klaassen CD. Casarett & Doull's toxicology：the basic science of poisons. Ninth edition. New York：McGraw-Hill Education，2018.

［4］ McQueen CA. Comprehensive toxicology. Third edition. Amsterdam：Elsevier，2018.

［5］ Hayes AW，Kruger CL. Hayes' principles and methods of toxicology. Sixth edition. Boca Raton：CRC Press，2014.

［6］ 孙志伟. 毒理学基础：第七版. 北京：人民卫生出版社，2017.

［7］ 张双庆，黄振武. 营养组学. 北京：中国协和医科大学出版社，2015.

［8］ 张双庆，范玉明. 毒代动力学. 成都：电子科技大学出版社，2014.

［9］ 庄志雄. 靶器官毒理学. 北京：化学工业出版社，2006.

［10］ Leon Shargel，Andrew Yu. Applied biopharmaceutics & pharmacokinetics. Seventh edition. New York：McGraw-Hill Education，2016.

［11］ National Academies of Sciences，Engineering，and Medicine. Using 21st century science to improve risk-related evaluations. Washington，DC：The National Academies Press，2017.

［12］ 农业部农业转基因生物安全管理办公室. 转基因食品面面观. 北京：中国农业出版社，2014.

［13］ Guideline for the conduct of food safety assessment of foods derived from recombinant-DNA plants，CAC/GL 45-2003.

［14］ WHO/FAO. Food safety risk analysis-a guide for National Food Safety Authorities. FAO Food and Nutrition Paper No. 87. 2006.

［15］ 樊永祥. 食品安全风险分析　国家食品安全管理机构应用指南. 世界卫生组织/联合国粮农组织. 北京：人民卫生出版社，2008.

［16］ Siegel RL，Miller KD，Jemal A. Cancer statistics，2019. CA Cancer J. Clin. 2019，69（1）：7-34.

［17］ International Conference on Harmonization. S2（R1）：Guidance on genotoxicity testing and data interpretation for pharmaceuticals intended for human use. 2011.